疾患の病態と治療を精密イラストで図解

ぜんぶわかる

消化器の事典

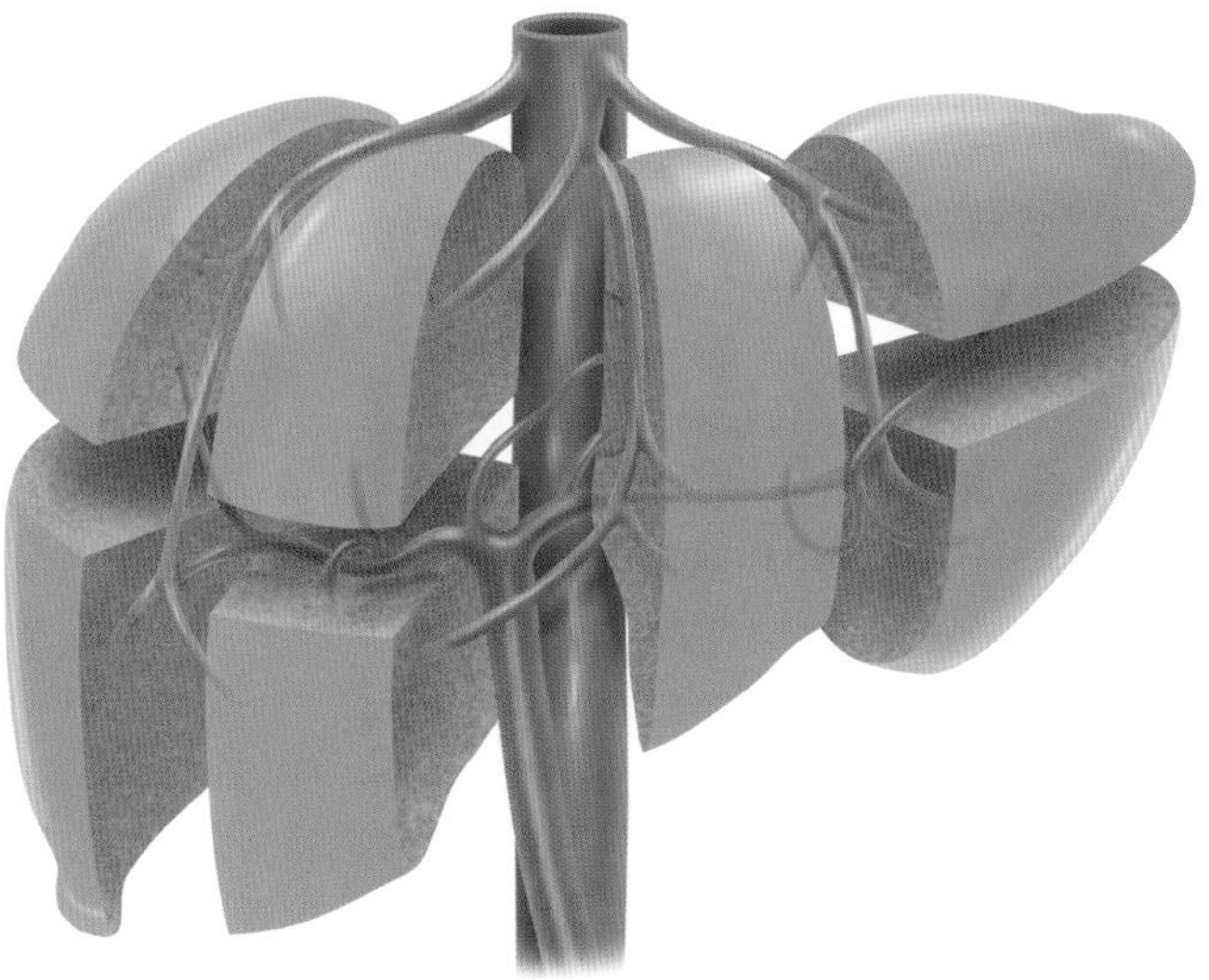

成美堂出版

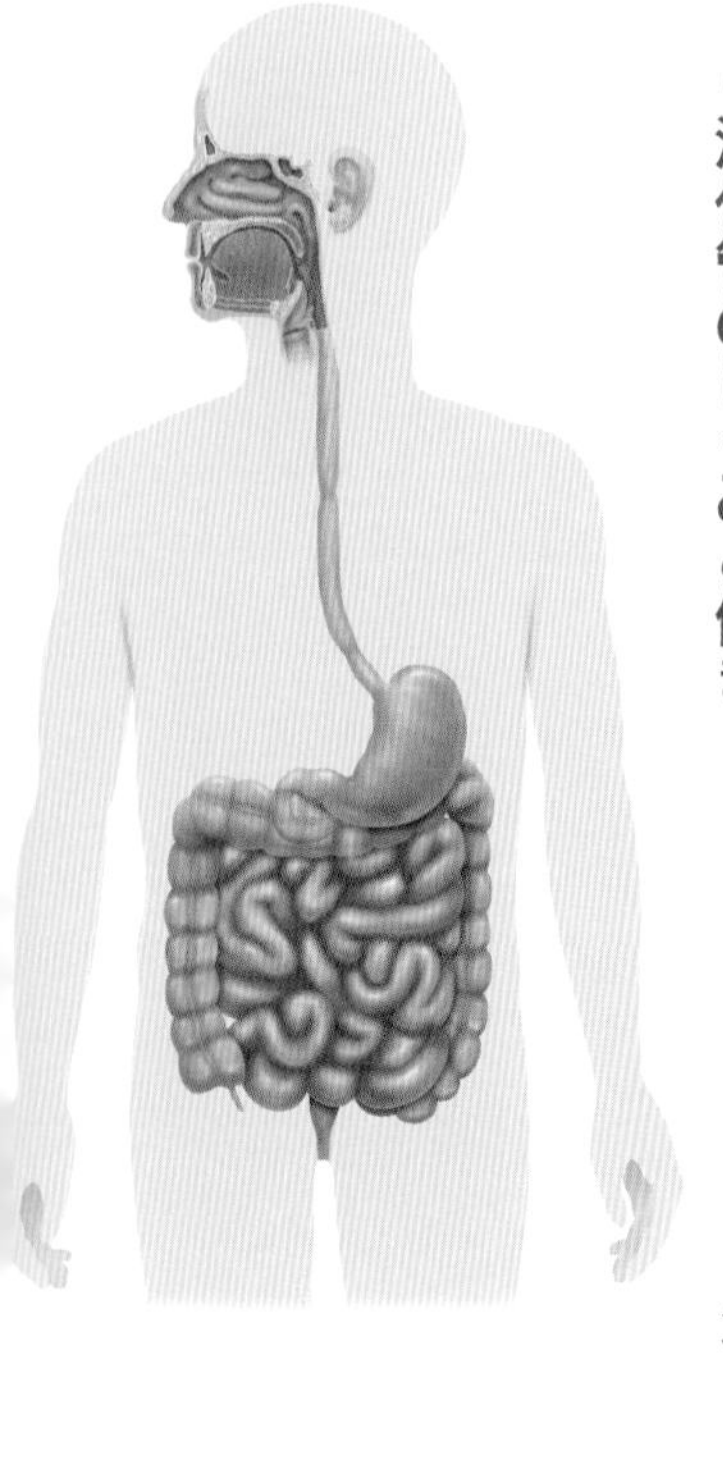

Part 2 肝・胆・膵のしくみと働き

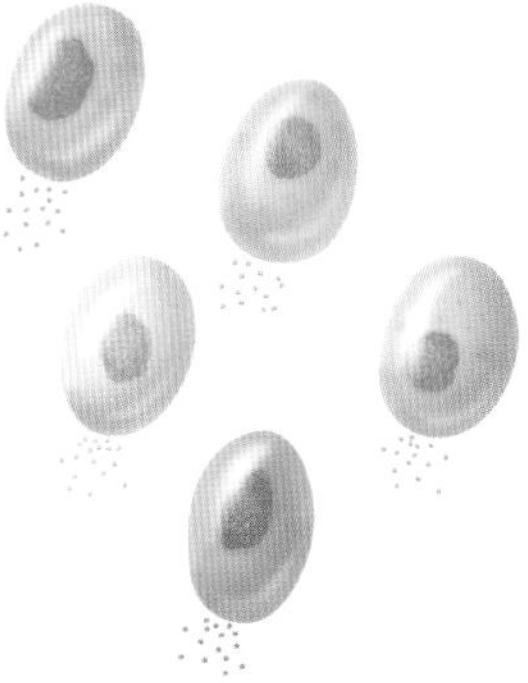

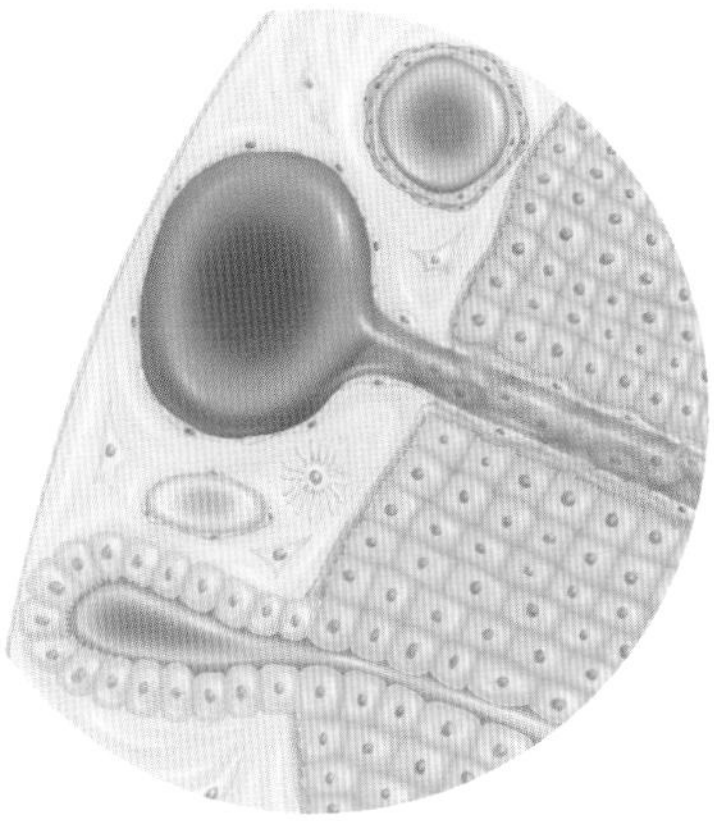

Part 3

消化器疾患の検査

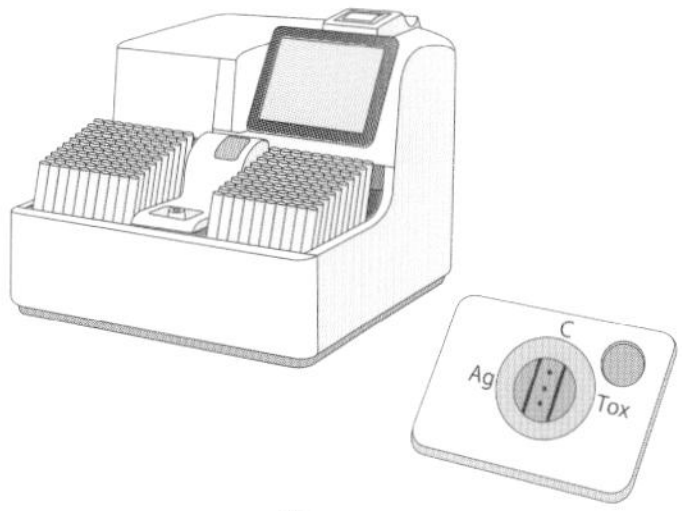

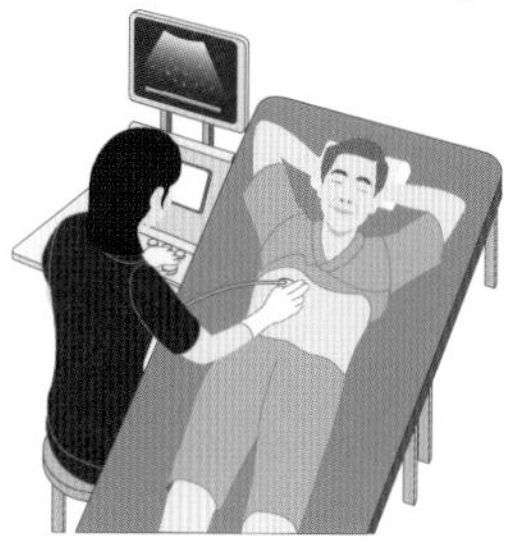

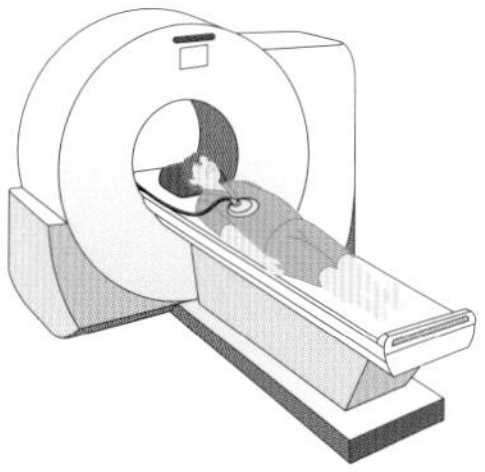

Part 4

※本書の内容は原則として２０２０年９月のものです。
治療にかかわる内容は必ず医師に確認、相談してください。

本書を参考にすることで生じた損傷、不具合等について、監修者、出版社、制作者は責任を負うことができません。

Part 1

消化管のしくみと働き

消化管は口から大腸までの1本の管で、
摂取した食物から、必要な栄養素を吸収している。
吸収の要となる腸には、およそ100兆個もの細菌が生息し、
消化管以外の臓器の機能にも影響をおよぼしている。
予防医学の側面からも、注目を集めている領域だ。

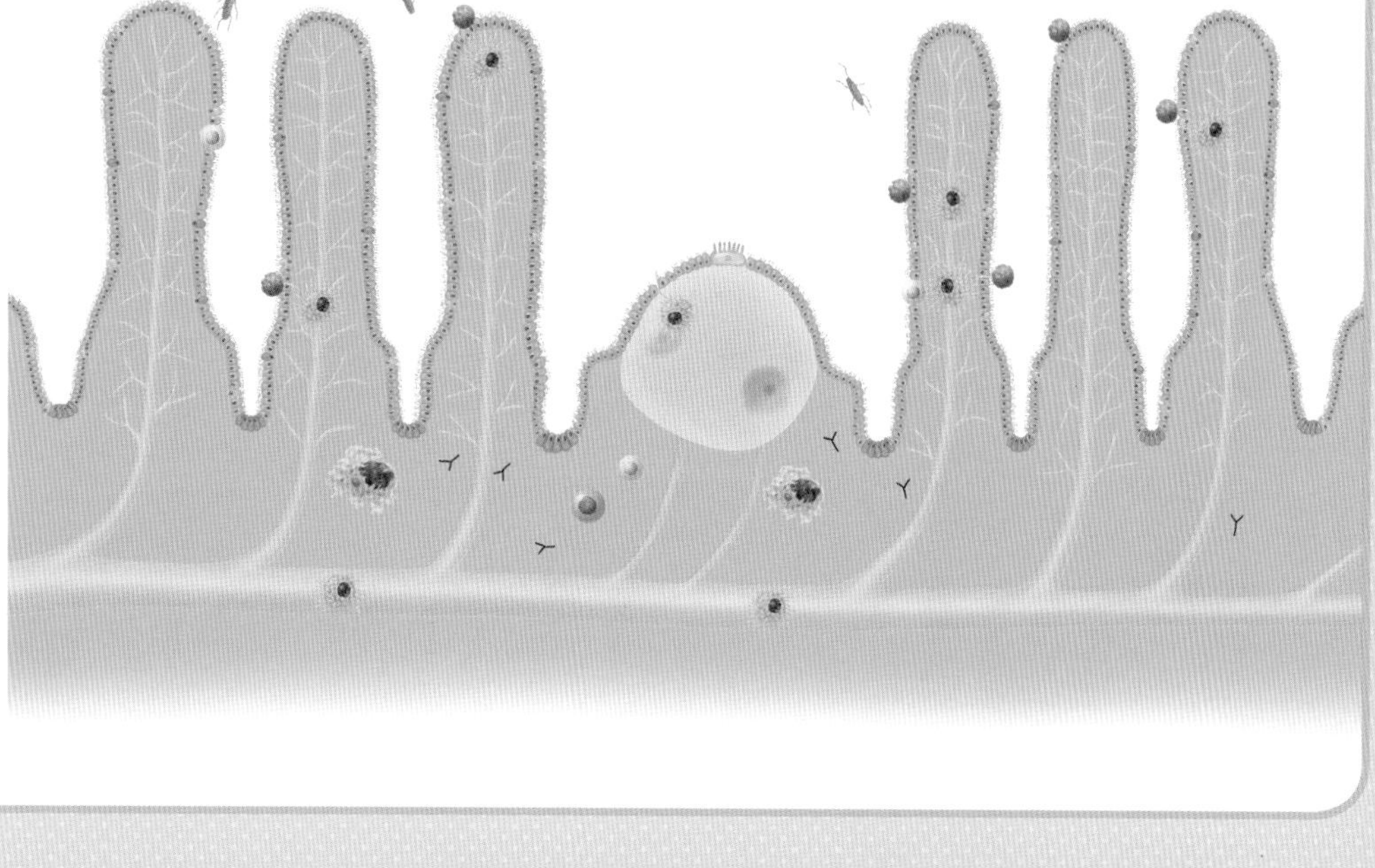

口腔〜直腸まで、9mにおよぶ長さの臓器

消化管は、口腔、食道、胃、小腸、大腸からなる。食物の消化吸収という重要な役割を担い、食物を全身の細胞の栄養として利用できるようにする。

1本の管として下行し、食物の消化吸収をおこなう

食物から栄養とエネルギーを獲得するための1本の管。

胸腹部の全体像

消化管は口腔から食道へ下行していき、横隔膜《おうかくまく》を通って胃腸に達する。小腸・大腸は腹部の大部分を占める。

胸部臓器、肝《かん》・胆《たん》・膵《すい》を除くと……

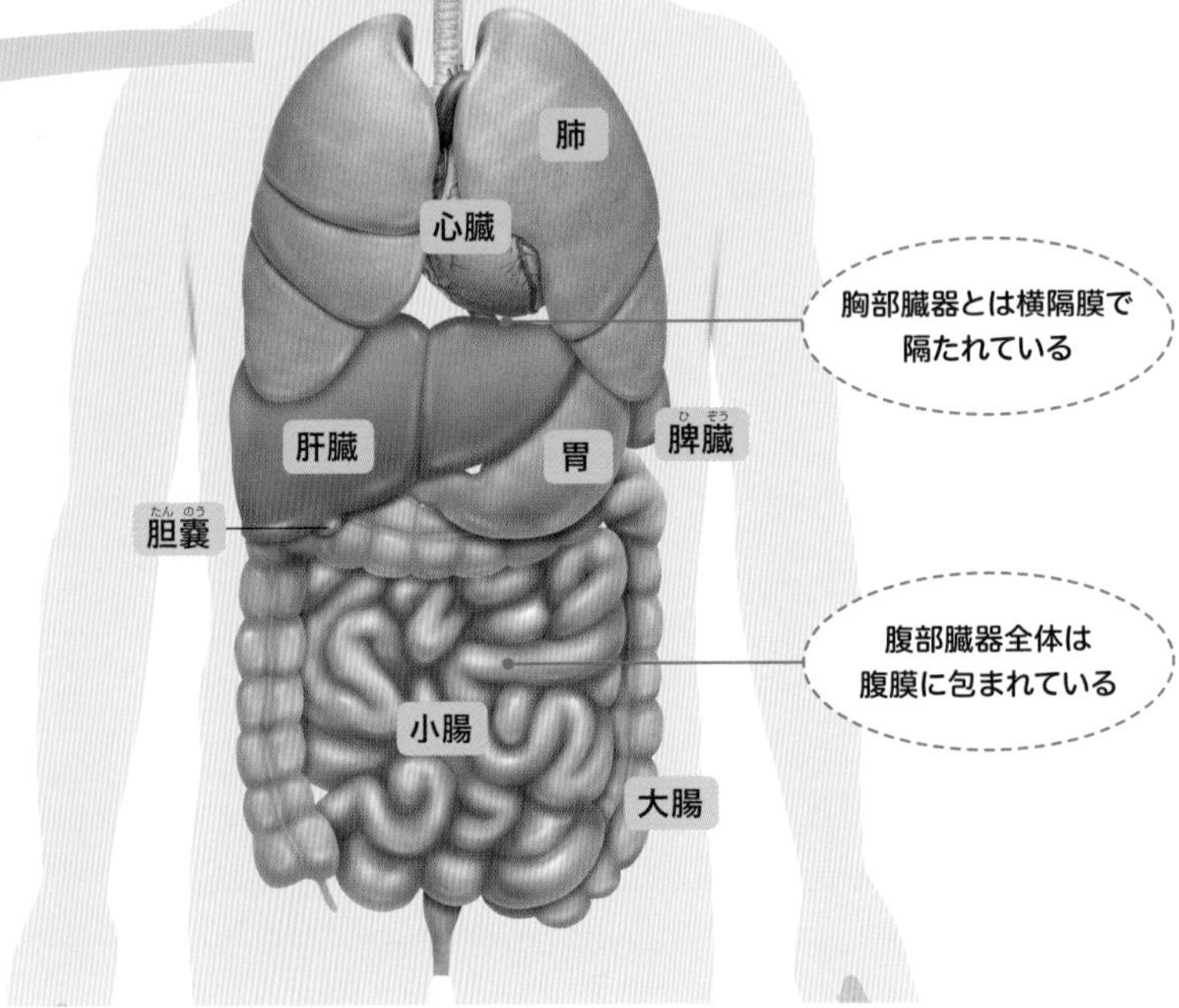

筒状の管腔臓器で、食物の消化吸収がおもな役割

自然界の食物は、そのままの形では大きすぎて体内にとり込むことができない。そこで食物を小さな分子に変えて、吸収したり利用しやすくする必要がある。その過程を**消化**という。**消化管**は、消化をはじめ、栄養の吸収と排泄までを担う、長さ9mにもおよぶ1本の管である。

身体の中央を貫いて下行する消化管は、食物の入り口である**口腔**《こうくう》、食物を胃に送る**食道**、食物を粥状《じゅくじょう》にする**胃**、栄養素を吸収する**小腸**、水分を吸収し、便を形成・貯留する**大腸**に大別できる。

消化管の壁は筋肉で構成され、食物をすりつぶしたり、前方に送るなどの運動をおこなう。内面は粘膜《ねんまく》で覆われ、消化液をはじめとした各種の**粘液**《ねんえき》を分泌している。

消化管のみの全体像

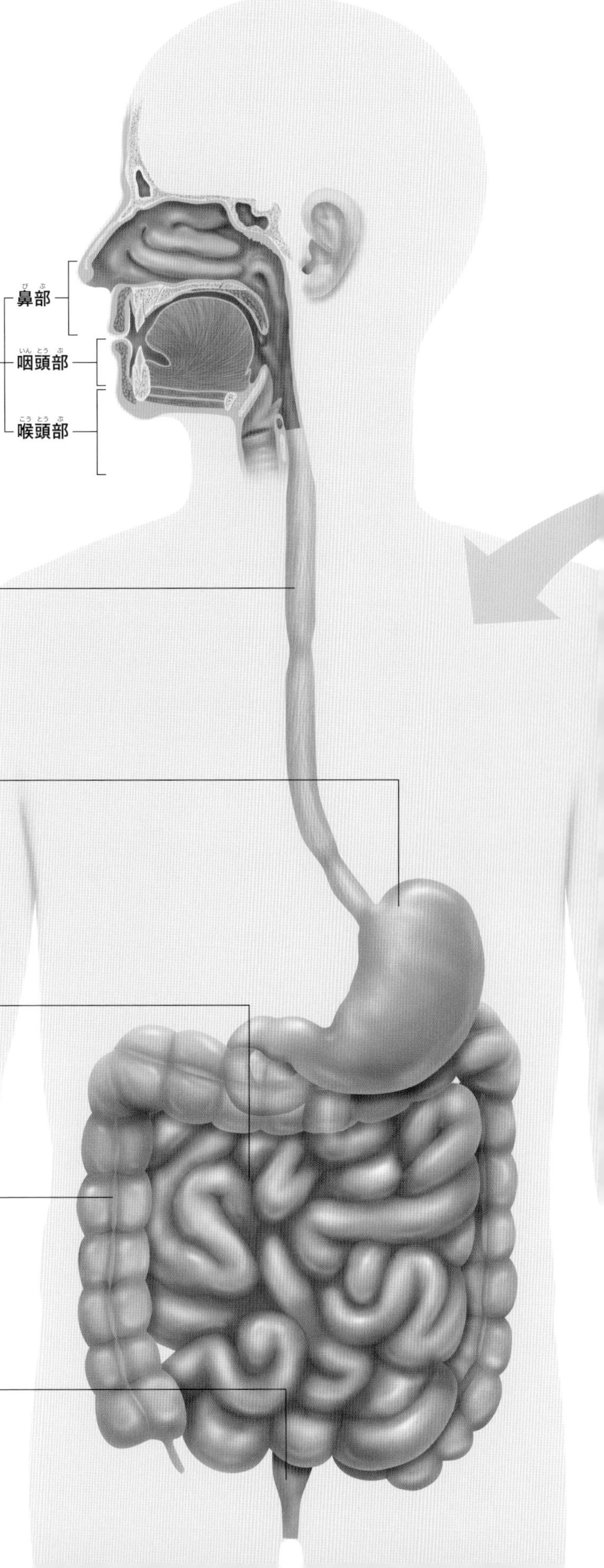

上部消化管

口腔《こうくう》&咽頭《いんとう》

食物を咀嚼《そしゃく》して、嚥下《えんげ》する

口腔で食物をかみ砕いて唾液と混ぜ、口腔の奥にあり、食道へとつながる咽頭に送る。

⇒P10

食道

筋肉の収縮・弛緩《しかん》で食物を胃に送る

胃へ食物を送る25㎝ほどの通路で、横隔膜を貫いて存在。上部は気道とともに下行する。

⇒P10

胃

食物を一時貯留し、消化しやすい状態に

強力な消化液である胃液を分泌するとともに、食物をすりつぶして、消化を進める。

⇒P12~

下部消化管

小腸

腹部の多くを占める、消化吸収の場所

十二指腸《じゅうにしちょう》、空腸《くうちょう》、回腸《かいちょう》で構成される細長い消化管で、各種栄養素を吸収する。

⇒P18~

結腸《けっちょう》

大量の水分を吸収し、便を形成

小腸をとり囲むように存在する太い消化管。水分を吸収して固め、直腸へ押し出す。

⇒P24~

直腸

腹圧と筋肉の弛緩で、便を出す

固められた便を一時的にためておく場所。発達した筋肉で、肛門から外に押し出す。

⇒P24~

食物を嚥下し、蠕動運動で胃に送り込む

消化管の起始部である口腔、咽頭は、食物を咀嚼し、飲み下す役割を担う。それに続く食道では、筋肉の収縮・弛緩によって、食物を胃に送っている。

咀嚼した食物を、筋肉の動きで食道に送る

口腔とその奥にある咽頭は、消化管の入り口。食物の消化吸収はここから始まる。

嚥下《えんげ》の3段階

I 口腔相《こうくうそう》
食物は舌の動きにより、口腔内を奥へと進む。

II 咽頭相《いんとうそう》
咽頭粘膜に食物がふれる刺激により、奥へと進む。

III 食道相《しょくどうそう》
食道壁《しょくどうへき》の収縮・弛緩《しかん》で、食物が食道に送られる。

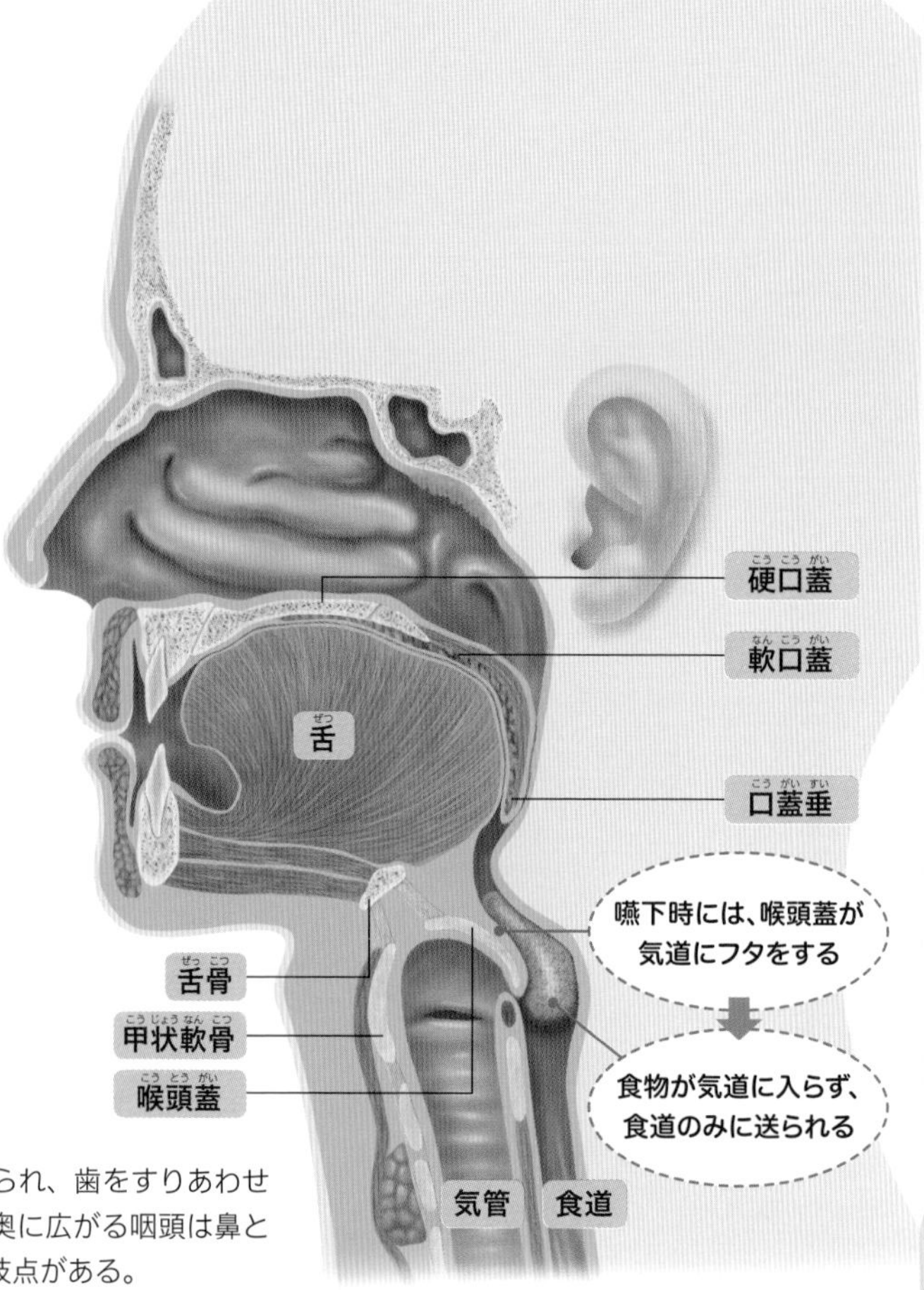

口腔は上下の顎《あご》で支えられ、歯をすりあわせて食物を咀嚼《そしゃく》。口腔の奥に広がる咽頭は鼻とつながり、気道との分岐点がある。

咽頭より下の食道組織は粘膜と筋層で構成される

消化管の入り口である**口腔《こうくう》**では、顎《あご》と歯の動きによって食物を砕いて小さくしている。口腔周囲にある耳下腺《じかせん》、顎下腺《がくかせん》、舌下腺《ぜっかせん》という3つの大きな分泌腺《ぶんぴつせん》、および口腔内にある小さな分泌腺からは、多くの**唾液**が分泌される。この唾液で水分が増え、**嚥下《えんげ》**（ものを飲み下すこと）しやすくなった食物は、咽頭《いんとう》に続く食道へと進む。

食道では、食物が重力によって自然に下行するように思われるが、そうではない。食道壁《しょくどうへき》は粘膜《ねんまく》と筋層で構成されており、この筋肉が収縮と弛緩《しかん》をくり返し、自律的に食物を先へ先へと送り込んでいる。

この**蠕動運動《ぜんどううんどう》**は、すべての消化管でおこなわれ、内容物の逆流を防ぐ働きも担っている。

食道は長さ25㎝。蠕動運動で食物を胃に送る

上下に括約筋《かつやくきん》があり、上端は食物が入るとき、
下端は胃に入るときに締まり、逆流を防ぐ。

断面図で見る食道のしくみ

食道壁は筋肉で構成される。粘膜とのあいだにはマイスナー神経叢《しんけいそう》が、筋層のあいだにはアウエルバッハ神経叢が存在。

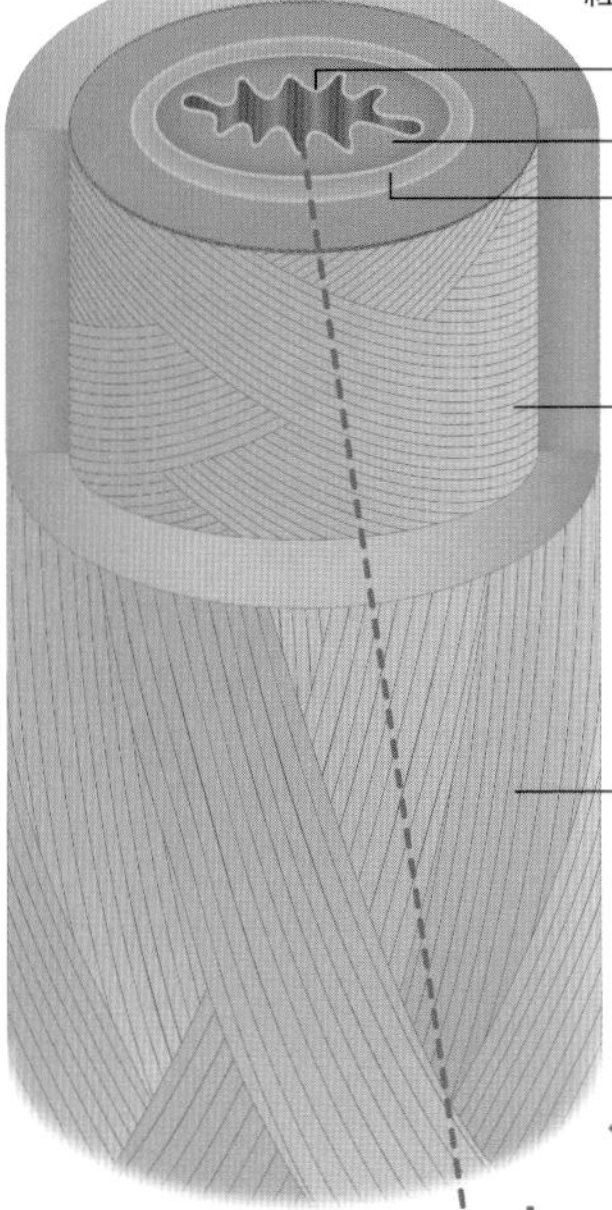

Zoom
粘膜構造❶
重層扁平上皮《じゅうそうへんぺいじょうひ》

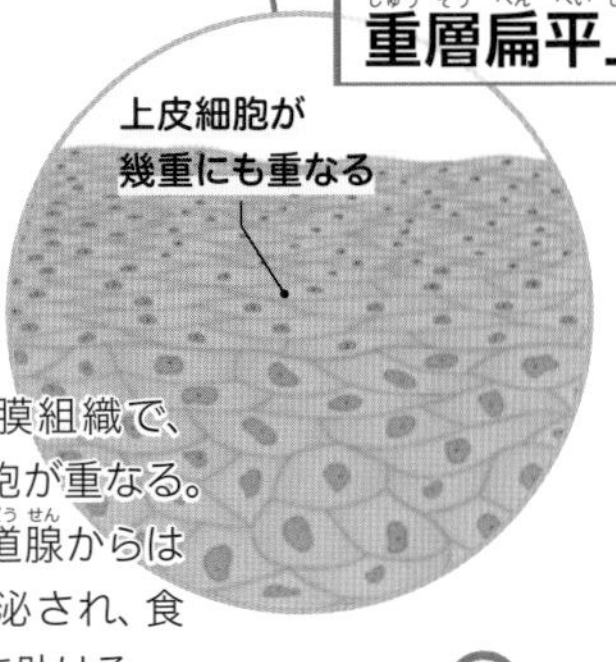

食道の粘膜組織で、平らな細胞が重なる。下層の食道腺《しょくどうせん》からは粘液《ねんえき》が分泌され、食物の通過を助ける。

Zoom
粘膜構造❷
単層円柱上皮《たんそうえんちゅうじょうひ》

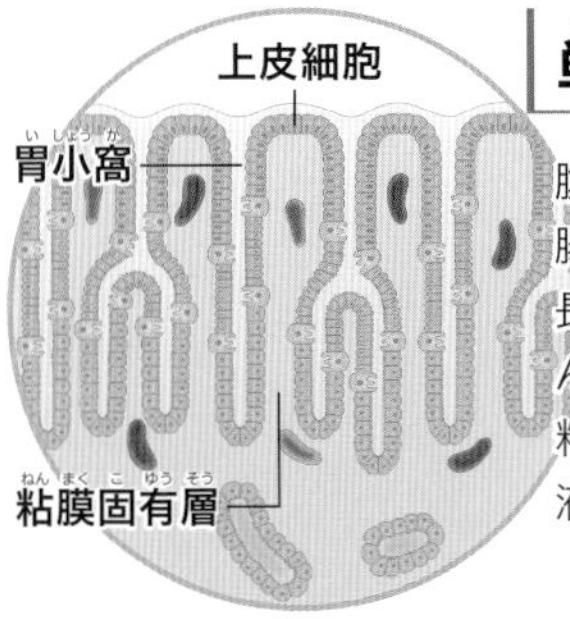

腹部食道の粘膜は胃腸と同じ構造で、細長い細胞が１列に並んでいる。
粘膜固有層からは胃液が分泌される。

外観で見る食道のしくみ

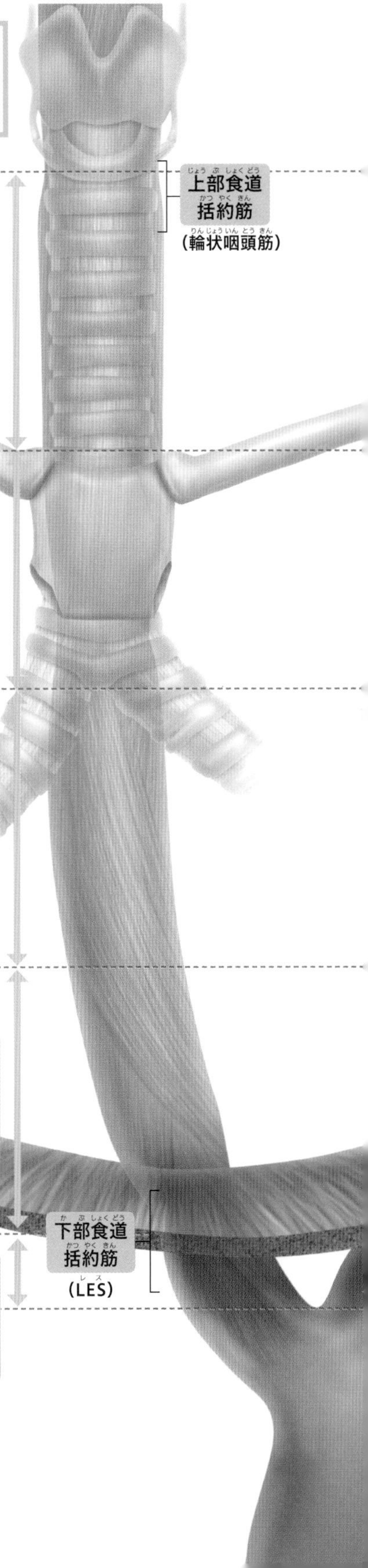

C《シー》6(第6頸椎《けいつい》)

頸部食道《けいぶしょくどう》(Ce《シーイー》)
気管の後ろを下行。輪状《りんじょう》軟骨《なんこつ》のあたりに狭窄《きょうさく》がある(第1狭窄部)。

胸部上部食道(Ut《ユーティー》)
胸骨の後ろを下行。気管が分岐し、肺へと入り込む位置。

T《ティー》4(第4胸椎《きょうつい》)

胸部中部食道(Mt《エムティー》)
上端は、分岐する気道や動脈の圧力により狭窄している(第2狭窄部)。

胸部下部食道(Lt《エルティー》)
横隔膜《おうかくまく》を貫く部分は大きくくびれ(第3狭窄部)、その後食道が細くなる。

T10(第10胸椎《きょうつい》)

腹部食道(Ae《エーイー》)
胃と鋭角につながることで、胃内部の食物の逆流を防いでいる。

上から順に「噴門」「胃底部」「胃体部」「幽門部」という

胃は、入り口側から順に「噴門」「胃底部」「胃体部」「幽門部」に分けられる。食道から送られてきた食物を貯留してすりつぶし、消化しやすい状態にする。

大きくカーブした構造で、食物を一時貯留する

強力な胃酸と蠕《ぜん》動《どう》運《うん》動《どう》で、固形の食物を粥《じゅく》状《じょう》に消化する。

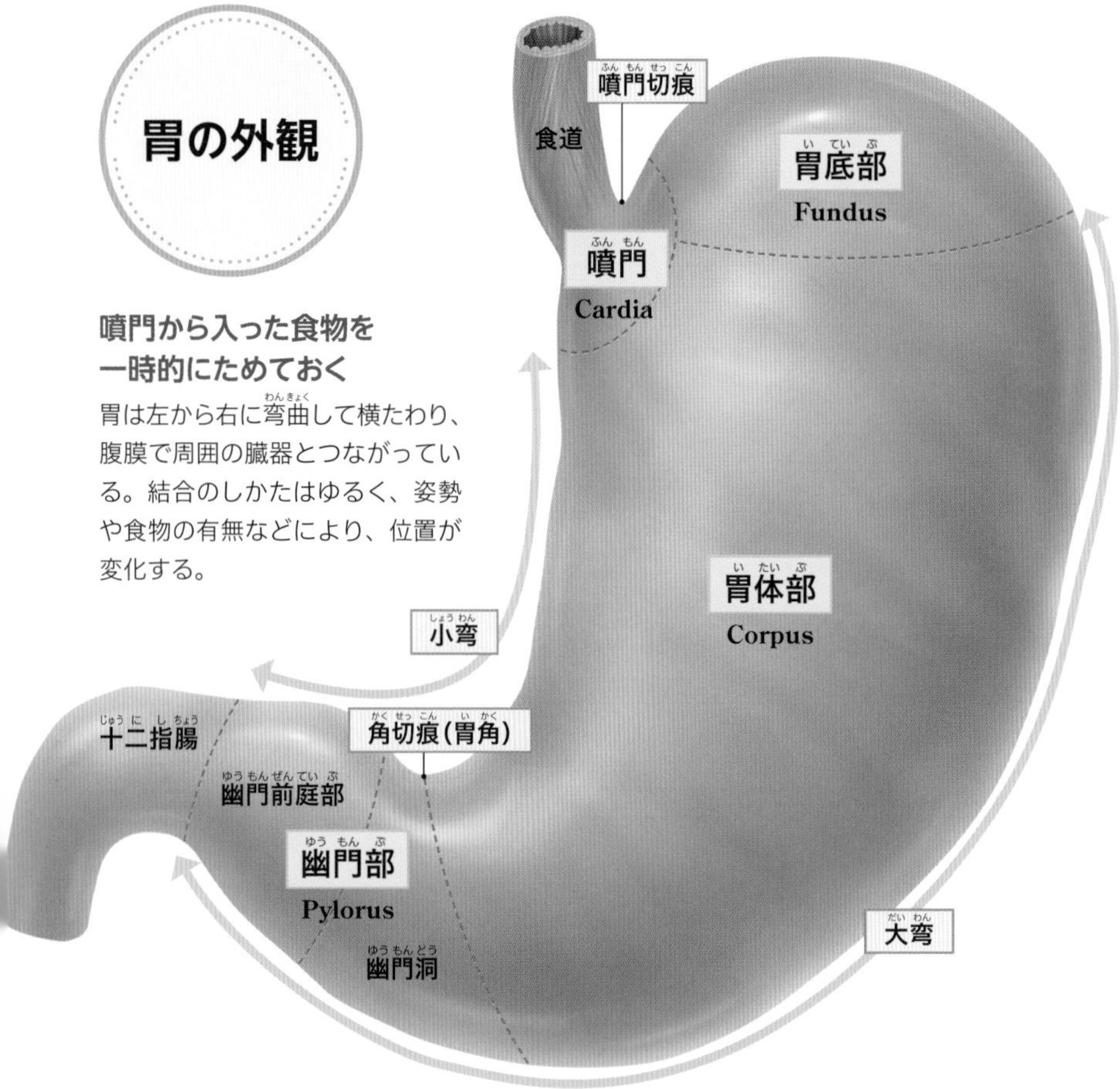

噴門から入った食物を一時的にためておく

胃は左から右に弯《わん》曲《きょく》して横たわり、腹膜で周囲の臓器とつながっている。結合のしかたはゆるく、姿勢や食物の有無などにより、位置が変化する。

胃癌取扱い規約上の区分

胃《い》癌《がん》の病理検査や診断時には規約の区分にあわせる

胃の構造については、解剖学的区分と別に、胃癌をとり扱う場合の区分が存在する。胃癌の診断や病理検査の結果記載時などは、この区分を採用。

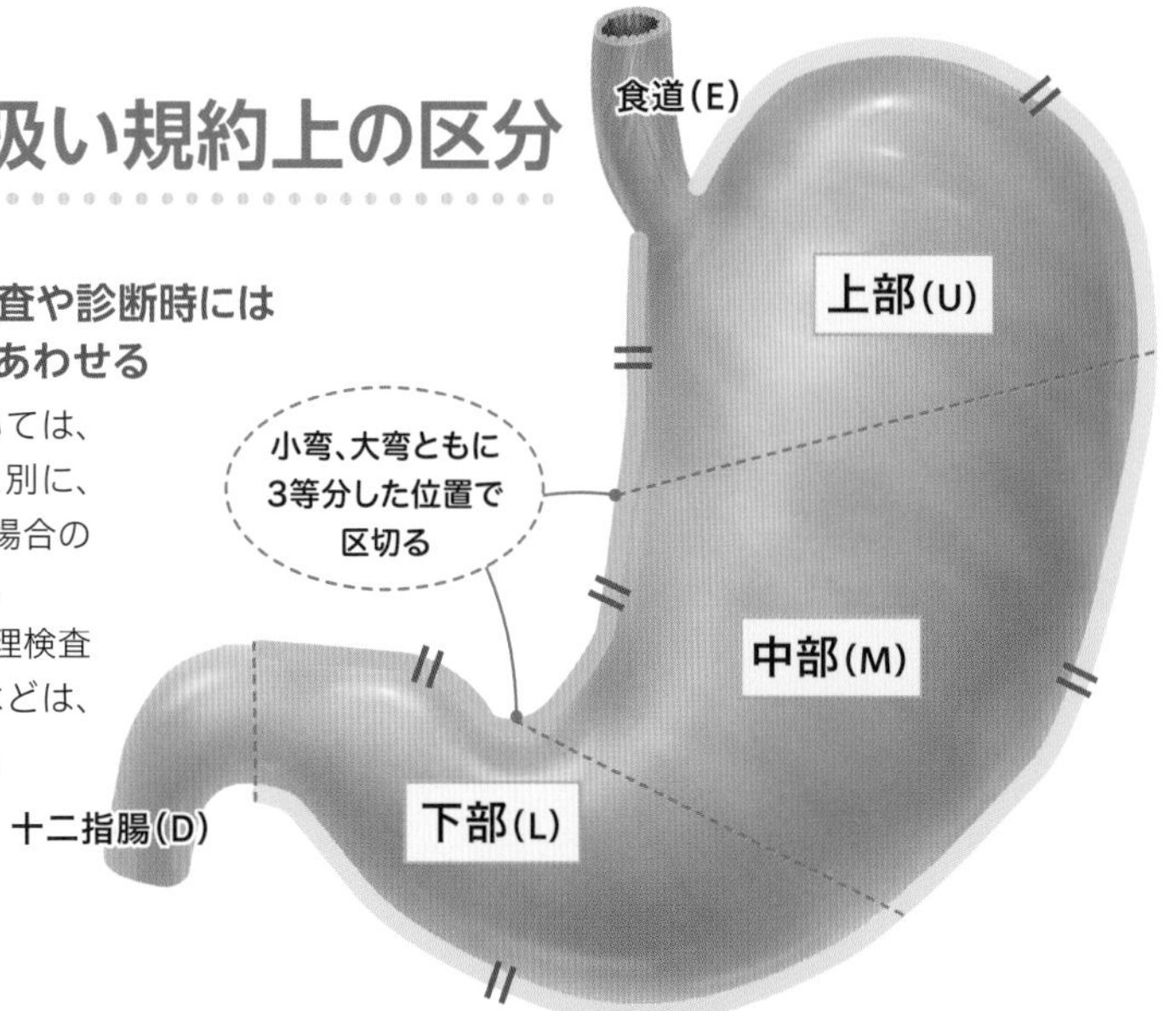

胃の内面

粘膜《ねんまく》ヒダが、食物をすりつぶす役割を担う

胃壁には細かいヒダがあり、表面を粘膜層が覆う。蠕動運動で食物がヒダのあいだに入り込み、粘膜から分泌される胃液と混ざって消化される。

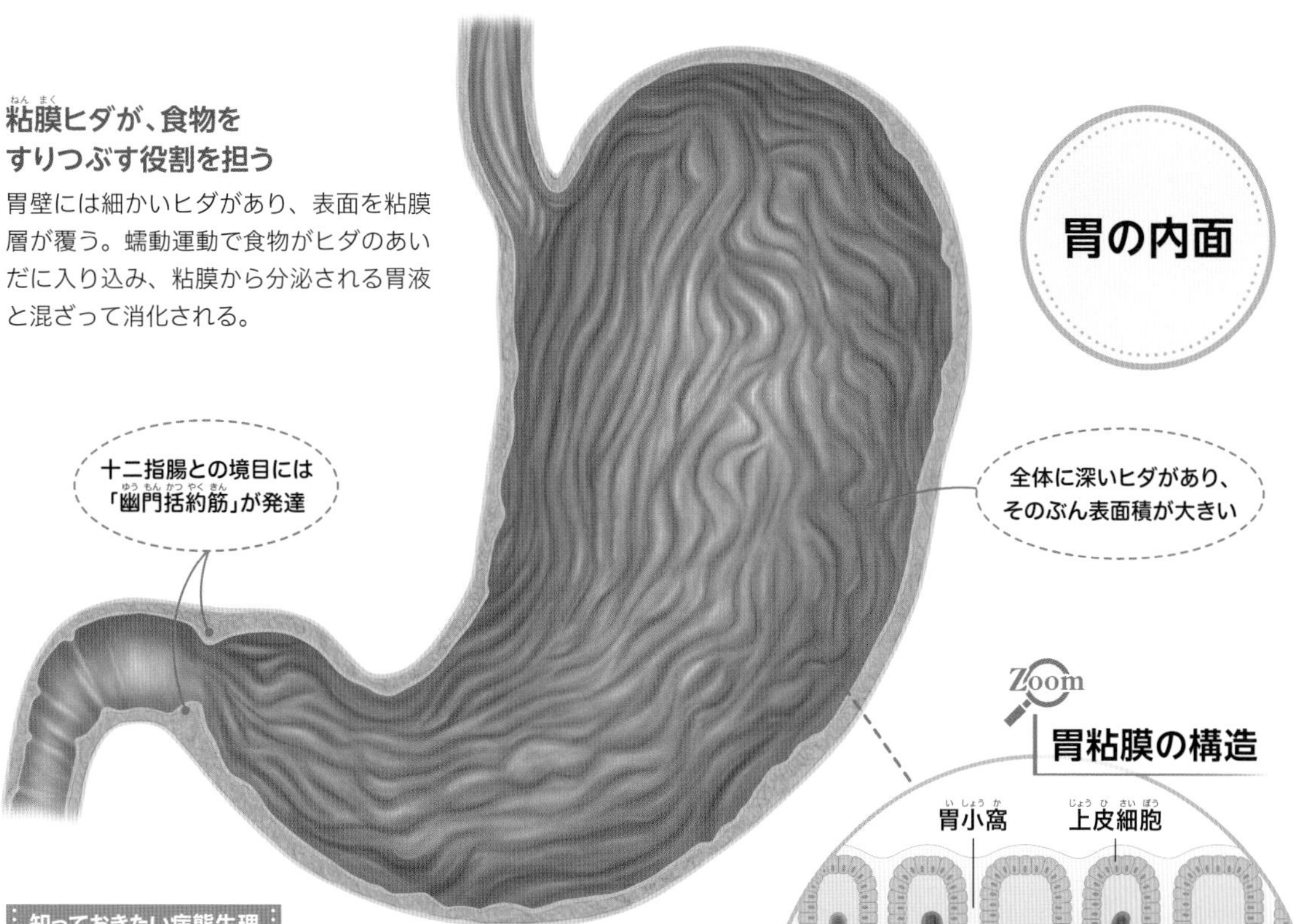

胃粘膜の構造

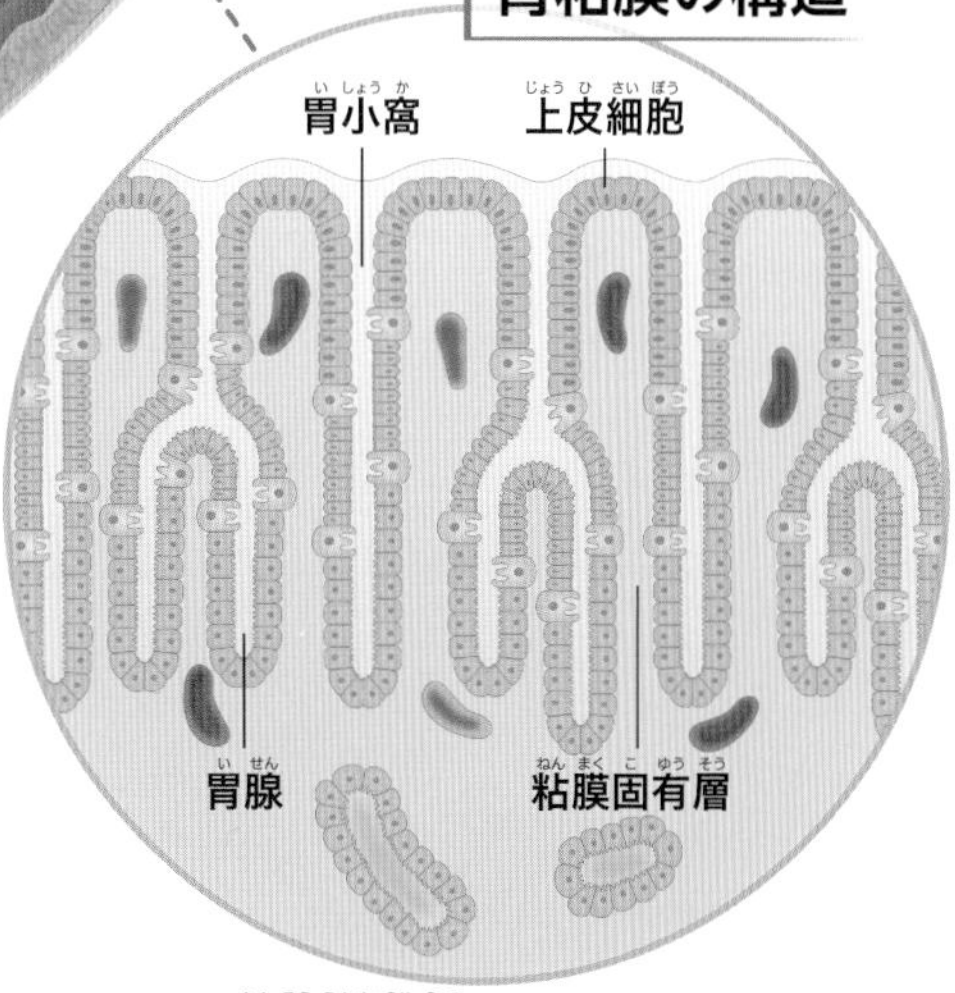

単《たん》層《そう》円《えん》柱《ちゅう》上《じょう》皮《ひ》の下にある粘膜固有層から、胃液が分泌される（→P16）。

知っておきたい病態生理

胃粘膜の異常

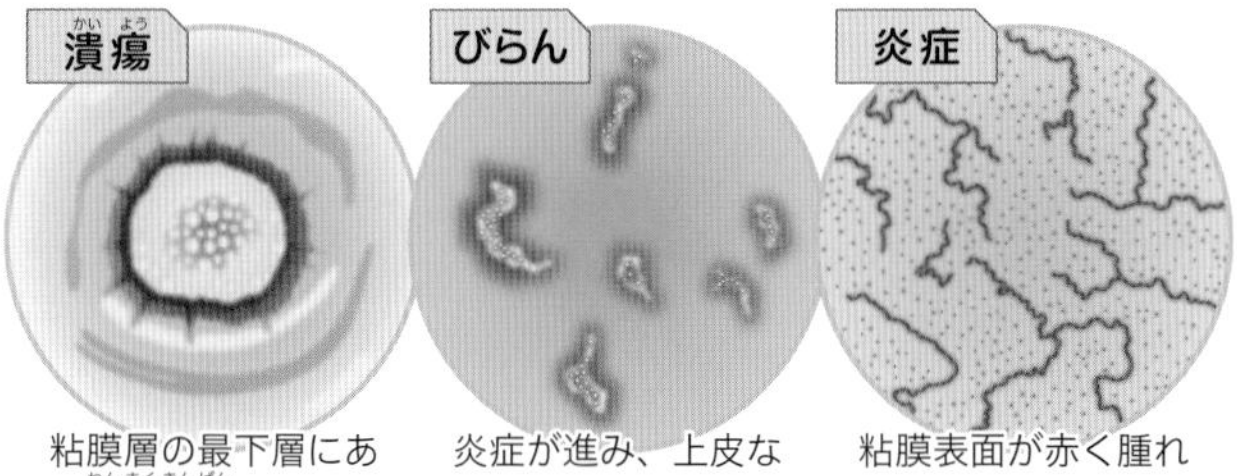

潰瘍：粘膜層の最下層にある粘《ねん》膜《まく》筋《きん》板《ぱん》まで欠損した状態。

びらん：炎症が進み、上皮などの粘膜表面が欠損した状態。

炎症：粘膜表面が赤く腫れたり、粘膜組織が乱れたりした状態。

食物の一時貯留と輸送、殺菌などいくつもの働きがある

胃は、消化管の下部がふくらんで弯曲《わんきょく》して発生した、袋状の臓器である。食物は、入り口である**噴門**《ふんもん》から入り、大きくふくらんだ**胃体部**《いたいぶ》にたまり、やがて出口である**幽《ゆう》門部**《もんぶ》から十二指腸《じゅうにしちょう》へと流れていく。

胃のもっとも大きな役割は、食道から送り込まれた食物を一時的にためて、消化を進めることだ。胃に食物が入ると、胃の出口である幽門部が閉まり、食物がそのまま十二指腸に流れ込むのを防ぐ。

胃では、強力な消化液である**胃液**が分泌され、胃内の貯留物と混ざり合う。さらに胃壁の**蠕動運動**《ぜんどううんどう》により、食物は粥状《じゅくじょう》に消化されていく。消化された内容物は、胃の蠕動運動にあわせて、適量ずつ十二指腸に送り出される。

食物の胃での貯留時間は、1～4時間にもおよぶ。その間、消化以外にも、食物に付着したまま入ってきた細菌などの微生物を胃酸で殺したり、水に溶けない脂質を蠕動運動によって細分化し、消化液に混ぜ込むなどの機能も果たしている。

3種の平滑筋からなり、蠕動運動で消化を促す

胃の働きでとりわけ重要なのが、食物を粥状にし、消化しやすい状態にすることだ。そのため胃壁の筋肉はよく発達し、強い収縮を可能にしている。

消化の要となる幽門部では、平滑筋がとくに厚い

3〜10㎜の厚い筋層が、食物を攪拌《かくはん》する強い力を生む。

ほかの消化管にはない斜線維《しゃせんい》を加えた3層の筋肉で、胃に入ってきた食物を強力に攪拌し、幽門部から出られる1㎜程度の大きさに砕く。

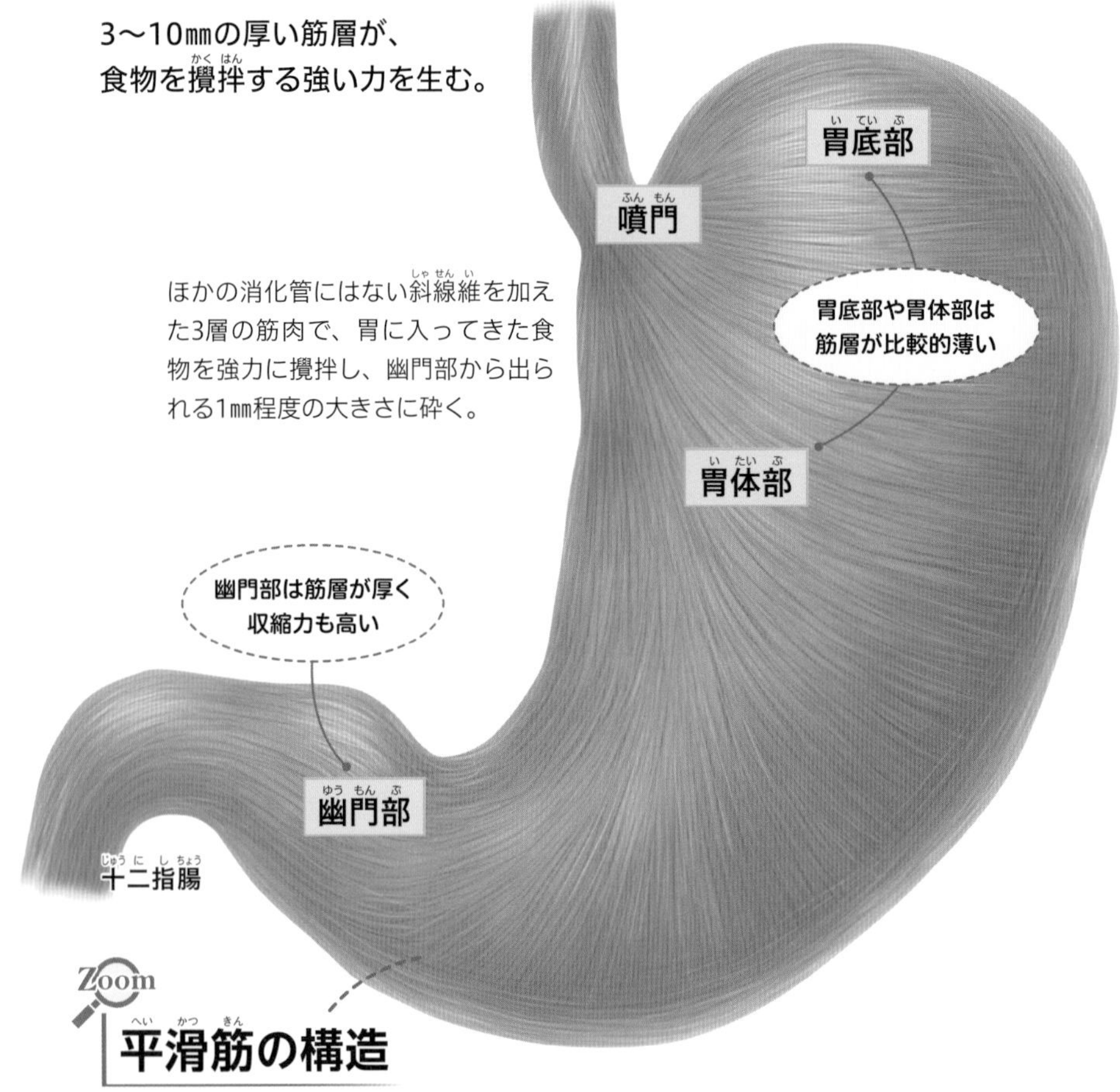

Zoom 平滑筋《へいかつきん》の構造

輪筋層と縦筋層のあいだに神経叢があり、自律神経《じりつしんけい》と協調して胃を動かしている。

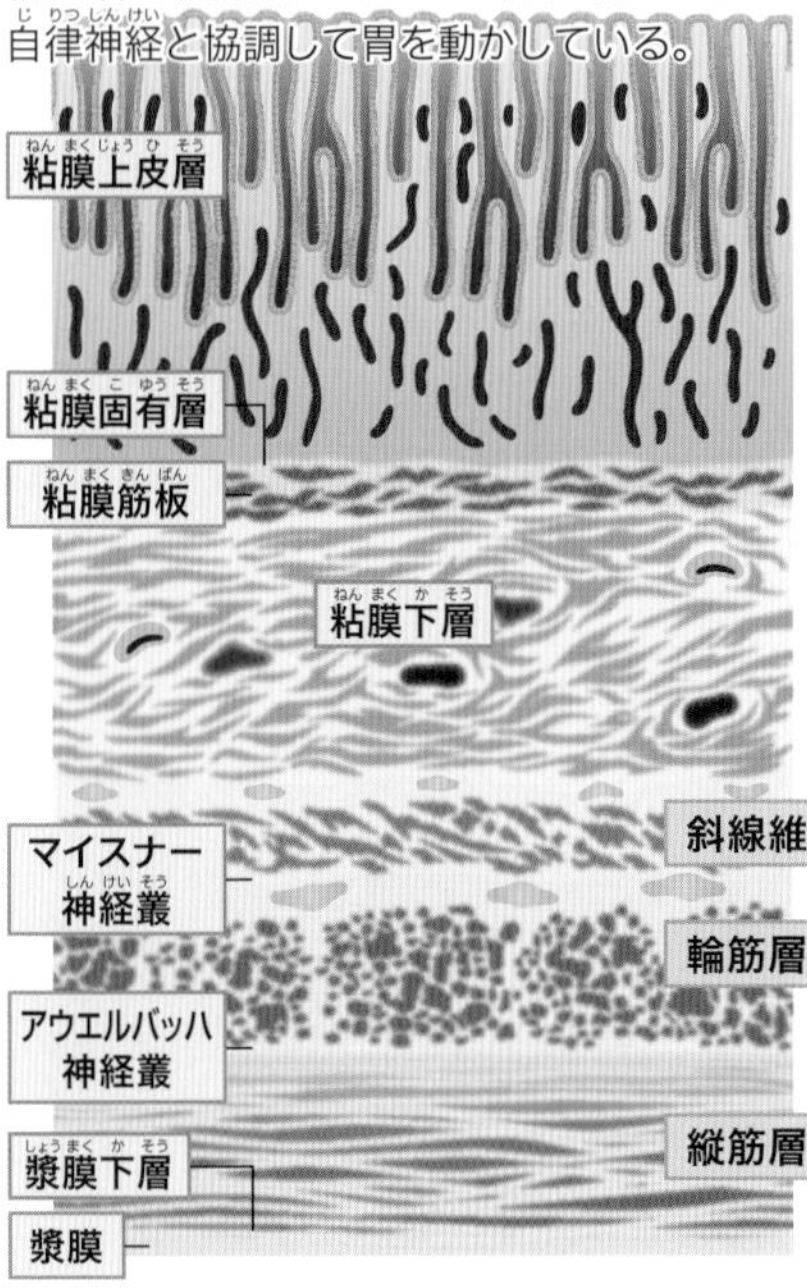

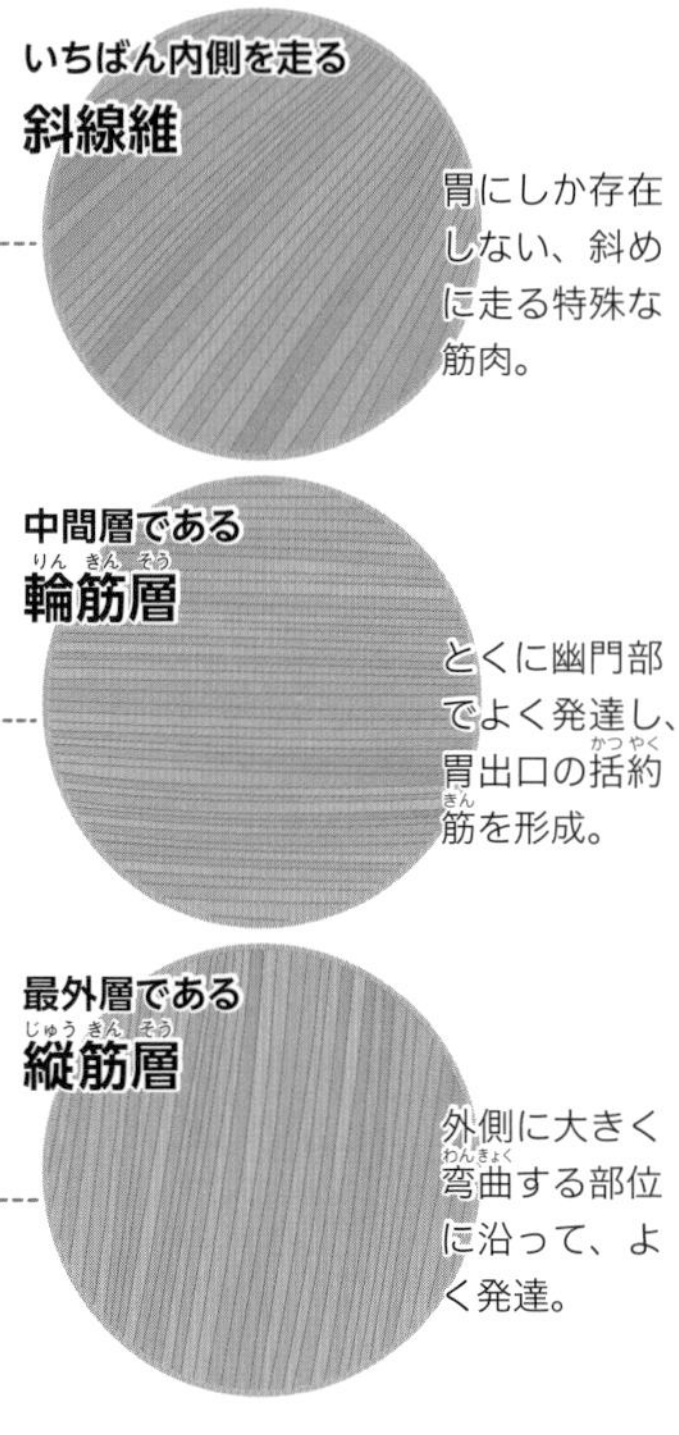

幽門部に近づくほど、平滑筋の収縮が強まる

食物は胃で粥状《じゅくじょう》に消化され、蠕動運動《ぜんどううんどう》によって十二指腸へ少しずつ送られる。

1 弱い収縮波が胃体中部《いたいちゅうぶ》で生じる

食物が流れ込んでくると、胃の中央部でゆるやかな収縮が起きる。その波が幽門部に伝播し、蠕動運動が始まる。

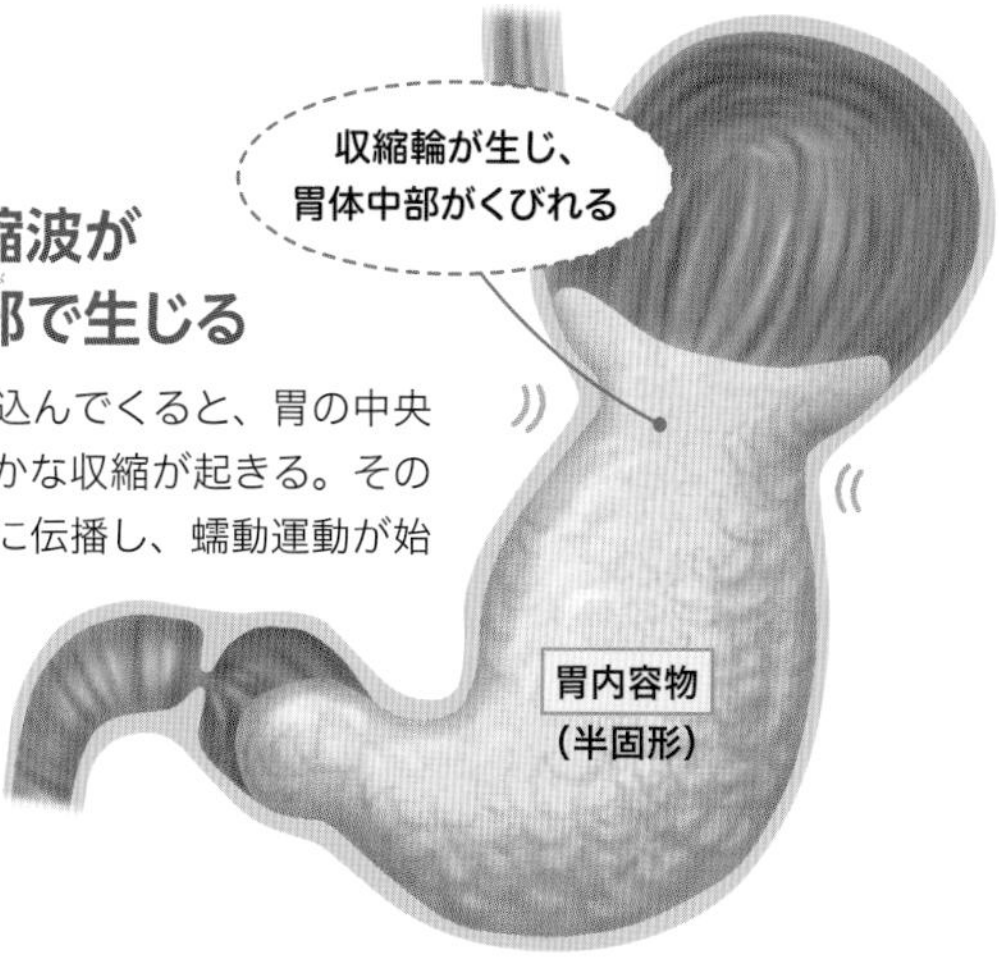

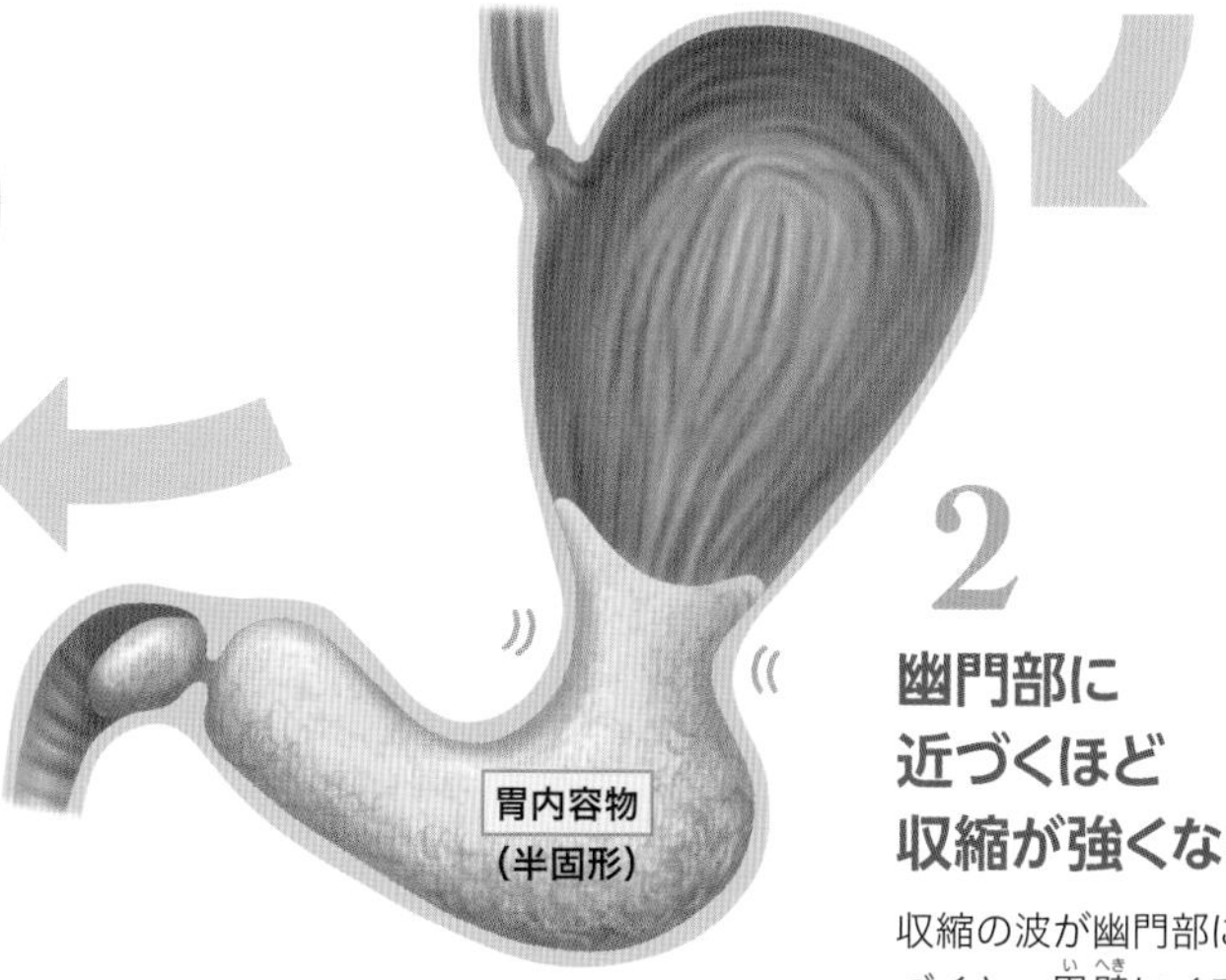

2 幽門部に近づくほど収縮が強くなる

収縮の波が幽門部に近づくと、胃壁《いへき》にくびれが生じるほど収縮が強まり、胃内容物の一部が十二指腸上部へと押し出される。

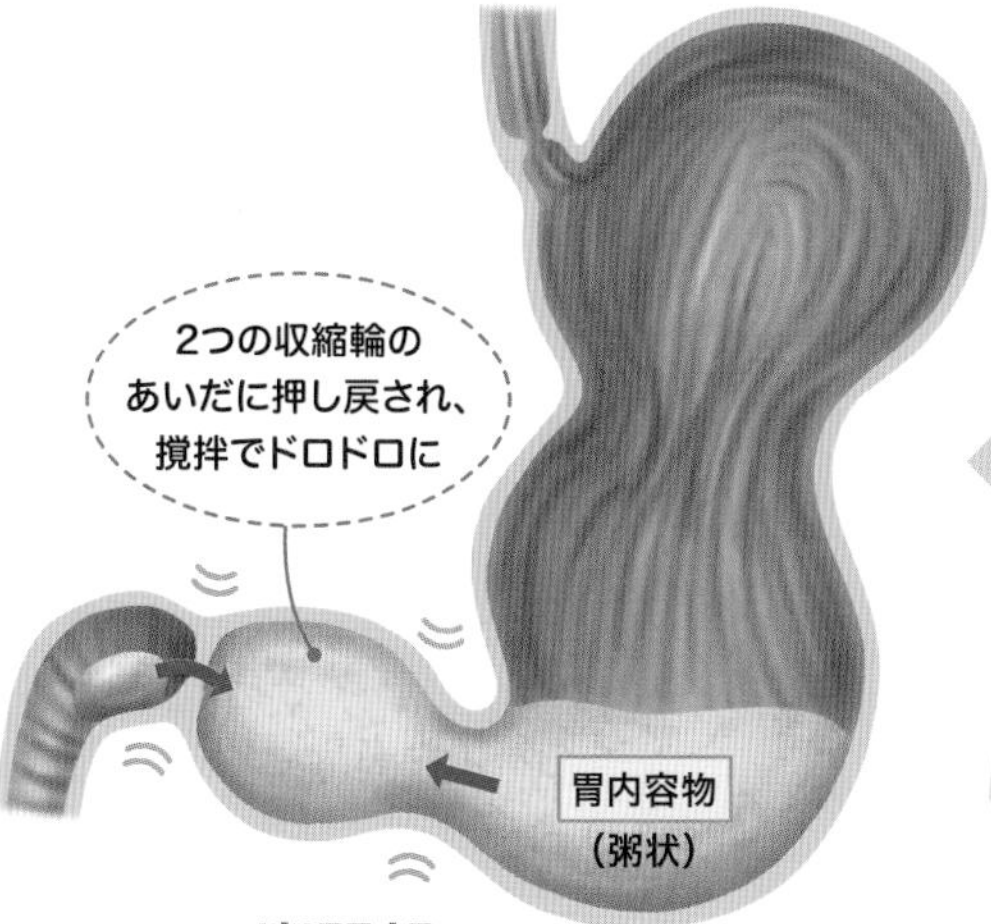

3 幽門部で食物が攪拌される

収縮の波が幽門部に達すると幽門括約筋《ゆうもんかつやくきん》が締まり、胃の内容物が後戻りする。これがくり返されることで胃内容物が攪拌され、粥状化が進む。

胃に食物が入ってくると平滑筋が収縮し始める

胃粘膜《いねんまく》の下は、ほかの消化管と同様、**平滑筋《へいかつきん》**という筋肉で構成される。ほかの消化管が2層の筋層であるのに対し、胃壁《いへき》の筋肉は3層構造だ。縦、横、斜めに走る3層の平滑筋が、強い**蠕動運動《ぜんどううんどう》**を可能にする。

平滑筋は、胃に入ってきた食物の刺激で動くが、それだけではない。胃の動きは、全身の臓器や組織を自律的に調整する**自律《じりつ》神経《しんけい》**のうち、**副交感神経《ふくこうかんしんけい》**に支配されている。副交感神経優位時には胃液もよく分泌され、消化が促される。また**ホルモン分泌**にも大きく影響される。生活様式やストレスが胃の働きに影響するのも、自律神経やホルモンが関係するためだ。

さらに睡眠中などの空腹の時間帯にも、胃は活動を続けている。130分くらいの周期で、収縮しない状態から、ゆるい収縮、強めの収縮へという変化をくり返す。これにより、胃内に残った内容物を**十二指腸《じゅうにしちょう》**に送り、胃内を空にする。そして再び食物が入ると、**消化**のための中程度の収縮が維持される。

胃腺から分泌される胃液が殺菌・消化作用を発揮

胃の作用は、内容物の破砕だけではない。胃液に含まれる分解酵素による「消化促進作用」、強酸性によって微生物を殺す「殺菌作用」も重要だ。

胃腺の4つの細胞が、胃液成分を分泌している

胃液は、塩酸や消化酵素などを含む。下図で青く図示しているのがその分泌細胞。

副細胞

粘液のムチンを分泌し、粘膜《ねんまく》を酸から守る

くさび形の細胞。粘液の主成分で、とくに粘性の高いムチンを分泌する。主細胞に成長する過程の細胞ともいわれる。

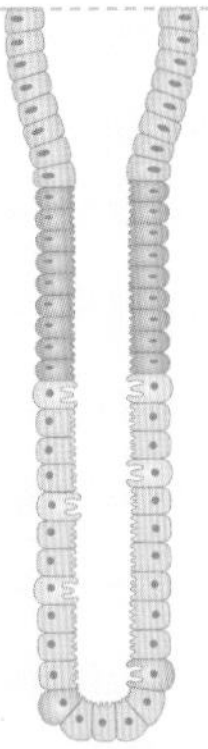

主細胞

ペプシノーゲンを分泌。腺体部、腺底部に多い

円柱形の細胞で、ペプシノーゲンを含む多数の顆粒をもつ。ペプシノーゲンは胃酸(塩酸)によって、消化酵素ペプシンに変化。

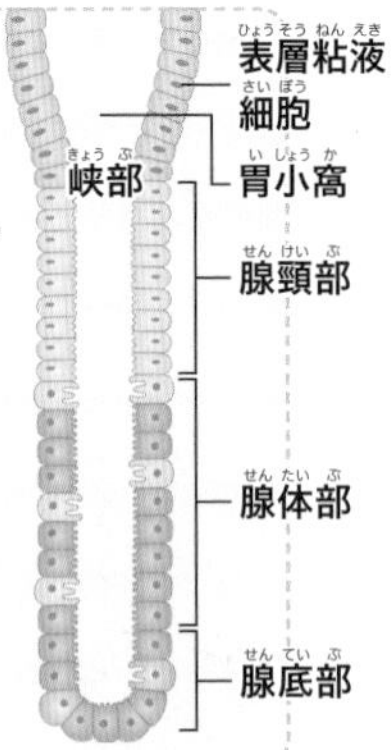

胃腸内分泌細胞《いちょうないぶんぴつさいぼう》

幽門部《ゆうもんぶ》の胃腺腺底部に存在し、ガストリンを分泌

腺底部には、ホルモンを分泌する内分泌細胞がいくつもある。代表的なのが、消化を促進するガストリンを分泌しているG細胞。

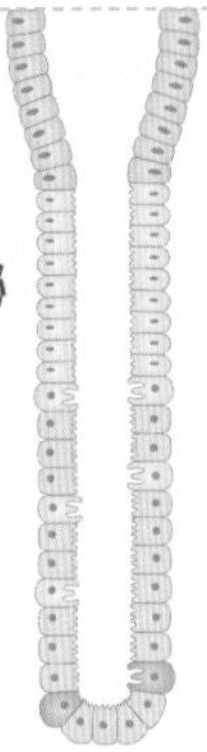

壁細胞《へきさいぼう》

塩酸、胃内因子を放出。胃小窩より下に点在する

主細胞や副細胞のあいだにある大きな細胞。塩酸を分泌するほか、ビタミンB_{12}の吸収などに必要な胃内因子も分泌する。

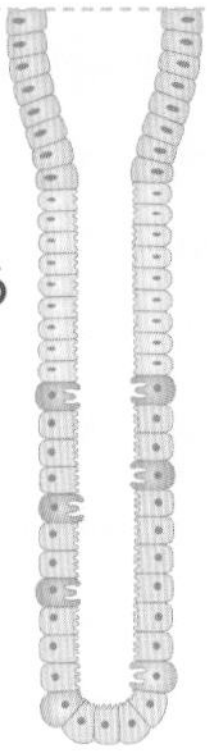

ペプシン、塩酸、ムチンなどが混ざり合い、1日2.5Lもの胃液が分泌される

胃液の作用で食物を殺菌し、粥状にする

胃の蠕動運動《ぜんどううんどう》とともに、食物の消化を強力に推し進めているのが、胃壁《いへき》から分泌される**胃液**だ。

胃液を分泌するのは、粘膜固有層《ねんまくこゆうそう》にある**胃腺《いせん》**(**固有胃腺**)である。胃腺は「**主細胞**」「**副細胞**」「**壁細胞《へきさいぼう》**」「**胃腸内分泌細胞《いちょうないぶんぴつさいぼう》**(**G《ジー》細胞など**)」で構成され、それぞれ異なる物質を分泌する。胃液は、各細胞の分泌液が混和されたもの。pH《ピーエイチ》1~2の強い酸性を示す**塩酸**、蛋白分解酵素である**ペプシン**、強い酸から胃粘膜を守るムチンなどを含む。

胃液の働きのひとつは、ペプシンによる食物の消化だが、もうひとつ大切な役割に**殺菌作用**がある。食事に付着している細菌などの微生物を、pH1~2という強酸性によって死滅させる。

脳神経系とホルモンで、胃液の量が調節される

胃液の量は食物が胃に入れば増え、消化が終われば減る。

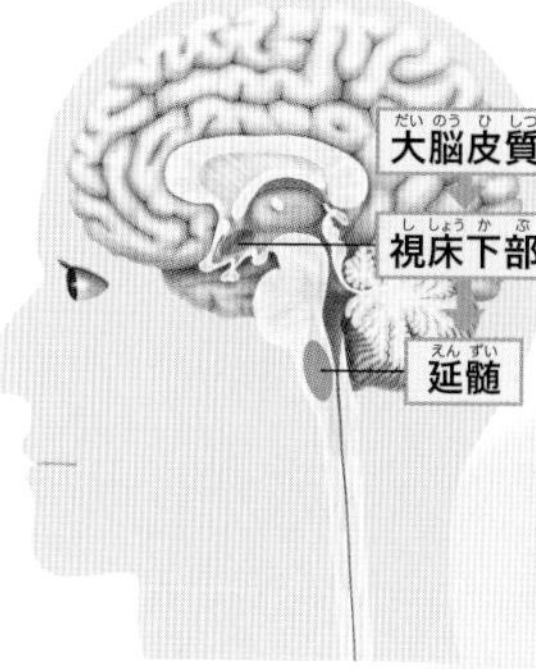

Ⅰ 脳相《のうそう》

感覚刺激が壁細胞を活性化

食事の見た目や香りで、胃酸が分泌される

食事前の視覚、聴覚、嗅覚《きゅうかく》などの感覚刺激が大脳皮質に伝わると、視床下部、延髄を介して唾液や胃液の分泌量を増やす。

Ⅱ 胃相《いそう》

胃壁《いへき》や胃粘膜への刺激で活性化

胃の伸展受容器、化学受容器が働く

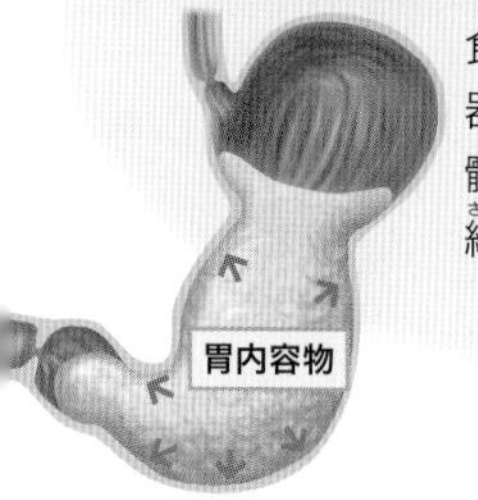

食物が入ると胃壁にある伸展受容器、化学受容器が刺激される。延髄につながる迷走神経《めいそうしんけい》を介し、壁《へき》細胞《さいぼう》や胃腸内分泌細胞を活性化。

Ⅲ 腸相《ちょうそう》

腸から胃に抑制性信号が送られる

胃での滞留時間を長くする

胃から十二指腸に送られた食物中に、脂質が多く含まれていると、酸の分泌抑制シグナルが腸から届き、胃内での消化時間を伸ばす。

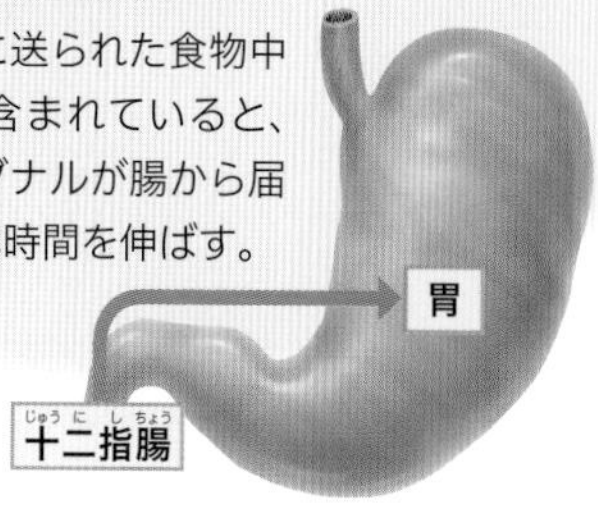

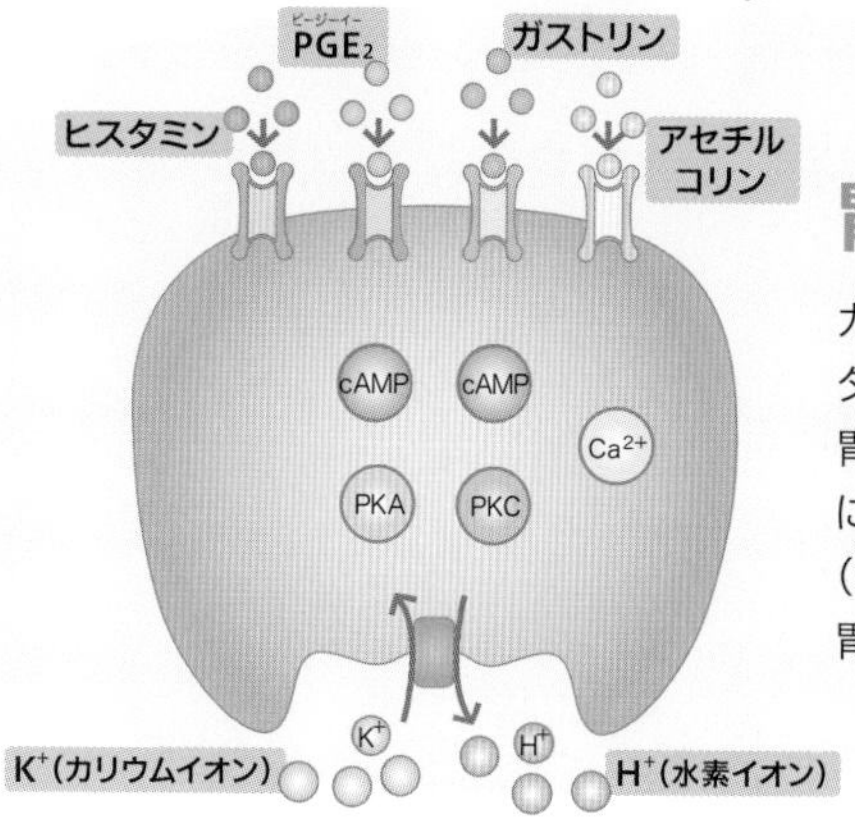

胃酸の分泌量調節

ガストリンなどのホルモン、ヒスタミンなどの生理活性物質が脳や胃腸で産生され、壁細胞の受容体に結合。プロテインキナーゼ（PKA《ピーケーエー》、PKC《ピーケーシー》）などを介し、H^+が胃内に分泌され、胃酸となる。

食事の前から、胃液の分泌が始まっている

１日に分泌される胃液量は、約２・５Ｌにもおよぶ。そのほとんどが食後数時間に分泌されるが、消化の準備は食事の前から始まっている。料理を前にして視覚や嗅覚《きゅうかく》などが刺激されると、脳神経系を介し、唾液や胃液などの消化液の分泌が高まるのだ。

食事が始まり、胃内に食物が入って胃壁が伸びると、今度はその刺激が胃壁の神経に伝わり、消化関連の多様なホルモンが分泌される。その中心的存在が、**G細胞**から分泌され、平滑筋《へいかつきん》の運動や胃酸分泌を促進するガストリンというホルモンである。胃の消化機能に欠かせない存在だが、その作用で胃液が酸性に強く傾きすぎると、いわゆる胃酸過多に陥る。そのため胃液が過度に酸性に傾きすぎると（ｐＨ４未満）、ガストリンの分泌は抑制される。

胃の内分泌細胞は、G細胞のほかにもいくつかあることが知られている。ガストリンに類似したホルモン（ＣＣＫ《シーシーケー》－ＰＺ《ピーゼット》）を分泌する**I**《アイ》**細胞**、糖代謝にかかわるソマトスタチンを分泌する**D**《ディー》**細胞**などである。

胃からつながる十二指腸は4領域に分けられる

小腸は「十二指腸」「空腸」「回腸」に分けられ、胃内容物が最初に送り込まれるのが十二指腸だ。ここで消化液と混ざり合い、消化が促進される。

膵臓に密着し、総胆管、膵管ともつながっている

胃の内容物は、十二指腸で消化液と混ざり合い、低分子化される。

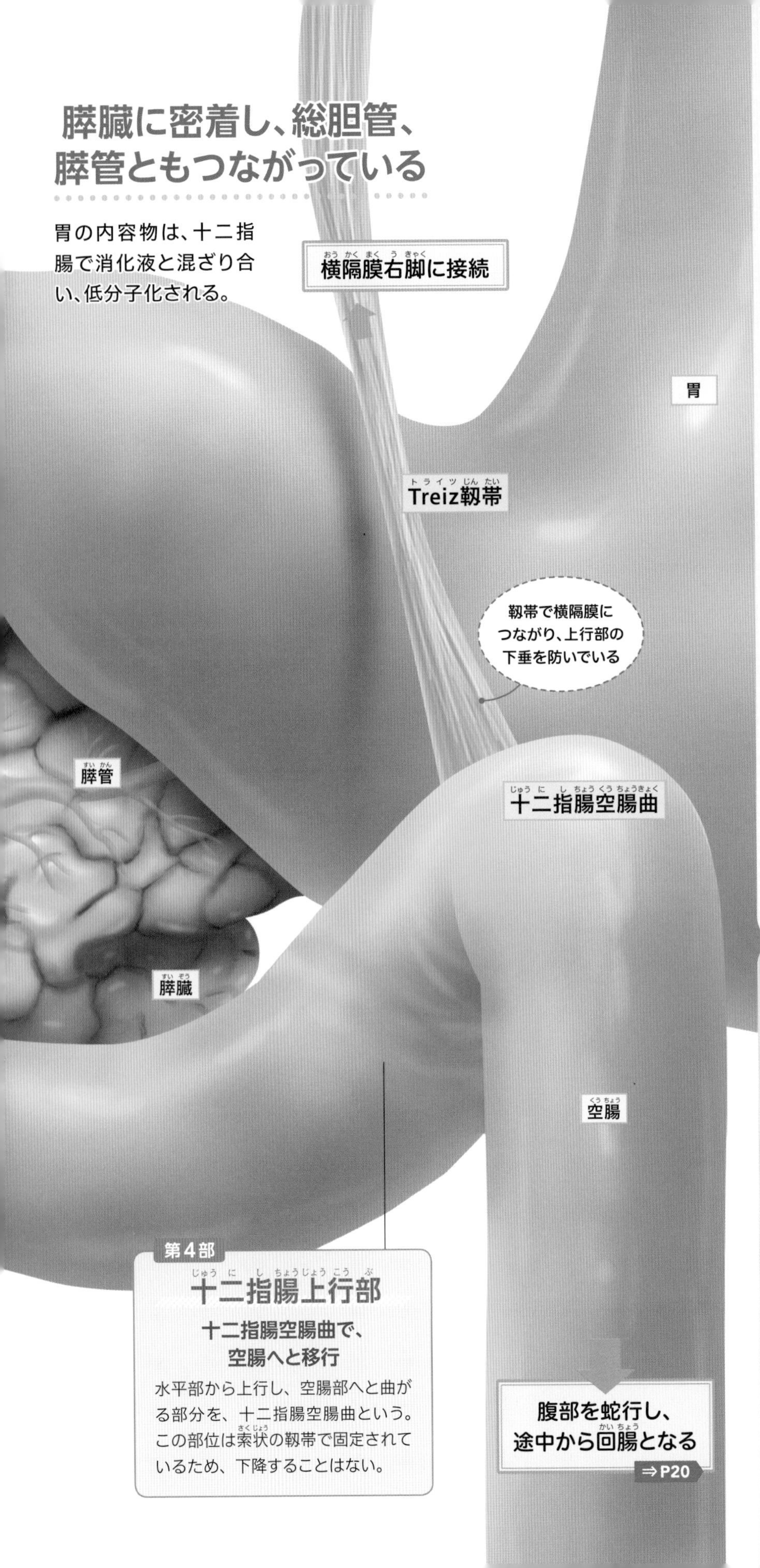

第4部

十二指腸上行部《じゅうにしちょうじょうこうぶ》

十二指腸空腸曲で、空腸へと移行

水平部から上行し、空腸部へと曲がる部分を、十二指腸空腸曲という。この部位は索状《さくじょう》の靭帯で固定されているため、下降することはない。

腹部を蛇行し、途中から回腸《かいちょう》となる

⇒P20

胃から送られてきた内容物に胆汁などの消化液を混ぜ込む

胃の幽門《ゆうもん》から続く**小腸**は、食物の消化吸収の要となる臓器で、**十二指腸**《じゅうにしちょう》、**空腸**《くうちょう》、**回**《かい》**腸**《ちょう》に分けられる。胃での消化を受けた食物が、最初に送られるのが十二指腸である。

十二指腸は、長さ約25㎝のC字型をしており、Cの弧《こ》に**膵臓**《すいぞう》の一部を包み込む。その上部に位置するのは**肝臓**だ。膵臓は**膵液**《すいえき》、肝臓は**胆汁**《たんじゅう》という強力な消化液を分泌し、いずれも消化に欠かせない臓器である。

膵液と胆汁は、十二指腸下行部《じゅうにしちょうかこうぶ》にある**十**《じゅう》**二指腸乳頭**《にしちょうにゅうとう》という開口部から放出される。胃から送り込まれた内容物は、ここで消化液と混ざり合い、腸壁《ちょうへき》で吸収できるサイズの分子に分解される。吸収後は肝臓で代謝され、全身の細胞に届けられる。

第1部

十二指腸上部《じゅうにしちょうじょうぶ》

X《エックス》線検査では、球部がよく見える

せまい幽門《ゆうもん》を通るとすぐ現れる、球状にふくらんだ部位。結合組織により後《こう》腹壁《ふくへき》に固定されている。幽門から4㎝以内の領域は、十二指腸潰瘍《じゅうにしちょうかいよう》の好発部。

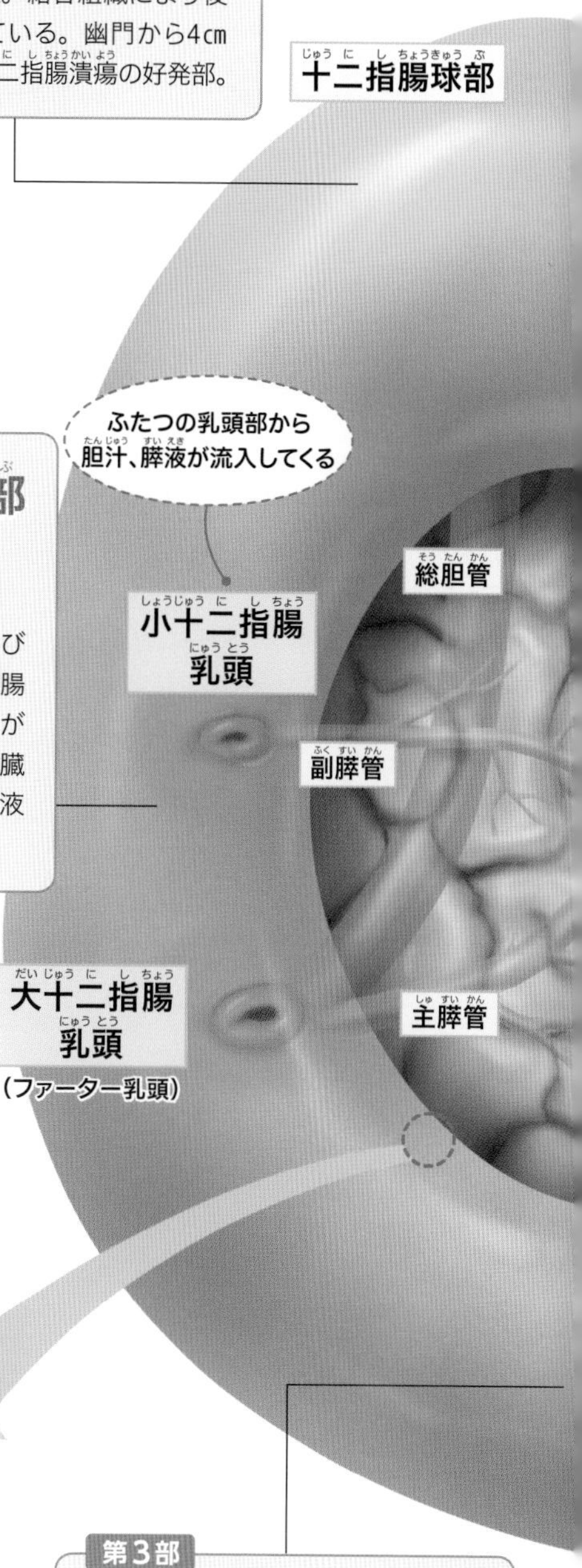

第2部

十二指腸下行部《じゅうにしちょうかこうぶ》

乳頭部があり、膵・胆管とつながる

上部から下に向かって伸びた部位で、大小の十二指腸乳頭が開口。胆嚢《たんのう》とつながる総胆管から胆汁が、膵臓の中央を走る膵管から膵液が放出される。

第3部

十二指腸水平部《じゅうにしちょうすいへいぶ》（横行部《おうこうぶ》）

膵臓に密着し、支えるように位置する

下行した管がゆるく曲がり、水平になった部位。管の上縁は膵臓の頭部に密着し、下行部とともに膵臓を抱え込む形となっている。

Zoom 十二指腸の粘膜構造

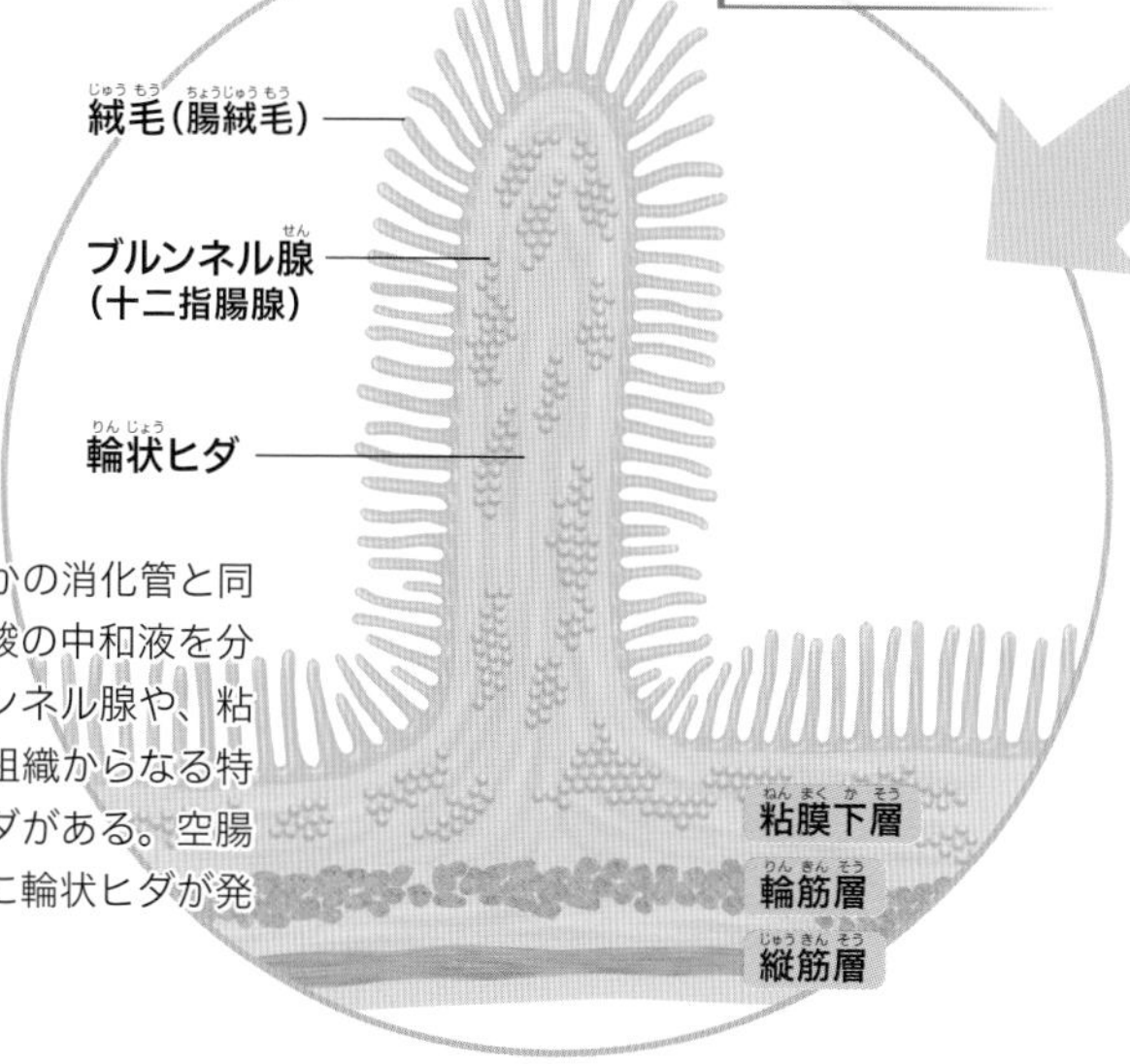

基本的にほかの消化管と同じだが、胃酸の中和液を分泌するブルンネル腺や、粘膜と粘膜下組織からなる特殊な輪状ヒダがある。空腸や回腸以上に輪状ヒダが発達している。

空腸では蠕動運動が活発。食物がすみやかに移動する

小腸は腹腔の多くを占める消化管で、食物中の栄養素を分解、吸収する場所だ。さらに力強い蠕動運動により、内容物をすみやかに大腸に送っている。

十二指腸→空腸→回腸と下行し、大腸につながる

腹腔《ふくくう》の多くを占める空腸、回腸が、栄養素を吸収する役割を担う。

十二指腸と空腸、回腸で構成される小腸は、大腸に囲まれる形で腹腔（腹部の空間）内に収まる。空腸と回腸は腸間膜《ちょうかんまく》にぶら下がり、比較的自由に動く（→P41）。

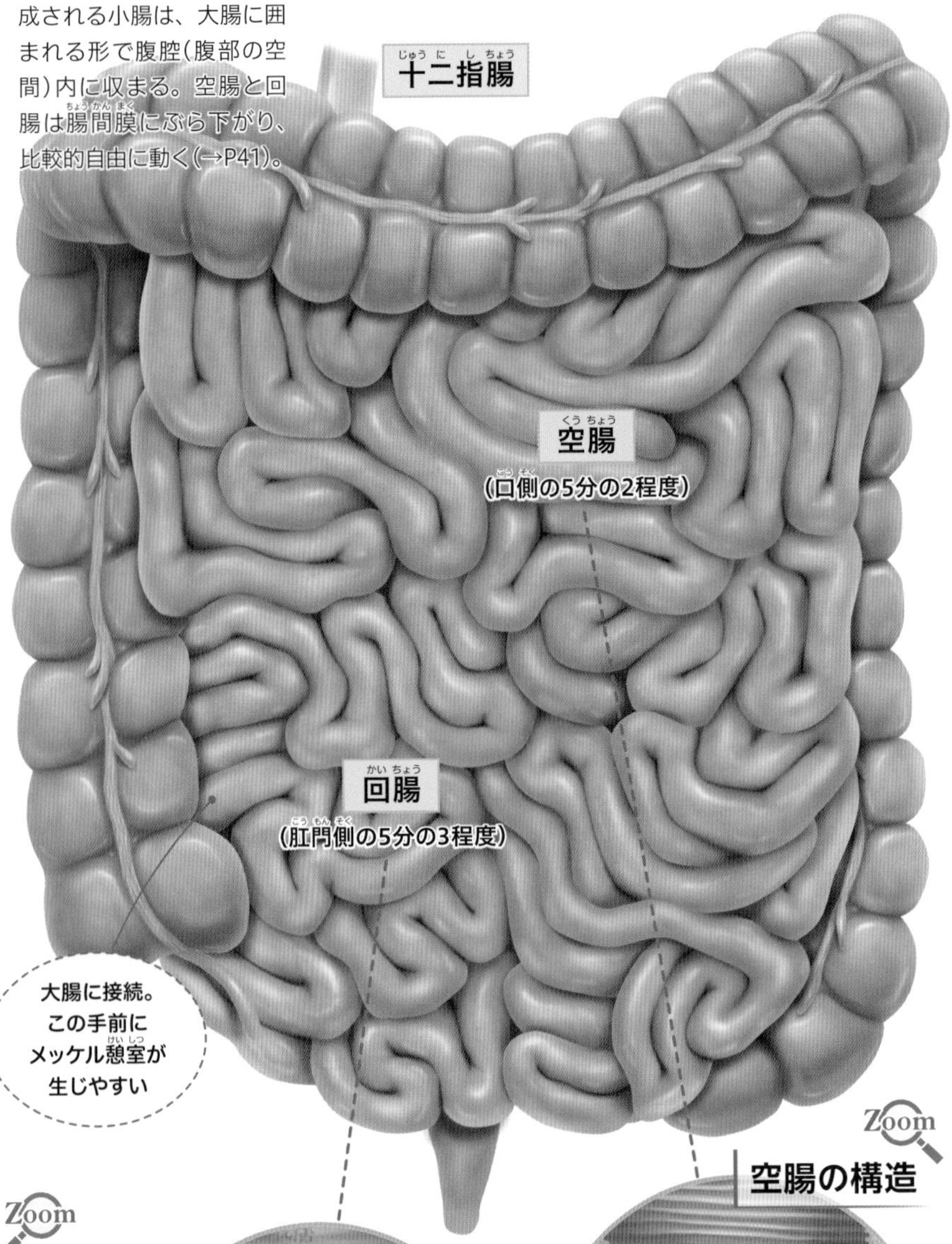

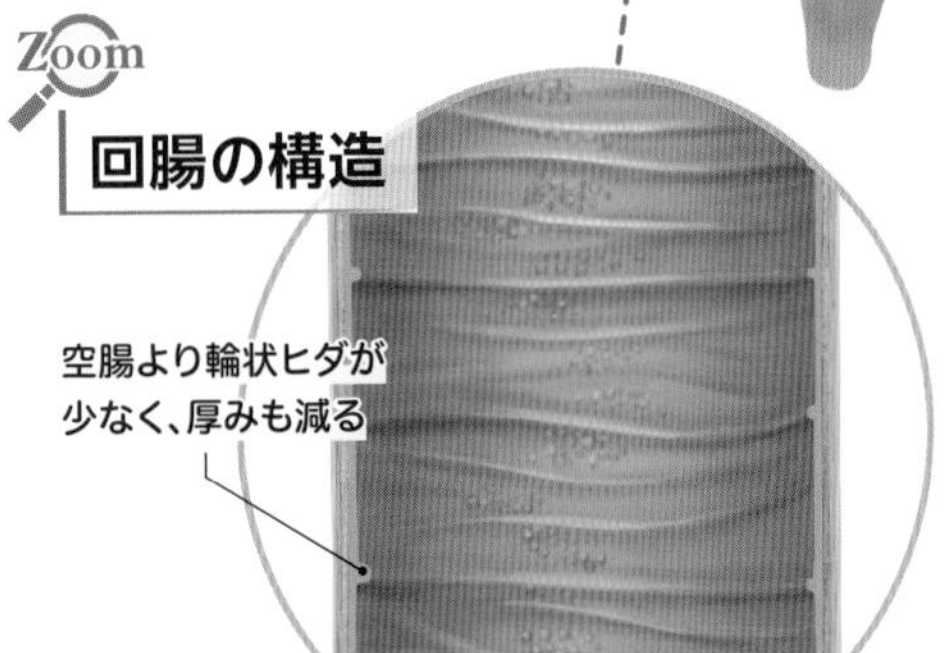

空腸との境は明確ではなく、回腸に向かうにつれて、輪状ヒダがだんだん疎になり、長さも短くなる。

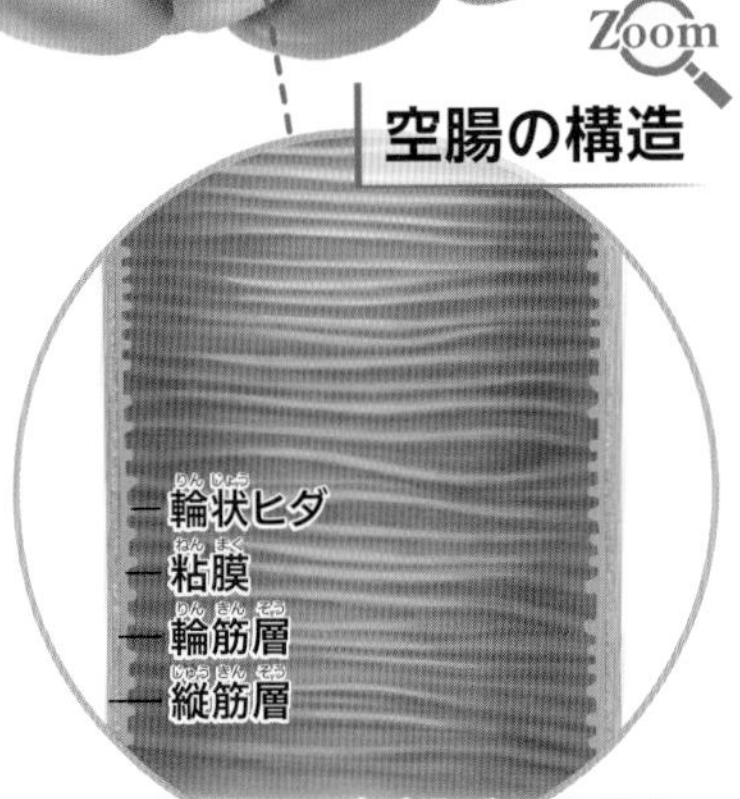

低いヒダが幾重にも重なった、長さ8㎜ほどの輪状ヒダが、厚く、密に存在。そのため回腸より表面積が大きい。

収縮が"波"として伝わり、ダイナミックな蠕動運動に

脳神経系などから腸壁の神経叢へと送られる生理活性物質により、収縮と弛緩《しかん》をくり返す。

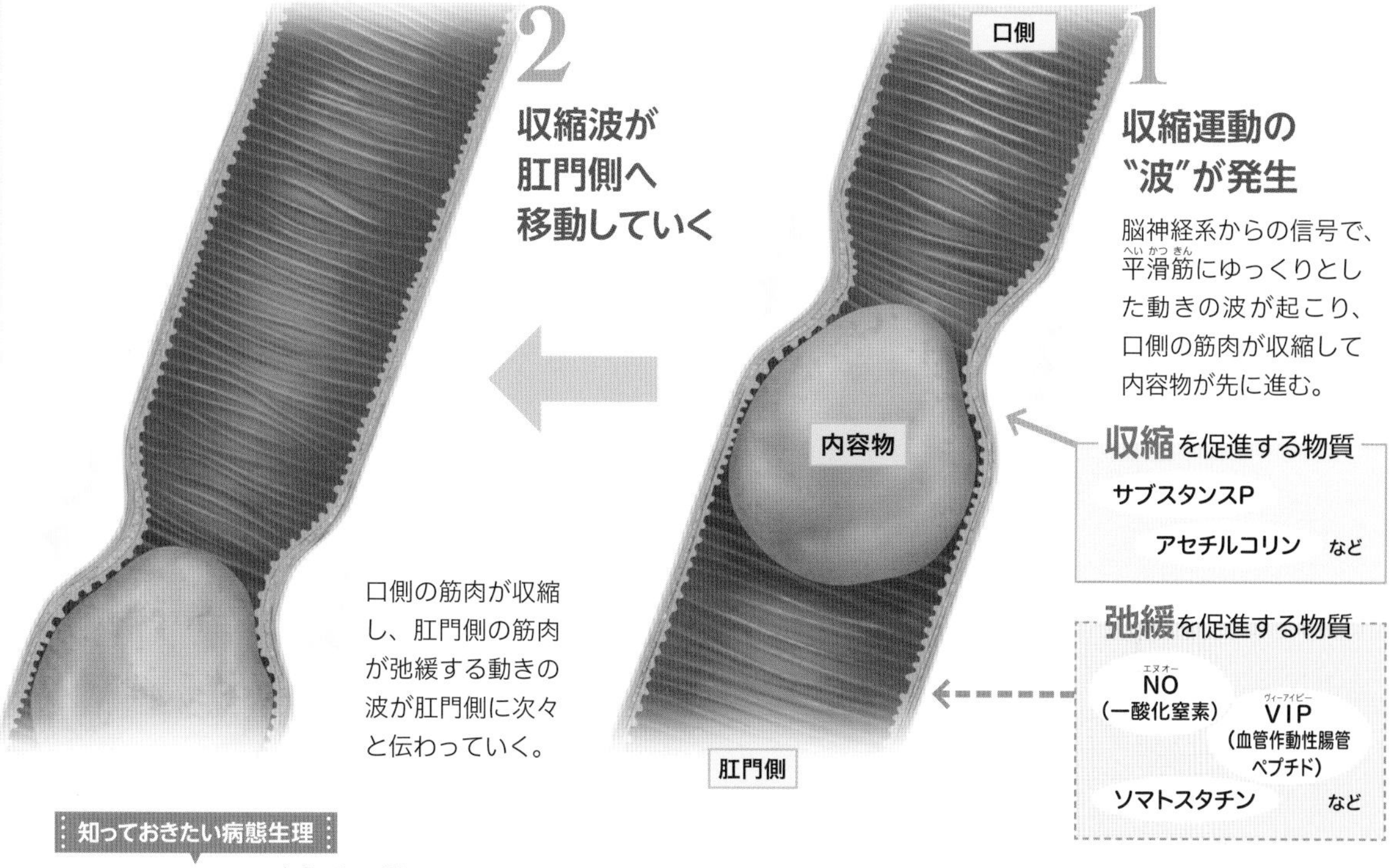

知っておきたい病態生理

腸閉塞《ちょうへいそく》（腸管の通過障害 →P130）

腹部膨満感《ふくぶぼうまんかん》、嘔吐などの症状が出る

腸管の癒着《ゆちゃく》などで内部が閉塞し、内容物が通過できない状態。一方、腸管の麻痺《まひ》などで蠕動《ぜんどう》運動《うんどう》が障害されるのが「イレウス」*。腹部膨満感や嘔吐、はげしい腹痛などの症状につながる。

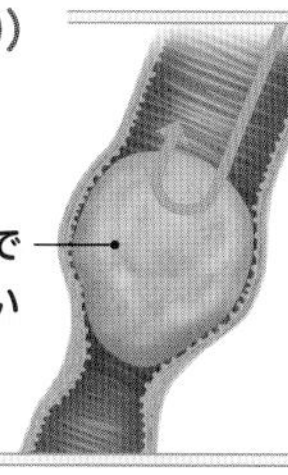

全長6mもの腸管が次々に収縮し、内容物を送る

十二指腸《じゅうにしちょう》で胆汁《たんじゅう》と膵液《すいえき》と混ざり、さらに消化が進んだ内容物は、**空腸《くうちょう》**および**回腸《かいちょう》**へと送り込まれる。空腸と回腸をあわせた全長は約3mだが、収縮した腸壁《ちょうへき》の筋肉を人為的に伸ばすと、6mにもおよぶ。空腸と回腸の境目は不明瞭だが、空腸が口側《こうそく》の5分の2程度、回腸が肛門側《こうもんそく》の5分の3程度を占めている。空腸はおおむね左上部に、回腸は右下部に位置している。

空腸の特徴は、腸壁の**平滑筋《へいかつきん》**が非常に発達している点だ。厚く弾力性に富む筋肉で、ダイナミックな**蠕動運動《ぜんどううんどう》**により、内容物をすみやかに送ることができる。そのため内《な》腔《くう》は空のことが多く、これが空腸の名の由来である。空腸では、**輪状《りんじょう》ヒダ**とよばれる粘膜のヒダが非常に緻密なのに対し、回腸では平滑筋の量も輪状ヒダも少ない。

空腸の輪状ヒダは幾重にも折り重なっており、回腸の粘膜とあわせると、表面積は200㎡にもなる。バレーボールのコートより広いこの粘膜表面を、内容物が次々に移動し、栄養素の**分解**と**吸収**を受けている。

*日本では消化管閉塞を広く「イレウス」とよんできたが、近年はこのように用語を厳密に使い分けることが推奨されている。

粘膜の微絨毛が栄養素を分解・吸収している

小腸における、栄養素の吸収のしくみを見ていこう。栄養素を吸収するのは膨大な微絨毛で、食物中の病原体から生体を守る免疫機能も備わっている。

粘膜表面で栄養を分解・吸収。消化管ホルモンも分泌

絨毛を構成する各種細胞が、最終的な分解と吸収を担う。

輪状《りんじょう》ヒダの構造

腸管の内腔《ないくう》をぐるりと輪のようにとり巻いている輪状ヒダの表面には、絨毛と呼ばれる突起が無数に存在する。

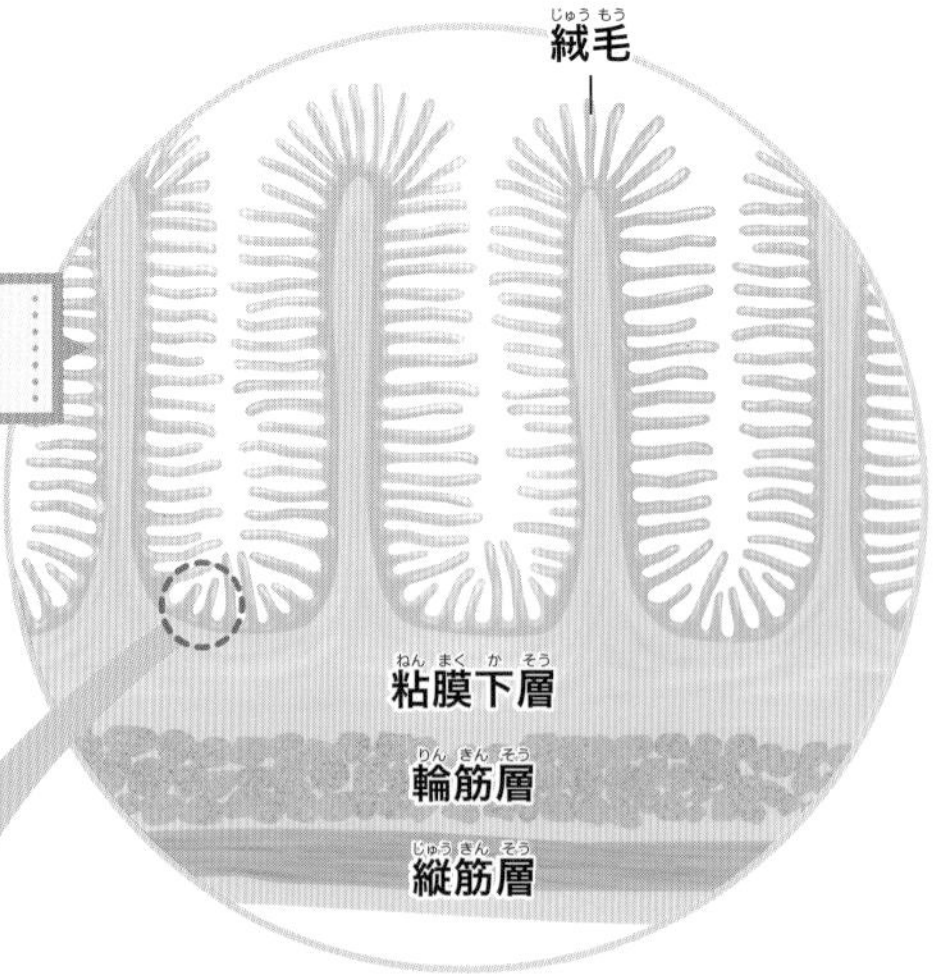

絨毛の構造

絨毛を構成する多種の細胞は、たえず新しい細胞に入れ替わっている。とくに吸収上皮細胞の新陳代謝は速く、24時間とされる。

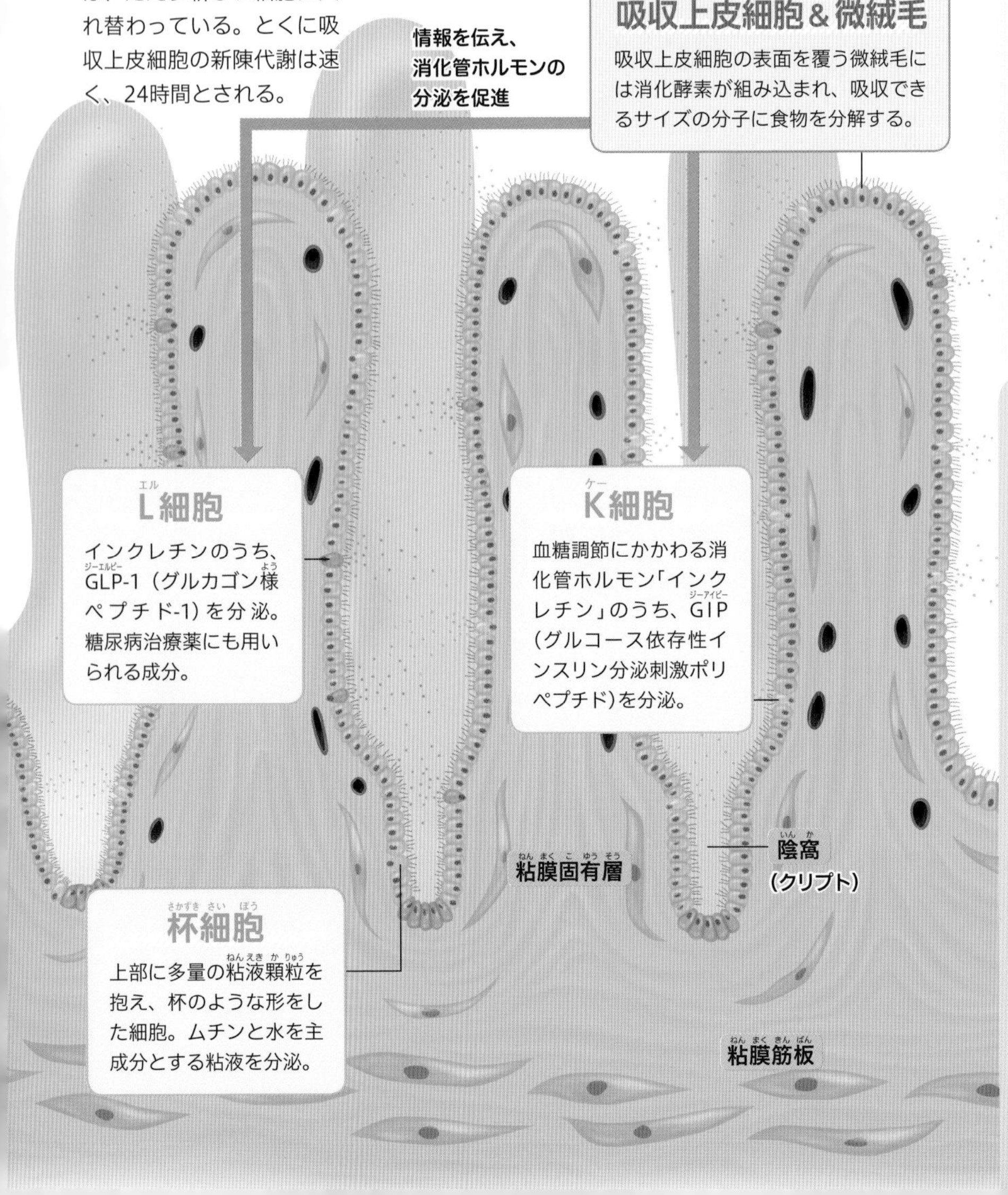

吸収上皮細胞《きゅうしゅうじょうひさいぼう》＆微絨毛《びじゅうもう》

吸収上皮細胞の表面を覆う微絨毛には消化酵素が組み込まれ、吸収できるサイズの分子に食物を分解する。

L《エル》細胞

インクレチンのうち、GLP-1《ジーエルピー》（グルカゴン様《よう》ペプチド-1）を分泌。糖尿病治療薬にも用いられる成分。

K《ケー》細胞

血糖調節にかかわる消化管ホルモン「インクレチン」のうち、GIP《ジーアイピー》（グルコース依存性インスリン分泌刺激ポリペプチド）を分泌。

杯細胞《さかずきさいぼう》

上部に多量の粘液顆粒《ねんえきかりゅう》を抱え、杯のような形をした細胞。ムチンと水を主成分とする粘液を分泌。

「腸管関連リンパ組織（GALT）」という免疫機能もあわせもつ

腸管は外界と直接つながる臓器。そのため独自のシステムで、病原体から身を守る。

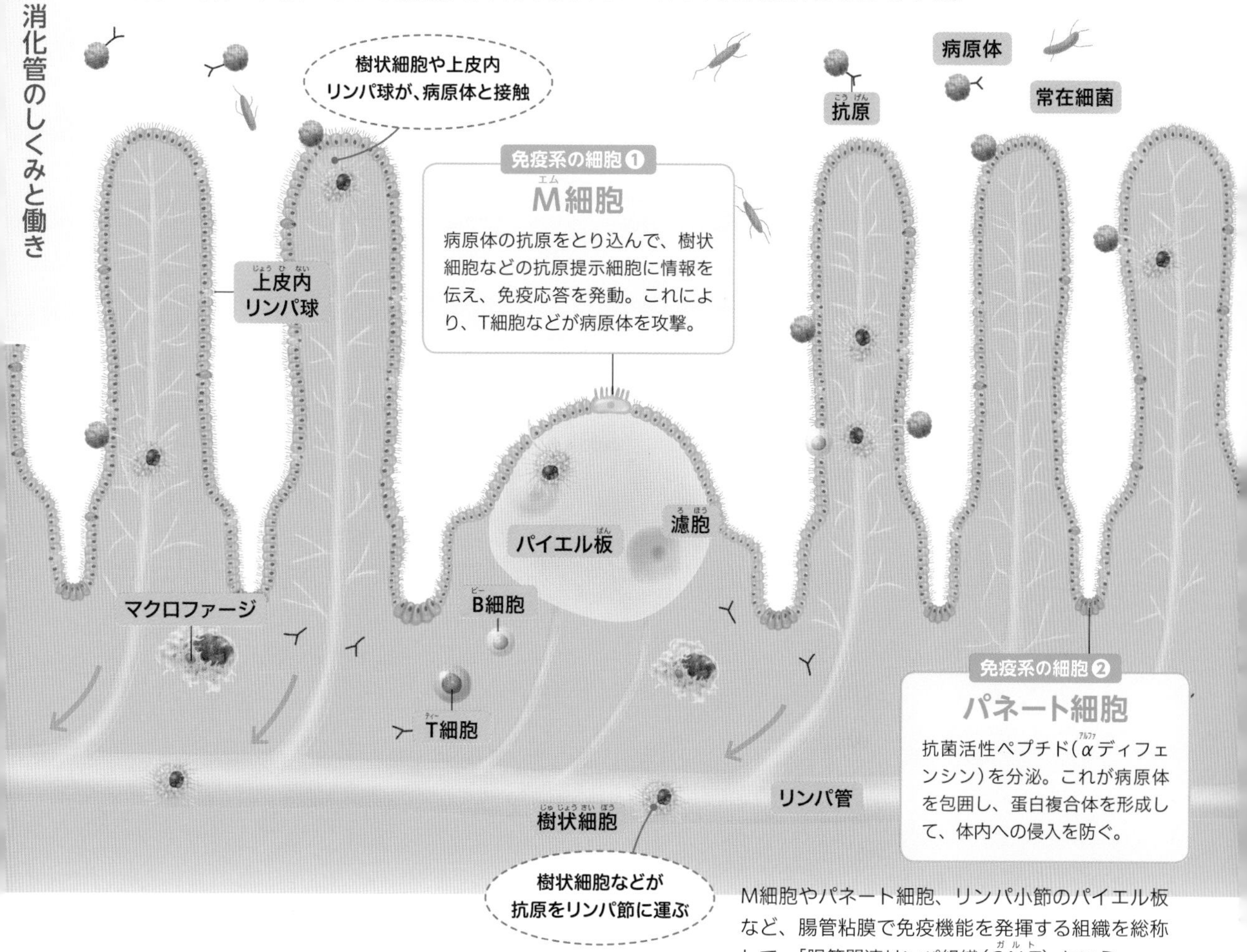

M細胞やパネート細胞、リンパ小節のパイエル板など、腸管粘膜で免疫機能を発揮する組織を総称して、「腸管関連リンパ組織（GALT《ガルト》）」という。

粘膜表面での栄養素の分解を「膜消化」という

小腸の最大の役割である、食物に含まれる栄養素の消化吸収を担っているのが、粘《ねん》膜層《まくそう》の表面を覆う**絨毛**《じゅうもう》だ。

絨毛は、**吸収上皮細胞**《きゅうしゅうじょうひさいぼう》、**杯細胞**《さかずきさいぼう》、**パネート細胞**など、いくつもの細胞で構成される。このうちもっとも多い吸収上皮細胞の表面には、**微絨毛**《びじゅうもう》とよばれるさらに細長い突起が、細胞1個あたり約1000本も存在する。この微絨毛の膜には、**消化酵素**が組み込まれ、内容物中の栄養素をさらに低分子に分解することができる。胃や十二指腸《じゅうにしちょう》のように、消化酵素によって加水分解する消化に対し、これを**膜消化**《まくしょうか》という。この膜消化によって、栄養素は体内にとり込まれる。

微絨毛の細胞のうち、「**K**《ケー》**細胞**」「**L**《エル》**細胞**」にはインクレチンなどの消化管ホルモン分泌作用もあり、**血糖調節**にも関与する。

さらに小腸粘膜には、**GALT**《ガルト》とよばれる独自の**免疫**《めんえき》システムがある。栄養素を吸収する際に、細菌やウイルスなどが侵入するおそれがあるためだ。GALTによる生体防御も、小腸の重要な役割といえる。

「盲腸」「結腸」「直腸」の3領域に分けられる

小腸で栄養素の吸収を受けた内容物は、大腸に入る。大腸は、小腸との接続部である「盲腸」、腹部を大きく走る「結腸」、肛門管につながる「直腸」からなる。

直径5～8㎝の太い管。内部では粘液が多く分泌される

小腸をとり囲むように存在する**大腸**は、小腸の4分の1程度の長さだが、太さは小腸の2～3倍ほどある。

大腸は大きく、**盲腸**、**結腸**《けっちょう》、**直腸**に分けられる。盲腸は、小腸の回腸部《かいちょうぶ》とつながる部位で、1日1500㎖もの内容物が送り込まれてくる。その内容物の水分を吸収して固め、便をつくっているのが、大腸の大部分を占める結腸である。

結腸粘膜《けっちょうねんまく》の特徴は、絨毛《じゅうもう》がなく、**粘液**《ねんえき》を分泌する**杯細胞**《さかずきさいぼう》が多いことだ。水分の吸収は、粘膜の最表面にある**円柱上皮細胞**《えんちゅうじょうひさいぼう》がおこなっている。もうひとつの特徴は、腸壁《ちょうへき》を縦に走る筋肉がよく発達し、3本の索状《さくじょう》組織《そしき》「**結腸ヒモ**」として表面に見えることである。

腹腔全体を大きく走行し、最後は直腸へ

小腸から送られた内容物に含まれる大量の水分を吸収して固め、便をつくる太い消化管。

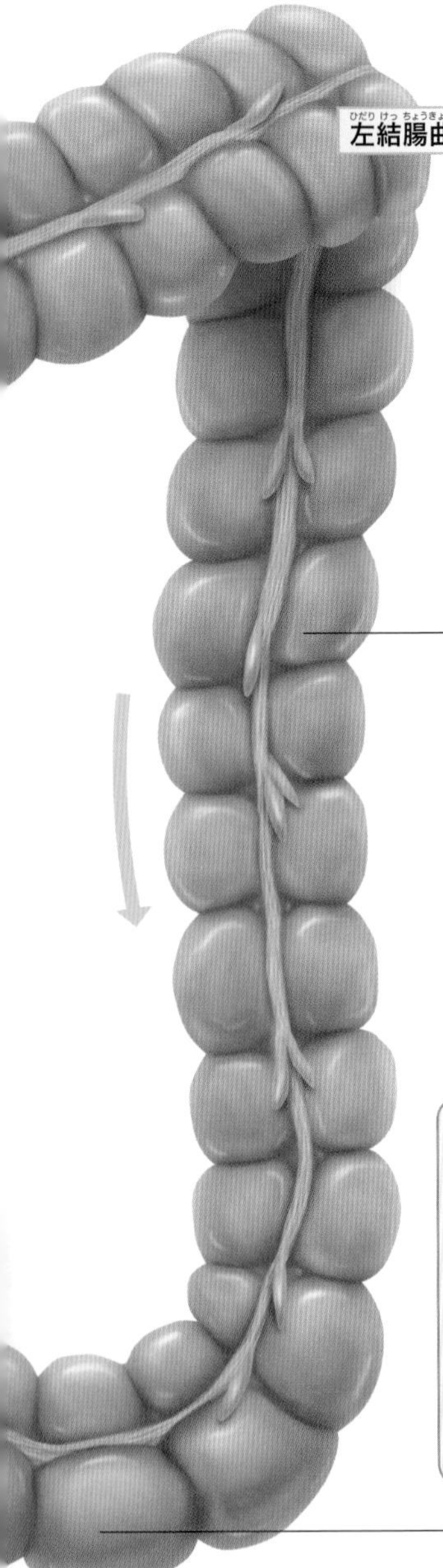

下行結腸《かこうけっちょう》

上行結腸より長い。脾臓《ひぞう》、腎臓に接している

横行結腸から折れて下行し、S状結腸へと向かう部位。後腹壁《こうふくへき》に固定されている。屈曲部である左結腸曲は脾臓に、上部は左の腎臓に接する。

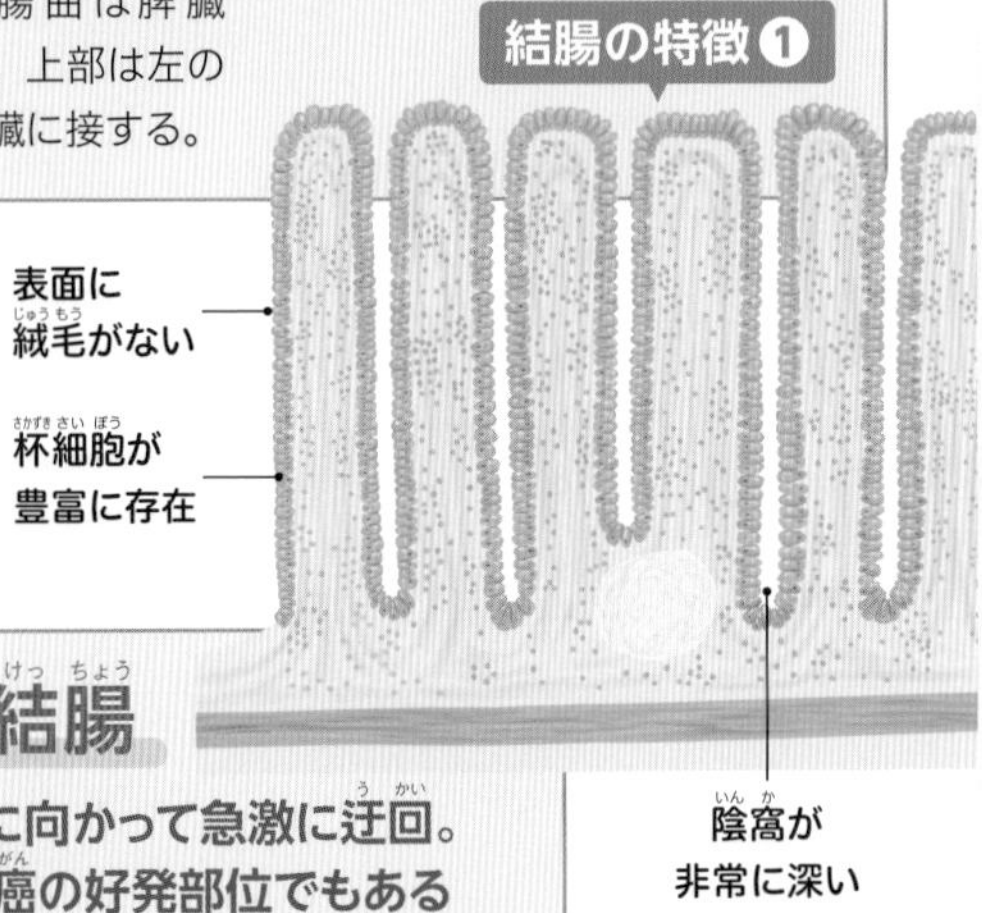

S状結腸《エスじょうけっちょう》

直腸に向かって急激に迂回《うかい》。大腸癌《だいちょうがん》の好発部位でもある

下行結腸からS字のように弧を描き、背側《はいそく》へ彎曲《わんきょく》し、直腸へとつながる。横行結腸と同様、可動性がある。大腸癌の多くはS状結腸と直腸にできる。

結腸の特徴②

縦走筋が発達。
3本のヒモとして走行する

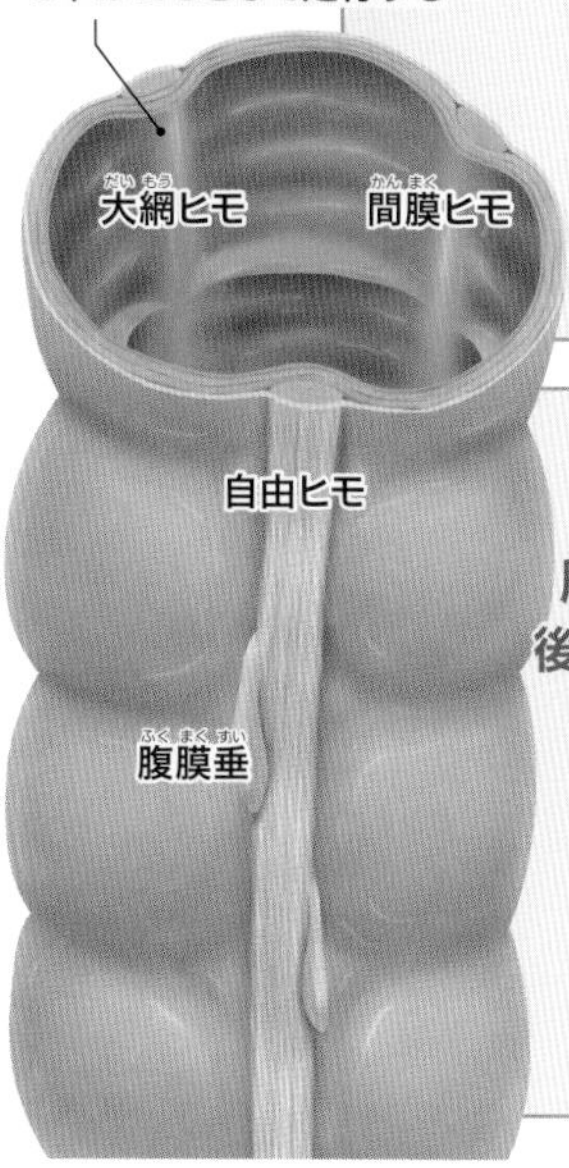

横行結腸《おうこうけっちょう》

腹膜《ふくまく》につり下げられていて多少の可動性がある

屈曲部である右結腸曲から左結腸曲まで、腹部を横に走る部位。横行結腸間膜によって腹腔後壁からつり下げられており、可動性がある。

上行結腸《じょうこうけっちょう》

厚い筋膜によって後腹壁に固定される

盲腸から上方に向かう部位。臓器を包み、固定する「間膜」はなく、「トルト筋膜《きんまく》」という厚い筋膜で、後腹壁に直接固定されている。

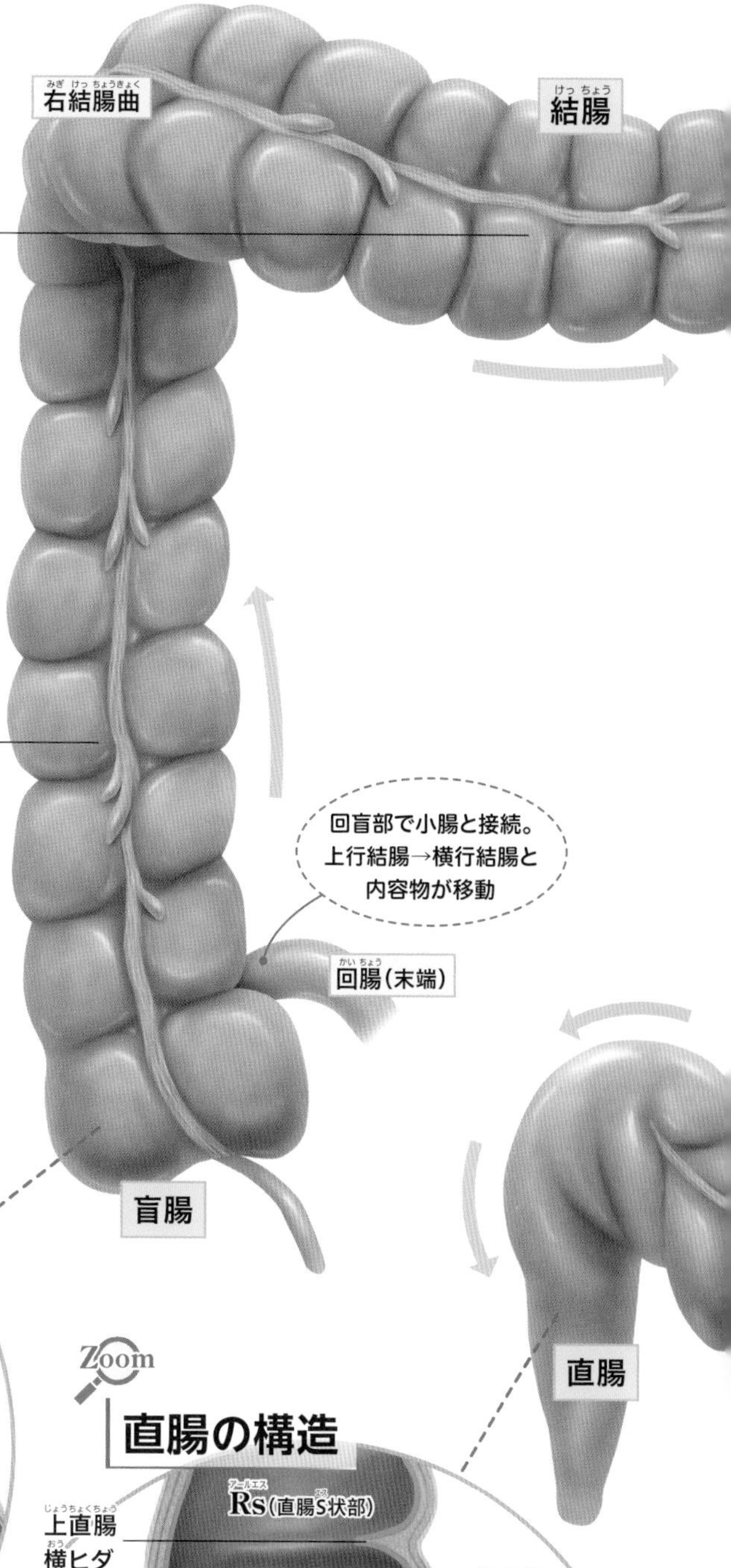

Zoom

回盲部《かいもうぶ》の構造

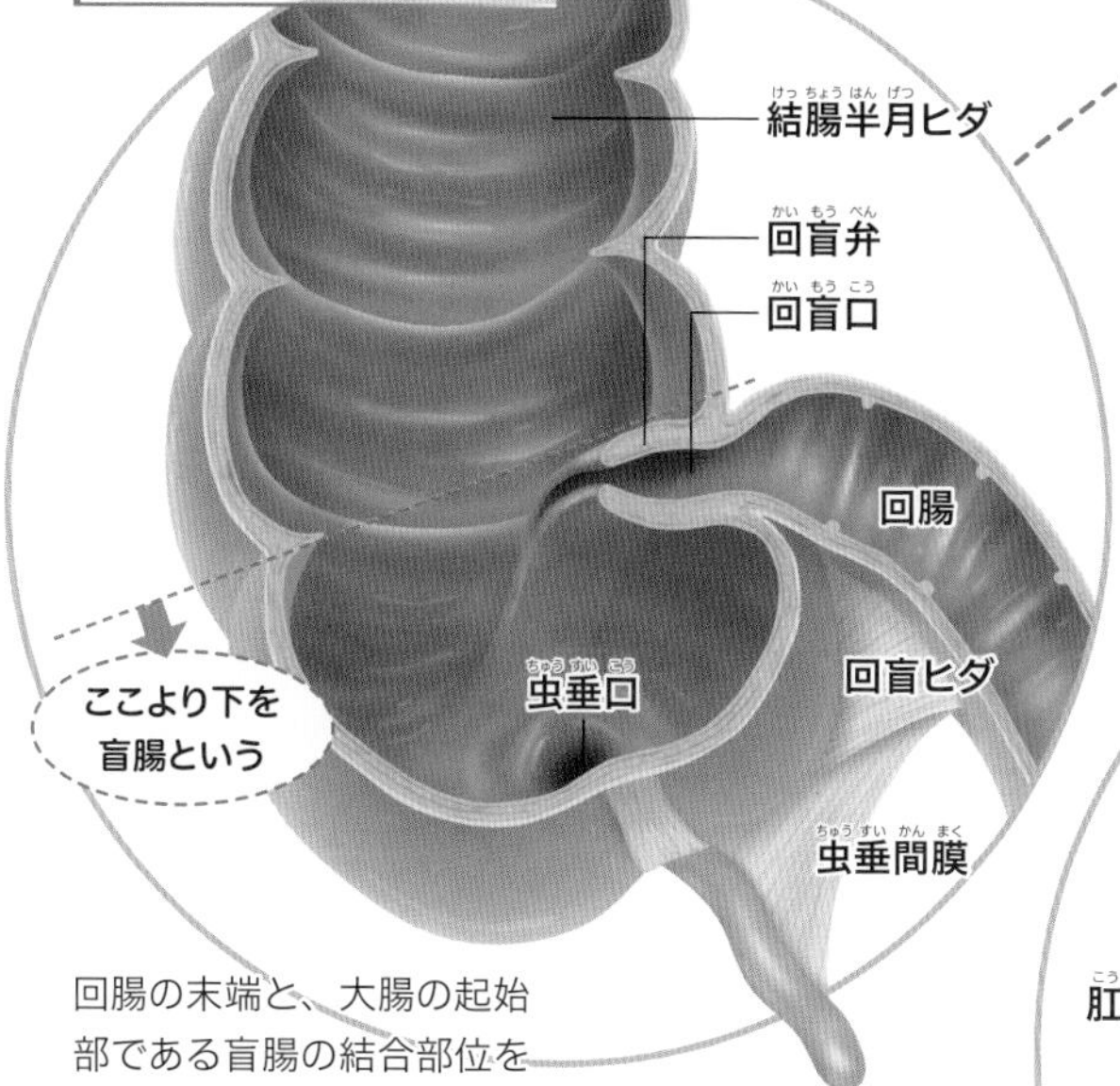

回腸の末端と、大腸の起始部である盲腸の結合部位を回盲部という。境目に上下のヒダでできた回盲弁があり、盲腸からの内容物の逆流を防ぐ。

Zoom

直腸の構造

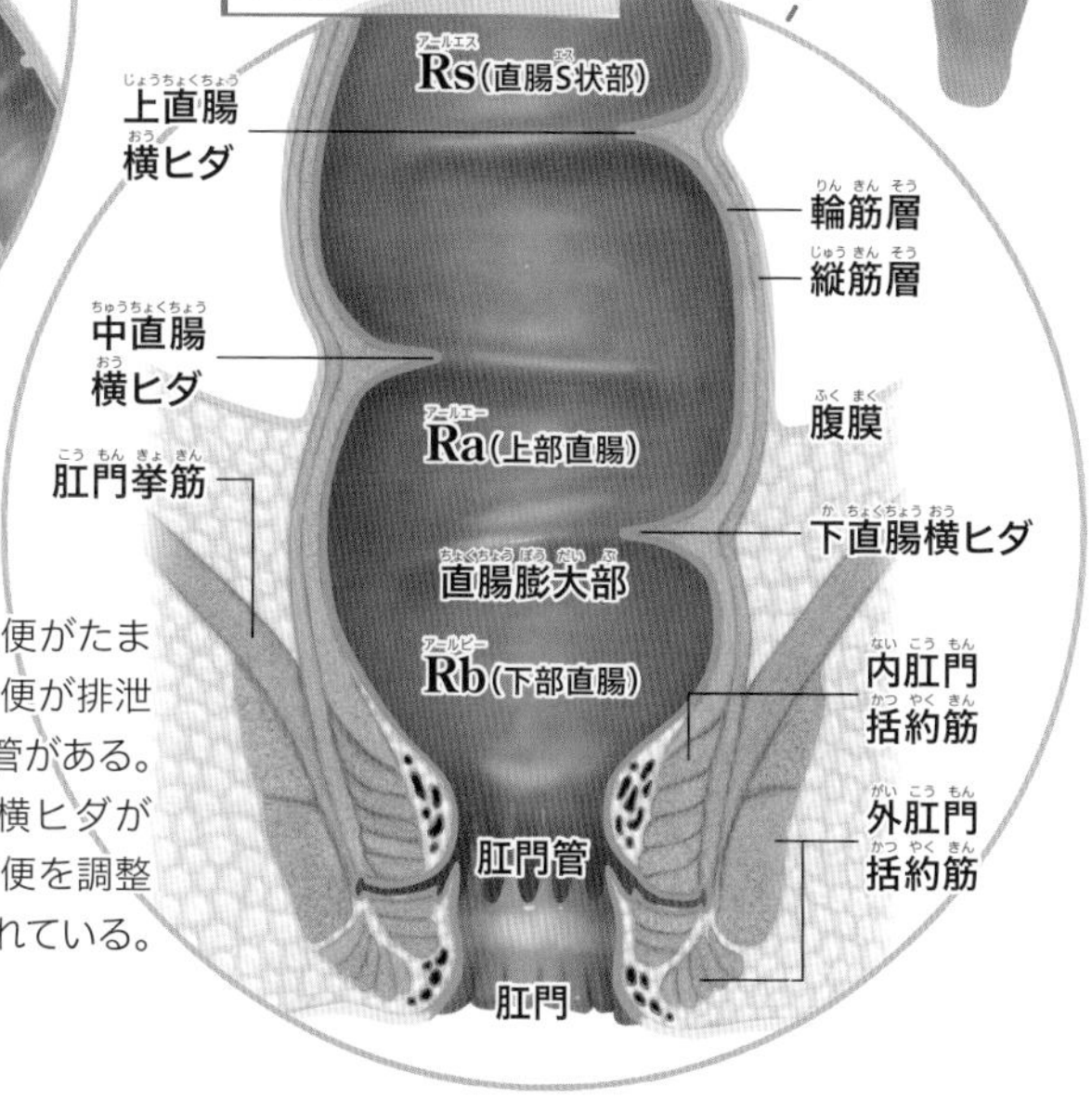

結腸から送られた便がたまる直腸膨大部と、便が排泄されるときの肛門管がある。膨大部には3本の横ヒダがあり、肛門管は排便を調整する括約筋に囲まれている。

結腸で水分が吸収され、便が形成される

消化管内腔には、飲食物に含まれる水分に加え、粘液も多く分泌される。その総量は1日約9Lで、小腸と大腸の上皮細胞から体内に吸収されている。

1日9L近い水分が、小腸〜結腸で吸収されている

体内に入った水分（溶液）は、体液（細胞外液と細胞内液）との浸透圧差《しんとうあつさ》で移動していく。

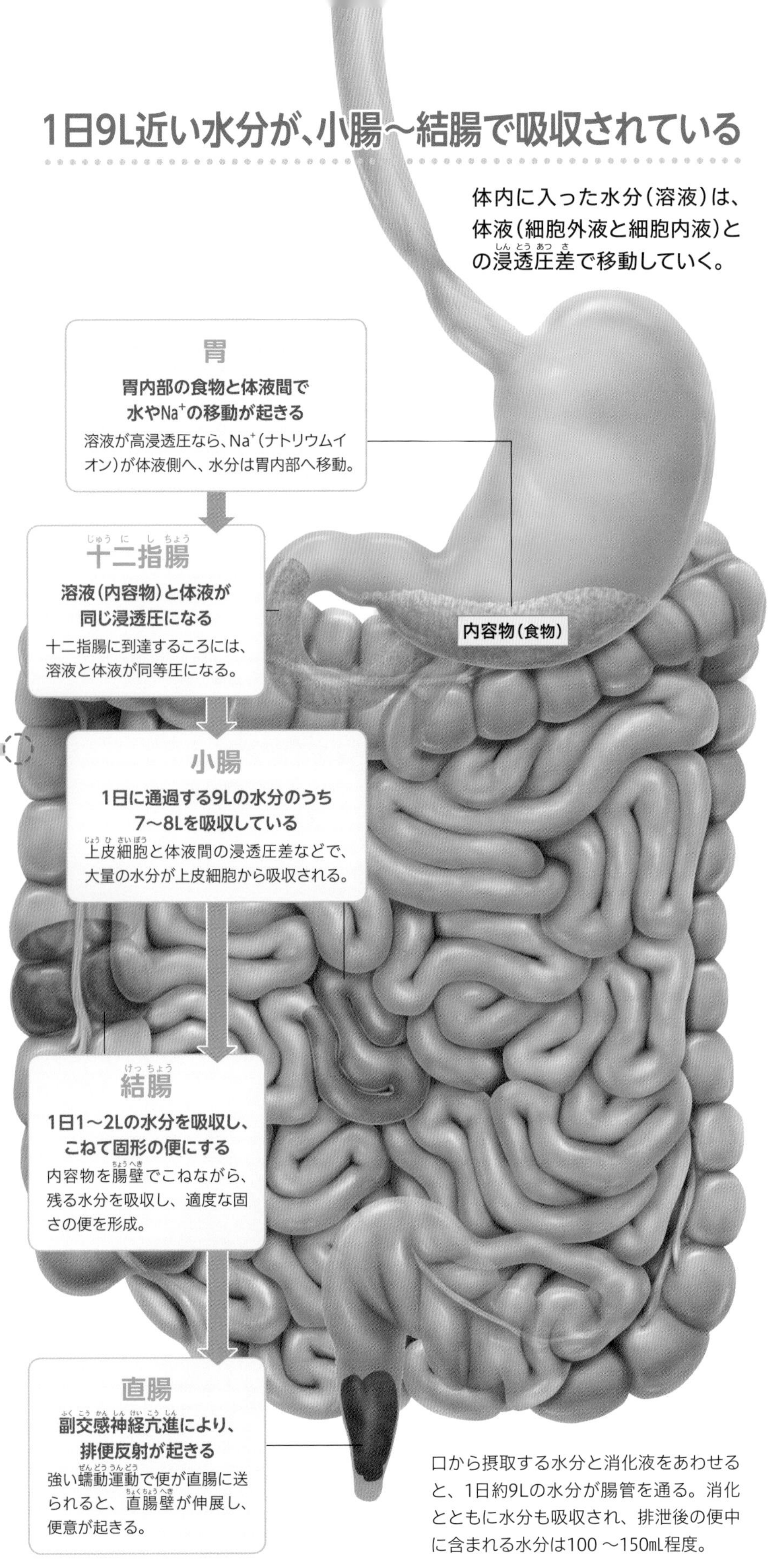

口から摂取する水分と消化液をあわせると、1日約9Lの水分が腸管を通る。消化とともに水分も吸収され、排泄後の便中に含まれる水分は100 〜150㎖程度。

浸透圧差で水分を吸収。吸収量が足りないと下痢になる

飲食物から摂取する**水分量**は、1日2L程度。消化管からの分泌液が7Lなので、計**9L**もの水分が、腸管を通過していく。

しかし、排泄される便の水分量は、**100〜150mL**にすぎない。すなわち腸管に入った水分のほとんどが、体内に吸収されている。このダイナミックな物質移動は、濃い液体が薄い液体から水分を引き込むしくみと同じく、**浸透圧差**《しんとうあつさ》によって起こる。

9Lの水分の多くは小腸通過時に吸収され、**結腸**《けっちょう》では、残る1〜2Lほどの水分を吸収する。便がパサパサにならないよう、内容物をこねる作業も同時におこなう。蛇腹状のふくらんだ部分に内容物が入ると、粘膜下《ねんまくか》の筋層が強く収縮し、圧力をかける。

この過程に異常が生じ、水分過多になるのが**下痢**で、1日の便中に**200mL以上**の水分が含まれる。浸透圧差での物質移動の異常による**浸透圧性下痢**、腸液の分泌量が増える**分泌性下痢**、蠕動運動《ぜんどううんどう》が過度に起こる**蠕動運動性下痢**、体液が腸管に移動する**滲出性下痢**が代表的である。

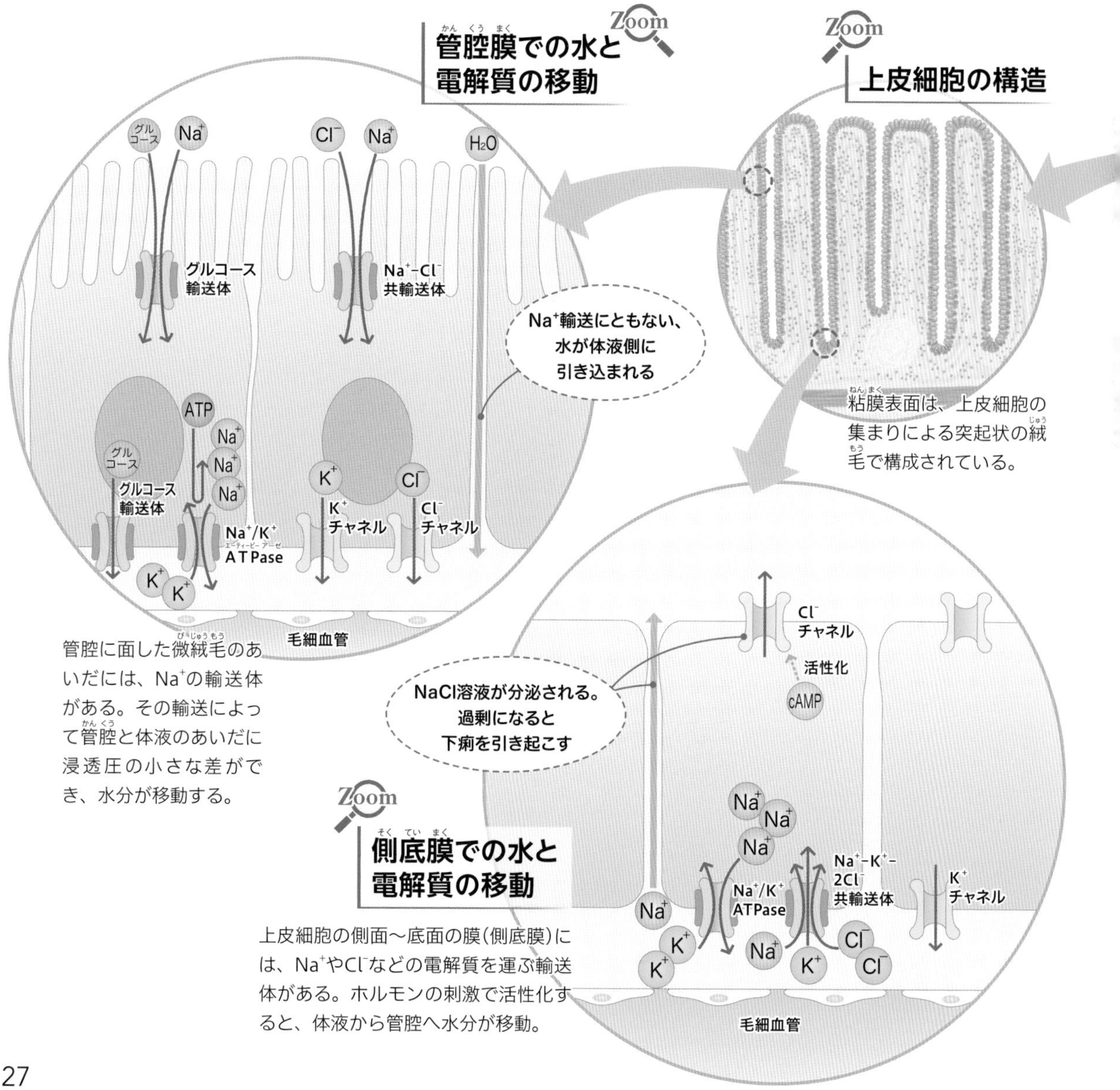

粘膜《ねんまく》表面は、上皮細胞の集まりによる突起状の絨《じゅう》毛《もう》で構成されている。

管腔に面した微絨毛《びじゅうもう》のあいだには、Na^+の輸送体がある。その輸送によって管腔《かんくう》と体液のあいだに浸透圧の小さな差ができ、水分が移動する。

上皮細胞の側面〜底面の膜（側底膜）には、Na^+やCl^-などの電解質を運ぶ輸送体がある。ホルモンの刺激で活性化すると、体液から管腔へ水分が移動。

腸内細菌が、セロトニンの調節などの役割を担う

近年は遺伝子解析に加え、生体に棲む微生物も含めた「メタゲノム解析」が進んでいる。腸内細菌と全身疾患との関連をはじめ、腸内細菌への注目が集まっている。

腸内には、約100兆個もの細菌が生息している

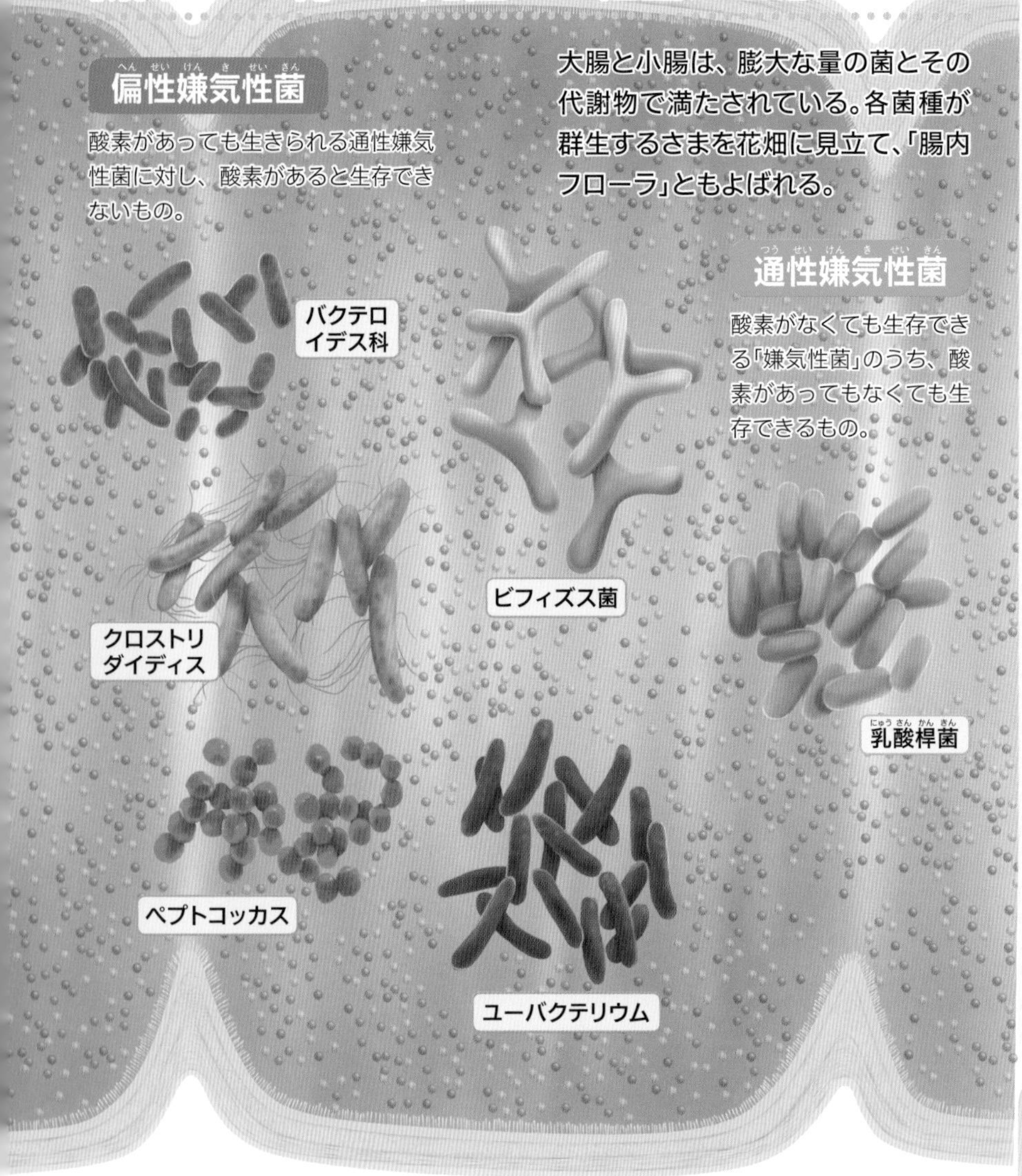

細菌のバランスが正常だと……

腸内細菌のおもな働き

Ⅰ 代謝産物でビタミンをつくる

ビタミンB群、Kは腸内で合成される

腸内細菌は腸の内容物を栄養にし、その代謝過程でビタミンB_2、B_6、B_{12}、葉酸などのビタミンB群やビタミンKを産生。

Ⅱ 腸のエネルギー源となる

上皮細胞《じょうひさいぼう》のエネルギー源は、細菌がつくる「有機酸」

腸内細菌は代謝によって酢酸《さくさん》、乳酸、プロピオン酸などの有機酸を産生。大腸の上皮細胞がこれをとり入れてエネルギー源にする。

Ⅲ 免疫をコントロールする

基本の免疫機能のほか、免疫抑制にも関与

腸内細菌が産生する有機酸は、免疫機能の保持に働く。酪酸《らくさん》は、Treg《ティーレグ》細胞（制御性T《ティー》細胞）を活性化して過剰な免疫反応を抑える作用ももつ。

Ⅳ セロトニンの分泌量を調整

セロトニンの量は、蠕動運動《ぜんどううんどう》にも影響

神経伝達物質のセロトニンは、胃～大腸の粘《ねん》膜《まく》で合成され、全体の約90%が腸内に存在。蠕動運動に影響する。腸内細菌叢《ちょうないさいきんそう》がその量と作用発現を調整している。

腸の環境と働きは、腸内細菌のバランスしだい

小腸から大腸の粘膜《ねんまく》には、約3万種、約100兆個もの細菌が棲みつく（**腸内細菌《ちょうないさいきん》叢《そう》**）。細菌が並ぶさまを花畑に見立て、**腸内フローラ**ともよばれる。腸内細菌は、生体に有益な**乳酸菌**（**善玉菌**）、毒素などで害をおよぼす**有害菌**（**悪玉菌**）、そのどちらでもない**日和《ひより》見《み》菌《きん》**に分けられる。

乳酸菌としてよく知られるのは「乳酸桿《にゅうさんかん》菌《きん》」「ビフィズス菌」で、糖質のほか、胃腸では分解できない食物繊維を代謝して、**乳酸**や**酢酸《さくさん》**を産生する。これにより腸内を**酸性**に保ち、有害菌の繁殖を抑えている。

全身疾患への影響も次々に解明されている

これらの菌群は一定のバランスで成り立ち、**生体恒常性《せいたいこうじょうせい》**に寄与する。しかし抗菌薬の使用などで特定の菌群が死滅すると、有害菌の増加による腸炎などが起こる。その代表が、**クロストリダイディス・ディフィシル**による**偽膜性大腸炎《ぎまくせいだいちょうえん》**だ。日和見菌が過剰増殖する**日和見感染**も問題で、免疫機能低下が原因となる。

さらに近年は、全身疾患と腸内細菌の関連性も次々に解明され、**肥満**や**糖尿病**、**動《どう》脈硬《みゃくこう》化《か》**、**肝・腎疾患**など、多岐にわたる全身疾患との関連性が解明されつつある。

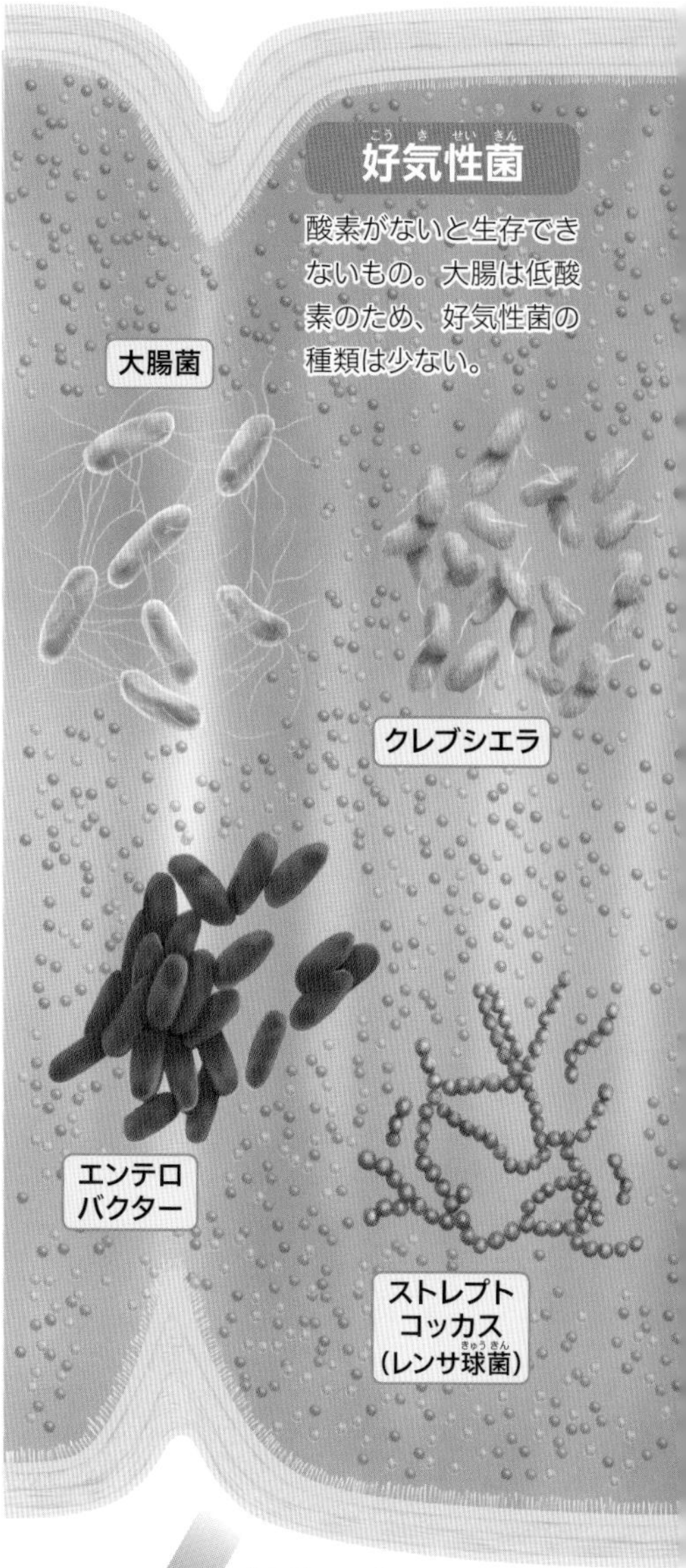

細菌のバランスが崩れると……

腸内細菌叢の変化による全身疾患

肝疾患／腎疾患

腸内で生じるアミノ酸が、腎臓などに影響

腸内細菌が産生するアミノ酸の一種が、尿毒素として慢性腎臓病（CKD《シーケーディー》）を悪化させたり、肝硬変《かんこうへん》（→P148）の進行、肝細胞癌《かんさいぼうがん》（→P158）発症に影響。

動脈硬化《どうみゃくこうか》

腸内細菌関連代謝物が原因となる

腸内細菌による代謝物「トリメチルアミン-N-オキサイド」が、コレステロールと高血圧に続く第三の動脈硬化発症要因であることが解明されている。

腸の疾患

炎症性腸疾患や大腸癌《だいちょうがん》を発症しやすい

細菌の構成パターンが乱れた「dysbiosis《ディスビオーシス》」が、炎症性腸疾患（IBD《アイビーディー》→P134）、過敏性腸症候群（IBS《アイビーエス》→P132）、大腸癌（→P144）などの背景にあるとされる。

脳神経疾患

パーキンソン病、レビー小体型《しょうたいがた》認知症に関連

パーキンソン病やレビー小体型認知症の要因とされる蛋白質「α《アルファ》-シヌクレイン」が、腸内細菌叢で産生され、脳に達するとの仮説がある。

内分泌・代謝系疾患

菌の代謝物が糖尿病を抑制している

腸内細菌の代謝物「4-クレゾール」が、膵臓《すいぞう》のβ《ベータ》細胞（→P58）を刺激し、糖尿病を抑制。一方、菌群の偏りが、肥満や糖尿病、脂質異常症の発症に関与。

免疫系の疾患

免疫が抑制されず、アレルギーなどを起こす

腸内細菌による免疫抑制が適切に働かず、生体を攻撃してしまうと、アレルギー症状や、関節リウマチなどの自己免疫疾患を引き起こす。

「機械的消化」「化学的消化」「生物的消化」の3段階がある

消化管における、食物の消化のしくみの全体像を見ていこう。口腔や胃では機械的消化、小腸では化学的消化、大腸では生物的消化が主となる。

食物を物理的に破砕し、さらに消化酵素で低分子に

消化管が食物を吸収しやすい形に変化させる方法は、3つある。

まず食物が口に入った段階で、歯によって大きな塊が切られ、ちぎられ、つぶされて、小さく破砕される。胃に入ってからも、粘膜ヒダや蠕動運動《ぜんどううんどう》によってさらに小さくされ、胃液と混ざり、ドロドロの粥状《じゅくじょう》になる。食塊に力を加えることによる、この物理的な消化を**機械的消化**という。

次の段階が、**化学的消化**だ。

粥状になった食物は、**消化酵素**を含む**胆**《たん》**汁**《じゅう》や**膵液**《すいえき》で加水分解される。食物中の高分子は、吸収しやすいサイズの低分子に変化する。それでもまだ吸収はできないため、小腸の吸収上皮細胞《きゅうしゅうじょうひさいぼう》における**膜消化**《まくしょうか》（↓P23）により、吸収できるサイズに分解される。

ビタミンや微量元素も小腸で吸収されている

栄養素の**吸収**は、ほとんどが**小腸**でおこなわれる。消化で得られた物質は小腸の細胞内に入り、その後は門脈（↓P42）経由で**肝臓**に送られ、**代謝**を受ける。これにより、全身の細胞で活用できる形態となる。

食物由来の栄養素で重要なのが、**糖質**、**蛋白質**、**脂質**の3大栄養素だが、ほかにもビタミンやミネラル、微量元素がある。**ビタミン**は代謝に必要な微量の有機物で、そのまま吸収される水溶性ビタミン、脂質とともに吸収される脂溶性ビタミンがある。**ミネラル**と**微量元素**は、微量で作用し、全身の細胞の働きを調整する無機質成分だ。

これらは多くの栄養素と同様に、回腸《かいちょう》の上部（口側《こうそく》）で吸収される。ただしビタミンB_{12}だけは、回腸の末端部で吸収される。

栄養にかかわる細菌の役割もプロバイオティクスとして注目される

食物の成分のなかには、食物繊維のように、化学的消化では分解できないものがある。その一部を分解し、人の栄養摂取に寄与しているのが**腸内細菌**だ。腸管内に棲みつき、その数は約100兆個におよぶ。この腸内細菌による消化を**生物的消化**という。

腸内環境を保つのに役立つ微生物「**プロバイオティクス**」は、ビタミンやアミノ酸、短鎖脂肪酸《たんさしぼうさん》など、多くの有用物質をつくり出す。そのためプロバイオティクスをいかした予防医学、治療法に注目が集まっている。

近年は、生物的消化で産生される物質が、全身疾患を引き起こすこともわかってきた。たとえば腸内細菌の代謝作用で生じる「トリメチルアミン－N－オキサイド」という物質は、**動脈硬化**《どうみゃくこうか》の強力な惹起因子《じゃっきいんし》となる。

3つの消化形態で、食物を細胞のエネルギー源にする

「機械的消化」「化学的消化」で消化できない栄養素は、腸内細菌による「生物的消化」で分解される。

I 機械的消化

食物を細分化して、化学的消化を受けやすくする

口腔内での咀嚼《そしゃく》は、消化の第一歩。大きな食物塊を歯で小さくし、唾液と混ぜて胃に送る。胃の蠕動運《ぜんどううん》動《どう》や粘膜《ねんまく》ヒダでも食物片が破砕され、より細分化される。それにより、小腸での消化が進みやすくなる。

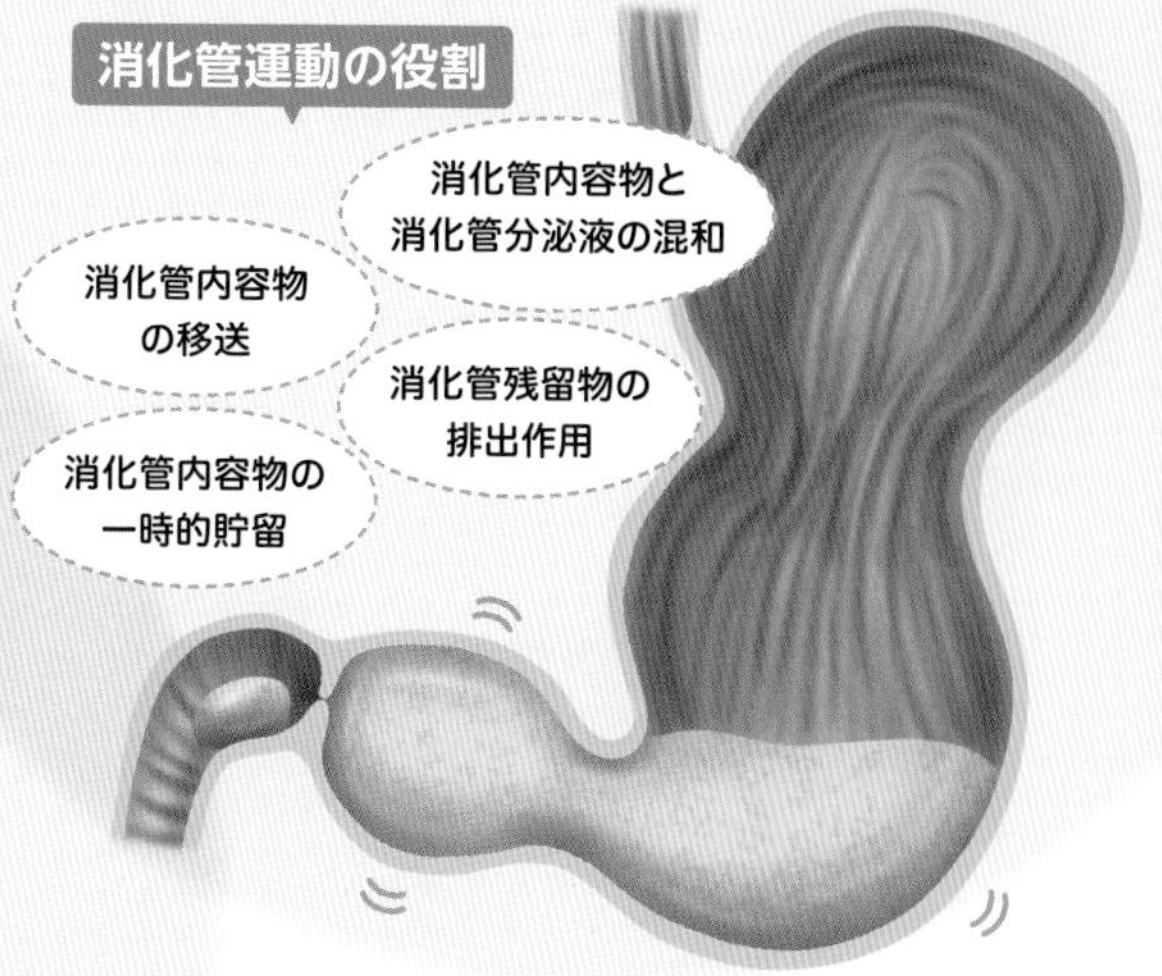

II 化学的消化

消化酵素で、高分子の栄養素を低分子にする

食物中の蛋白質、糖質、脂質などの高分子は、消化管で分泌された消化液中の消化酵素や、吸収上皮細《きゅうしゅうじょうひさい》胞《ぼう》表面の微絨毛《びじゅうもう》内にある酵素によって加水分解され、吸収しやすい低分子化合物になる。

糖質を分解する消化酵素

唾液	●唾液アミラーゼ(AMY1)
膵液《すいえき》	●膵液アミラーゼ(AMY2)
小腸(膜消化《まくしょうか》)	●スクラーゼ ●マルターゼ ●ラクターゼ

⇒P32

蛋白質を分解する消化酵素

唾液	●ペプシン
膵液	●トリプシン ●キモトリプシン ●エラスターゼ ●カルボキシペプチダーゼ(A/B)
小腸(膜消化)	●アミノペプチダーゼ ●ジペプチダーゼ

⇒P34

脂質を分解する消化酵素

唾液	●舌《ぜつ》リパーゼ
胃液	●胃リパーゼ
膵液	●膵リパーゼ ●ホスホリパーゼA_2 ●コレステロールエステルヒドロラーゼ

⇒P36

III 生物的消化

消化酵素で分解できない栄養素を、常在菌が分解

化学的消化で分解不能な食物の一部は、腸内細菌に分解される。その代表が食物繊維。乳酸桿菌《にゅうさんかんきん》やビフィズス菌に分解され、「酢酸」「プロピオン酸」「酪酸」のような短鎖脂肪酸か、単糖類になる。

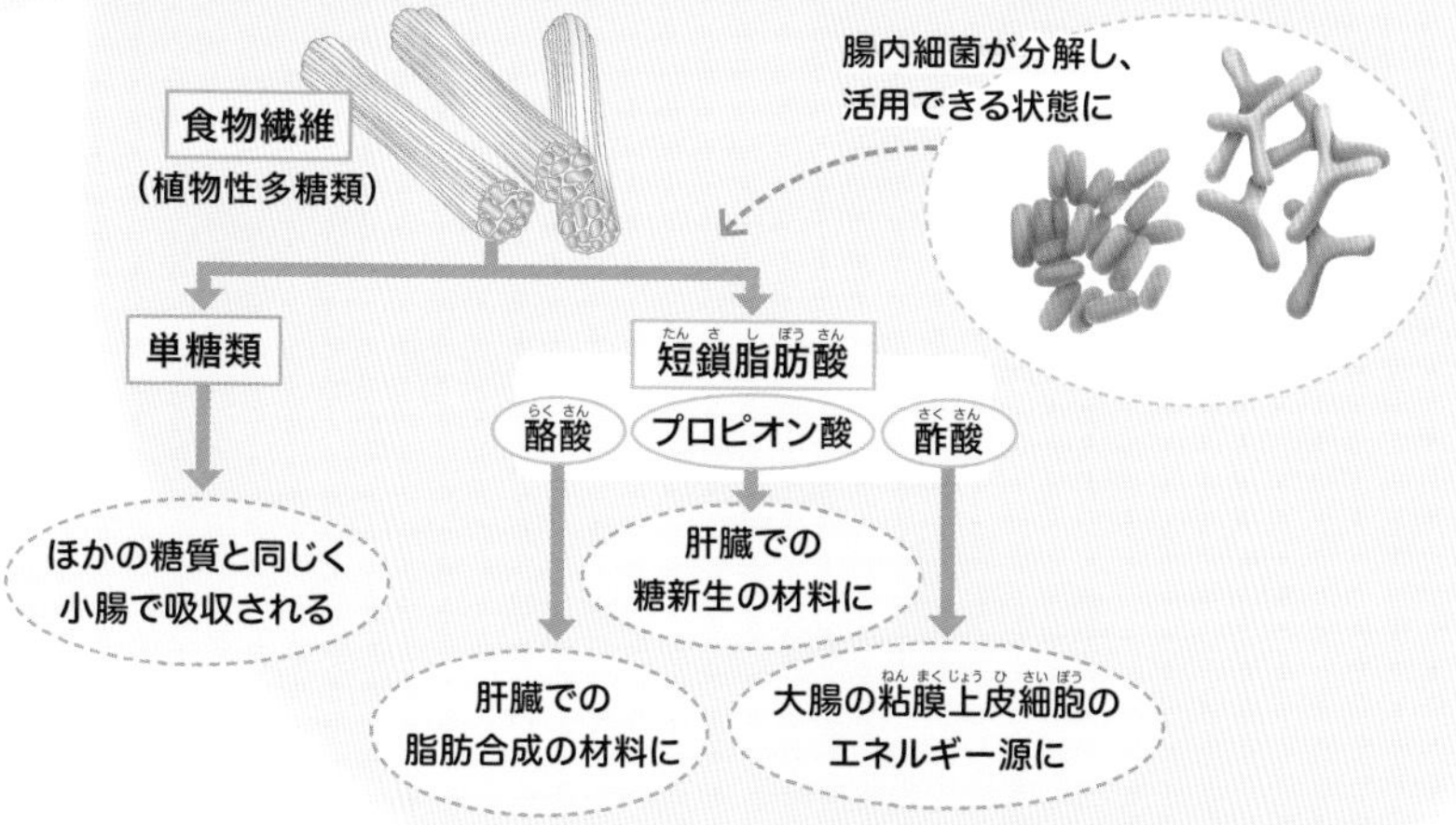

消化酵素や膜消化によって単糖に分解される

3大栄養素のうち、脳をはじめとする全身の細胞のエネルギー源として重要なのが糖質だ。消化液の作用、膜消化により、低分子となって吸収される。

食事中の糖質は、単糖として細胞のエネルギー源に

単糖が長く連なった多糖類であるでんぷんが、低分子の単糖になる。

糖質の摂取

アミロースなどのでんぷんは単糖が無数に結合した多糖類。ラクトース(乳糖)、スクロース(ショ糖)は二糖類。

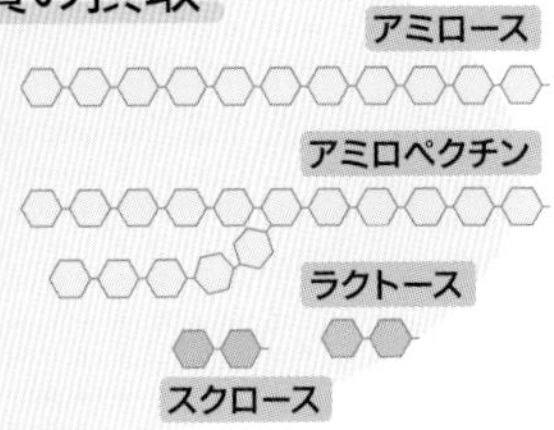

口腔《こうくう》

唾液中のα《アルファ》-アミラーゼで分解される

消化酵素を含む唾液により一部分解されて二糖類、三糖になり、残りは消化酵素と一緒に胃へ。

マルトース
マルトトリオース
イソマルトース

胃

でんぷんの一部がオリゴ糖に変化

胃で攪拌《かくはん》されているあいだに、でんぷんの約⅓が、単糖結合数の少ないオリゴ糖に分解される。

マルトース
マルトトリオース
イソマルトース
オリゴ糖

十二指腸《じゅうにしちょう》

膵液《すいえき》によりさらに分解される

膵液中のα-アミラーゼにより加水分解され、短時間のうちに低分子の糖質に分解される。

マルトース
イソマルトース
マルトトリオース

小腸

膜消化《まくしょうか》で単糖に分解される

小腸でも加水分解が進み、オリゴ糖や二糖類になる。さらに膜消化によって単糖に分解され吸収される。

グルコース
ガラクトース
フルクトース

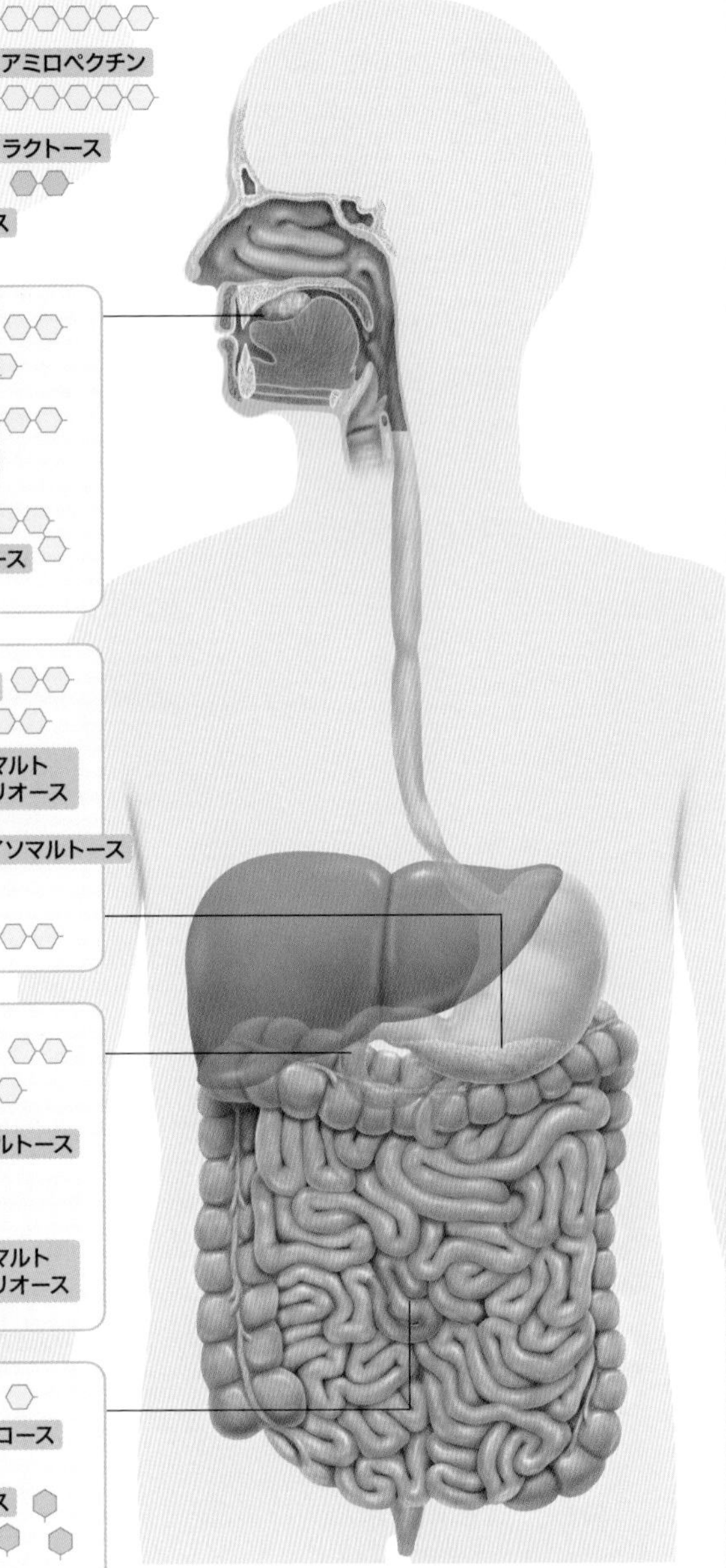

単糖として全身の細胞へ

小腸で吸収された単糖は、肝臓を経由して全身の細胞に運ばれ、エネルギー源として使われる。

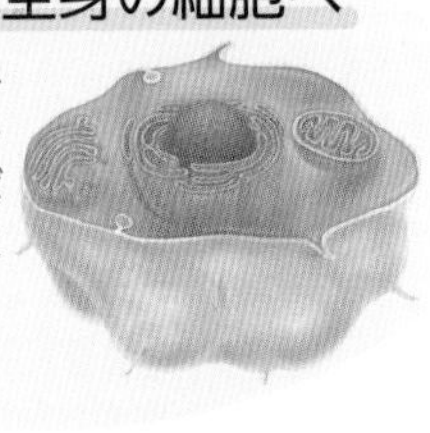

知っておきたい病態生理

ラクターゼ活性が低い「乳糖不耐症《にゅうとうふたいしょう》」

乳製品に含まれるラクトース(乳糖)は、ラクターゼという分解酵素で膜消化される。ラクターゼの働きが低下し、牛乳などを飲むと下痢をする病態を「乳糖不耐症」といい、日本人などアジア人に多い。

でんぷんは高分子。そのままでは吸収できない

一般に主食として摂取される**炭水化物**は、炭素と水素を同等の割合でもつ化合物の総称で、**糖質**と**食物繊維**に分けられる。糖質は、人が消化管で消化吸収でき、エネルギー源として利用できるもの、食物繊維は消化吸収できないものである。

人のエネルギー源として重要な糖質には、最小単位である**単糖**、単糖がふたつ結合した**二糖類**、複数が結合した**多糖類**がある。

この多糖類のひとつが、毎日口にする穀物に含まれるでんぷんだ。多糖類の分子はたいへん大きく、そのままでは吸収できない。

そこでまず、口中の唾液に含まれる消化酵素**α《アルファ》-アミラーゼ**で一部分解し、胃や小腸に入ると、胃酸や膵液《すいえき》中のα-アミラーゼなどで分解をおこなう。ここで、多糖類のなかでも分子の小さな**オリゴ糖**や**二糖類**になる。さらに**膜消化《まくしょうか》**が加わり、最終的に**グルコース**という単糖として吸収される。

なお、果物に含まれるフルクトース（果糖）は単糖、砂糖は二糖類なので、消化吸収は容易である。

糖輸送担体により、吸収上皮細胞から血管へ

小腸の吸収上皮細胞にはGLUTなどのトランスポーターがあり、単糖を吸収して血管へと送り込む。

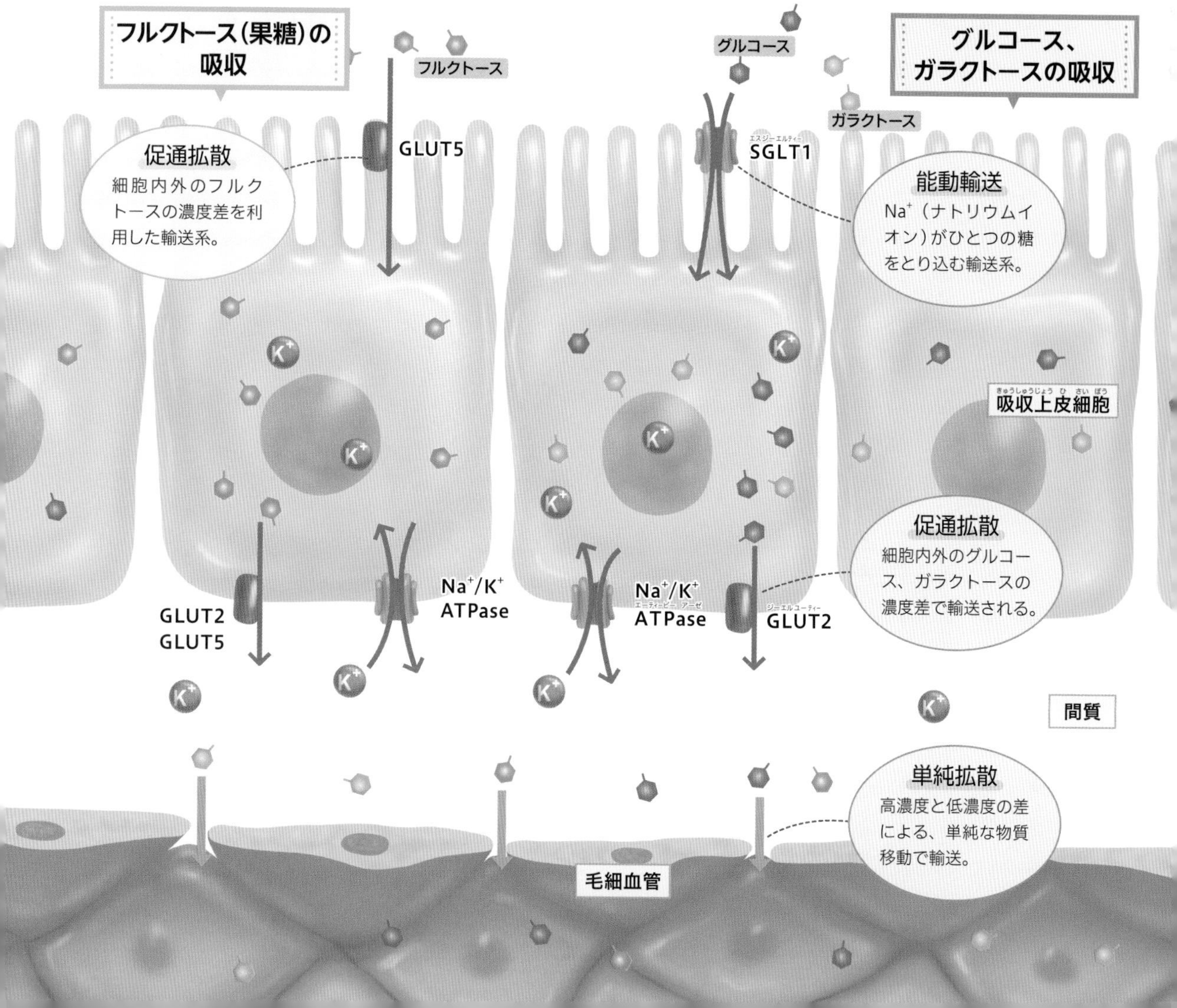

アミノ酸に分解され、肝臓経由で全身に送られる

蛋白質は化学反応の媒介や物質輸送など、全身で多彩な働きを担う。摂取時は複雑な立体構造だが、低分子のアミノ酸となり、肝臓から全身に運ばれる。

ペプチド結合が切断され、最後はアミノ酸となる

高分子化合物である蛋白質の最小単位は、20種類のアミノ酸。

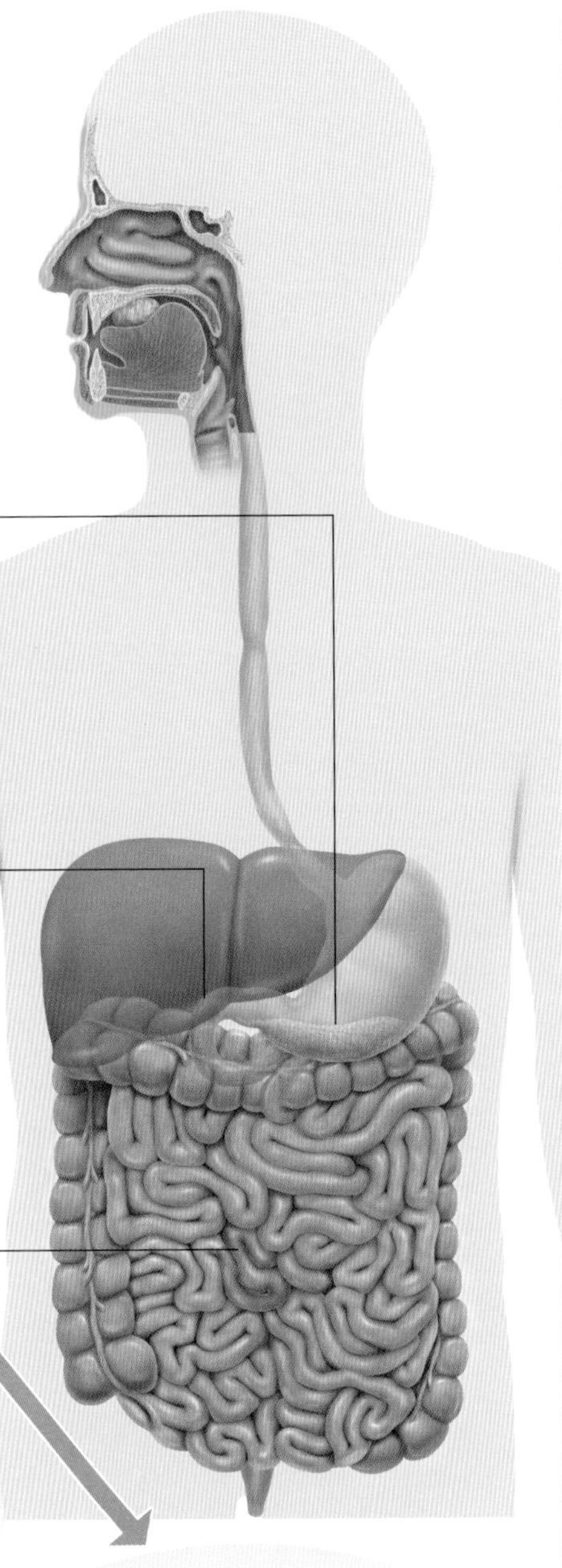

蛋白質の摂取

食事でとった肉、魚、豆類などの成分として、蛋白質が消化管に入る。

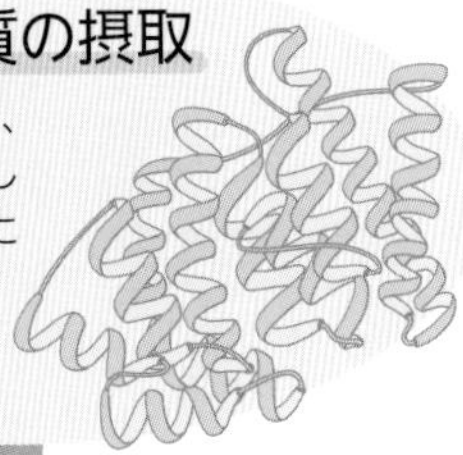

胃

消化酵素「ペプシン」の作用で変性

立体構造の蛋白質は消化酵素が作用しにくい。胃酸で変性させてから、消化酵素ペプシンで切断。

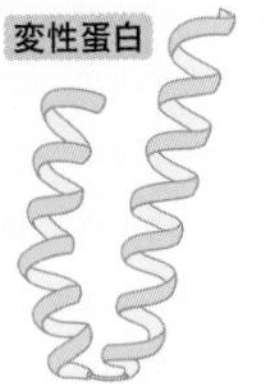

十二指腸《じゅうにしちょう》

膵液《すいえき》の蛋白分解酵素で分解される

トリプシンやキモトリプシンなどの強力な分解酵素が、アミノ酸を結合しているペプチドを切断。

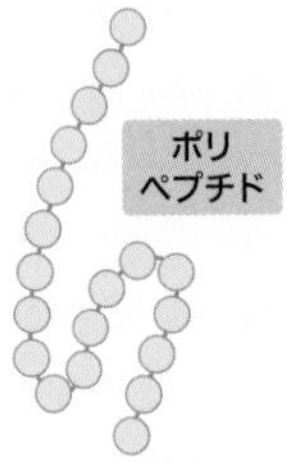

小腸

小ペプチドとアミノ酸に分解される

アミノペプチターゼなどの酵素によって、切断されたペプチドである小ペプチドとアミノ酸に分解。

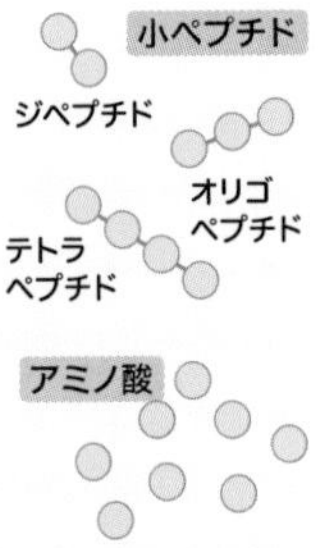

アミノ酸として肝臓へ

肝臓に入って、必要な蛋白質の合成に使用されたり貯蔵されたりする。

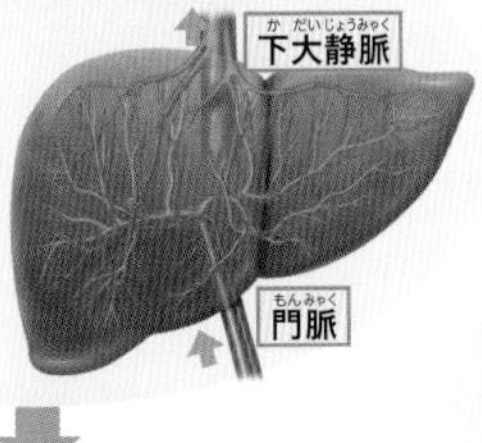

全身の血液循環で細胞へ

残るアミノ酸は血液に入って全身に送られ、各細胞で使われる。

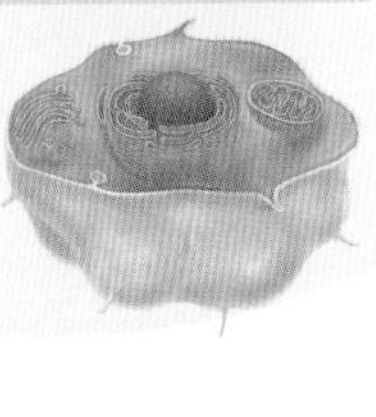

小腸自身のエネルギー源に

アミノ酸の一部は、小腸の吸収上皮細胞《きゅうしゅうじょうひさいぼう》が働くためのエネルギー源になる。

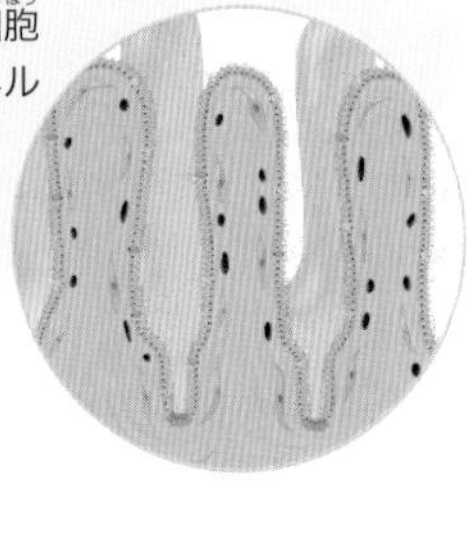

アミノ酸は計20種類。ふたつの経路で吸収される

ふたつのアミノ酸輸送経路のほか、ペプチドの輸送経路も別にある。

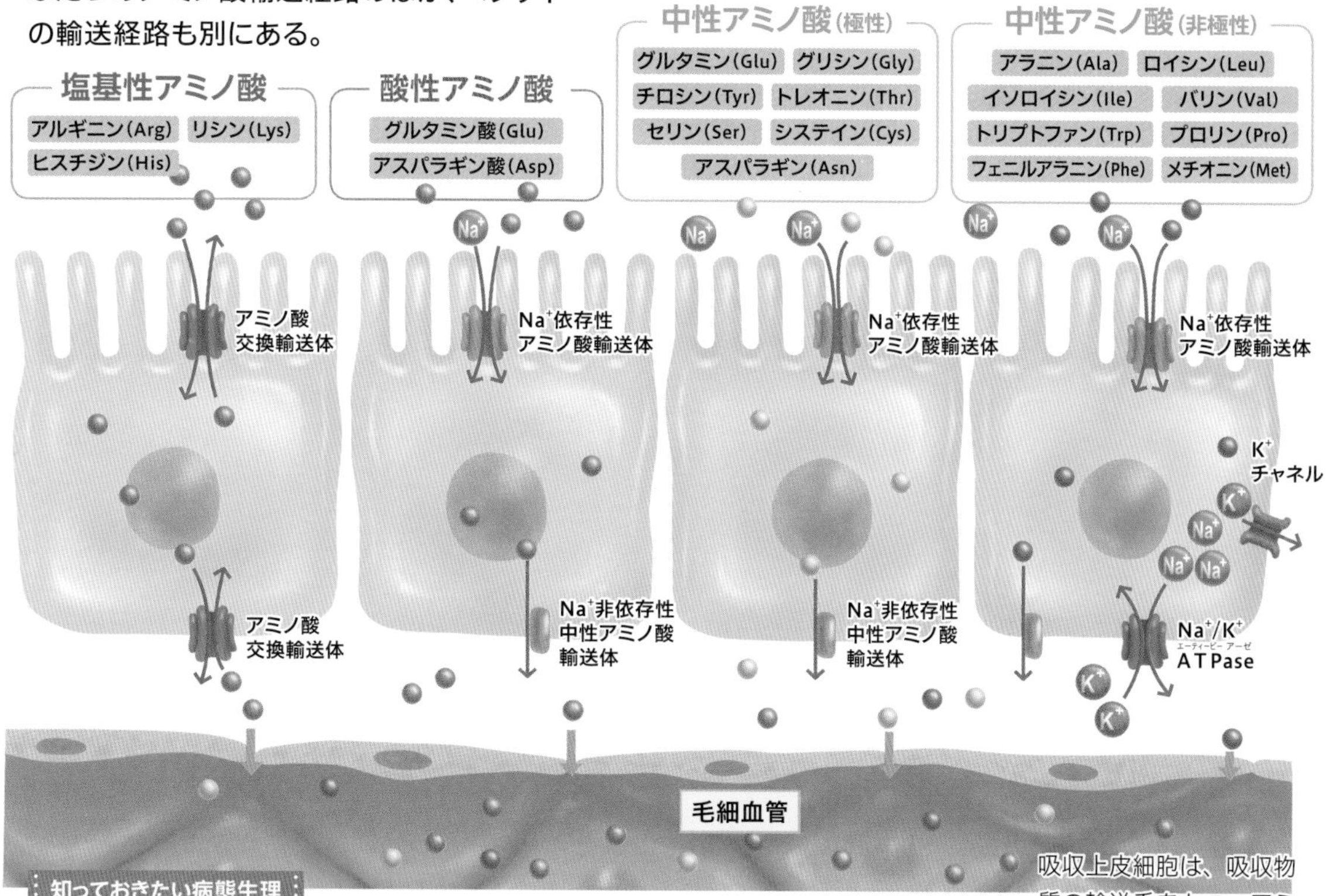

吸収上皮細胞は、吸収物質の輸送系をもつ。アミノ酸の輸送系はふたつあり、アミノ酸の種類によって経路が異なる。さらにペプチド結合物質を運ぶペプチド輸送体もある。

知っておきたい病態生理

消化管の異常や全身疾患による「蛋《たん》白《ぱく》質《しつ》漏《ろう》出《しゅつ》性《せい》胃《い》腸《ちょう》症《しょう》」

アルブミンなど低分子の蛋白が、血管から消化管内に漏出し、血清蛋白《けっせいたんぱく》低下によるむくみや下痢・嘔吐などを生じる。炎症性腸疾患（IBD《アイビーディー》→P134）など、多様な疾患が原因に。

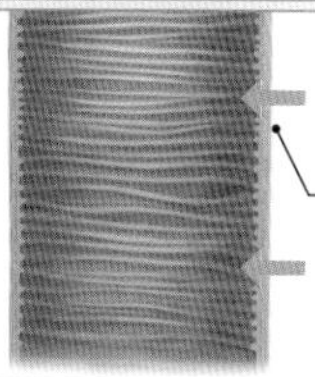

全身の細胞に送られるほか、小腸自身のエネルギー源となる

蛋白質は、**グルタミン酸**や**アスパラギン酸**など20種類の**アミノ酸**が70個以上、ペプチド結合でつながった高分子化合物だ。

小腸で吸収できるのは、蛋白質の最小単位であるアミノ酸か、アミノ酸がふたつ連なった**ジペプチド**である。この形になるまで、胃では蛋白質から**ポリペプチド**（アミノ酸11～70個）へ、小腸ではポリペプチドから**オリゴペプチド**（アミノ酸2～10個）へと、消化酵素による分解が段階的に進む。吸収上皮細胞《きゅうしゅうじょうひさいぼう》で吸収されたアミノ酸やジペプチドは、肝臓に運ばれて蛋白質の再合成に使われたり、全身の細胞で利用される。

また近年、グルタミン、グルタミン酸、アスパラギン酸などのアミノ酸の多くが、**吸収上皮細胞**のエネルギー源であるとわかってきた。細胞内での分解時に生じる物質が、細胞自身の代謝燃料となるしくみだ。たとえば「ＡＫＧ《エーケージー》（α《アルファ》‐ケトグルタル酸）」はミトコンドリア内の代謝回路「ＴＣＡ《ティーシーエー》回路」で、「ＡＴＰ《エーティーピー》（アデノシン三リン酸）」は直接、エネルギー源として使用される。

胆汁酸や膵液で分解され、リンパの流れで全身へ

脂質は全身の細胞膜、ホルモンの原料にもなる重要な栄養素である。分解を受けたのち、再び合成されて、リンパ経由で全身に送られる。

小さく分解されたのち、リポ蛋白に再合成される

水に溶けない脂質は、乳化されて小油滴《しょうゆてき》となり、消化管内を進む。

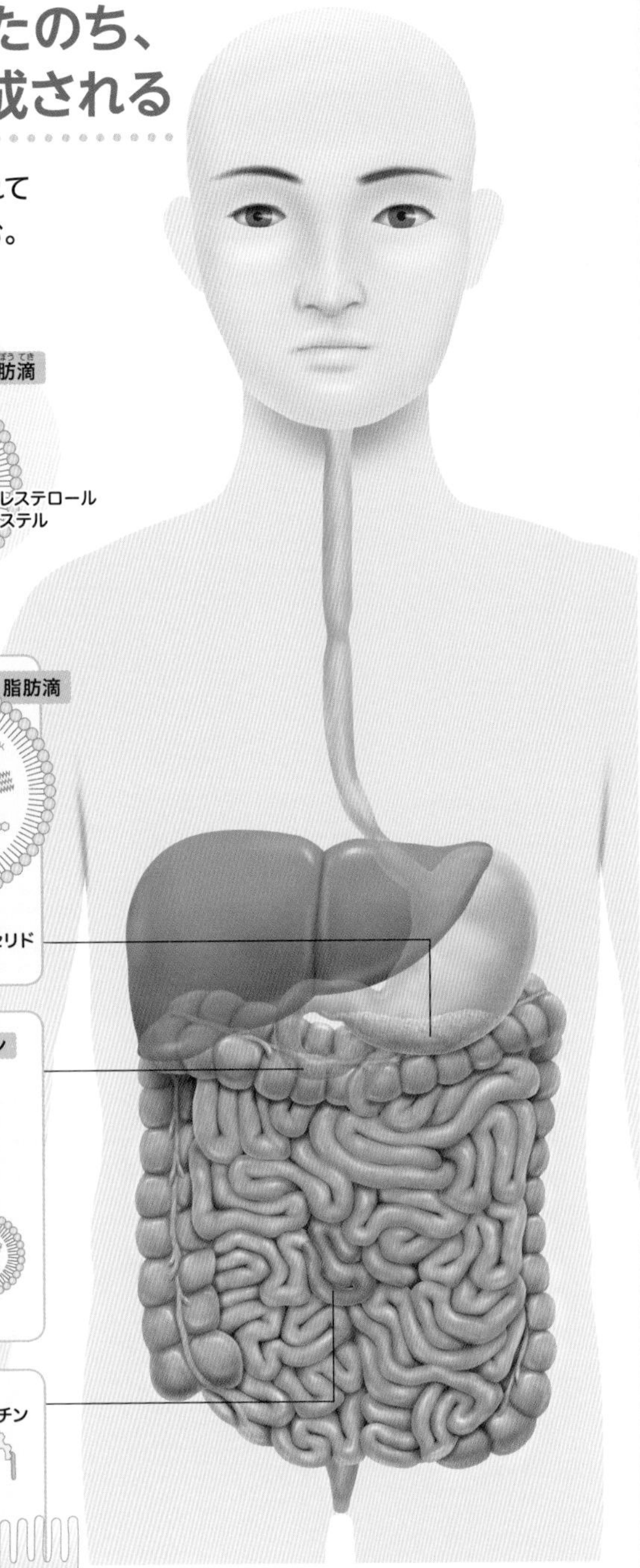

脂質の摂取

食物中の中性脂肪やコレステロールなどが、大きな油滴として消化管に入る。

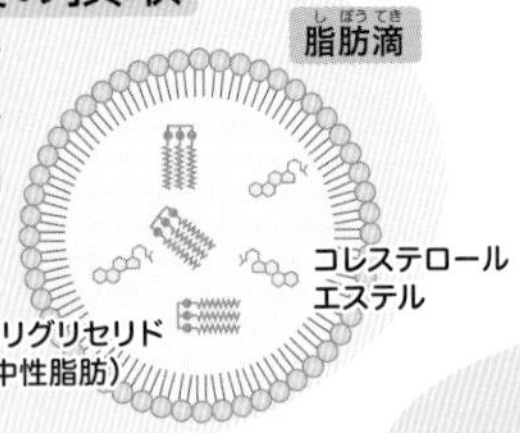

口腔《こうくう》＆胃

リパーゼにより一部のみ分解される

唾液や胃液中の消化酵素リパーゼにより、脂肪滴が一部分解され、脂肪酸などの低分子物質となる。

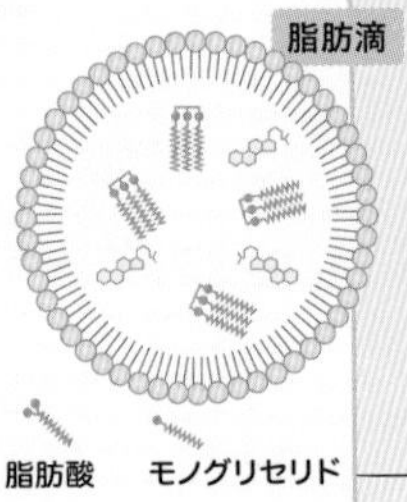

十二指腸《じゅうにしちょう》

胆汁《たんじゅう》と膵液《すいえき》の作用でサイズが小さくなる

胆汁酸《たんじゅうさん》と膵液中のリパーゼで、水と油が混ざったエマルジョンに。トリグリセリドはミセルとなる。

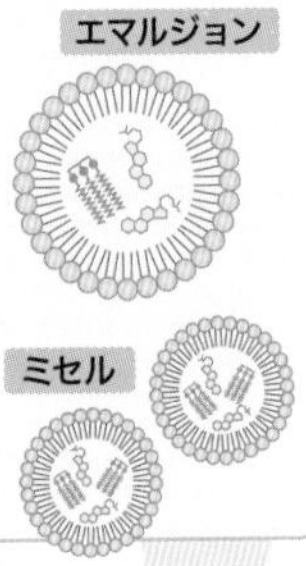

小腸

上皮細胞《じょうひさいぼう》内でカイロミクロンに変化

中性脂肪や、脂肪酸と蛋白質からなるリン脂質（レシチン）などが再集合し、カイロミクロンが合成される。

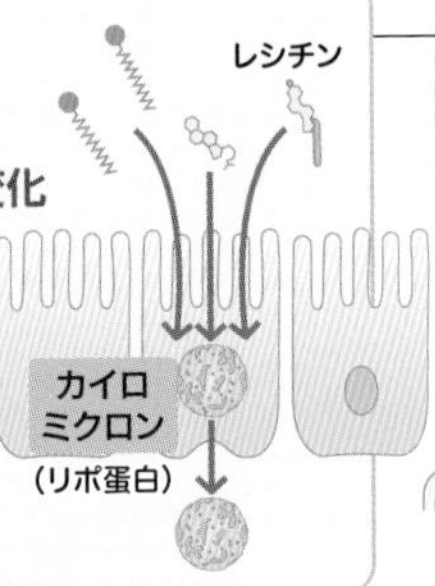

リンパの流れにのって全身へ

炭素数の少ない中鎖脂肪酸《ちゅうさしぼうさん》・短《たん》鎖脂肪酸《さしぼうさん》は血管系へ、カイロミクロンはリンパ系に入る。

知っておきたい病態生理

慢性膵炎《まんせいすいえん》などで生じる「脂肪便」

1日40 ～70gの脂肪を含む通常食の摂取で、便中に5g以上の脂肪を認めるものを「脂肪便」という。原因は脂肪の消化吸収不良で、慢性膵炎により膵酵素《すいこうそ》の分泌量が20%以下まで低下したとき、小腸切除後、肝・胆《たん》疾患などで胆汁酸が十分に排泄されないときなどに見られる。

脂質は全身のエネルギー源。細胞膜の原料にもなる

肉や魚などに含まれる**脂質**は、糖質や蛋白質の2倍以上のエネルギーをもつ。そのため効率のよいエネルギー源として全身で利用されたり、皮下に蓄積される。**細胞膜**や各種**ホルモン**などの材料であり、生命維持に不可欠な存在だ。ただし過剰摂取で血中の脂質が増えると、動脈硬化《どうみゃくこうか》が促進され、虚血性心疾患《きょけつせいしんしっかん》や脳血管疾患の原因にもなる。

食事で摂取した脂質は非水溶性であり、消化管内の水溶液中に溶け込むことはできない。そのため大きな油の塊「**油滴**《ゆてき》」として消化管に入った脂質は、胃の消化作用などで小さな油滴にされたのち、水溶性の**消化酵素**によって加水分解される。

さらに胆汁に含まれる**胆汁酸**《たんじゅうさん》により、**ミセル**とよばれる小さな粒子になり、粒子中の**中性脂肪**（**トリグリセリド**）や**コレステロール**などの脂質構成物質が、小腸の**吸収**《きゅうしゅう》**上皮細胞**《じょうひさいぼう》から吸収される。

吸収された中性脂肪などの脂質成分は、吸収上皮細胞内で**カイロミクロン**という微粒子に再合成され、**リンパ系**に送られる。

上皮細胞内のリポ蛋白は、リンパ管から静脈に送られる

脂質は血液中では、脂肪酸と蛋白からなるリポ蛋白として存在する。

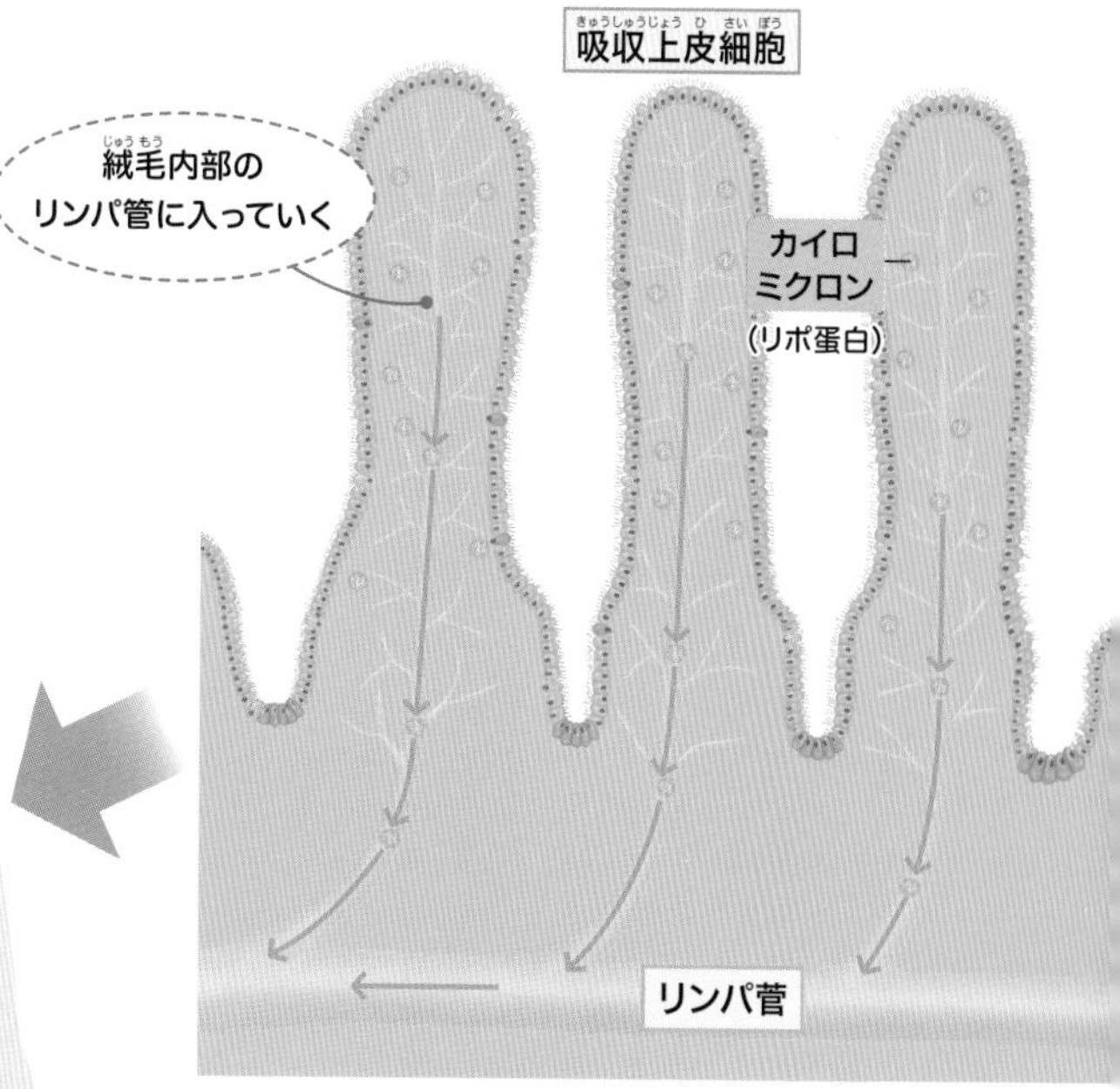

絨毛の内部には毛細リンパ管がある。上皮細胞内で再合成されたリポ蛋白のカイロミクロンは、細胞を出ると細胞外の間質液を経由して、リンパ管に入る。

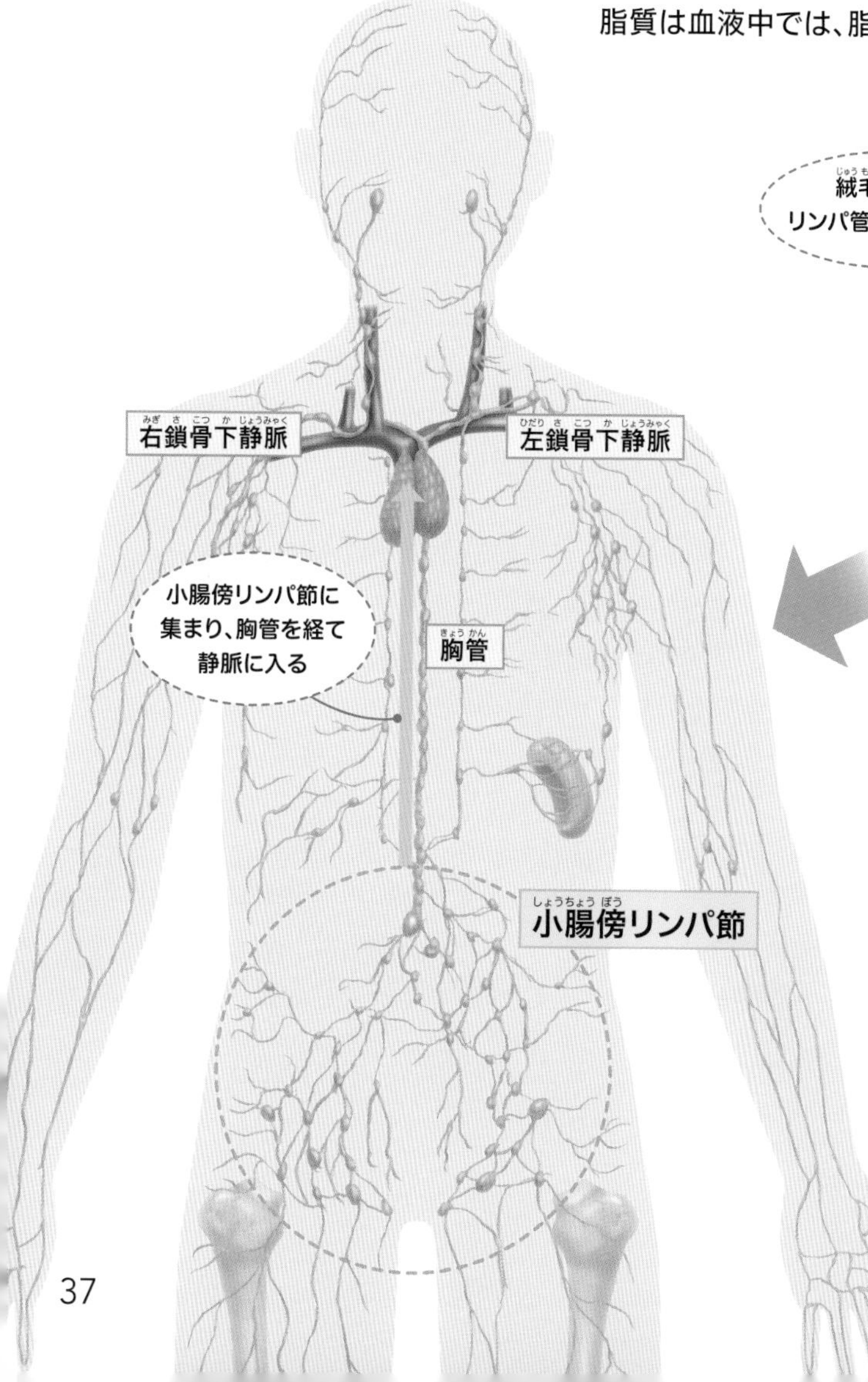

全身には血管系と別に、老廃物吸収を担うリンパ系が巡っている。カイロミクロンなど、毛細血管に入りきらない分子は小腸のリンパ管に入り、胸管を経て静脈に回収される。

Part 1 消化管のしくみと働き Summary

口《こう》腔《くう》～食道のしくみと働き

- 食物を口《こう》腔《くう》相《そう》、咽《いん》頭《とう》相《そう》、食《しょく》道《どう》相《そう》の3段階で嚥《えん》下《げ》する
- 食道ではほかの消化管と同じく、
平《へい》滑《かつ》筋《きん》による蠕動運動が生じ、食物が肛《こう》門《もん》側《そく》に送られる

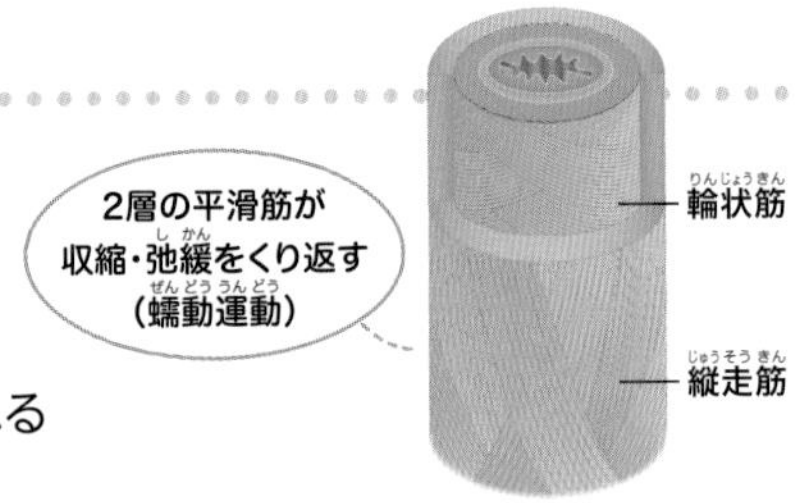

胃のしくみと働き

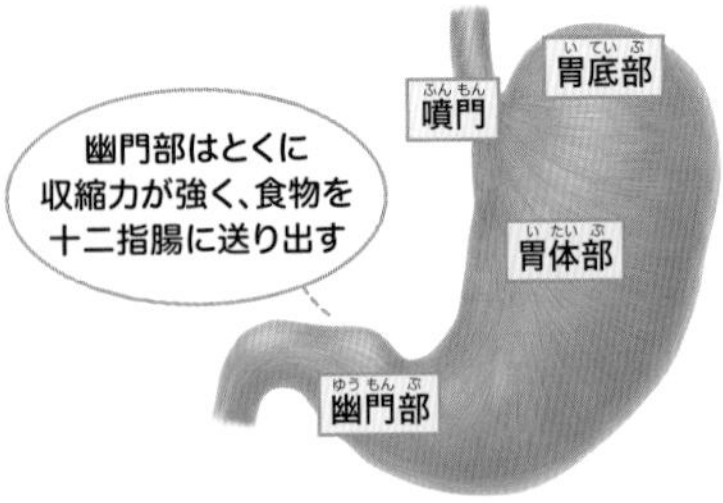

- 食道側から順に噴門、胃底部、胃体部、幽門部の
4領域に分けられる
- 胃《い》壁《へき》の3層の平滑筋で食物をすりつぶし、粥《じゅく》状《じょう》にする
- 胃粘膜の胃《い》腺《せん》からは塩酸やペプチンが分泌され、胃液となる

小腸のしくみと働き

- 小腸は十《じゅう》二《に》指《し》腸《ちょう》、空《くう》腸《ちょう》、回《かい》腸《ちょう》の3領域からなる
- 十二指腸には胆《たん》汁《じゅう》・膵《すい》液《えき》が分泌され、食物の消化を助ける
- 空腸・回腸は全長約6m。明確な区分はなく、
口《こう》側《そく》の5分の2程度が空腸で、残る5分の3程度が回腸
- 吸《きゅう》収《しゅう》上《じょう》皮《ひ》細《さい》胞《ぼう》での栄養素の分解を、膜《まく》消《しょう》化《か》という

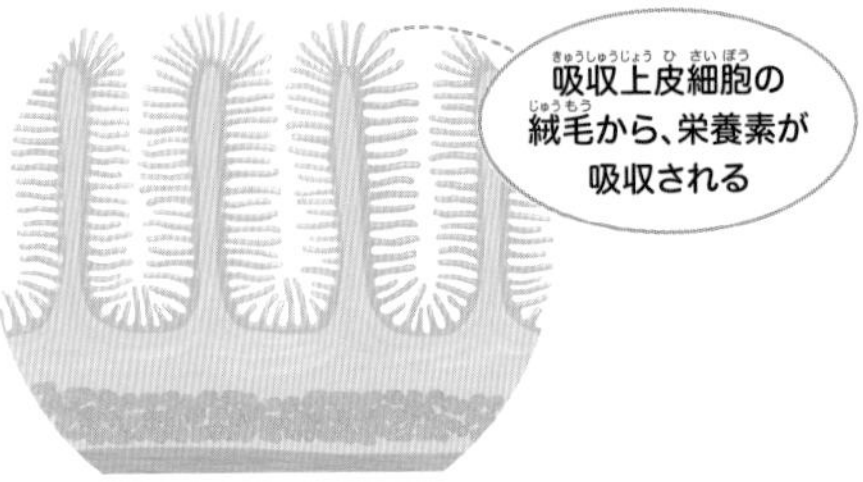

大腸のしくみと働き

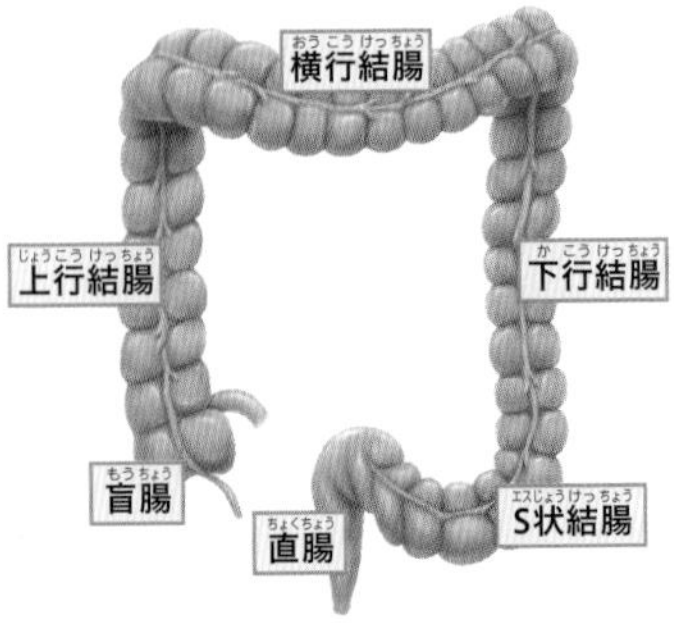

- 大腸は盲腸、結《けっ》腸《ちょう》、直腸に分けられ、
結腸は上行結腸、横行結腸、下行結腸、S状結腸からなる
- 結腸では内容物の水分を吸収。さらに圧をかけ、便をつくる
- 小腸・大腸には約3万種の常在菌が生息し、腸《ちょう》内《ない》細《さい》菌《きん》叢《そう》を形成。
バランスが乱れると、腸疾患や全身疾患につながる

栄養素の消化吸収

- 機械的消化、化学的消化、生物的消化の3段階がある
- 糖質は消化酵素で分解されたのち、膜消化を受け、単糖となる
- 蛋白質は、最小単位のアミノ酸に分解され、全身に送られる
- 脂質は胆《たん》汁《じゅう》酸《さん》や膵《すい》液《えき》で分解され、リンパの流れで全身に届く

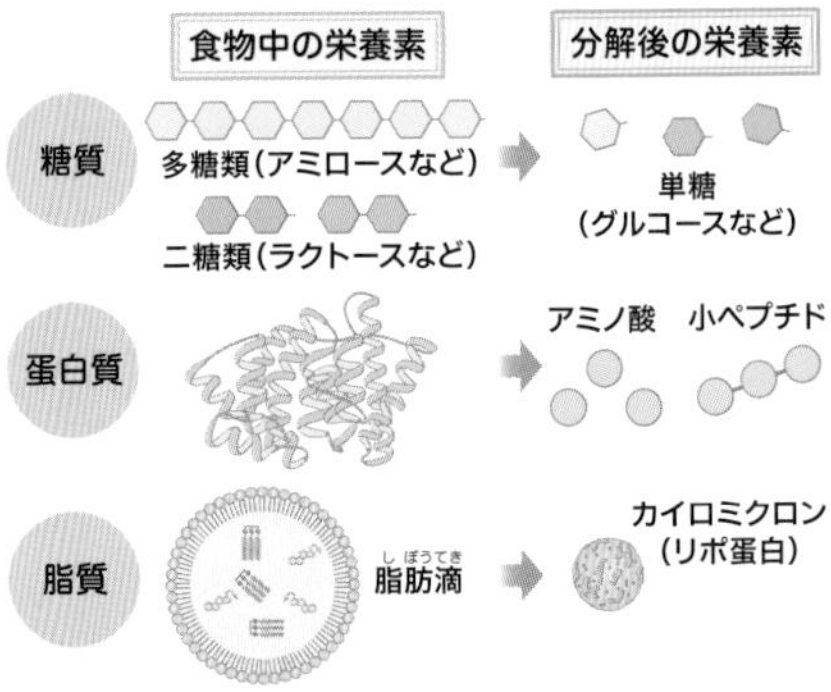

Part 2

肝・胆・膵のしくみと働き

栄養素を分解・合成する「代謝」機能を担うのが肝臓で、
約1.3～1.5kgもの巨大な実質臓器である。
肝臓の下方には、消化液を分泌する胆嚢《たんのう》・膵臓《すいぞう》があり、
膵臓は血糖調節という大きな役割も担っている。
これら臓器の連携により、3大栄養素が適切に供給されている。

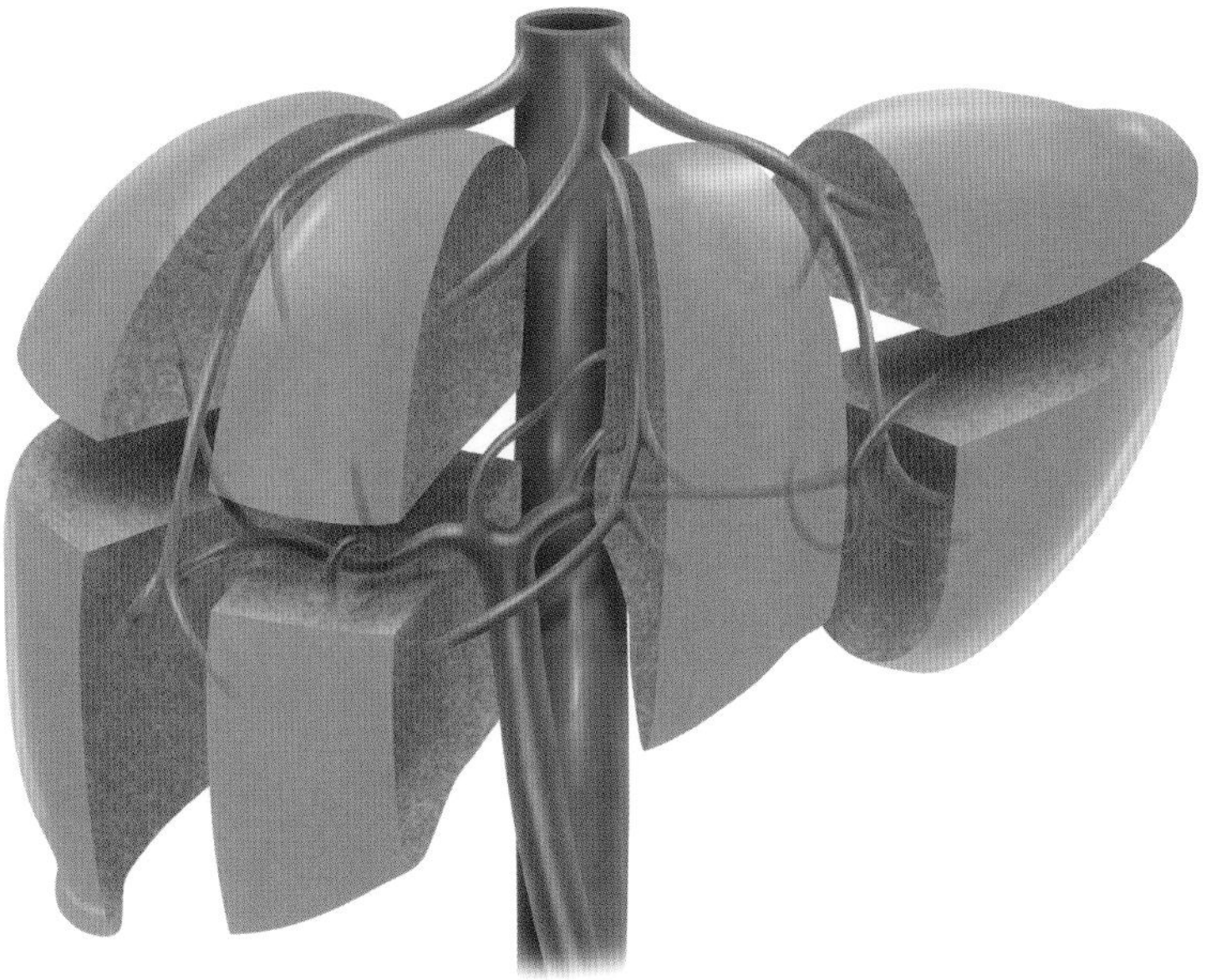

代謝機能の主役が肝臓。胆・膵は化学的消化に関与

消化管に近接し、食物の消化吸収を助けるのが肝臓、胆嚢、膵臓である。肝臓は、食物中の栄養素を分解・再合成する「代謝」機能も担っている。

肝臓は最大の実質臓器。すぐ下方に胆・膵が位置する

大腸の横行結腸《おうこうけっちょう》より上が「上腹部」で、その大半を肝《かん》・胆《たん》・膵《すい》が占める。

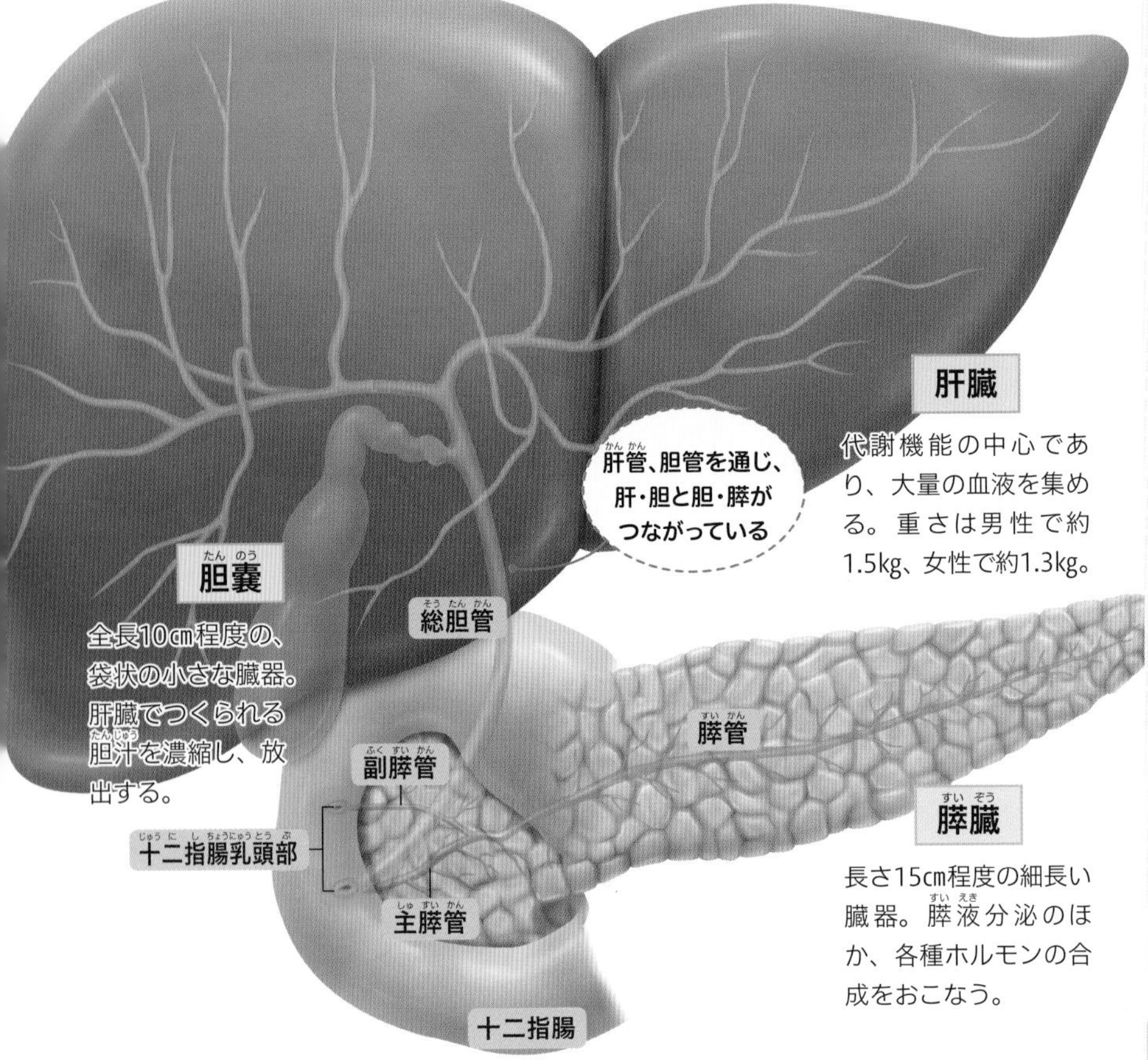

3つの臓器が立体的に並び、上腹部の大半を占めている

人は、食物を口から摂取し、その栄養分を吸収して、生存に必要な物質を得たり、利用しやすい形に合成している。物質を分解したり合成するといった、この生体内の化学反応を、**代謝**という。

巨大な化学工場ともいわれ、代謝の中心的役割を果たすのが、**肝臓**である。肝臓は上腹部右側に、肋骨《ろっこつ》に守られるように存在する。肝臓の下方には、消化吸収に大きく関与する**胆嚢**《たんのう》という袋状の臓器が付属している。同じく消化吸収に働く臓器として、胃の後ろ側に横たわる**膵臓**《すいぞう》も重要だ。膵臓はさらに、インスリンなどのホルモンを分泌し、**血糖調節**の要として働く。

腹腔《ふくくう》上部の大半は、胃をはじめ、これら肝臓、胆嚢、膵臓で占められている。

いくつもの膜で固定され、立体構造をなす

腹腔《ふくくう》内の臓器を包む腹膜が折り返して、臓器間を仕切る薄い間膜になる。

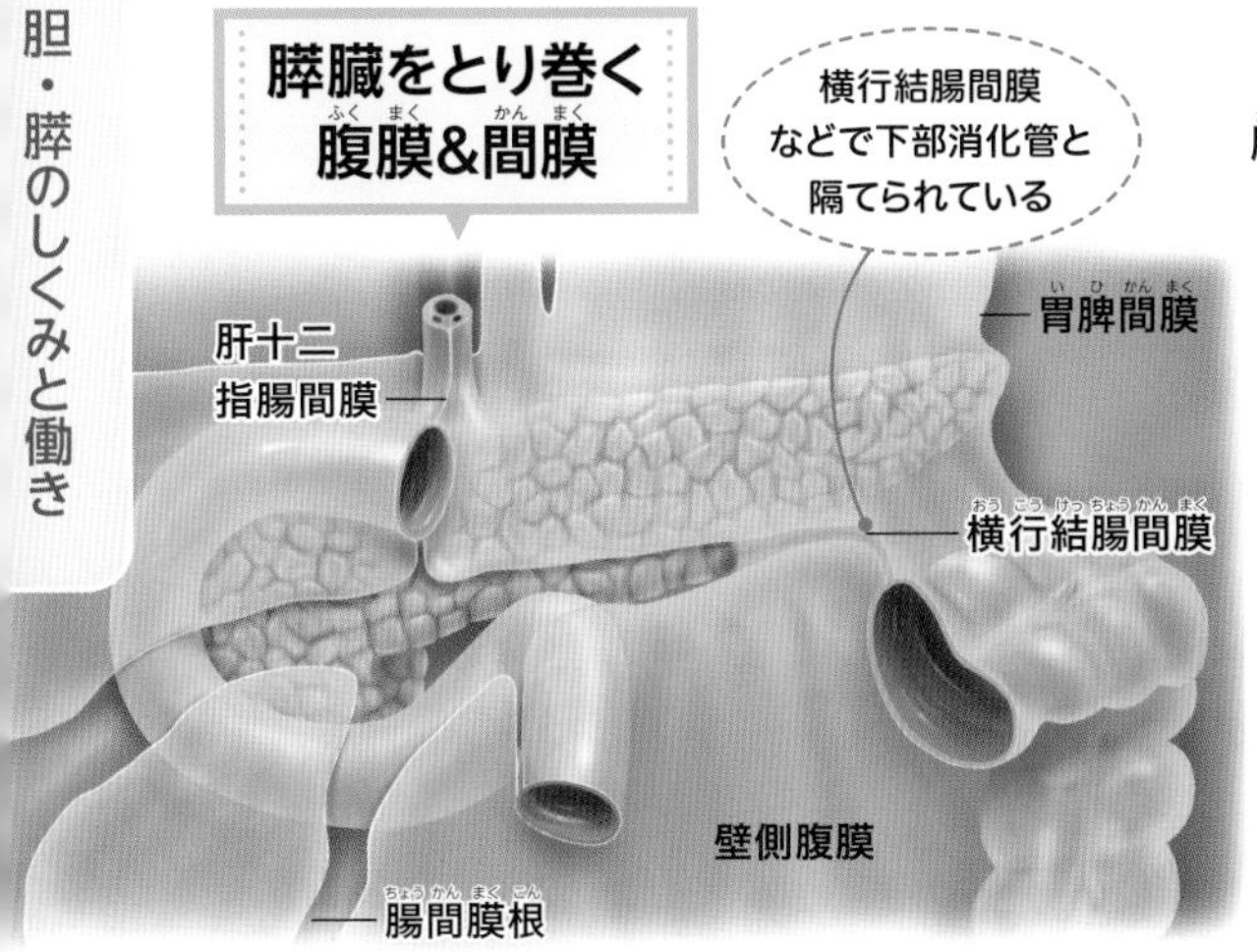

胃の背部にあり、すぐ後ろは後腹膜《こうふくまく》、後腹壁《こうふくへき》。周囲の臓器とは、いくつもの間膜で区切られる。下部では腸を覆う間膜とも接続。

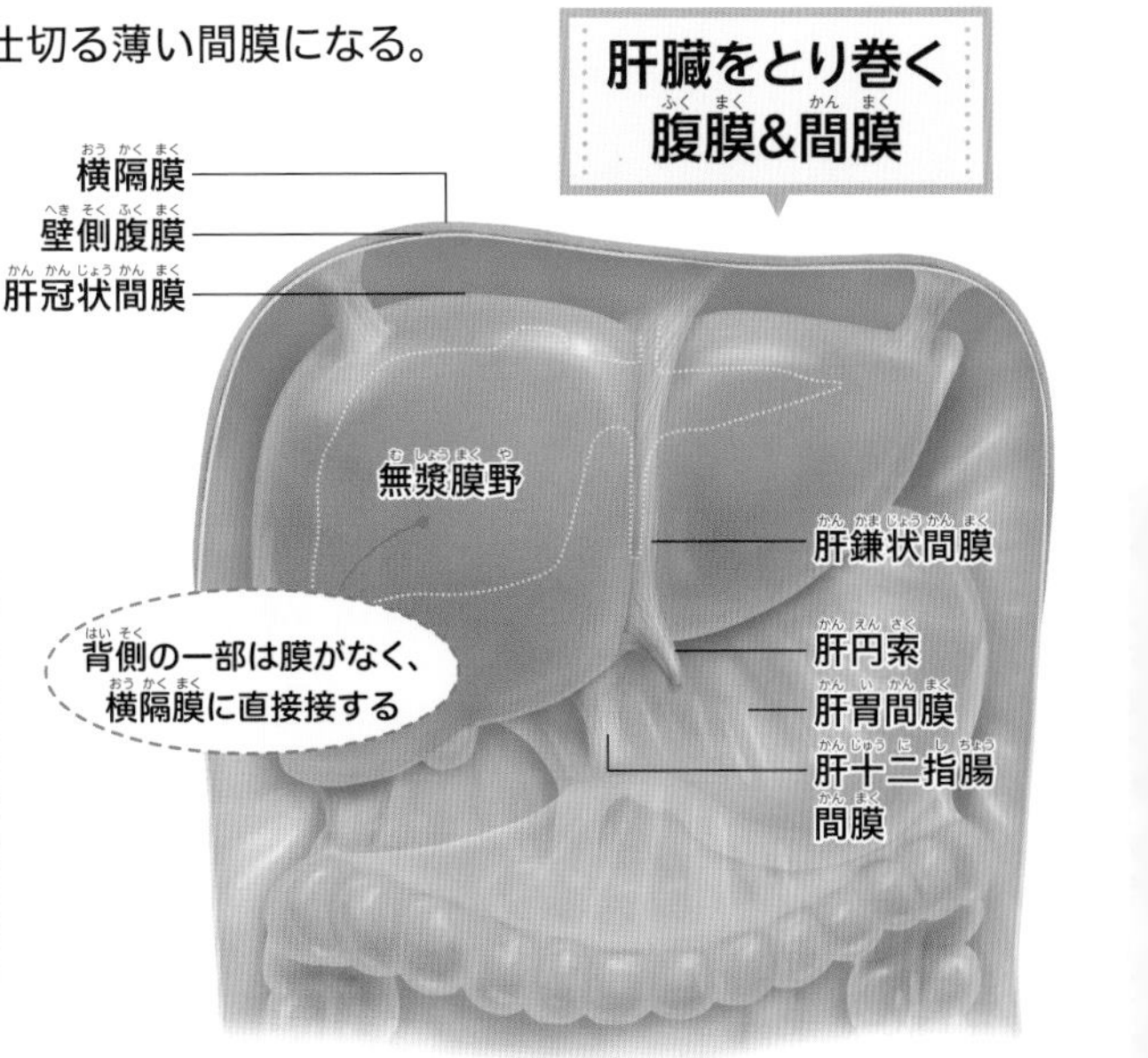

横隔膜を持ち上げて肝臓を見た図。肝臓の大部分は、横隔膜と接する腹膜に包まれて固定され、肝臓の左右は肝鎌状間膜で隔てられる。

断面図から、肝・胆・膵の立体構造を理解する

多くの臓器が前後左右、複雑に交錯し、腹膜、間膜で仕切られている。

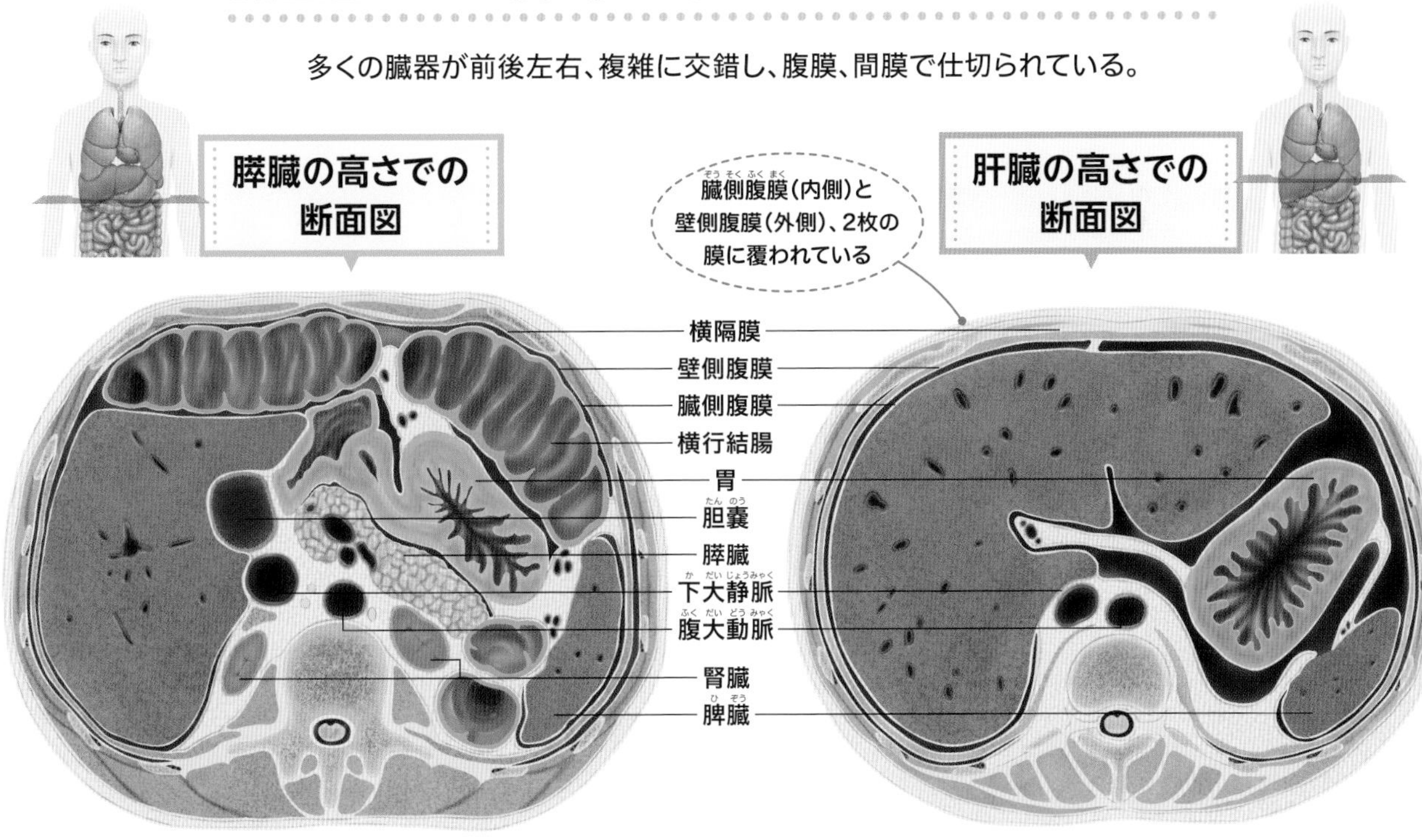

脊椎《せきつい》の前にある下大静脈と大動脈の前方、胃の後方に膵臓が横たわる。膵臓は、左側の尾《び》部《ぶ》に向かって高くなる。

上腹部の多くを肝臓が占めている。大動脈をはさみ、左側に胃や脾臓が存在。中央を細長く横切るのは、胃体部《いたいぶ》から続く胃の幽門部《ゆうもんぶ》。

門脈が枝分かれし、肝臓に大量の血液を集める

肝臓は、血管のかたまりといえるほど、血流豊富な臓器だ。通常の動静脈だけでなく、「門脈」という血管が走行し、消化管からの血液を集めている。

門脈と動脈、肝管の3つが並走している

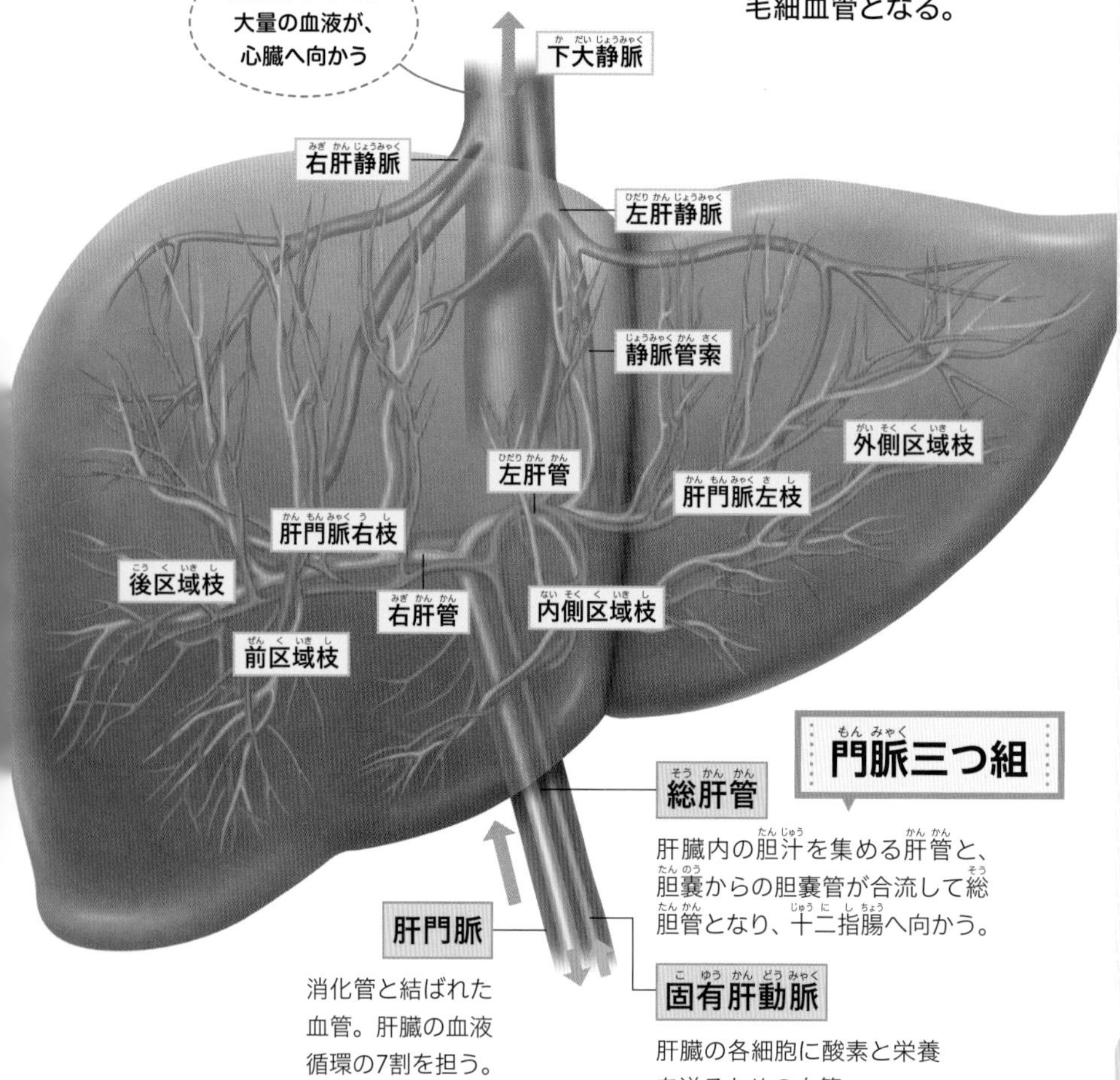

循環血液量の1/4が肝臓に送られてくる

肝臓は、必要な**栄養素**を血中に放出して全身に送ったり、**有害物質**を分解して無害化している。消化管や排泄器官などと全身を結ぶ、中間基地ともいえる。

そのため肝臓には、つねに大量の**血液**が循環している。肝臓に流れる血液量は、心臓から拍出される血液の25%以上におよぶ。

肝臓に血液を送る血管には、**門脈**と**肝動《かんどう》脈《みゃく》**がある。門脈は、消化管と肝臓をつなぐ特殊な血管で、小腸から吸収された栄養素は、門脈の血流にのって肝臓に運ばれる。肝臓に入った門脈はこまかく枝分かれをしながら、肝臓全体を網羅する。

肝臓を循環する血液の約70%が、門脈からの供給である。約30%を供給する肝動脈の役目は、肝臓に酸素や栄養を送ることだ。

血管分布をもとに、肝臓は8区域に分けられる

大血管の走行による区分。肝癌《かんがん》(→P158)の区域切除時など、臨床上広く用いられる。

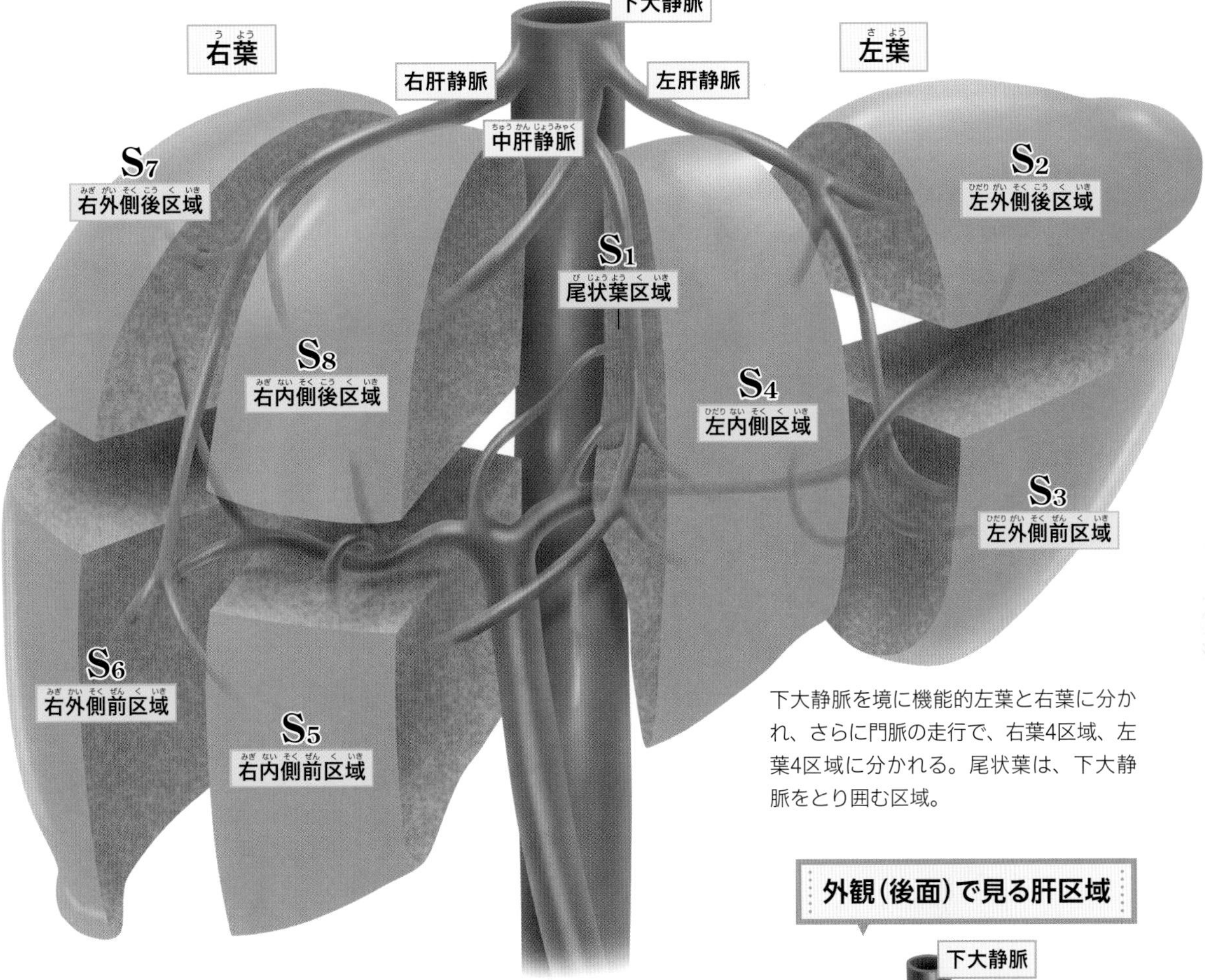

下大静脈を境に機能的左葉と右葉に分かれ、さらに門脈の走行で、右葉4区域、左葉4区域に分かれる。尾状葉は、下大静脈をとり囲む区域。

外観(後面)で見る肝区域

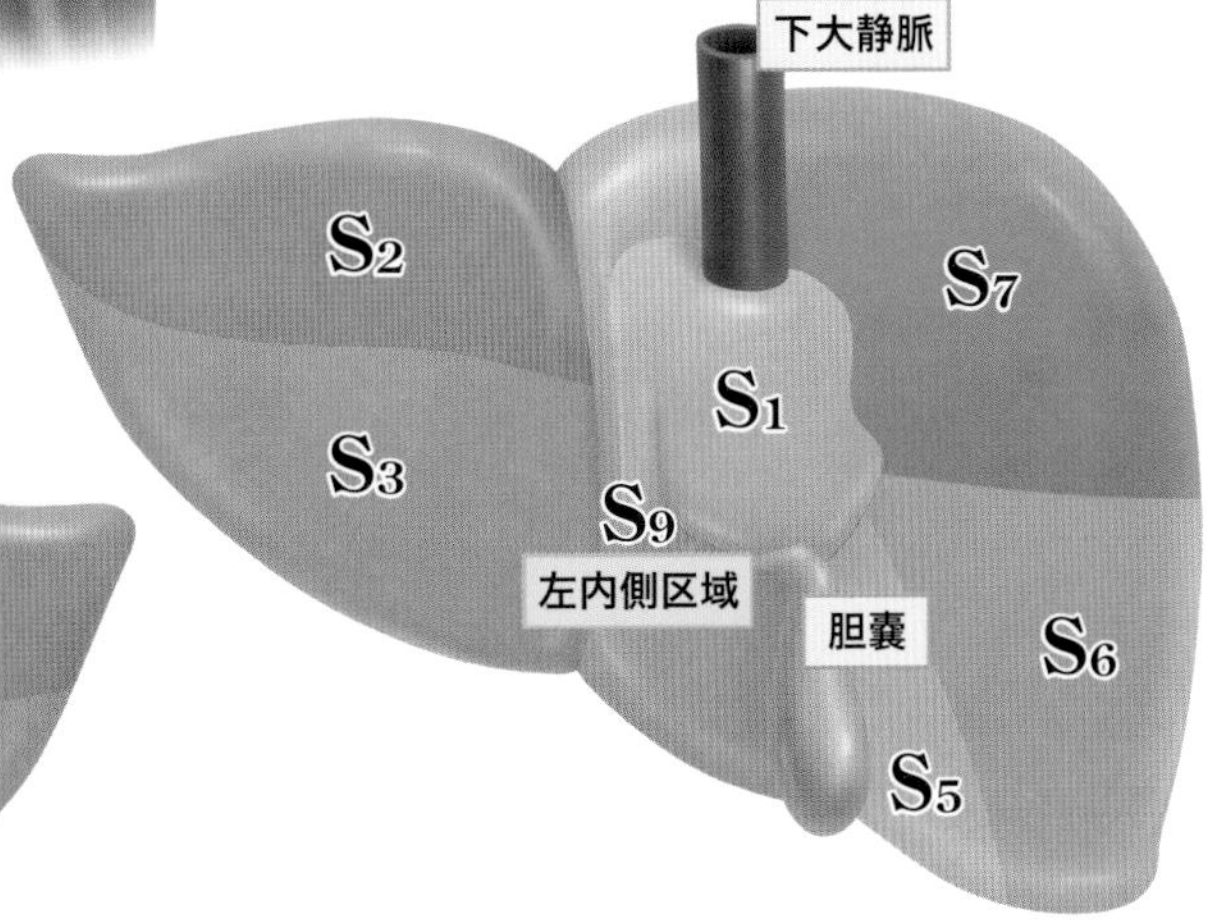

右葉、左葉のほかに尾状葉が見える。尾状葉突起を「S9」として、計9区域とすることもある。

外観(前面)で見る肝区域

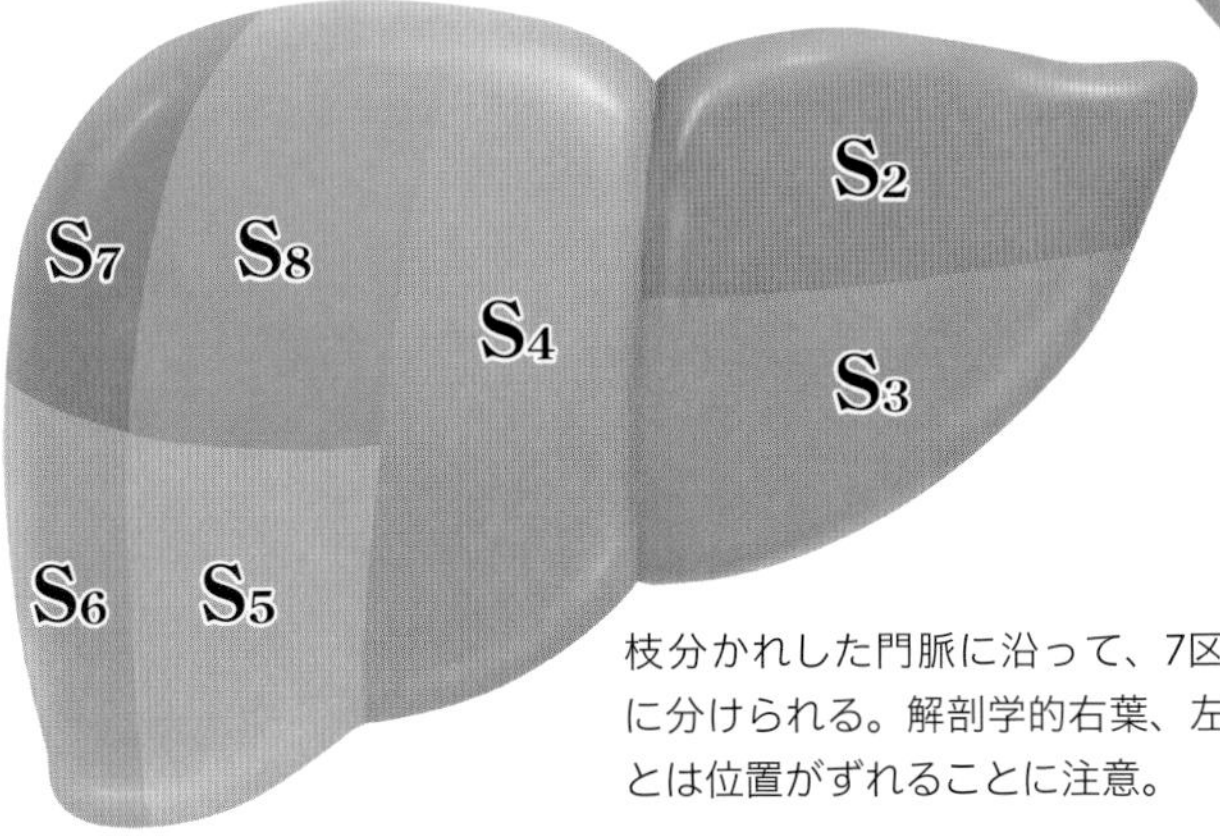

枝分かれした門脈に沿って、7区域に分けられる。解剖学的右葉、左葉とは位置がずれることに注意。

肝臓は、500万個もの「肝小葉」からなる

肝臓の構造をくわしく見ていこう。約50万個の肝細胞が「肝小葉」というユニットを構成。これがさらに約500万個も集まり、巨大な肝臓を形づくる。

肝細胞周囲の類洞で、物質交換がおこなわれる

代謝の要となる肝細胞が並び、類洞を流れる血液と物質交換をしている。

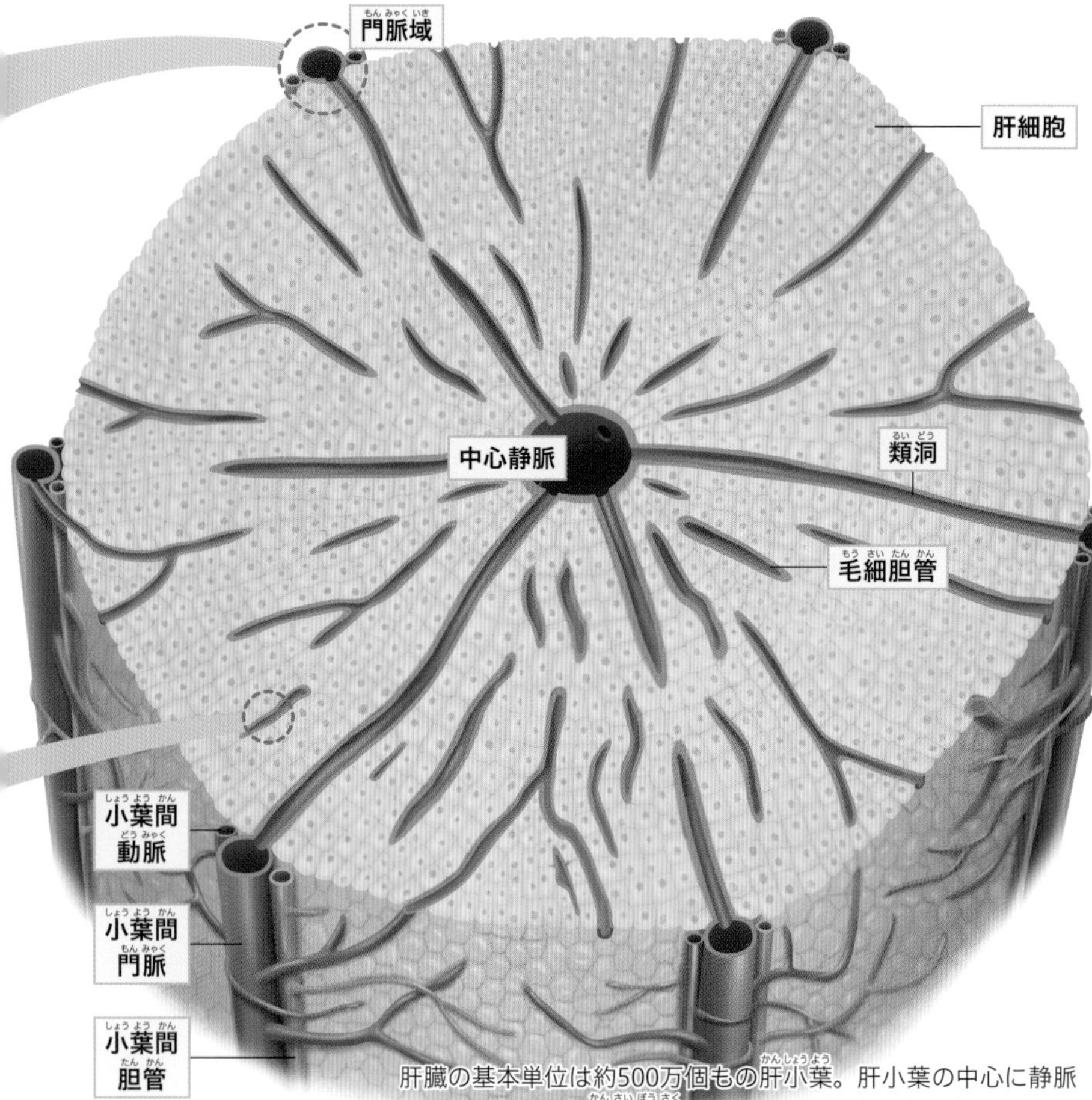

肝臓の基本単位は約500万個もの肝小葉《かんしょうよう》。肝小葉の中心に静脈が通り、放射状に肝細胞索《かんさいぼうさく》が並ぶ。肝細胞索ひとつあたり20～25個の肝細胞が存在。類洞を流れる血液と物質交換をしている。

門脈からの豊富な血液が肝臓全体にいきわたる

肝臓は、1・3kg～1・5kgもの重量をもつ、人体最大の実質臓器（固形臓器）である。その肝臓を構成しているのは、約500万個にもおよぶ**肝小葉**《かんしょうよう》という組織だ。

肝小葉は、直径1～2㎜、高さ1～2㎜の多角柱である。中心に静脈があり、その周囲に、**肝細胞索**《かんさいぼうさく》とよばれる小組織が放射状に並ぶ。肝細胞索を構成するのは、20～25個前後の**肝細胞**である。これら肝細胞は、毛細血管である**類洞**《るいどう》の周囲に、細胞表面の微絨毛《びじゅうもう》を向けて並ぶ。類洞に接する面積は、肝細胞の全表面積の70％にもなる。

肝臓に入る肝動脈《かんどうみゃく》と門脈の血液は、類洞ではじめて混ざり合って、肝細胞とふれる。物質交換しやすいよう、類洞での血流は遅く、その分、血液内の水や蛋白質が細胞外

門脈域の構造

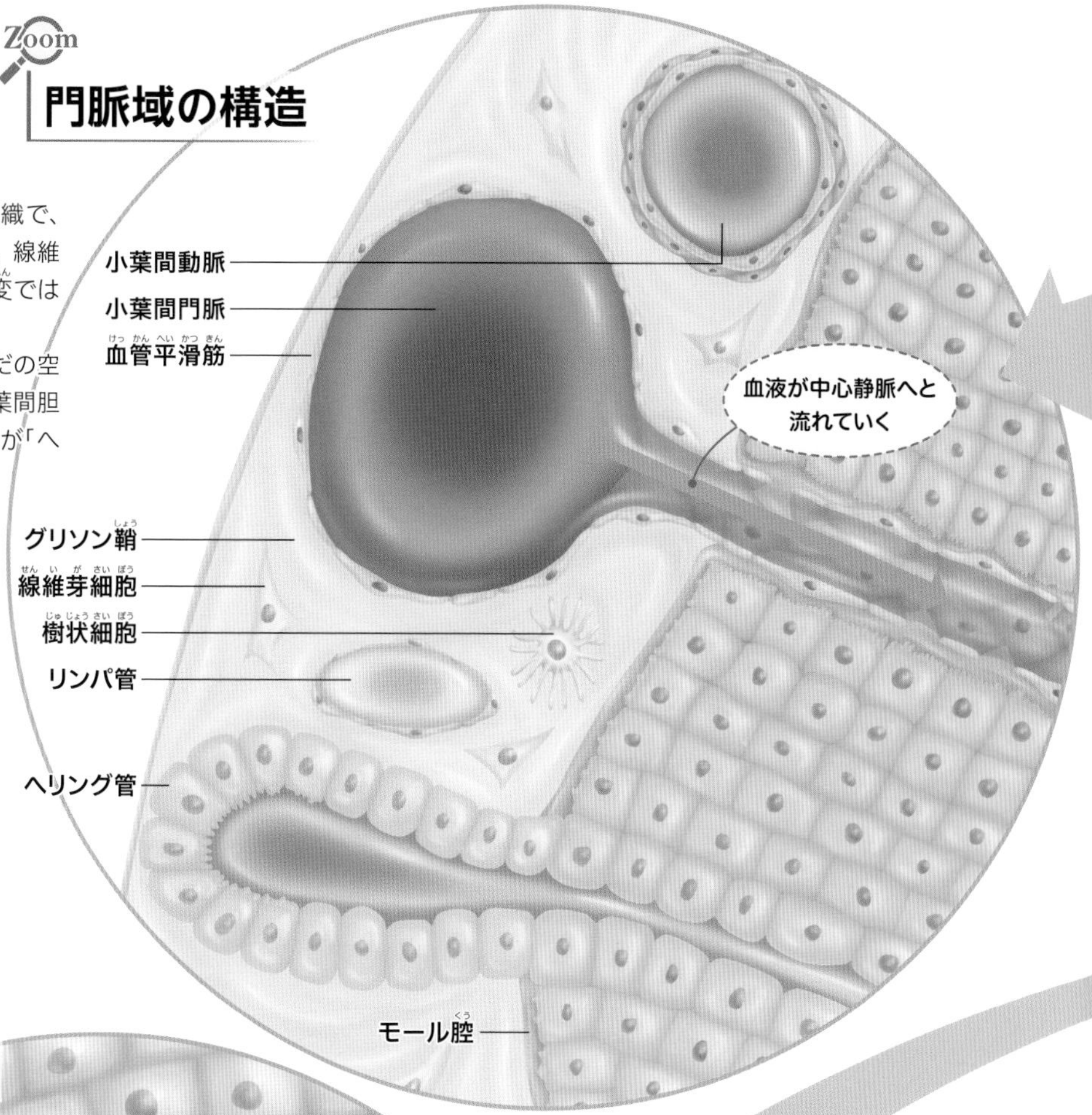

肝細胞索外側の結合組織で、血管やリンパ管が走る。線維芽細胞も存在し、肝硬変《かんこうへん》では著明な変異が見られる。
門脈域と肝細胞のあいだの空間は「モール腔」で、小葉間胆管と肝細胞をつなぐのが「ヘリング管」。

類洞の構造

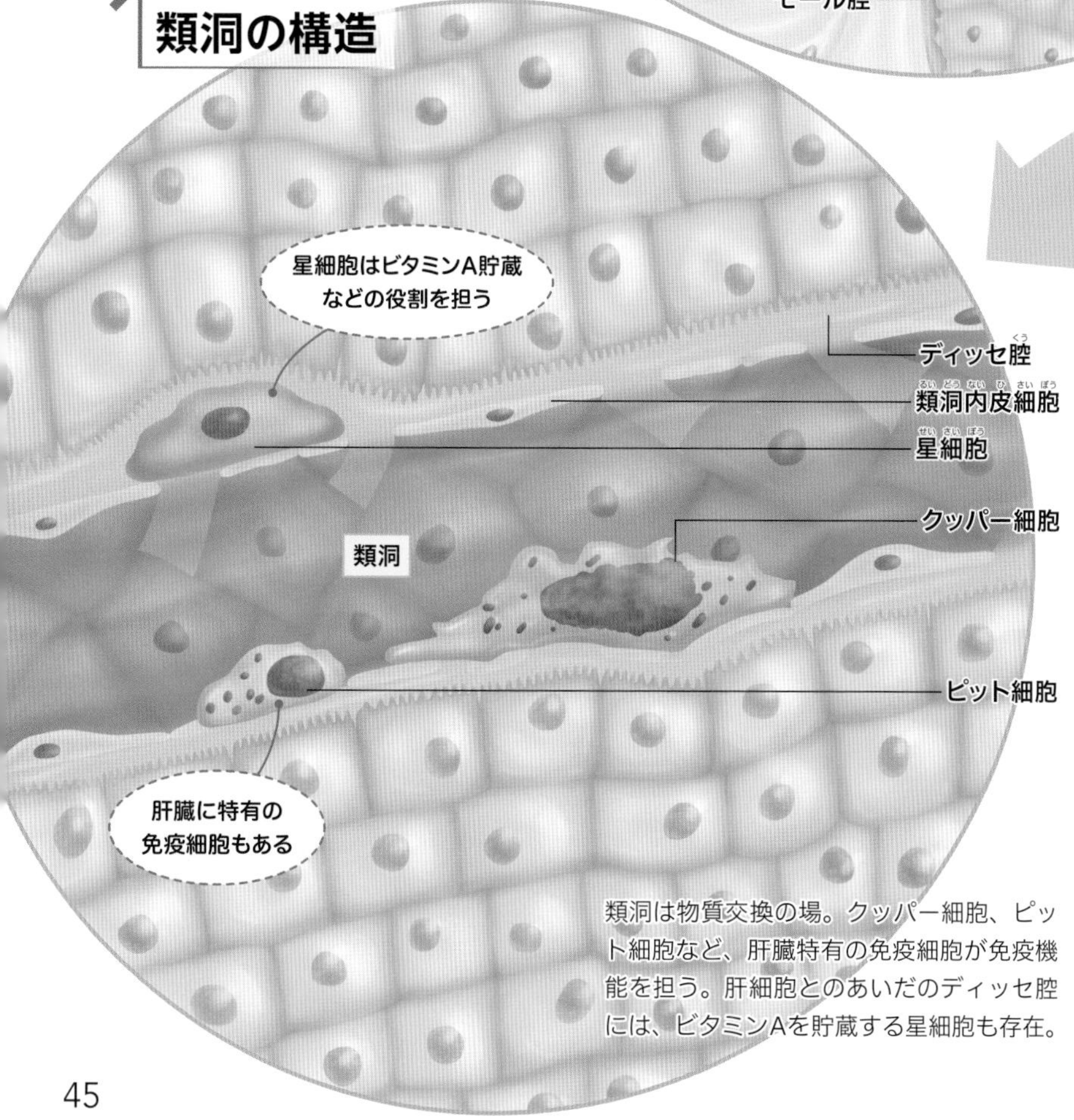

類洞は物質交換の場。クッパー細胞、ピット細胞など、肝臓特有の免疫細胞が免疫機能を担う。肝細胞とのあいだのディッセ腔には、ビタミンAを貯蔵する星細胞も存在。

にもれ出しやすい。漏出《ろうしゅつ》を防ぐシステムはあるが、何らかの原因で門脈の圧が上昇すると、水分漏出が増大して、腹水《ふくすい》などの症状が現れる（**門脈圧亢進症**《もんみゃくあつこうしんしょう》→P120）。なお水や蛋白質、リンパ球を含む**リンパ液**の体内生成量は、肝臓がもっとも多い。

栄養素の代謝、薬物代謝などの役割を担う

肝臓は消化吸収後の栄養素を分解・再合成したり、有害物質の無毒化、胆汁の生成などをおこなう。このような役割から、人体の化学工場とも称される。

巨大な化学工場として、物質の代謝・貯蔵をおこなう

3大栄養素の代謝、解毒、胆《たん》汁《じゅう》生成など、肝臓の役割は多彩。

I 糖代謝 ⇒P60

グリコーゲンとして糖を貯蔵し、グルコースとして放出

グルコースをグリコーゲンとして貯蔵し、必要に応じて分解してグルコースを血液中に放出。グルコースは各細胞内でさらに分解され、ATP《エーティーピー》（アデノシン三リン酸）としてエネルギー源となる。

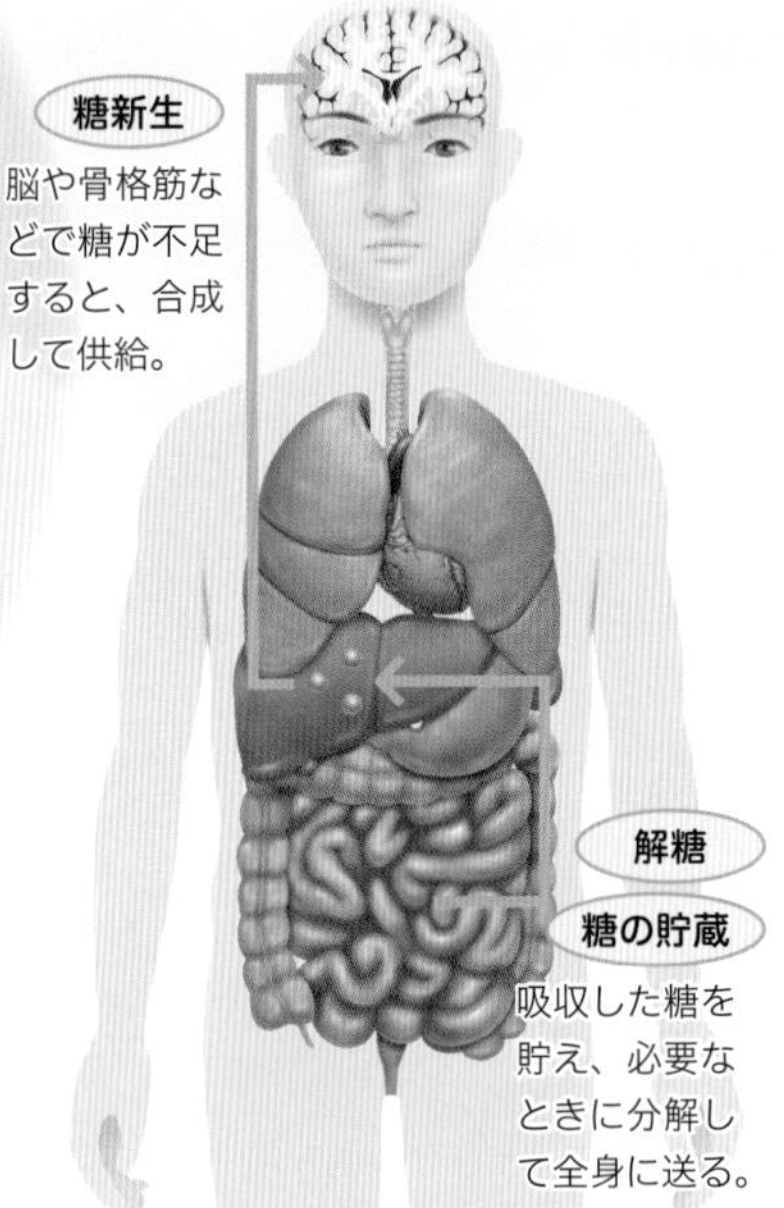

II 蛋白質代謝 ⇒P62

アミノ酸の分解、蛋白質合成をおこなう

蛋白質の構成成分であるアミノ酸を分解して、細胞の活動エネルギー、糖・脂質の合成に利用する。また、アミノ酸から蛋白質を合成して血中に放出。全身の細胞に届ける。

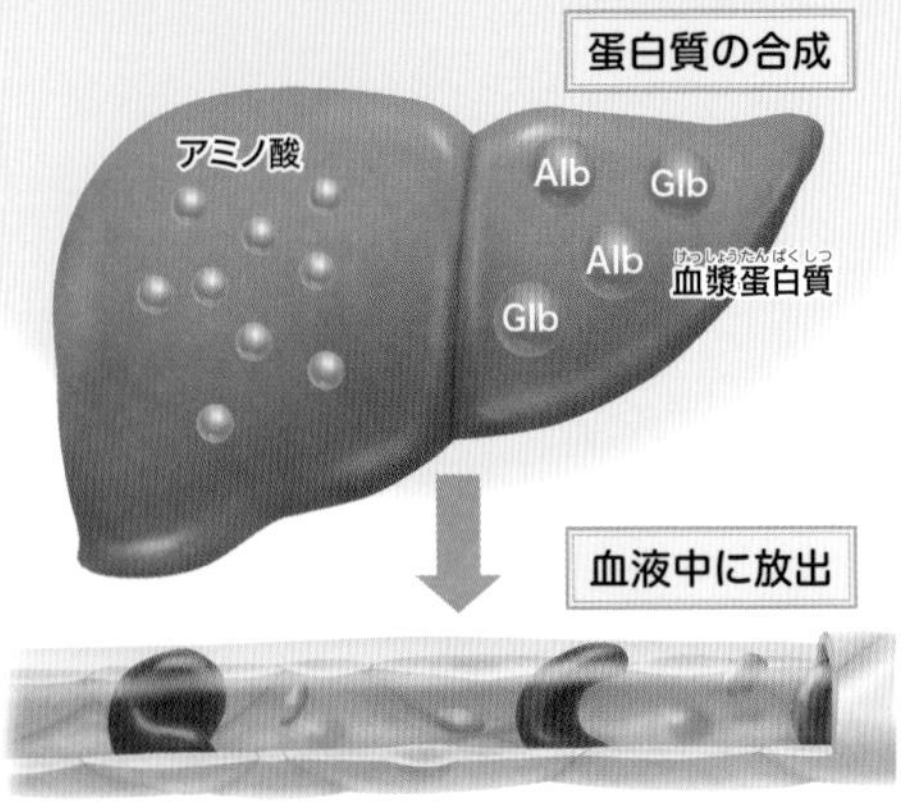

必要な物質を合成し貯蔵。不要な物質は胆汁中に排泄

人は、食物として外界から必要な物質をとり入れて、生体活動を維持している。肝臓では、それを体内で使用できる低分子化合物やエネルギーに分解（**異化**）したり、そのエネルギーを利用して、生体維持に必要な物質を合成（**同化**）するのが、肝臓最大の働きである。

肝臓で合成された物質は、肝臓内に貯蔵されたり、必要に応じて血中に放出され、全身の細胞に送られる。

肝臓の働きのひとつに、**胆汁**《たんじゅう》の生成もある。胆汁は、消化液として十二指腸《じゅうにしちょう》に分泌されるが、肝臓からの排泄経路でもある。肝臓で解毒された薬や毒物の**代謝物質**、不要となった**赤血球**《せっけっきゅう》**成分（ビリルビン）**などが排泄され、消化管に送られる。

Ⅴ 薬物・アルコール代謝

有害物質を無害化し、尿や胆汁中へ排泄

薬物はシトクロムP450（CYP）などの代謝酵素により、酸化還元、加水分解などを受けて無毒化される。アルコール（エタノール）も代謝酵素により、アセトアルデヒド、酢酸に分解される。

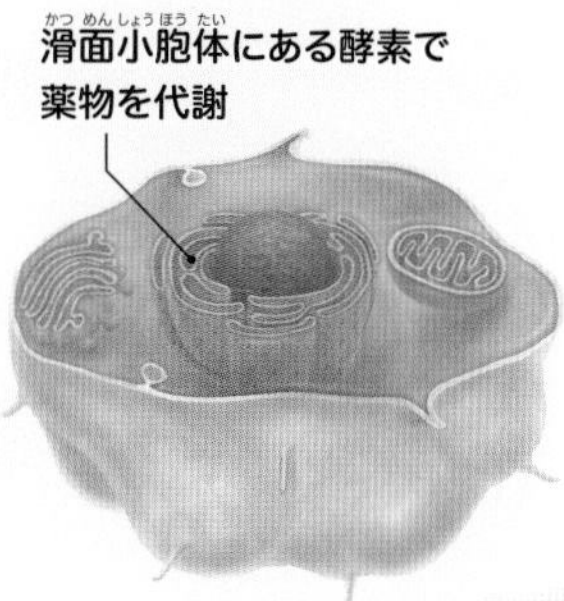

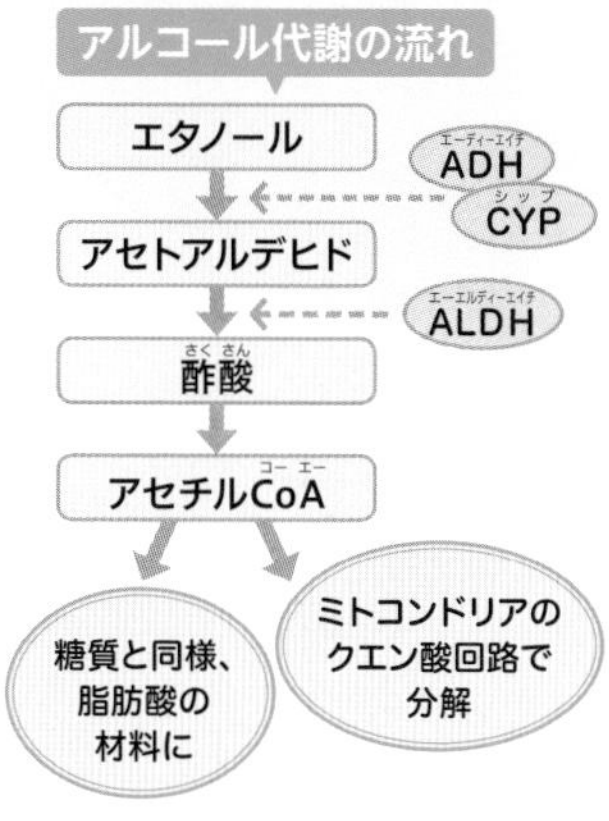

Ⅲ 脂質代謝 ⇒P64

VLDLを血中に放出、全身のエネルギー源に

脂質は血中にとけ込めないため、コレステロールや中性脂肪などを親水性の蛋白質などでくるんだ複合粒子（リポ蛋白）として血中に放出。全身の細胞で、細胞膜の材料などに使われる。

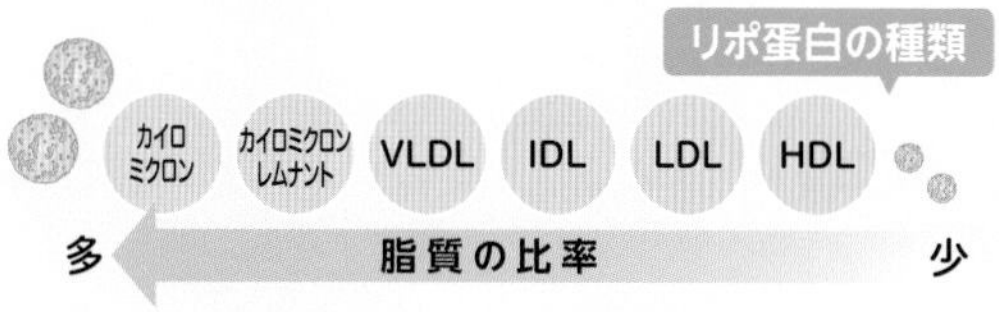

Ⅳ ビタミン・鉄の貯蔵

血中のほか、胆汁としても放出される

ビタミンA、B_{12}、Dは、肝臓に貯えられ、必要なときに血中に放出される。鉄はフェリチンという蛋白質として貯蔵され、トランスフェリンという糖蛋白に形を変えてから、血中に送られる。

肝臓で貯蔵されるビタミン

ビタミンA
食事から摂取。脂溶性のため、脂質と一緒に吸収されて肝臓に届く。

ビタミンB_{12}
皮膚で合成されたり、食事から摂取した分が肝臓に貯蔵される。

ビタミンD
体内で合成できない。摂取量の半分程度が肝臓に貯蔵されている。

3大栄養素の代謝がとくに重要な役割

食事で摂取した**糖質**、**蛋白質**、**脂質**の分解と、それを各細胞で利用できるよう中間物質を生成することが、肝臓最大の役割だ。

糖代謝で重要なのは、生体で利用できる糖エネルギーである**グルコース**の血中濃度を一定に保つことである。肝臓は、食後に吸収されたグルコースから**グリコーゲン**を合成して、貯蔵する。血中のグルコースが少なくなったときは、分解して放出する。

蛋白質代謝では、小腸で吸収された**必須アミノ酸**をもとに、そのほかのアミノ酸をつくり血中に放出する。**アルブミン**、**グロブリン**など、血液中を循環する蛋白質の合成もおこなう。

トリグリセリドや**コレステロール**、**リン脂質**などの脂質は、血液中にとけ込めるよう、蛋白質でくるまれた**リポ蛋白**という粒子に合成され、血中に放出される。

ビタミンや**鉄**の貯蔵、**薬物**や**アルコール**などの分解も重要な役割だ。薬物やアルコールの成分は、肝臓で無害化されたのち、尿中または胆汁中に排泄される。

再生力の高い細胞だが、傷害により線維化が進む

肝臓が機能しないと、全身機能に不具合が生じる。そのため肝細胞は高い再生力をもつが、慢性的な傷害を受けると、「線維化」などの変化が起きる。

星細胞が活性化すると、肝細胞が線維化する

肝細胞の再生能力は高いが、傷害が慢性的に続くと、再生が困難になっていく。

肝障害の要因
感染　アルコール　毒素
血流障害　代謝異常
薬物　免疫の異常

正常な肝細胞

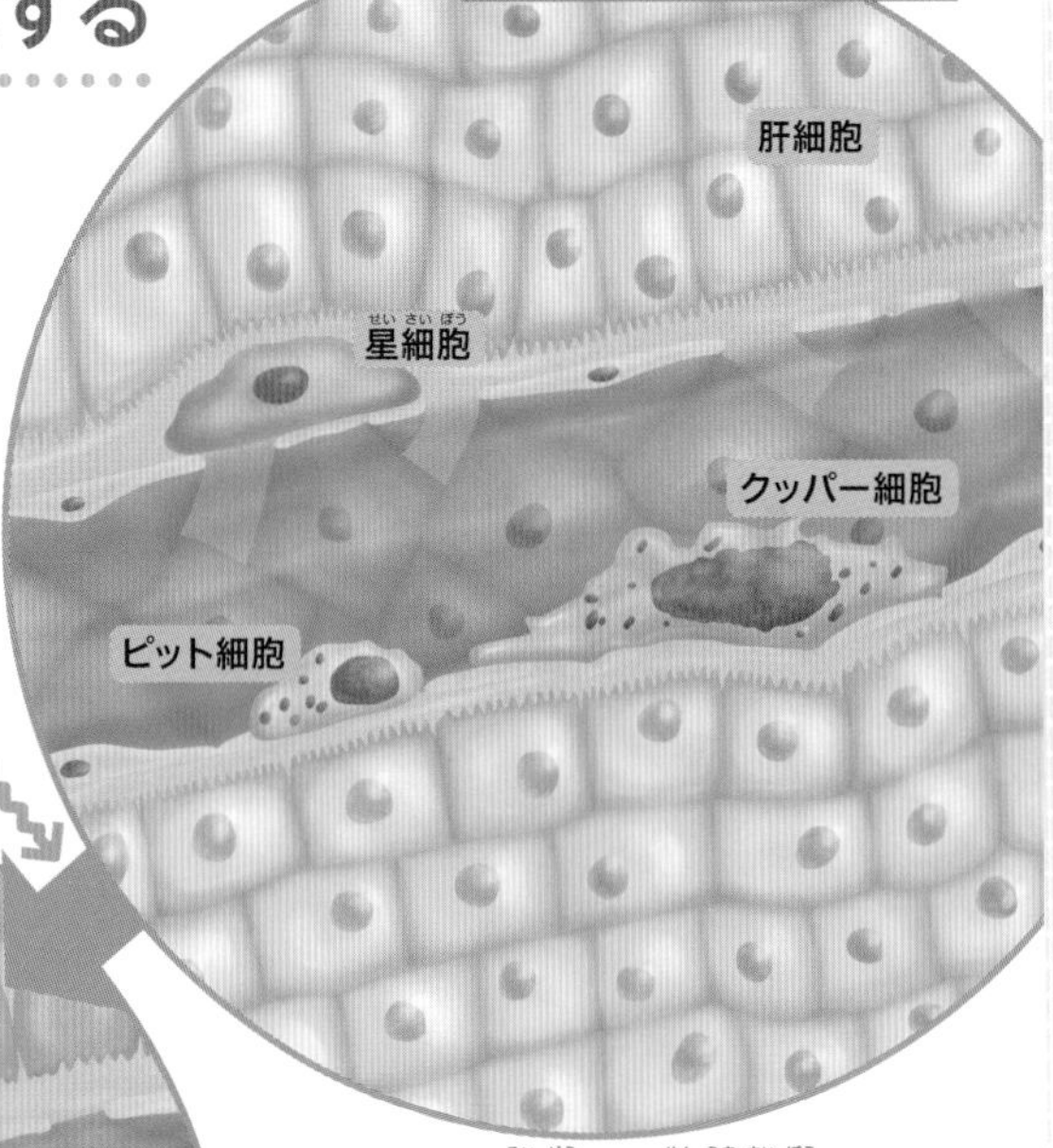

類洞《るいどう》には免疫細胞《めんえきさいぼう》が存在。ディッセ腔《くう》にある星細胞も組織修復にかかわる。

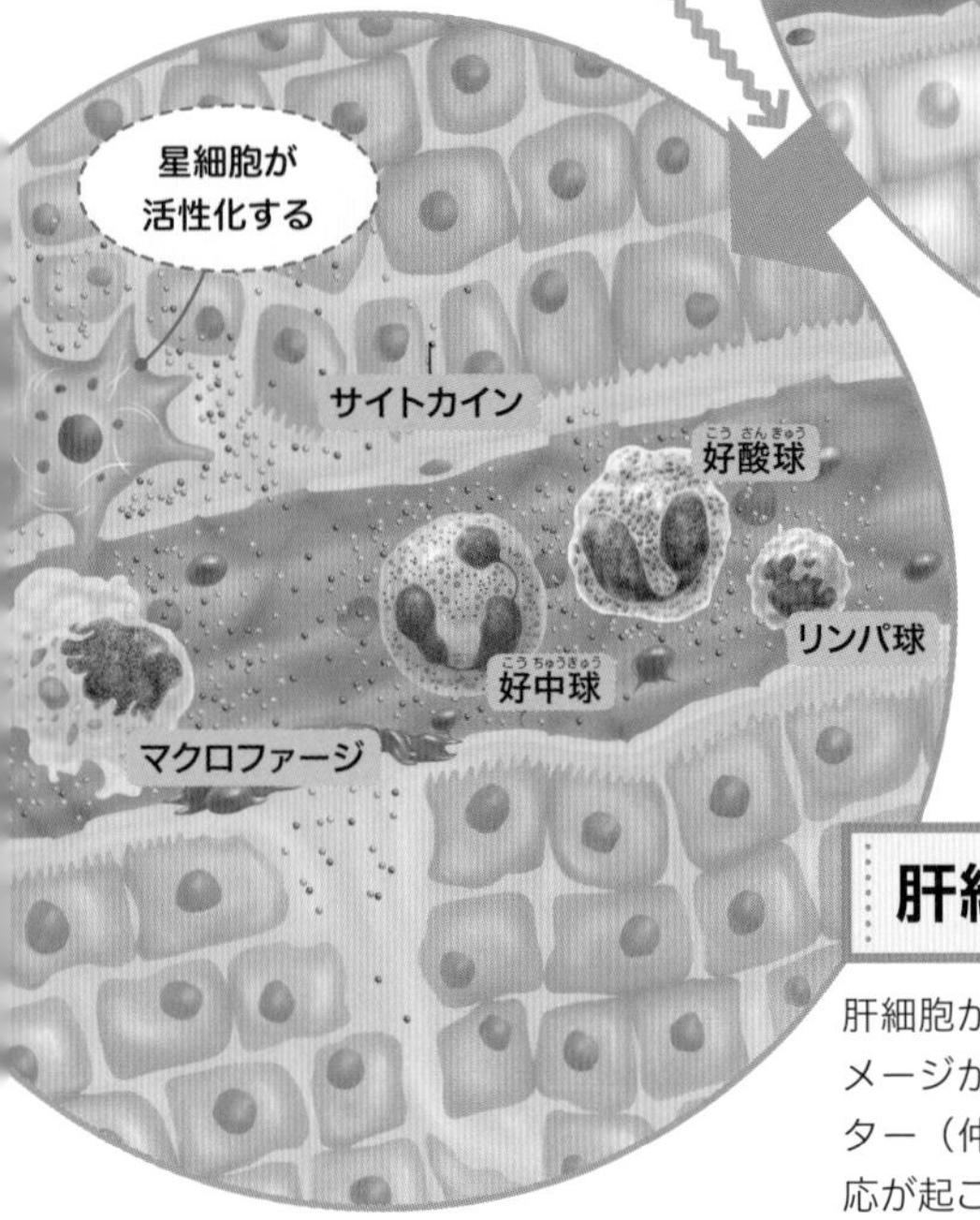

肝細胞の壊死《えし》・脱落

肝細胞が壊死・脱落すると、組織にダメージがあることを伝えるメディエーター（仲介物質）が放出され、炎症反応が起こる。星細胞も活性化。

肝臓を切除しても肝細胞は再生できる

肝臓は生命活動を営むうえで必要不可欠だが、肺や腎臓などのように複数備えているわけではない。それでも平常はとくに問題なく、膨大な機能を果たせているのは、肝臓が再生能力の高い臓器だからである。**肝細胞**がなんらかの原因で**壊死《えし》・脱落**しても、残された肝細胞が**肥大**したり、特殊な**細胞分裂**でその数を増やし、肝臓の機能を保とうとする。ラットの実験でも、肝臓の⅔を切除しても、2週間でもとの大きさに戻るとされている。

肝細胞は、ウイルス感染、アルコール、薬物、免疫異常など、さまざまな原因で傷つくことがあるが、多くの場合は機能をとり戻せる。だからこそ、肝臓を切除しておこなう生体肝移植も可能なのである。

線維化により肝臓が硬化。肝小葉の構造も破壊される

傷ついた肝細胞の修復は、全身の組織修復と同様、**血小板《けっしょうばん》**の活性化から始まり、**フィブリン**という糊状の蛋白質が傷を補修する。ついで傷害された肝細胞、類洞上皮細胞《るいどうじょうひさいぼう》、血小板から**炎症メディエーター**が放出され、**免疫細胞《めんえきさいぼう》**が傷害部位に集まる。好中球《こうちゅうきゅう》や好酸球《こうさんきゅう》、マクロファージなどである。

さらに肝臓の**星細胞《せいさいぼう》**も活性化し、**I型コラーゲン**（膠原繊維《こうげんせんい》）を産生する。これが組織を修復し、新たな肝細胞の土台となる。

ただし肝臓が慢性的にダメージを受けていると、このプロセスでは修復しきれなくなる。過剰なI型コラーゲンが蓄積した**線維化**という状態だ。

線維化した部分が増えると、肝小葉《かんしょうよう》の正常な構造は損なわれ、再生した細胞の集まり（**再生結節《さいせいけっせつ》**）が、硬い線維性隔壁《せんいせいかくへき》に囲まれた**偽小葉《ぎしょうよう》**となる。「にせの小葉」という字句どおり、正常な肝小葉のような代謝機能、物質交換機能を果たせない。これが**肝硬変《かんこうへん》**（→Ｐ１４８）で、肝細胞癌《かんさいぼうがん》発症の下地ともいえる危険な状態である。

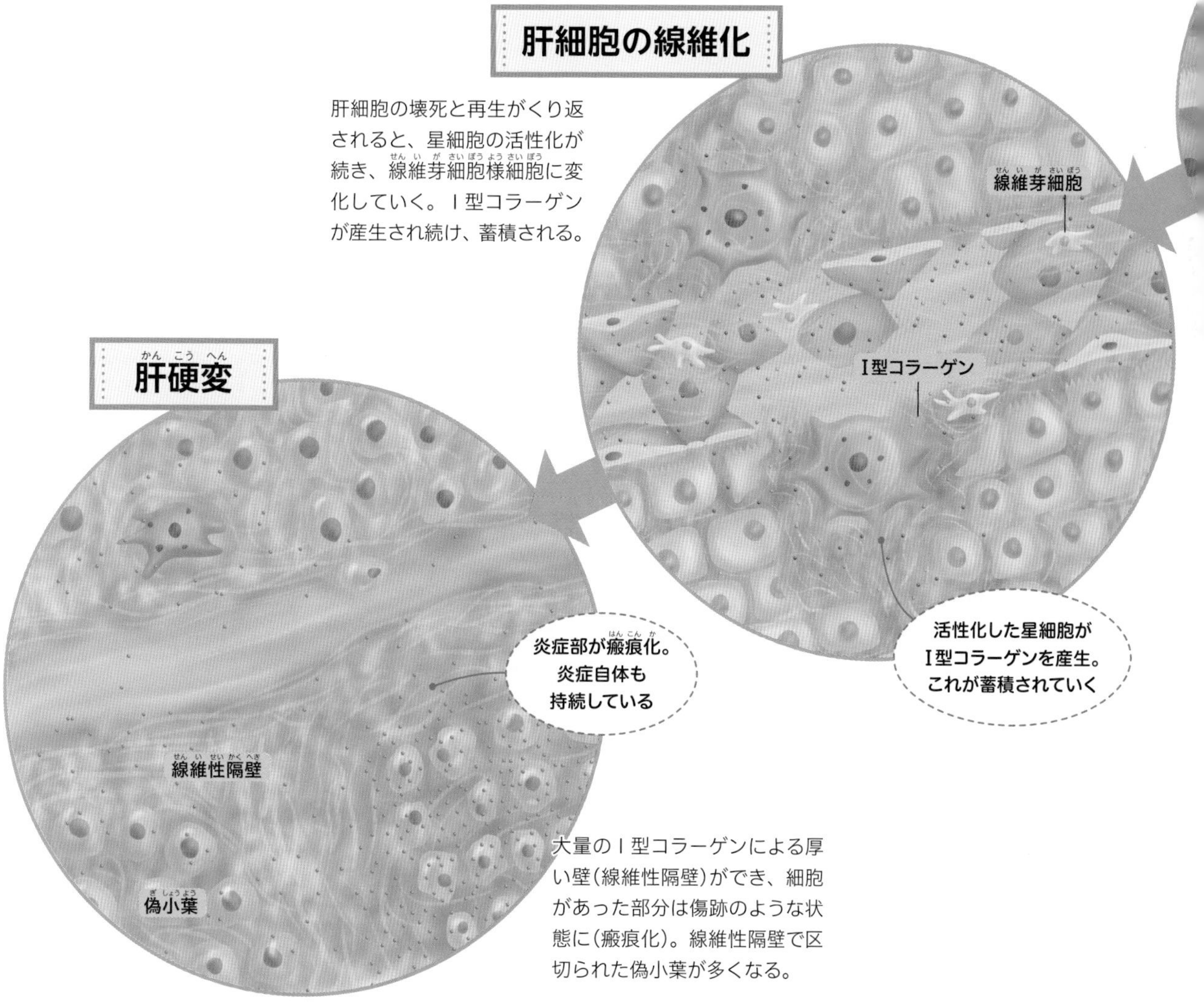

肝細胞の壊死と再生がくり返されると、星細胞の活性化が続き、線維芽細胞様細胞《せんいがさいぼうようさいぼう》に変化していく。I型コラーゲンが産生され続け、蓄積される。

大量のI型コラーゲンによる厚い壁（線維性隔壁）ができ、細胞があった部分は傷跡のような状態に（瘢痕化）。線維性隔壁で区切られた偽小葉が多くなる。

肝臓の背側に位置する、袋状の小さな臓器

胆嚢は、肝臓で生成された「胆汁」を貯蔵する器官である。食後に消化管ホルモンが分泌されると、胆汁を十二指腸に放出し、消化を促す。

総肝管、総胆管を通じて、肝臓、膵臓とつながる

消化液の胆汁《たんじゅう》を濃縮して貯め、食後に総胆管へ送り込んでいる。

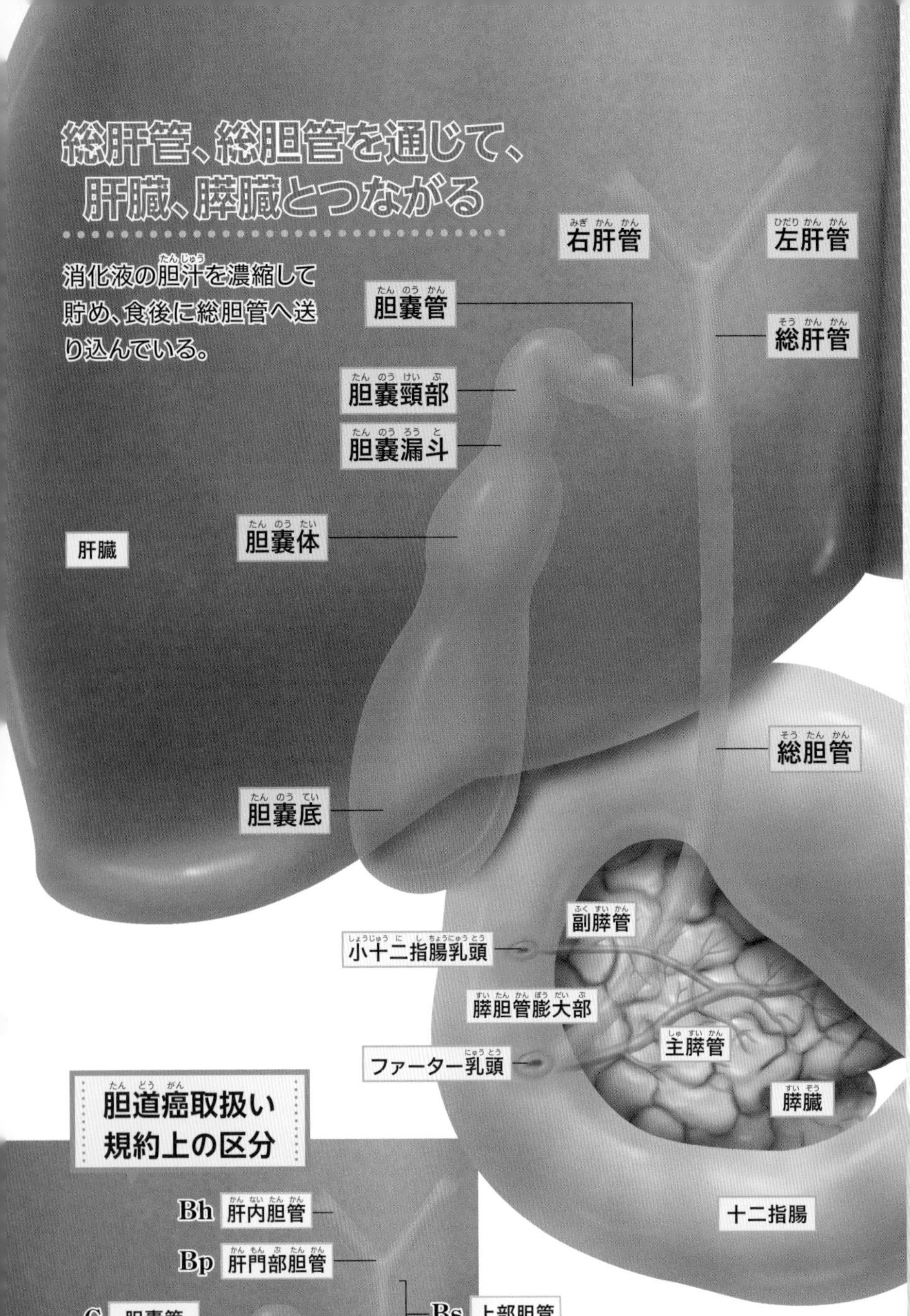

胆汁は、肝臓中の肝管、左右の肝管が合流した総肝管、総肝管から胆嚢、胆嚢から総胆管という経路をたどる。
これら胆汁の通り道は、胆道と総称される。

胆道癌《たんどうがん》取扱い規約上の区分

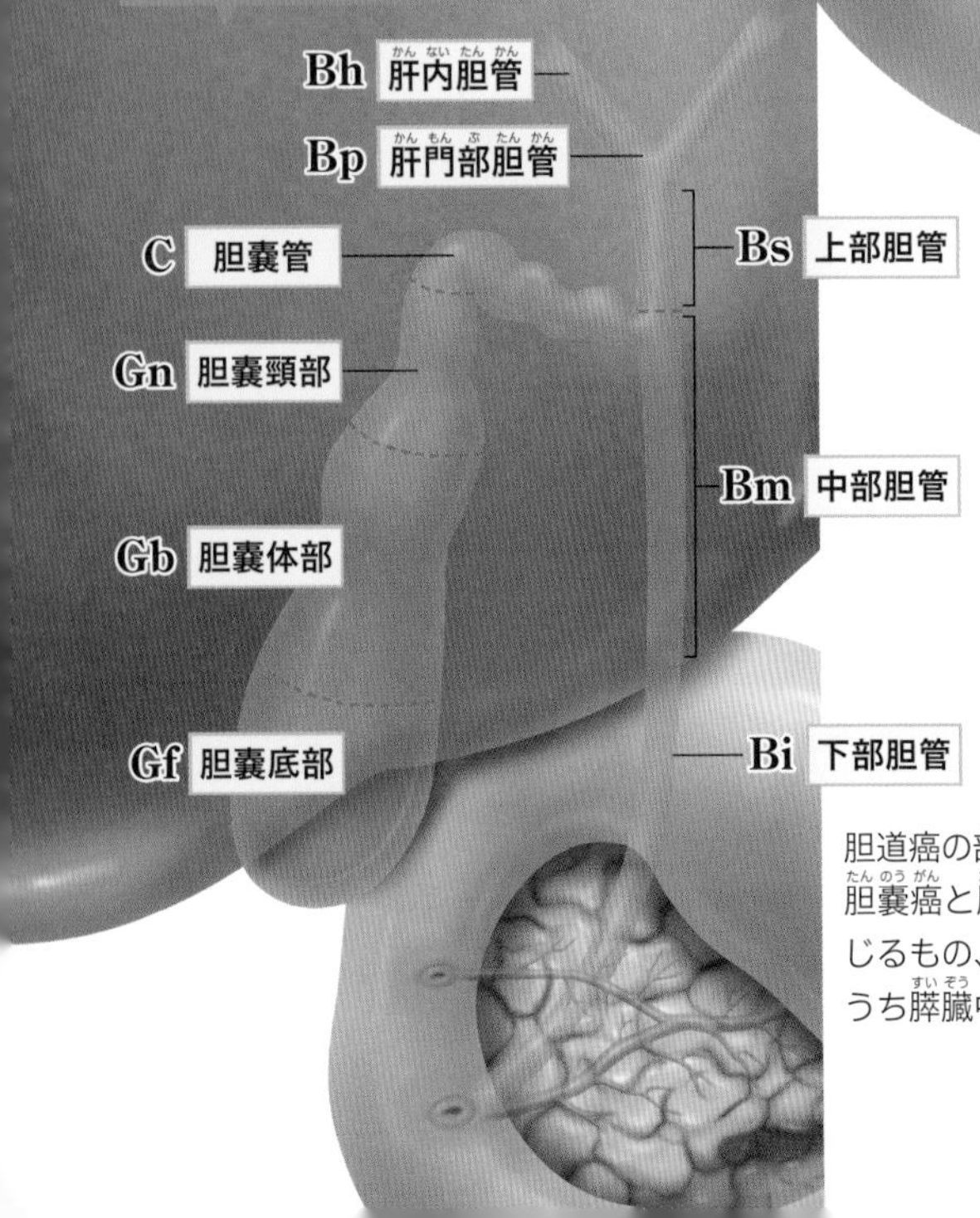

胆道癌の部位を示すときは左の区分を使う。胆嚢癌《たんのうがん》と胆管癌《たんかんがん》があり、さらに総肝管に生じるもの、総胆管に生じるもの、総胆管のうち膵臓《すいぞう》中を通るものに分けられる。

平滑筋や括約筋の働きで、胆汁を放出する

十二指腸に食物が送られると、その刺激で胆嚢が収縮する。

収縮・弛緩《しかん》のしくみ

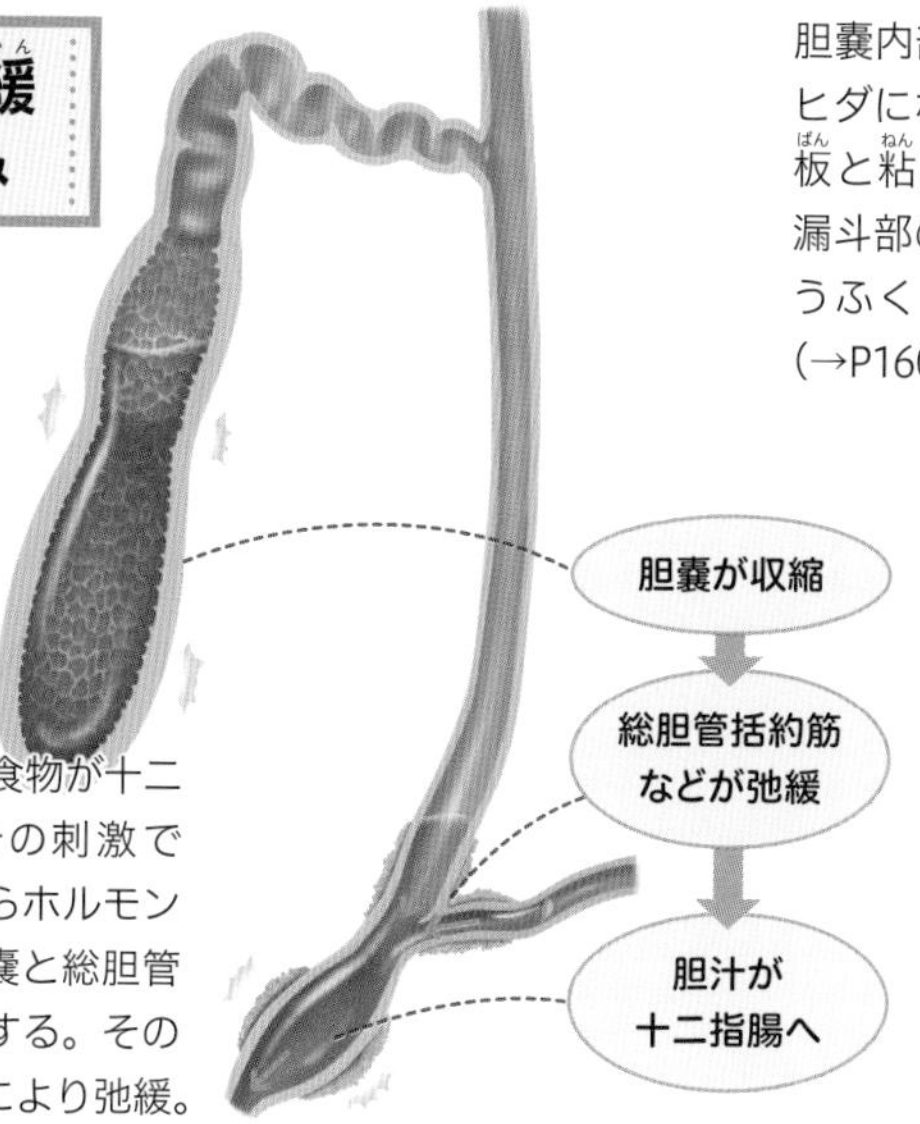

食後30分ほどで食物が十二指腸に到達。その刺激で十二指腸粘膜からホルモンが分泌され、胆嚢と総胆管の括約筋が収縮する。その後、副交感神経《ふくこうかんしんけい》により弛緩。

断面図で見る胆嚢内部

胆嚢内部は、うね状の粘膜《ねんまく》ヒダになっており、粘膜筋《ねんまくきん》板《ばん》と粘膜《ねんまく》下層《かそう》をもたない。漏斗部のハルトマン嚢というふくらみに、胆嚢結石《たんのうけっせき》(→P160)が入り込みやすい。

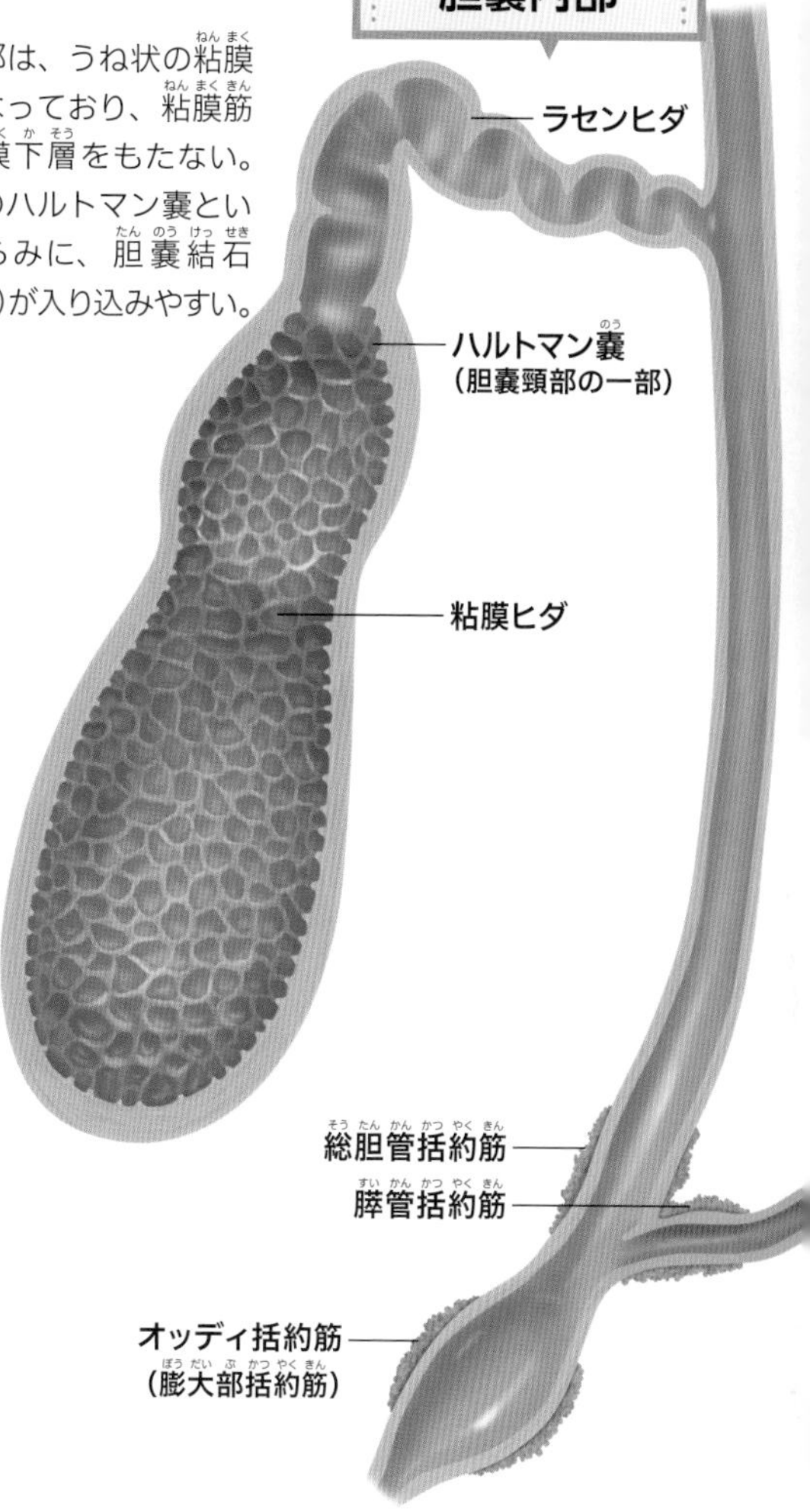

知っておきたい病態生理

膵《すい》・胆《たん》管《かん》合《ごう》流《りゅう》異《い》常《じょう》

先天的な器質的異常。本来は十二指腸出口(乳頭部)手前で合流する総胆管と膵管が、その前の地点で合流してしまう。胆汁が逆流しやすく、それが結石や癌の原因になることもある。

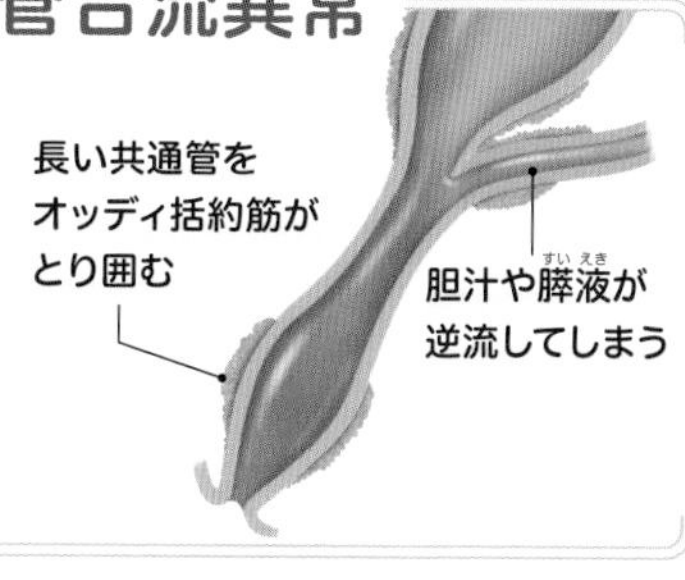

食事のたびに収縮し、胆汁を十二指腸に送る

胆嚢《たんのう》は、肝臓の右葉《うよう》前部下方にあるくぼみにはまっている、袋状の臓器である。長さ約10㎝の胆嚢には、肝臓でつくられる消化液の**胆汁**《たんじゅう》が貯蔵されている。

肝臓の各組織で生成された胆汁（**肝胆**《かんたん》**汁**《じゅう》）は、右葉《うよう》からは**右肝管**《みぎかんかん》に、左葉《さよう》からは**左肝管**《ひだりかんかん》を経由し、さらに左右の肝管が合流した**総肝管**《そうかんかん》を通って胆嚢に入る。胆嚢には、30～50㎖の胆汁を貯めることができる。

胆嚢に胆汁が流入するのは、空腹時である。食事をすると、消化のために胆汁が必要になる。そのサインは、食物が十二指腸《じゅうにしちょう》に達した刺激で分泌される**消化管ホルモン**である。サインが出ると、胆嚢が収縮して、胆汁が**胆嚢管**《たんのうかん》に押し出される。総肝管《そうかんかん》と胆嚢管が合流した**総胆管**《そうたんかん》へと流入、さらに膵《すい》臓《ぞう》から膵液《すいえき》が送られる膵管《すいかん》と合流し、**膵液**と一緒に**十二指腸**に分泌されるのである。

胆嚢や胆管が結石《けっせき》でふさがれて、胆汁の流れがうっ滞《たい》すると、皮膚や目などが黄色くなる**黄疸**《おうだん》の症状が現れる。黄疸は、肝障害で代謝機能が低下したときにも生じる。

胆汁を濃縮し、十二指腸に分泌する

肝臓で生成される胆汁を「肝胆汁」といい、少量の有機物、無機物以外はすべて水分である。これを濃縮して消化液とするのも、胆嚢の役割だ。

水分の多い肝胆汁を濃縮し、胆嚢胆汁に

コレステロールをもとに肝臓で生成された胆汁《たんじゅう》が、胆嚢《たんのう》に貯えられる。

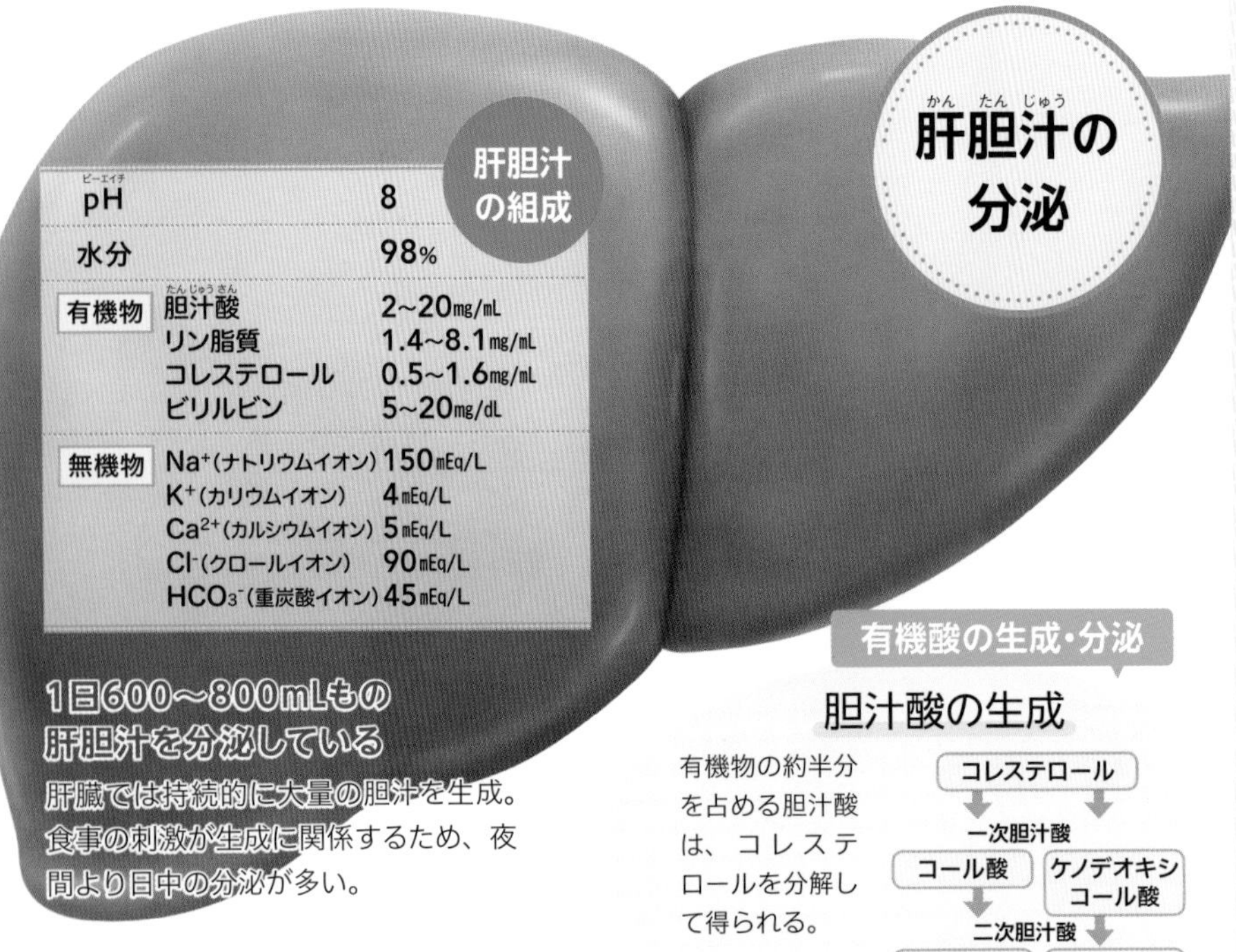

pH《ピーエイチ》		8
水分		98%
有機物	胆汁酸《たんじゅうさん》	2~20mg/mL
	リン脂質	1.4~8.1mg/mL
	コレステロール	0.5~1.6mg/mL
	ビリルビン	5~20mg/dL
無機物	Na^+（ナトリウムイオン）	150mEq/L
	K^+（カリウムイオン）	4mEq/L
	Ca^{2+}（カルシウムイオン）	5mEq/L
	Cl^-（クロールイオン）	90mEq/L
	HCO_3^-（重炭酸イオン）	45mEq/L

1日600～800mLもの肝胆汁を分泌している

肝臓では持続的に大量の胆汁を生成。食事の刺激が生成に関係するため、夜間より日中の分泌が多い。

有機酸の生成・分泌

胆汁酸の生成

有機物の約半分を占める胆汁酸は、コレステロールを分解して得られる。

コレステロール
↓ 一次胆汁酸
コール酸 / ケノデオキシコール酸
↓ 二次胆汁酸
デオキシコール酸 / リトコール酸

脂質の分泌

胆汁酸の界面活性作用により、コレステロールやリン脂質が遊離する。

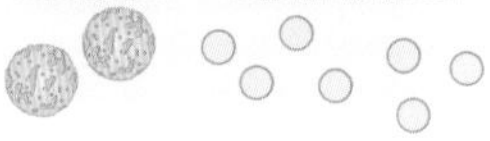

胆汁色素の分泌

老化した赤血球《せっけっきゅう》を分解して胆汁中に排泄。分解物質のウロビリノゲンが胆汁色素。

ヘモグロビン
↓
ヘム / グロビン
↓
鉄 / ビリルビン / アミノ酸
↓
ウロビリノゲン

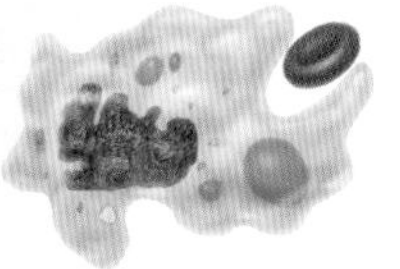

胆汁酸のほか、不要なコレステロール類も含まれる

胆嚢《たんのう》に貯められ、十二指腸《じゅうにしちょう》に放出される**胆汁**《たんじゅう》は、おもに**脂質**の消化に関与する。

胆汁は、**有機物**と**無機物**で構成されており、有機物の中心となるのは**胆汁酸**《たんじゅうさん》である。胆汁酸は、脂質の一種である**コレステロール**を原料として、**肝細胞**で生成される。何段階かの化学反応により、コール酸とケノデオキシコール酸という胆汁酸が生じ、さらに腸管で細菌の分解を受け、デオキシコール酸とリトコール酸になる。

これらの胆汁酸は界面活性作用をもち、食物由来の脂質を**乳化**してエマルジョンにし、消化吸収しやすくする（→P36）。

なお、胆汁酸以外の有機物には、細胞膜の構成成分である**コレステロール**や**リン脂質**なども含まれている。

胆嚢胆汁の放出

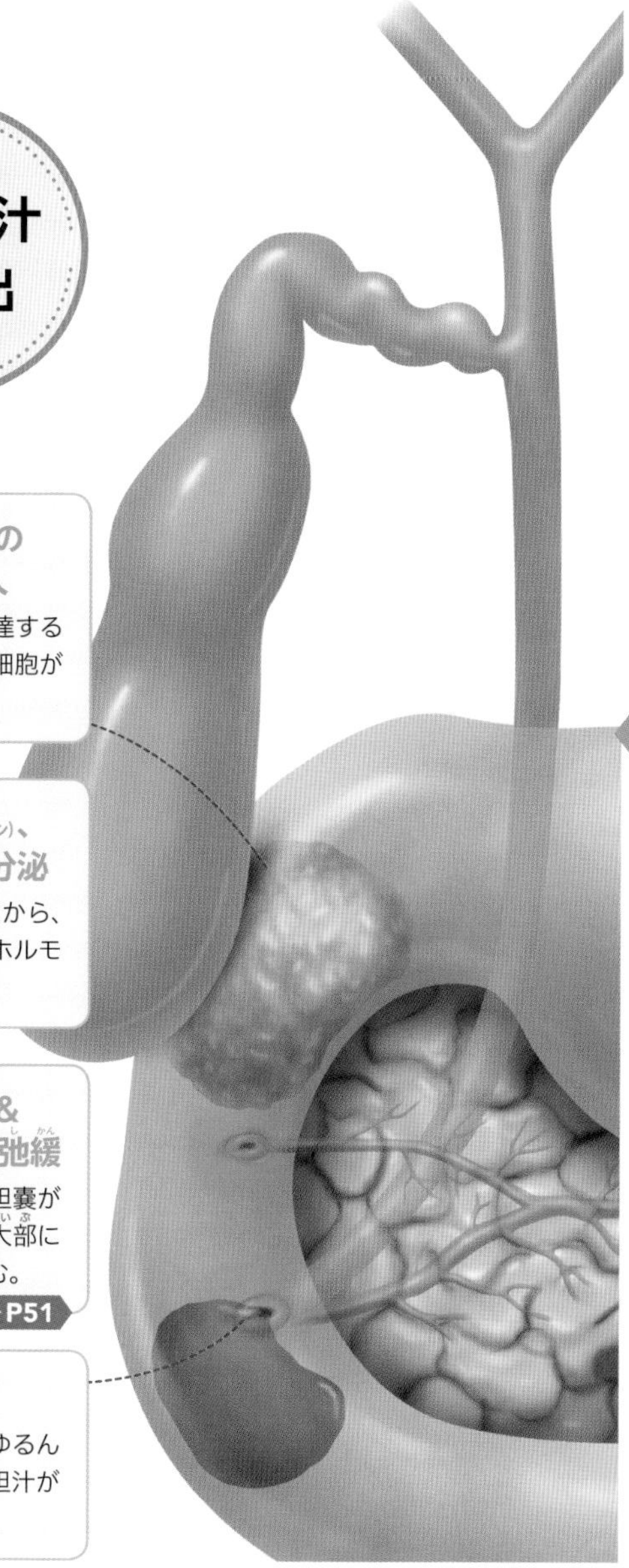

1 十二指腸《じゅうにしちょう》への食物の流入

食物が十二指腸に達すると、十二指腸粘膜細胞が刺激される。

2 CCK《シーシーケー》(コレシストキニン)、セクレチンの分泌

十二指腸粘膜細胞から、胆汁の分泌を促すホルモンが分泌される。

3 胆嚢の収縮&オッディ括約筋弛緩《かつやくきんしかん》

ホルモンの作用で胆嚢が収縮し、胆膵管膨大部《たんすいかんぼうだいぶ》にある括約筋がゆるむ。

⇒P51

4 胆汁排泄

オッディ括約筋がゆるんで乳頭部《にゅうとうぶ》が開き、胆汁が十二指腸内に流入。

肝胆汁の濃縮

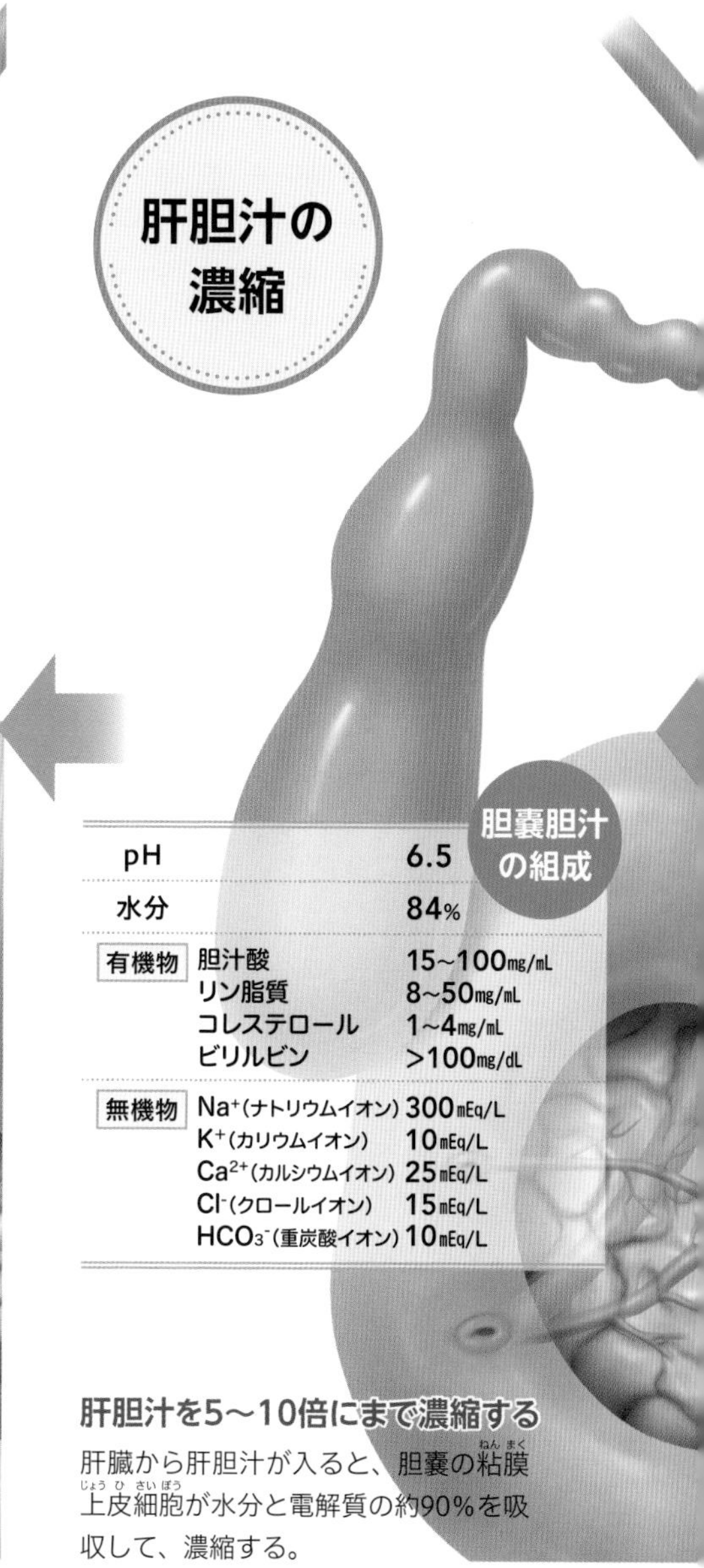

胆嚢胆汁の組成

pH		6.5
水分		84%
有機物	胆汁酸	15~100mg/mL
	リン脂質	8~50mg/mL
	コレステロール	1~4mg/mL
	ビリルビン	>100mg/dL
無機物	Na^+(ナトリウムイオン)	300mEq/L
	K^+(カリウムイオン)	10mEq/L
	Ca^{2+}(カルシウムイオン)	25mEq/L
	Cl^-(クロールイオン)	15mEq/L
	HCO_3^-(重炭酸イオン)	10mEq/L

肝胆汁を5〜10倍にまで濃縮する

肝臓から肝胆汁が入ると、胆嚢の粘膜《ねんまく》上皮細胞《じょうひさいぼう》が水分と電解質の約90%を吸収して、濃縮する。

胆汁酸の95%は腸で吸収され、再び肝臓へと戻る

胆汁酸などの胆汁成分は、十二指腸に放出されたのち、そのまま排泄されるわけではなく、大部分が**回腸**《かいちょう》で吸収される。再吸収された胆汁酸は、**門脈**を経由して、再び**肝臓**に戻るのである。この胆汁酸の放出と回収は、**腸肝循環**と呼ばれる。

回収されて再利用される、つまり腸肝循環をしている**胆汁酸プール**は、つねに4g程度ある。腸肝循環は、1回の食事で2回おこなわれているといわれ、プール以外の不足分は**肝細胞**で生成される。

胆汁酸以外に回収される胆汁成分に、**ビリルビン**がある。ビリルビンは、赤血球《せっけっきゅう》の大部分を占めるヘモグロビンの分解成分で、多くは便中に排泄されるが、一部は回収されて、再度胆汁中に入る。

なお、ビリルビンは腸管で**ウロビリノゲン**に変化し、さらにこれが酸化された**ウロビリン**が、糞便や尿の色の正体である。また、胆汁の分泌に異常があると、ビリルビンの血中濃度が高まり、血管外に漏出する。これが**黄疸**《おうだん》である。

「膵頭」「膵体」「膵尾」の3領域からなる分泌器官

膵臓は、胃の背部に位置する横に長い臓器。膵液を分泌する「腺房」と、ホルモンを分泌する「ランゲルハンス島」で構成されている。

1〜10㎜の腺房からなり、中央には膵管が走る

消化管内（体外）に分泌する外分泌腺《がいぶんぴつせん》と、体内に分泌する内分泌腺《ないぶんぴつせん》のふたつをもつ。

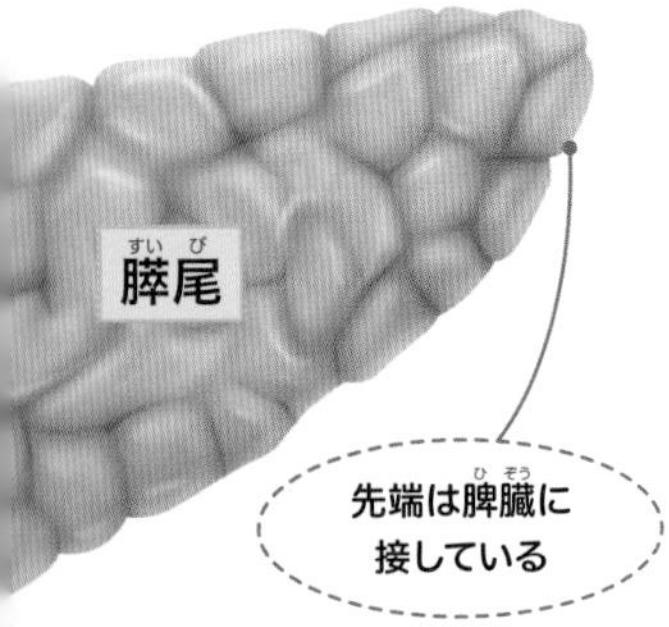

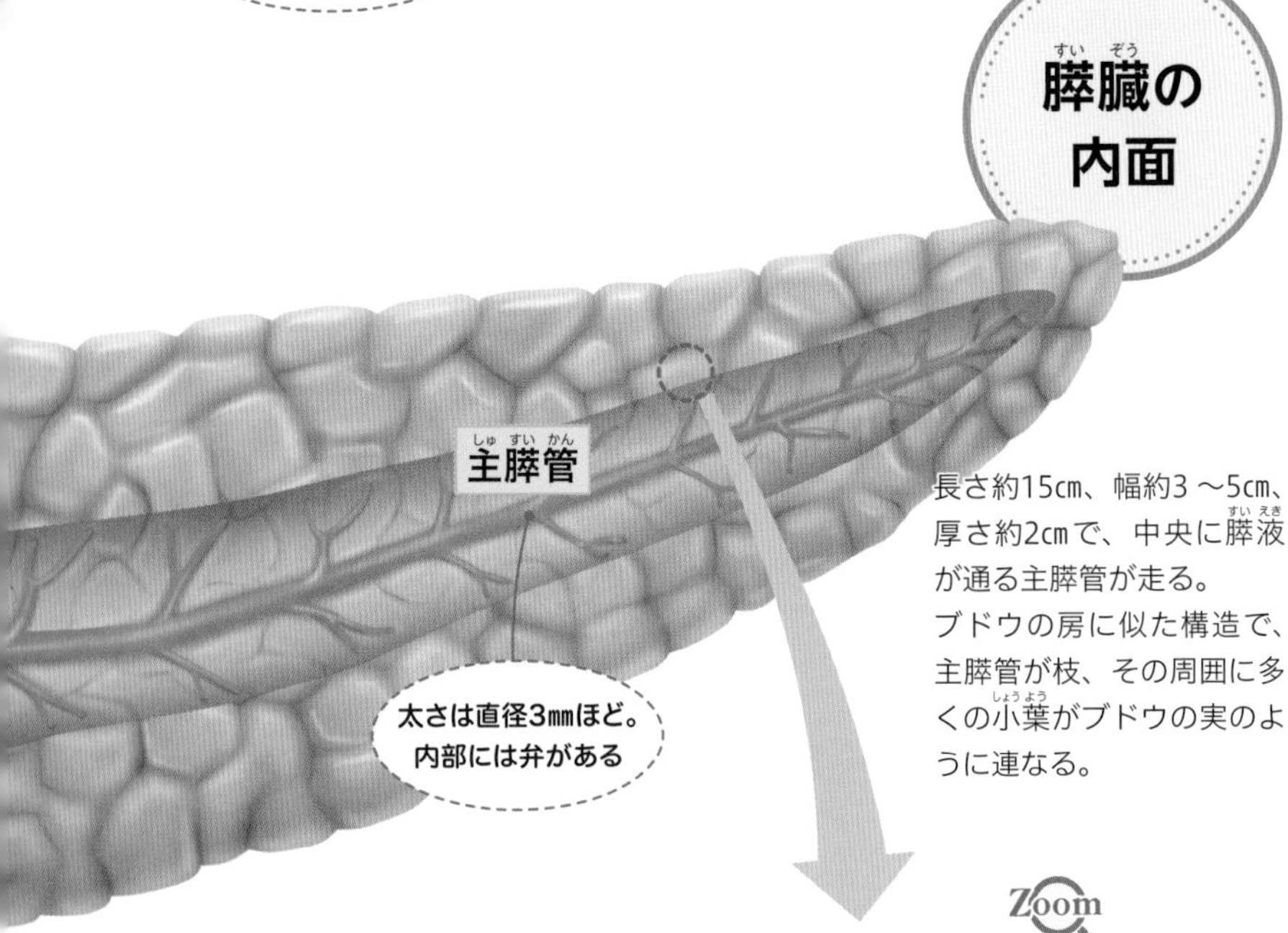

長さ約15㎝、幅約3 〜5㎝、厚さ約2㎝で、中央に膵液《すいえき》が通る主膵管が走る。ブドウの房に似た構造で、主膵管が枝、その周囲に多くの小葉《しょうよう》がブドウの実のように連なる。

小葉の構造

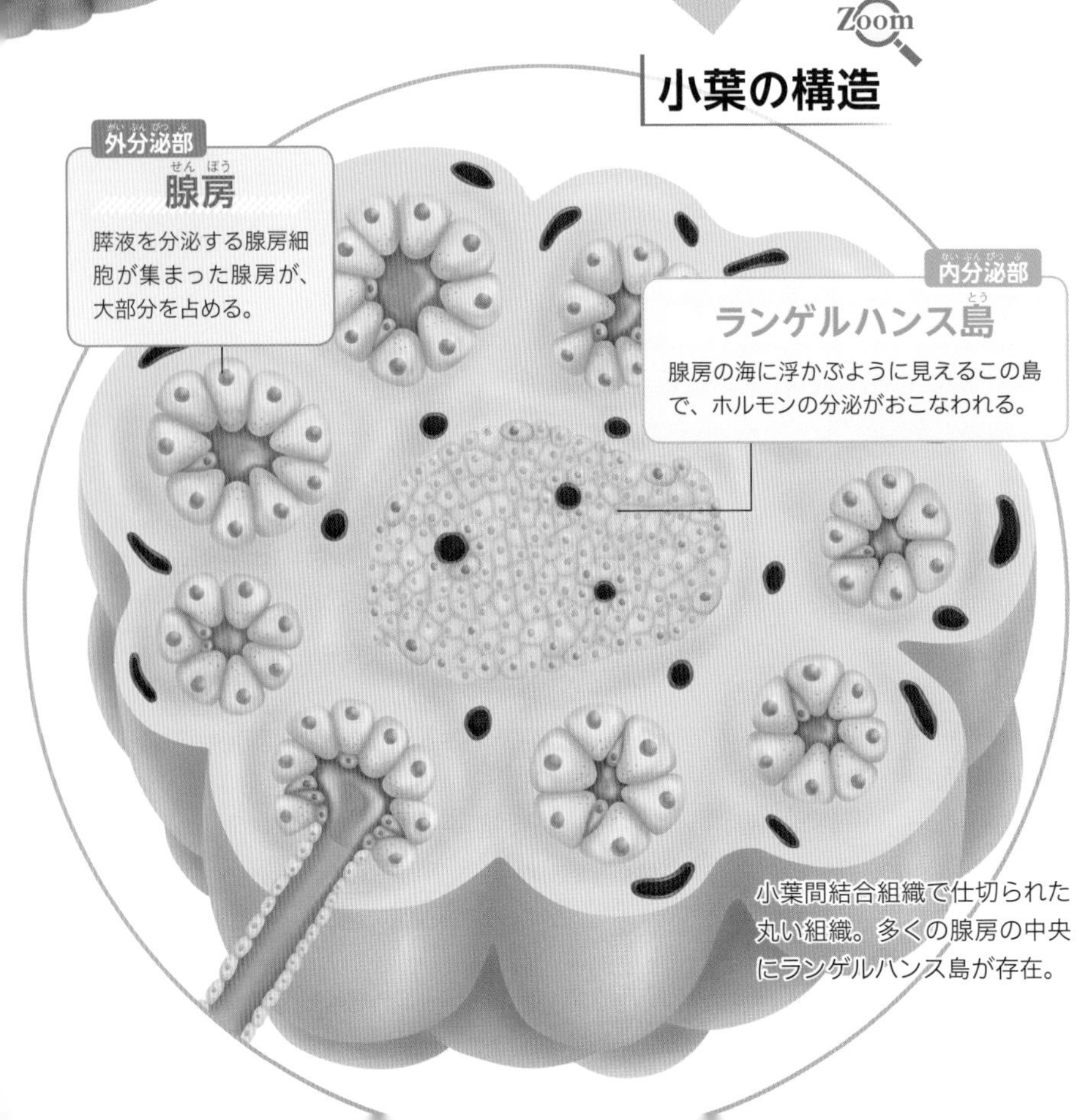

膵臓の外観

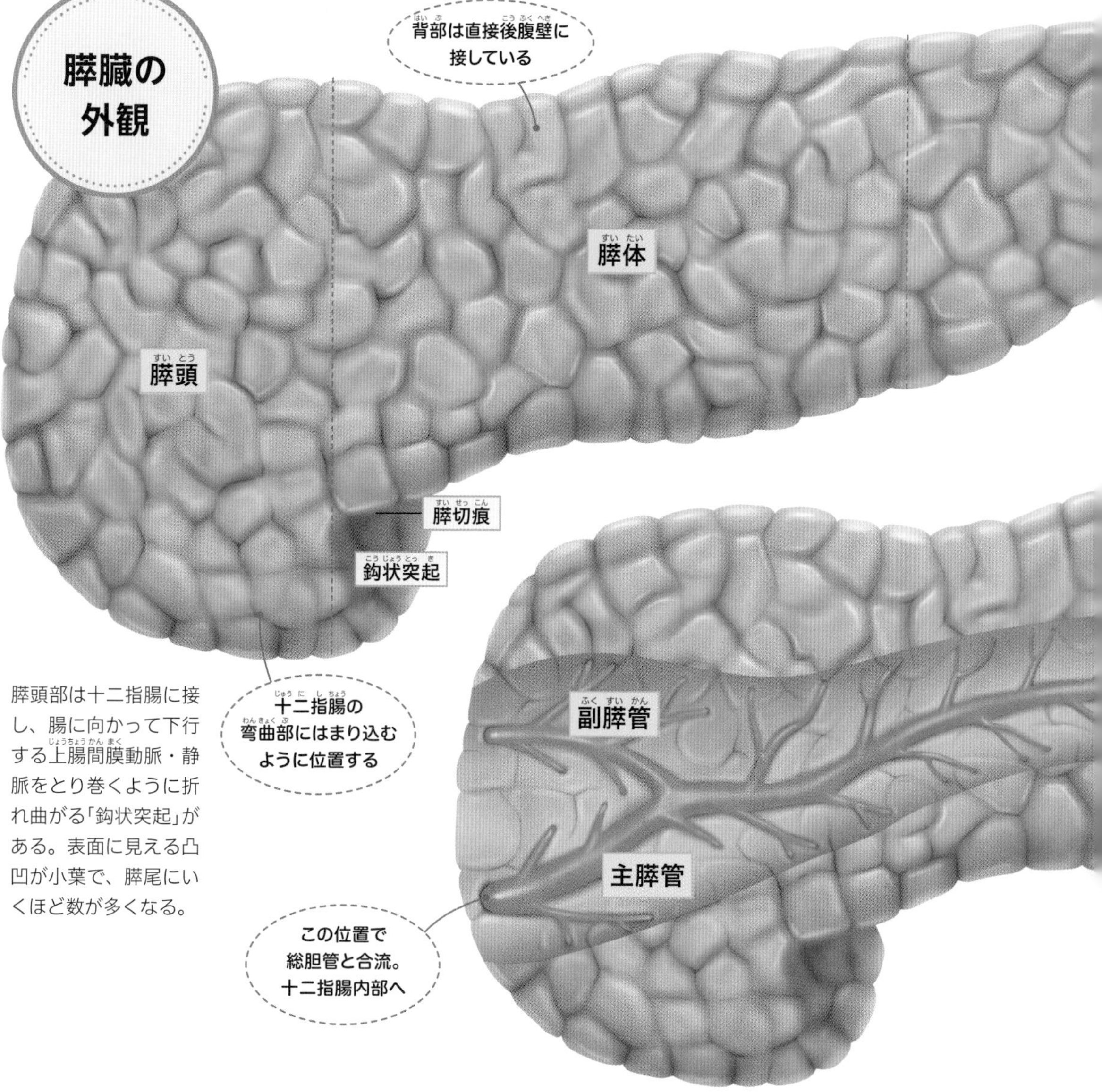

膵頭部は十二指腸に接し、腸に向かって下行する上腸間膜《じょうちょうかんまく》動脈・静脈をとり巻くように折れ曲がる「鉤状突起」がある。表面に見える凸凹が小葉で、膵尾にいくほど数が多くなる。

胆嚢と連動して内容物の消化をおこなう

膵臓《すいぞう》は胃の後ろ側、脊椎《せきつい》近くにある、長さ約15㎝、重さ約100gの細長い臓器だ。**膵頭**《すいとう》とよばれる右側の部位は、十二指腸《じゅうにしちょう》のカーブにくるまれるように、**膵尾**《すいび》とよばれる左側は、脾臓《ひぞう》に突き刺さるように存在している。膵頭と膵尾のあいだは**膵体**《すいたい》とよばれ、やや左上がりに伸びている。

膵臓の中央には、膵臓が分泌する**膵液**《すいえき》の通り道である、**主膵管**《しゅすいかん》が走る。膵液は、食物の消化吸収に欠かせない重要な消化液で、膵臓の各組織でつくられ、縦横に走る**副膵管**《ふくすいかん》から主膵管へと集約されていく。主膵管は、胆汁《たんじゅう》の通り道である**総胆管**《そうたんかん》と合流し、**十二指腸乳頭**《じゅうにしちょうにゅうとう》に分泌される。

膵臓のもうひとつの大きな役割は、血糖値をコントロールする**インスリン**を筆頭に、多種の**ホルモン**を分泌することだ。

膵臓は、小葉《しょうよう》とよばれる最小組織の集まりであり、膵液を分泌する多くの**腺房**《せんぼう》がある。小葉の真ん中には、島のように見える**ランゲルハンス島**《とう》とよばれる組織があり、ホルモン分泌がおこなわれている。

外分泌腺から酵素を分泌。膵液として放出する

腺房細胞は、食物消化のための消化酵素を分泌し、膵液を生成して、十二指腸に放出する。食後にはその量が増え、脂質などを効率よく消化する。

腺房細胞から消化酵素が分泌され、膵液を生成

1日に約1500㎖も分泌される膵液《すいえき》は、多様な消化酵素を含んでいる。

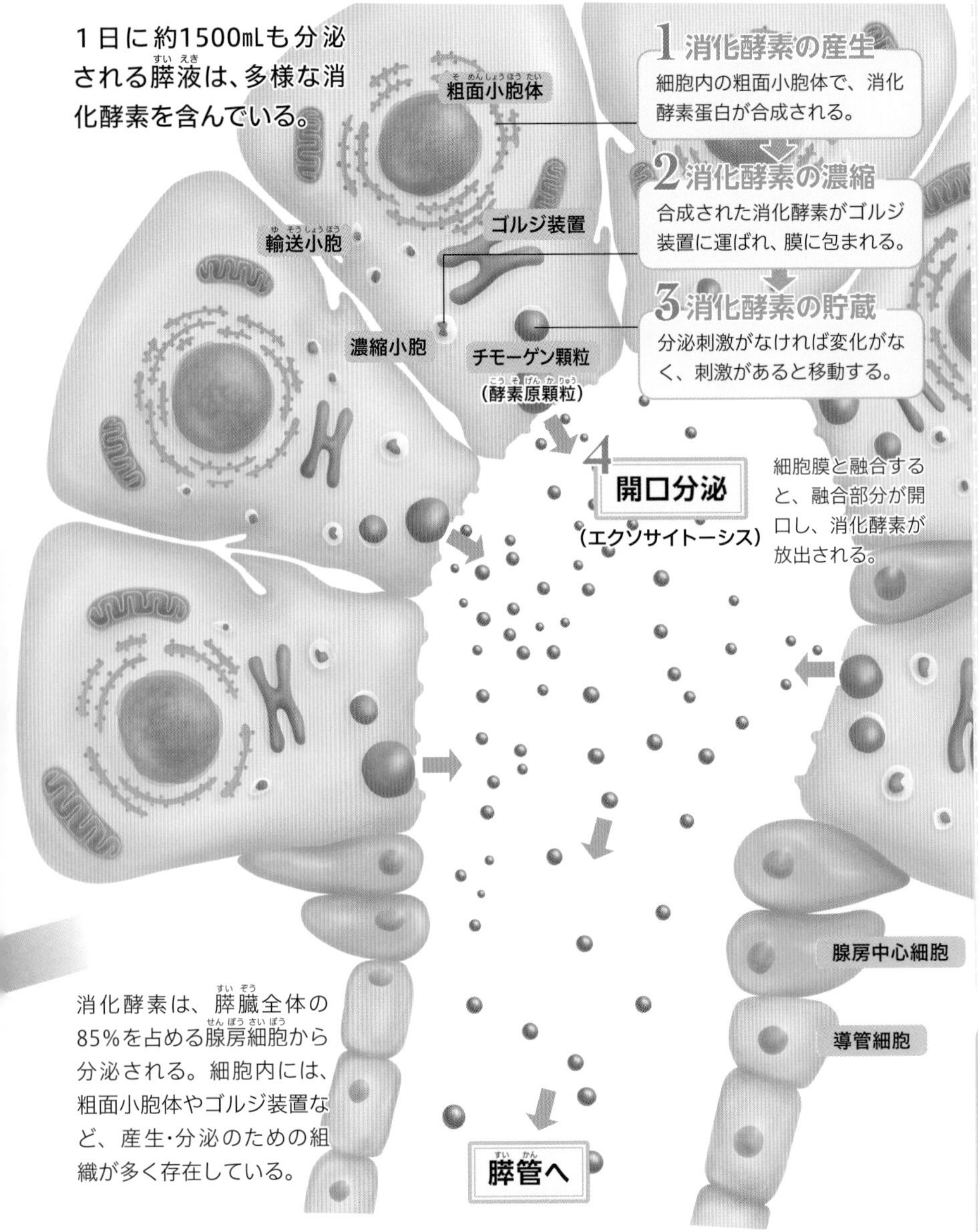

消化酵素は、膵臓《すいぞう》全体の85%を占める腺房細胞《せんぼうさいぼう》から分泌される。細胞内には、粗面小胞体やゴルジ装置など、産生・分泌のための組織が多く存在している。

膵液の組成

消化酵素

炭水化物分解酵素	●α《アルファ》-アミラーゼ
脂質分解酵素	●リパーゼ ●ホスホリパーゼA《エーツー》$_2$ ●コレステロールエステルヒドラーゼ
蛋白質分解酵素	●トリプシン ●キモトリプシン ●エラスターゼ ●カルボキシペプチダーゼ

多種多様な消化酵素をもち、膵液だけでも食物の消化はすべてできるといわれる。蛋白質分解酵素は、膵管内に存在するあいだは活性をもたない「プロ酵素」という形をとっている。

水分

1日約1500㎖分泌される膵液のほとんどが水分

水と電解質は、腺房細胞、腺房中心細胞、導管細胞から分泌される。

電解質

（重炭酸イオンなど）

分泌速度が速いほど、HCO_3^-が増加

電解質濃度は体液と同じだが、重炭酸イオン（HCO_3^-）が多く、アルカリ性を示す。

食事摂取が刺激となって膵液の分泌・放出が促される

膵液《すいえき》の約98%は水で、残る2%ほどが、**消化酵素**などの**有機物**、重炭酸イオンなどの**電解質**である。電解質中には重炭酸イオンが多量に含まれているため、重炭酸イオンなどの膵液は**アルカリ性**に傾いている。十二指腸《じゅうにしちょう》に届いた内容物は、胃酸で酸性に傾いているが、膵液により中和され、膵液中の消化酵素が十分に働ける環境になる。

膵液がもつ消化酵素は非常に多様で、**糖質**、**蛋白質**、**脂質**の、どの栄養素にも対応できる。それだけに、これらの消化酵素がそのまま膵管《すいかん》を流れると、膵臓《すいぞう》の細胞自身が消化され、溶けてしまう。それを防ぐため、消化酵素は膵臓内では**不活性型**をしている。内容物が十二指腸に到達すると、活性化されるしくみだ。

膵液の分泌は、空腹時は少なく、食後は増大する。食事をすると、自律神経や胃の刺激などのサインにより、消化液の分泌が促進される。同時に、重炭酸イオンの分泌も増やして膵液の組成を変えて、分泌スピードを速めるのである。

十二指腸の消化管ホルモンに刺激され、膵液を放出する

通常は少量の分泌だが、十二指腸《じゅうにしちょう》に食物が入ると膵液が集中的に分泌される。

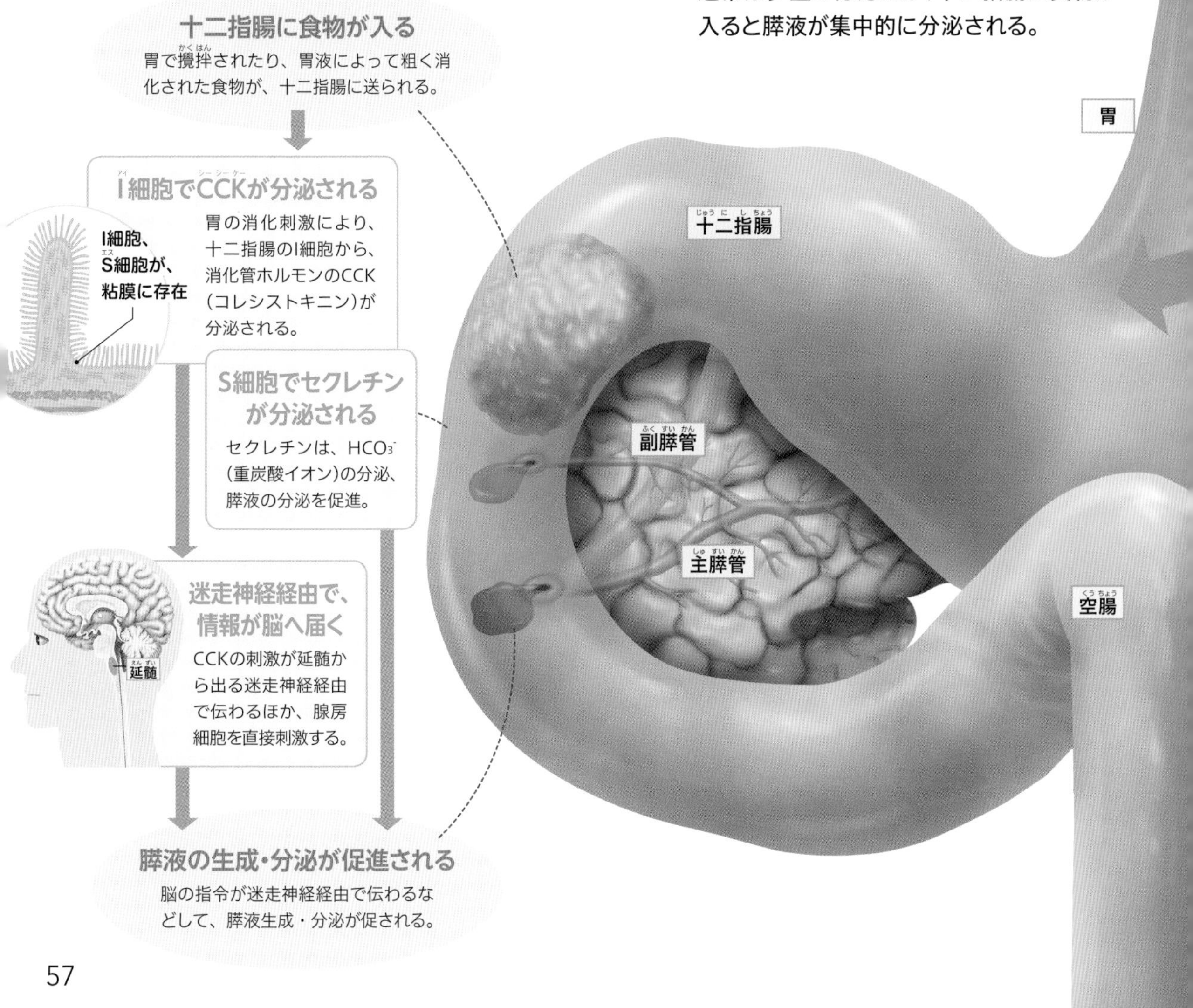

ランゲルハンス島が内分泌機能を担う

ランゲルハンス島には、α細胞、β細胞、δ細胞、PP細胞、ε細胞という内分泌細胞が存在し、血糖値などの調節をおこなっている。

5種の内分泌細胞が、インスリンなどのホルモンを分泌

ランゲルハンス島《とう》は血中へと多様なホルモンを分泌する、膵臓《すいぞう》の内分泌器官《ないぶんぴつきかん》。

β《ベータ》細胞（B《ビー》細胞）

もっとも多い内分泌細胞。中心部に存在

島の細胞の65～80%を占め、中心部に偏って存在。糖尿病患者では減少が認められ、α細胞やδ細胞に分化転換することも。

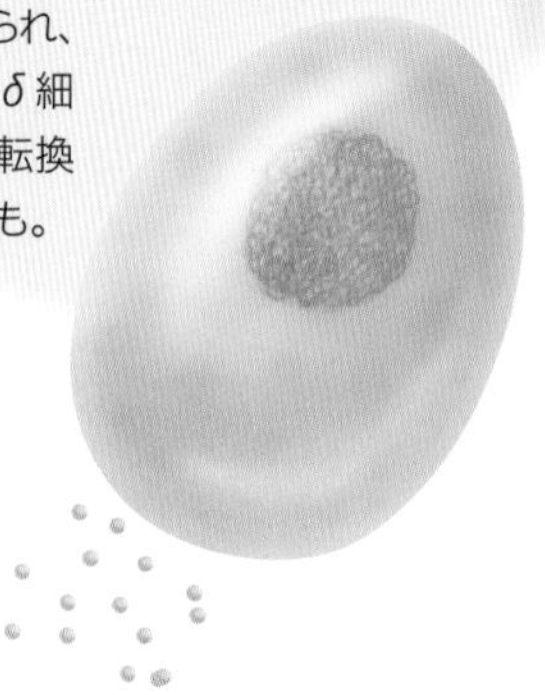

α《アルファ》細胞（A《エー》細胞）

島の辺縁部に多く、15～20%を占める

β細胞についで多い分泌細胞で、島の辺縁部に多く存在。δ細胞と隣接していることがよくある。グルカゴンを分泌する。

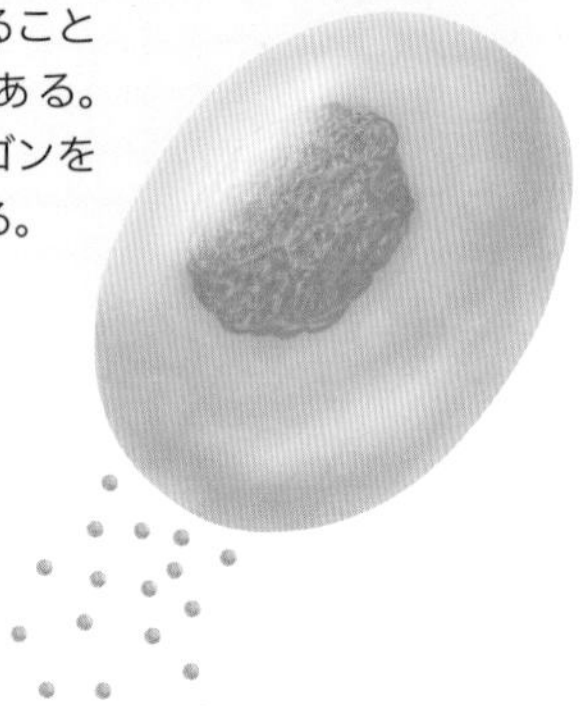

分泌抑制

インスリン

血糖調節の要。細胞での糖吸収を促進

食後に血糖値が上昇すると分泌され、グルコースが細胞にとり込まれたり利用されるのを促進して、血糖値を下げる。血糖値を下げる働きのある唯一のホルモン。

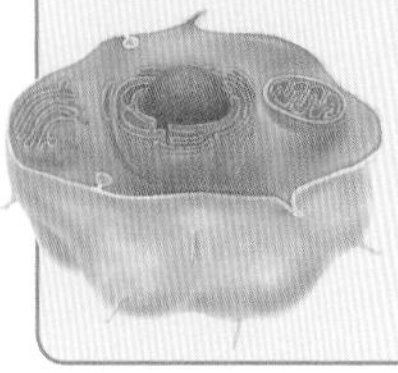

グルカゴン

肝臓に作用して、血糖値を上げる

血糖値が下がると分泌され、肝臓にグリコーゲンの分解を促す。肝臓はグリコーゲンを分解してグルコースをつくり血中に送る。その結果、血糖値が上がる。

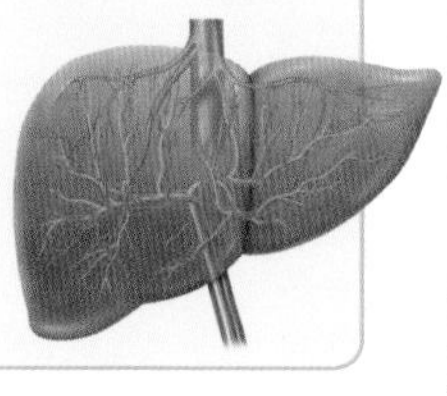

内分泌機能は、副交感神経でコントロールされている

小葉《しょうよう》の中央、腺房《せんぼう》に囲まれて島のように浮かんでいるのが、**ランゲルハンス島**《とう》という直径0・3㎜ほどの円形をした組織である。**膵島**《すいとう》や**ラ島**《とう》、たんに**島**《とう》などとよばれることもある。膵臓《すいぞう》容積の1～2%程度を占め、膵尾部《すいびぶ》に近づくほど数が多くなる。

ランゲルハンス島は、体に必要なホルモンを分泌する**内分泌器官**《ないぶんぴつきかん》である。分泌された**ホルモン**は、島にはりめぐらされた毛細血管を通り、**門脈**を経由して**肝臓**に運ばれて、全身へと送られる。

ホルモン分泌をコントロールするのは、全身の臓器・組織の働きを調整する**自律神経**《じりつしんけい》である。膵島には膵臓全体の10%ほどの血液が流入するが、その血管に沿って自律神経が走り、分泌のシグナルを送っている。

ε《イプシロン》細胞（Y《ワイ》細胞）

胃と同様に、グレリンを分泌する

島に1％程度のみ存在する、新しく同定された細胞。1999年に、日本ではじめて発見されたホルモン「グレリン」を分泌。

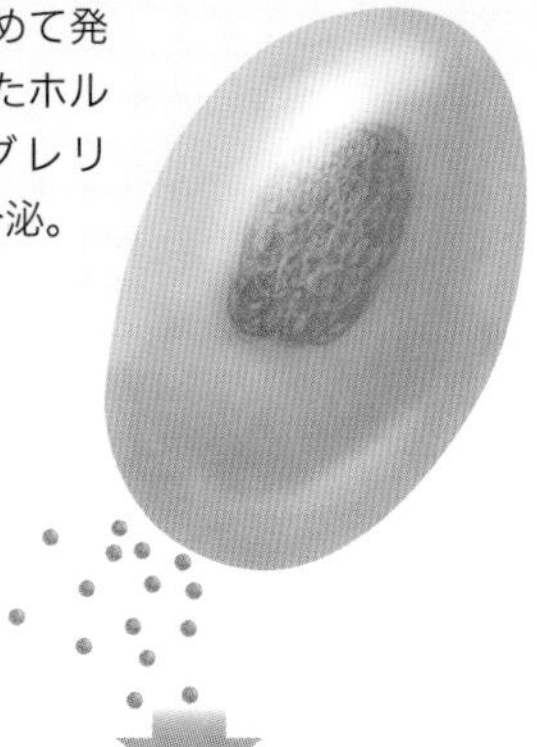

PP《ピー ピー》細胞（F《エフ》細胞）

1％程度で、存在しないこともある

島の辺縁部に存在することが多く、腺房との境界線があいまいなタイプの島に存在しやすい。PPは膵ポリペプチドの略。

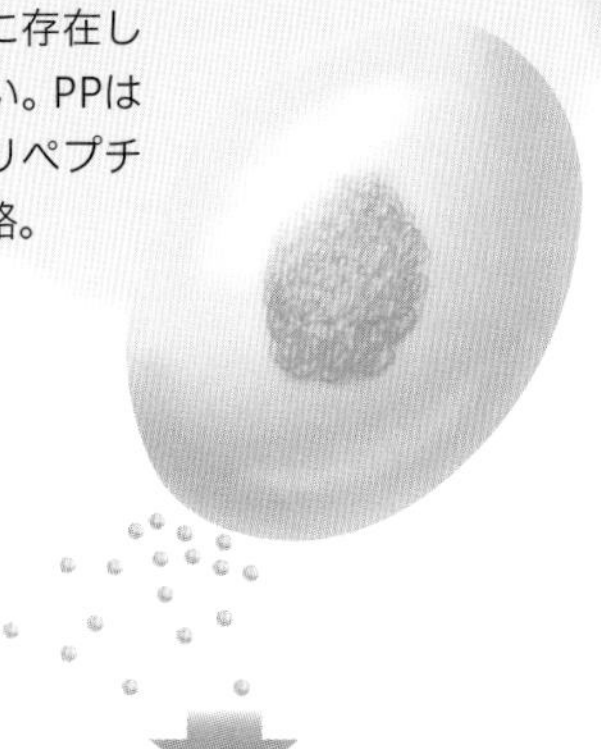

δ《デルタ》細胞（D《ディー》細胞）

島全体に散らばり、5％ほどを占める

3番目に多い細胞で島全体に散らばっている。β細胞とδ細胞は、GLP-1《ジーエルピー》などの消化管ホルモンの刺激で、ホルモンを分泌。

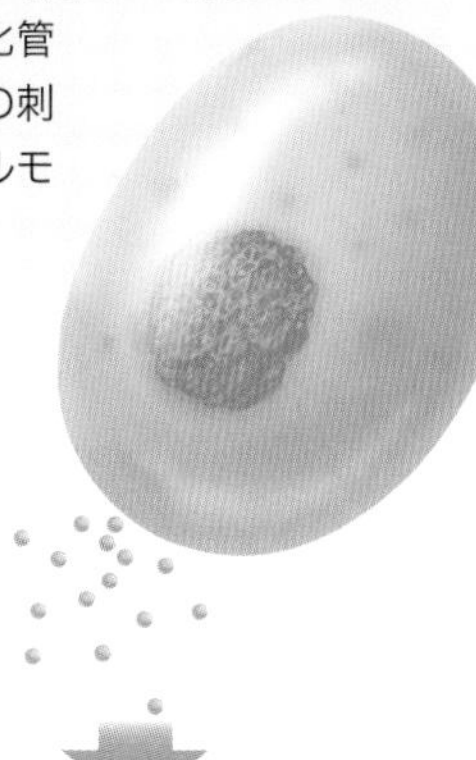

グレリン

脳に作用し、食欲を亢進《こうしん》させる

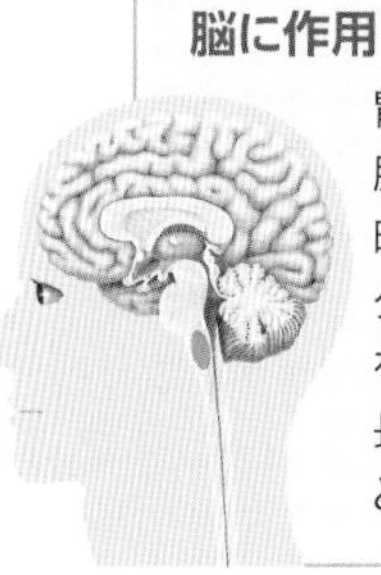

胃や脳でも分泌され、α細胞からも放出される。空腹時に分泌され、空腹のシグナルを脳に伝え、食欲を亢進させる。そのほか成長ホルモンの分泌促進など、多様な作用をもつ。

膵ポリペプチド

膵液《すいえき》の過剰な放出を抑える

膵液の放出を抑える作用をもつ。食後などに分泌され、膵液の過剰な放出を抑制することで、消化吸収をコントロールする。胆嚢《たんのう》収縮抑制作用や、食欲抑制作用もある。

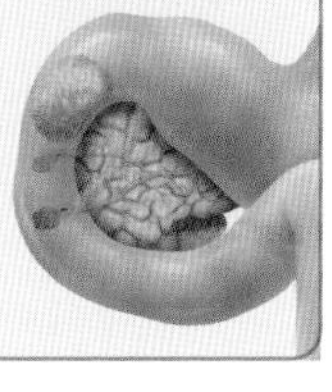

ソマトスタチン

インスリン、グルカゴンの分泌を抑える

血中のグルコース、アミノ酸、脂肪酸が増大すると分泌され、インスリンやグルカゴンの分泌を抑制する。脳の視床《ししょう》下部《かぶ》、消化管からも分泌されていて、消化吸収速度を下げる。

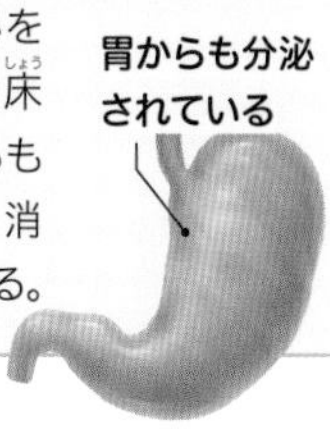

ホルモンはおもに5種。たがいに作用し、恒常性を保つ

ランゲルハンス島では、おもに5種の細胞から、血糖調整にかかわるホルモンが分泌される。**α《アルファ》細胞**から**グルカゴン**、**β《ベータ》細胞**から**インスリン**、**δ《デルタ》細胞**から**ソマトスタチン**、**PP《ピーピー》細胞**から**膵ポリペプチド**、**ε《イプシロン》細胞**から**グレリン**が、それぞれ分泌されている。

これらホルモンの作用は、たがいに拮抗したり、作用しあったりしており、それにより分泌量も変化する。たとえば、一般にもよく知られるインスリンは、食後に**血糖値**が上がると、大量に分泌されて血糖値を下げるよう働く。これに対してグルカゴンは、血糖値を上げる作用があり、空腹時などに分泌される。またソマトスタチンは、インスリンやグルカゴンの分泌を抑制し、膵ポリペプチドは食欲抑制、グレリンは食欲亢進《こうしん》に働くといった具合である。

体内環境を一定に保つよう働く傾向を**恒《こう》常性《じょうせい》**といい、**自律神経**の**副交感神経《ふくこうかんしんけい》**と**交感神経**が拮抗的に働くのもそのためだ。5種のホルモンも、自律神経の刺激で分泌が促進・抑制され、量が調整されている。

消化吸収後の糖質はグリコーゲンとして貯蔵される

小腸で吸収されたグルコースは、全身の細胞で代謝され、エネルギー源となる。肝臓は糖を貯蔵・新生し、必要時に血中に放出する役割を担う。

グルコースは全身の細胞で代謝され、エネルギー源に

糖質はエネルギー代謝経路で、エネルギー通貨であるATP《エーティーピー》に変換される。

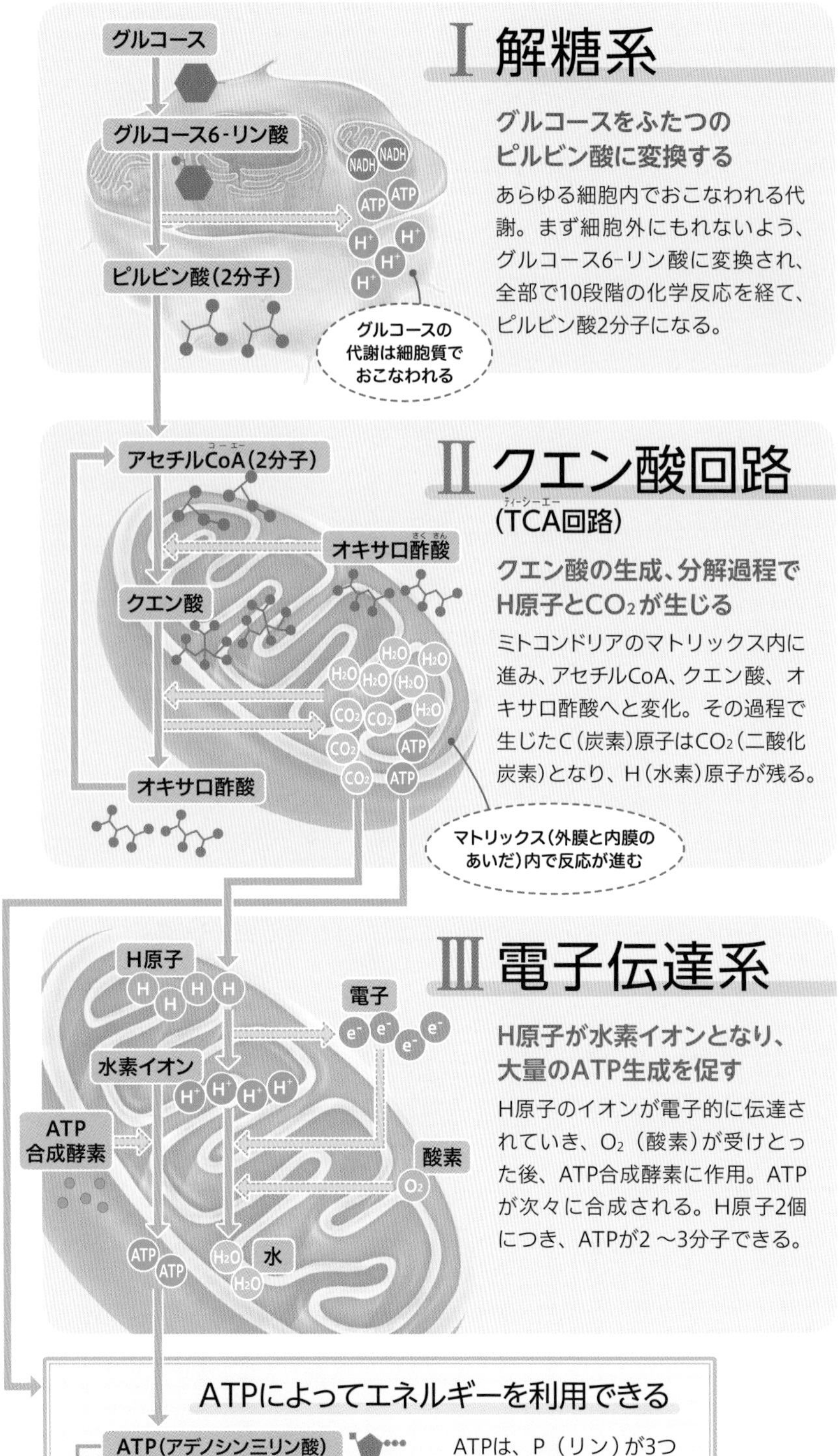

Ⅰ 解糖系

グルコースをふたつのピルビン酸に変換する

あらゆる細胞内でおこなわれる代謝。まず細胞外にもれないよう、グルコース6-リン酸に変換され、全部で10段階の化学反応を経て、ピルビン酸2分子になる。

Ⅱ クエン酸回路(TCA《ティーシーエー》回路)

クエン酸の生成、分解過程でH原子とCO_2が生じる

ミトコンドリアのマトリックス内に進み、アセチルCoA、クエン酸、オキサロ酢酸へと変化。その過程で生じたC(炭素)原子はCO_2(二酸化炭素)となり、H(水素)原子が残る。

Ⅲ 電子伝達系

H原子が水素イオンとなり、大量のATP生成を促す

H原子のイオンが電子的に伝達されていき、O_2(酸素)が受けとった後、ATP合成酵素に作用。ATPが次々に合成される。H原子2個につき、ATPが2～3分子できる。

肝臓ではグリコーゲンを貯蔵。グルコースの新生もおこなう

重要なエネルギー源であるグルコースは、肝臓によって血中濃度が調整されている。

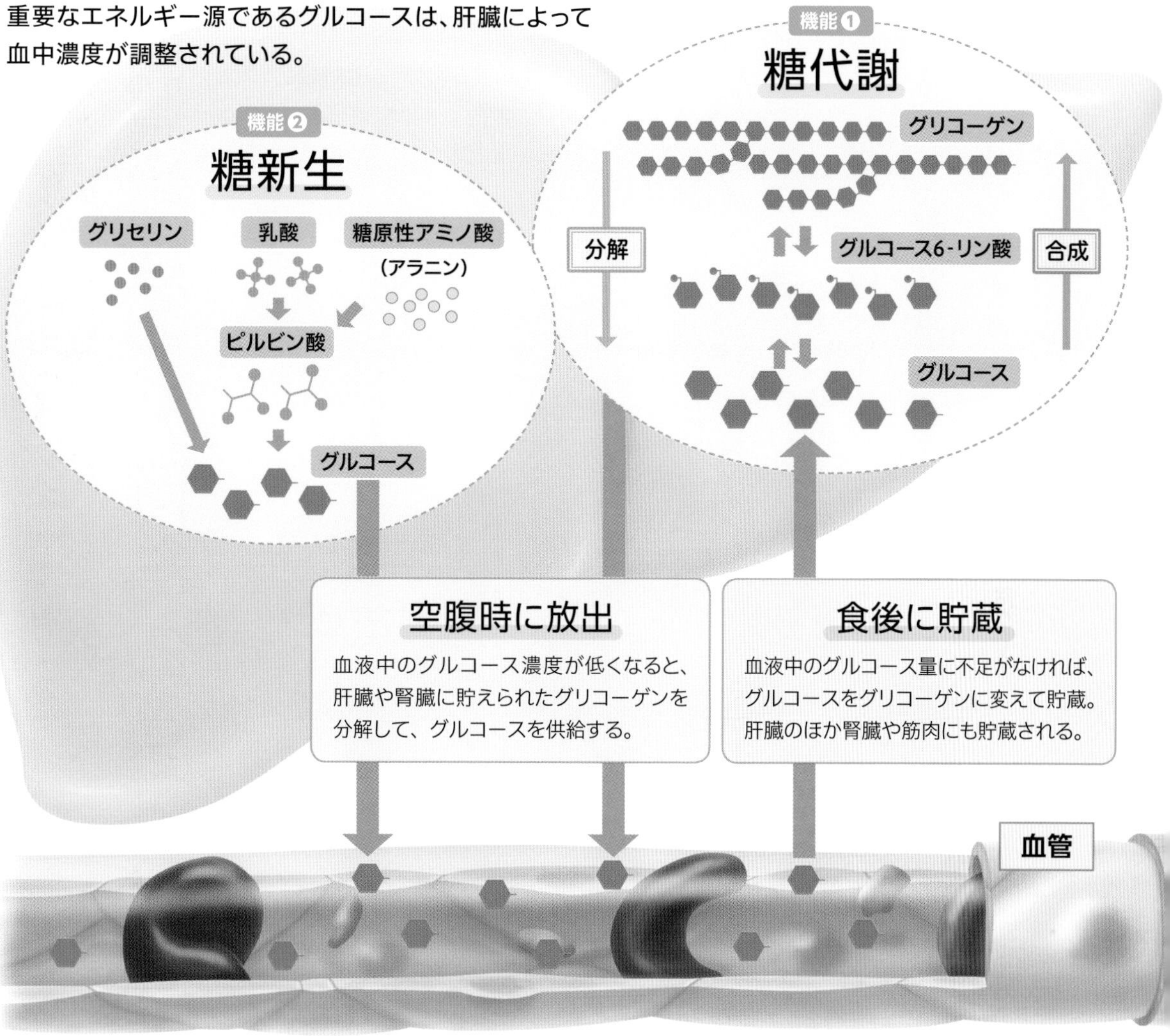

グルコースから得られるＡＴＰが細胞のエネルギー源

体内ではつねに、物質の**分解**（**異化**）や**合成**（**同化**）といった化学反応がくり返されている。生体内のこうした化学的変化を、**代謝**という。代謝は、体内活動に必要なエネルギーと深くかかわり、なかでも重要なものに、糖質のエネルギー代謝がある。

小腸で吸収された**糖質**は、**肝臓**を経由して**グルコース**として全身の細胞に送られる。グルコースは重要な生体エネルギー物質だが、このままでは使用できない。細胞内で**解糖系**という代謝経路に入り、さらに**クエン酸回路**、**電子伝達系**という経路をたどり、大量の**ＡＴＰ**《エーティーピー》（**アデノシン三リン酸**）が産出される。ＡＴＰは、どこでも使える通貨のようなもので、生体内で生じる総エネルギーの45％が、このＡＴＰに変換される。残りは、熱エネルギーとして放出される。

一方、肝臓は余分なグルコースを**グリコーゲン**という形に同化して貯蔵しておく。そして血液中のグルコース濃度が低くなると、グリコーゲンを分解して、グルコースを血液中に送り込む。

アミノ酸を血中に供給。蛋白質合成や分解もおこなう

人体の細胞は、蛋白質でできている。全身につねに適切な量がいきわたるよう、肝臓で代謝がおこなわれ、血中に供給される。

必要量のアミノ酸を合成・供給するのは、肝臓の役割

蛋白質は20種類のアミノ酸の集合体。分解と合成がくり返されている。

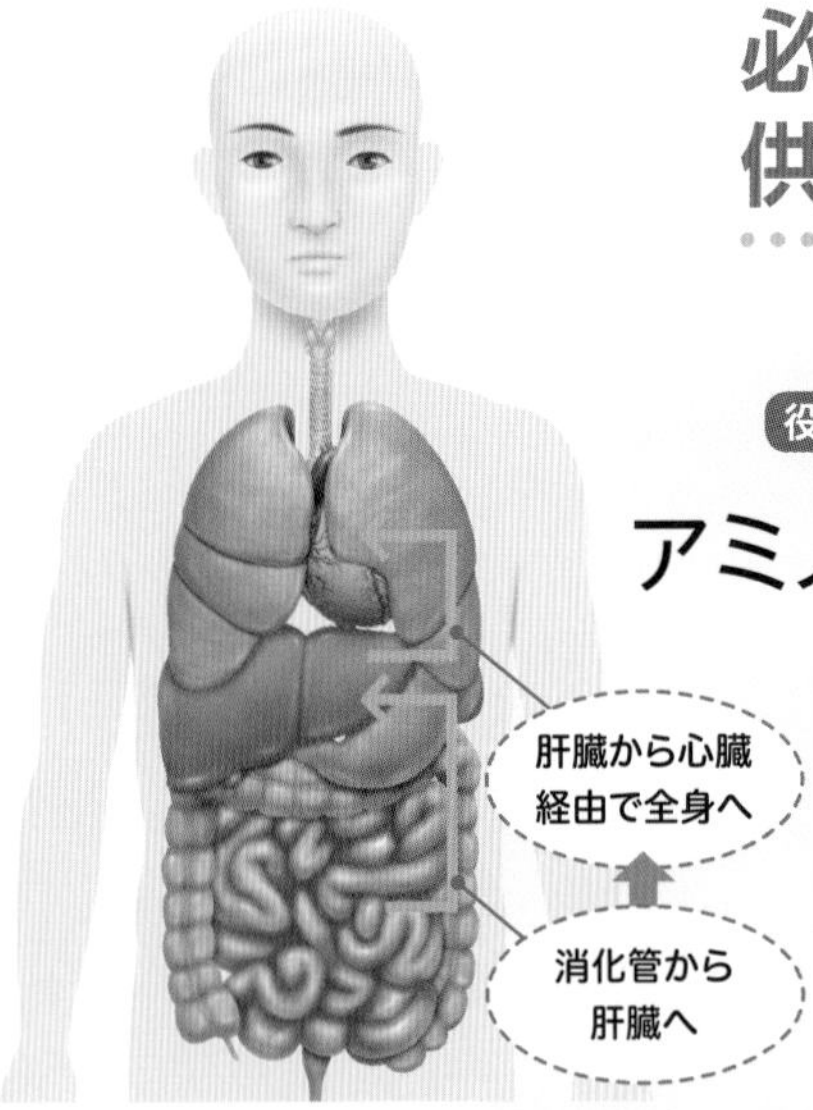

役割 I アミノ酸の供給

小腸から届いたアミノ酸を必要なだけ血中に放出

体内の各細胞では、つねに蛋白質合成がおこなわれている。その材料であるアミノ酸が吸収されて肝臓に届くと、血液中に放出して全身に供給する。

役割 II アミノ酸の合成

非必須アミノ酸は、肝臓で合成できる

食事からの摂取が不可欠なものを必須アミノ酸という。それ以外のアミノ酸は、必要であれば肝臓で合成される。

必須アミノ酸

- ロイシン
- イソロイシン
- バリン
- フェニルアラニン
- トリプトファン
- ヒスチジン
- メチオニン
- トレオニン
- リジン

非必須アミノ酸

- アラニン
- アルギニン
- アスパラギン
- アスパラギン酸
- システイン
- グリシン
- グルタミン
- グルタミン酸
- プロリン
- セリン
- チロシン

役割 III 血漿蛋白質の合成

もっとも多く合成されるのは、アルブミン

血中に含まれている蛋白質を血漿蛋白質《けっしょうたんぱくしつ》といい、肝臓が合成する。血漿蛋白質の量は、肝機能の指標にもなる。

炎症性蛋白質

- CRP《シーアールピー》(C反応性蛋白)
- オロソムコイド

抗プロテアーゼ

- α《アルファ》$_1$-アンチトリプシン
- α$_2$-マクログロブリン

その他蛋白質

- アンジオテンシノーゲン など

輸送・結合蛋白質

- アルブミン
- リポ蛋白
- トランスフェリン
- トランスサイレチン など

血液関連の蛋白質

- フィブリノゲン
- 血液凝固因子II、VII、IX、X
- アンチトロンビンIII

蛋白質への同化もアミノ酸への異化もできる

蛋白質を構成しているのは、わずか20種類の**アミノ酸**である。アミノ酸どうしが連なることを**ペプチド結合**といい、蛋白質は、数十〜数万個も鎖状に結合し、立体構造をとるものをさす。アミノ酸配列のしかたによって、その蛋白質の性質や機能が異なる。

人の体は、ほぼ蛋白質でできており、細胞の新陳代謝や生命活動で、日々分解されては合成されることをくり返している。その蛋白質の材料であるアミノ酸を供給しているのは、**肝臓**である。食物から吸収したアミノ酸を血中に放出して、全身に送る。

血液中には、血液検査で臓器機能の指標とされている、**アルブミン**など各種の**血漿《けっしょう》蛋白質《たんぱくしつ》**が存在する。これをアミノ酸から合成するのも、肝臓の大きな役目である。

残りのアミノ酸は分解され、一部は別の栄養素に

糖質と同等のエネルギー量をもつ蛋白質は、エネルギー源にもなる。

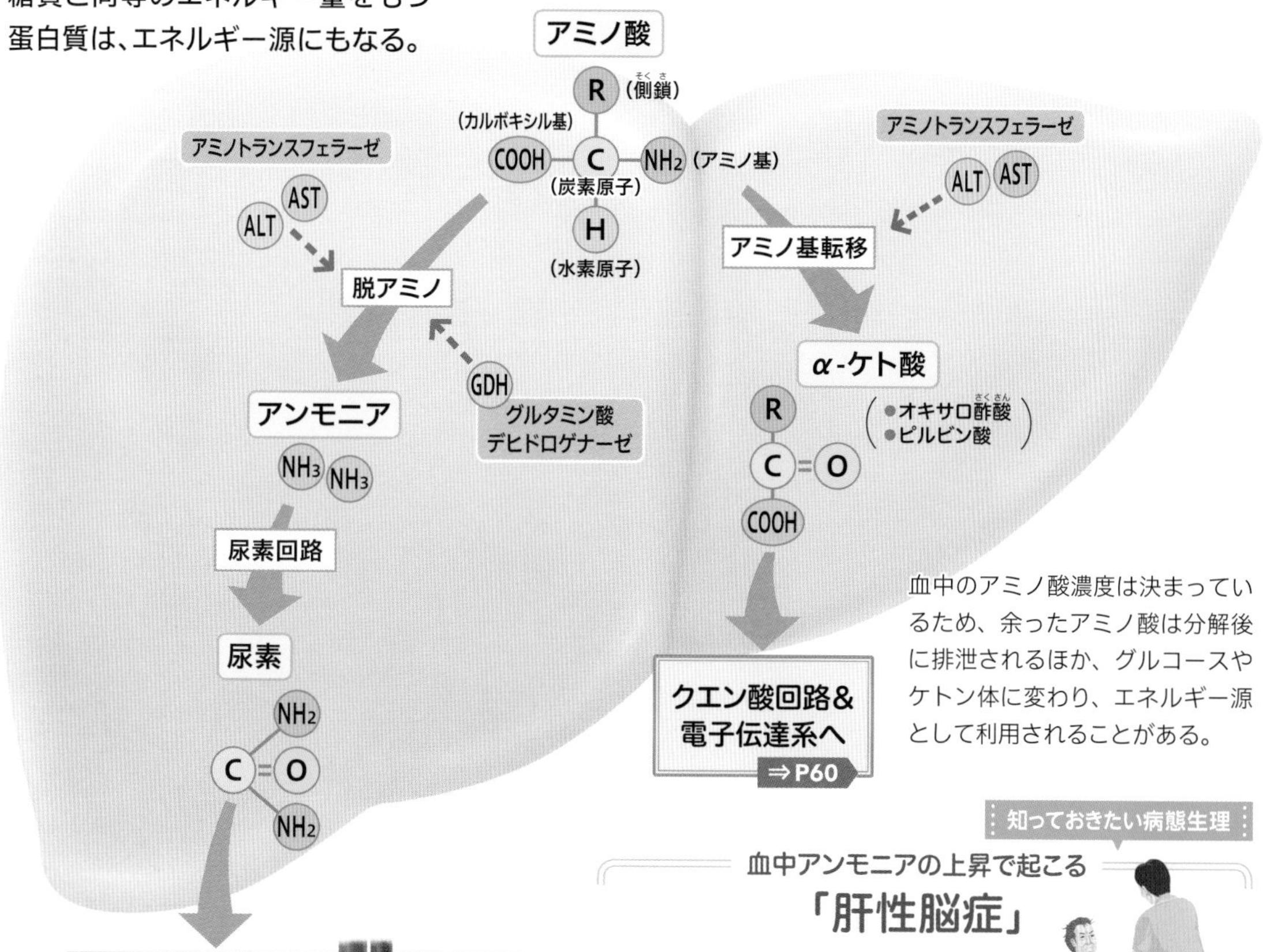

血中のアミノ酸濃度は決まっているため、余ったアミノ酸は分解後に排泄されるほか、グルコースやケトン体に変わり、エネルギー源として利用されることがある。

腎臓から排泄

アンモニアが無毒化されて尿素になり、腎臓に送られる。

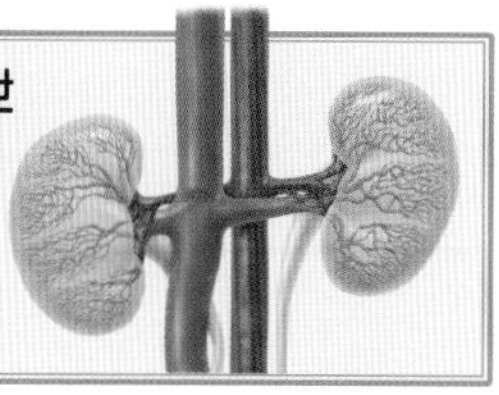

知っておきたい病態生理

血中アンモニアの上昇で起こる

「肝性脳症」

肝不全（→P148）などで、アンモニアを無毒化する肝臓の機能が低下すると、血液中のアンモニアが脳に到達することがある。すると意識障害や異常行動が生じ、重度では昏睡状態に陥る。

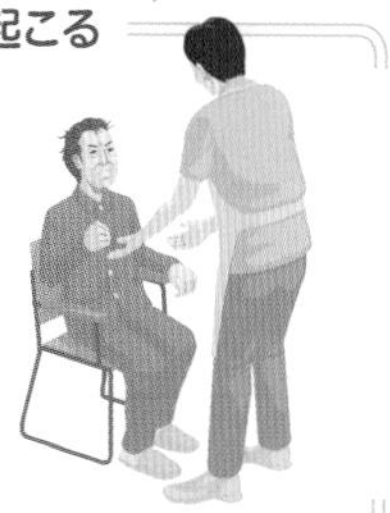

余分なアミノ酸は無害化し、腎臓から排泄する

血液中のアミノ酸濃度は、ほぼ一定に保たれている。そのため、血中に放出する量以上のアミノ酸が吸収された場合、肝臓ではアミノ酸の分解がおこなわれている。

アミノ酸の分解産物は、**アンモニア**と**炭素骨格**（**α《アルファ》-ケト酸**）である。アンモニアは生体に対する毒性が強く、とくに脳を障害しやすい。そこで、アンモニアを**尿素**に変えて**解毒**し、**腎臓**に送って尿中に排泄する。

炭素骨格は、糖質のエネルギー代謝経路であるクエン酸回路に合流し、エネルギー通貨であるATP《エーティーピー》を産生する。

このように炭素骨格はエネルギー源でもあり、とくに長期的な飢餓状態では、最終的な動力源として重要な存在となる。食事でのエネルギー供給がなくなると、**筋肉**の蛋白質が分解されて、生き続けるためのエネルギーが産生される。

また肝臓は、ほかの栄養素などから、アミノ酸を合成することができる。ただ、なかには合成できず、食物からの摂取が不可欠なものがあり、**必須アミノ酸**とよばれる。

脂質は肝臓で合成・貯蔵され、リポ蛋白として全身へ

脂質はリンパ管経由で全身に送られると同時に、肝臓にも蓄積される。肝臓で貯蔵・再合成され、必要なときに全身に送られるしくみだ。

脂質の分解・合成が、全身でくり返されている

脂質は1g9kcalの高エネルギーをもち、肝臓や脂肪細胞に貯蔵されている。

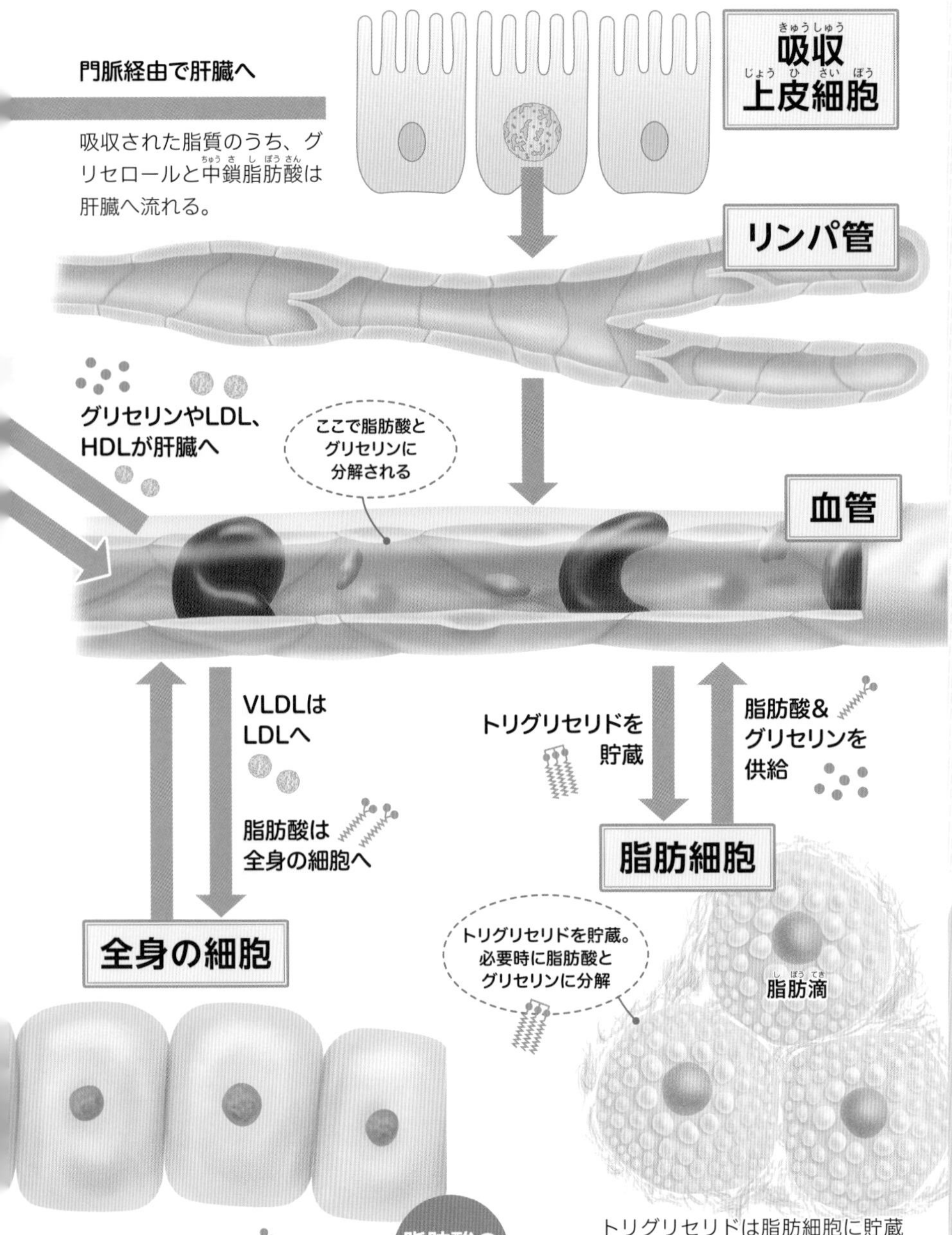

トリグリセリドは脂肪細胞に貯蔵される。体内でエネルギー不足が生じるとグリセリンと脂肪酸に分解され、脂肪酸が全身に送られる。

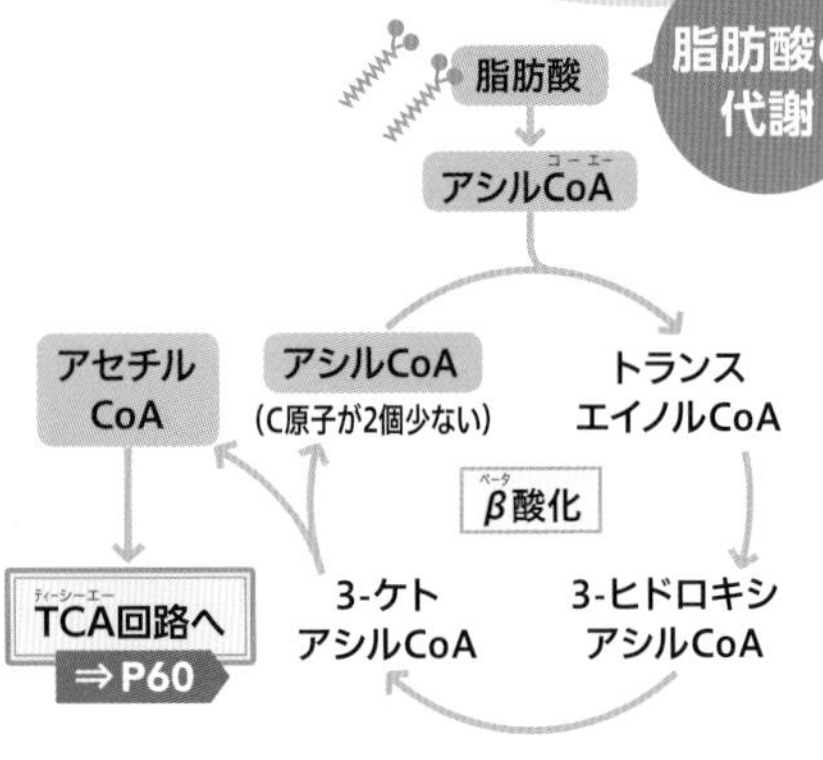

補酵素(CoA)と結合後にβ酸化される過程をくり返して、すべてのC(炭素)原子がアセチルCoAとなり、エネルギー生成回路に入る。

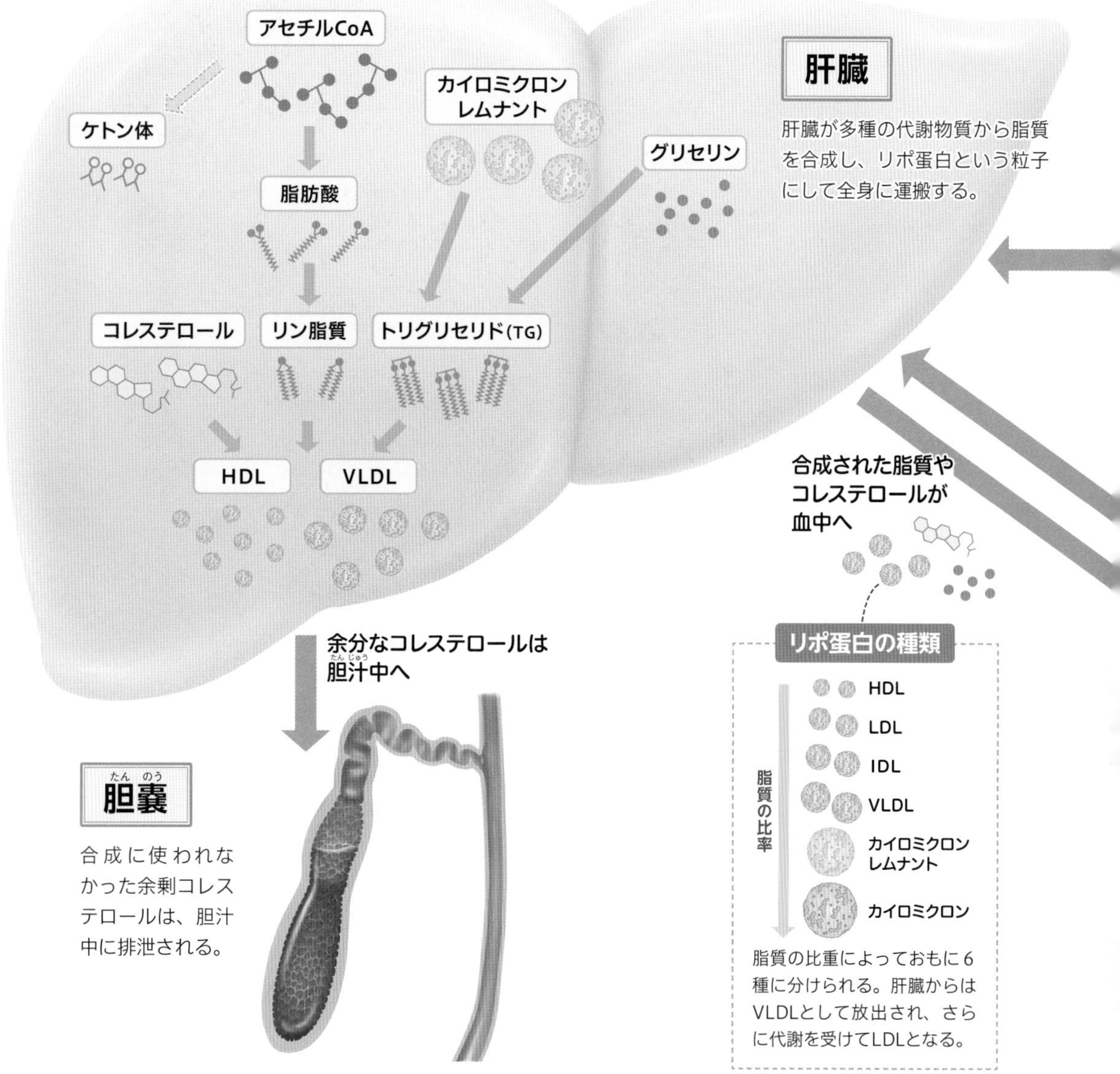

肝臓

肝臓が多種の代謝物質から脂質を合成し、リポ蛋白という粒子にして全身に運搬する。

胆嚢《たんのう》

合成に使われなかった余剰コレステロールは、胆汁中に排泄される。

脂質の比重によっておもに6種に分けられる。肝臓からはVLDLとして放出され、さらに代謝を受けてLDLとなる。

肝臓は脂質の貯蔵庫。必要なときに全身に送り出す

脂質でもっとも多い**トリグリセリド**（**中性脂肪**）は、効率のよいエネルギー源として、**脂肪細胞**に貯蔵される。そして糖質由来のエネルギー源であるグルコースが不足すると、トリグリセリドが**グリセリン**と**脂肪酸**に分解される。脂肪酸は高いエネルギーをもち、各細胞で**β《ベータ》酸化**という代謝経路を経ることで、多量の**ATP《エーティーピー》**を産出できる。とくにβ酸化によるATP産生能力が高いのは、肝臓である。

残るグリセリンは、血液経由で**肝臓**に流れ、トリグリセリドの合成材料となるほか、解糖系（→P60）に入ってエネルギー産生に利用される。

脂質には、トリグリセリドのほか、**コレステロール**と**リン脂質**がある。肝臓は、各細胞で必要としているこれら脂質を送り届けたり、余分な脂質を回収する、輸送基地でもある。血液中に溶けない脂質類を、**リポ蛋白**という親水性の粒子に形成して全身に送ったり、不必要になった脂質を回収したりしている。

β細胞から出るインスリンが血糖値を調節する

血糖値はつねに一定に保たれる必要がある。そのためインスリンが分泌され、食後に上昇した血糖値をすみやかに低下させる。

グルコースの流入により、インスリン分泌が始まる

血中のグルコース濃度は、インスリンで調整されている。

インスリンの合成

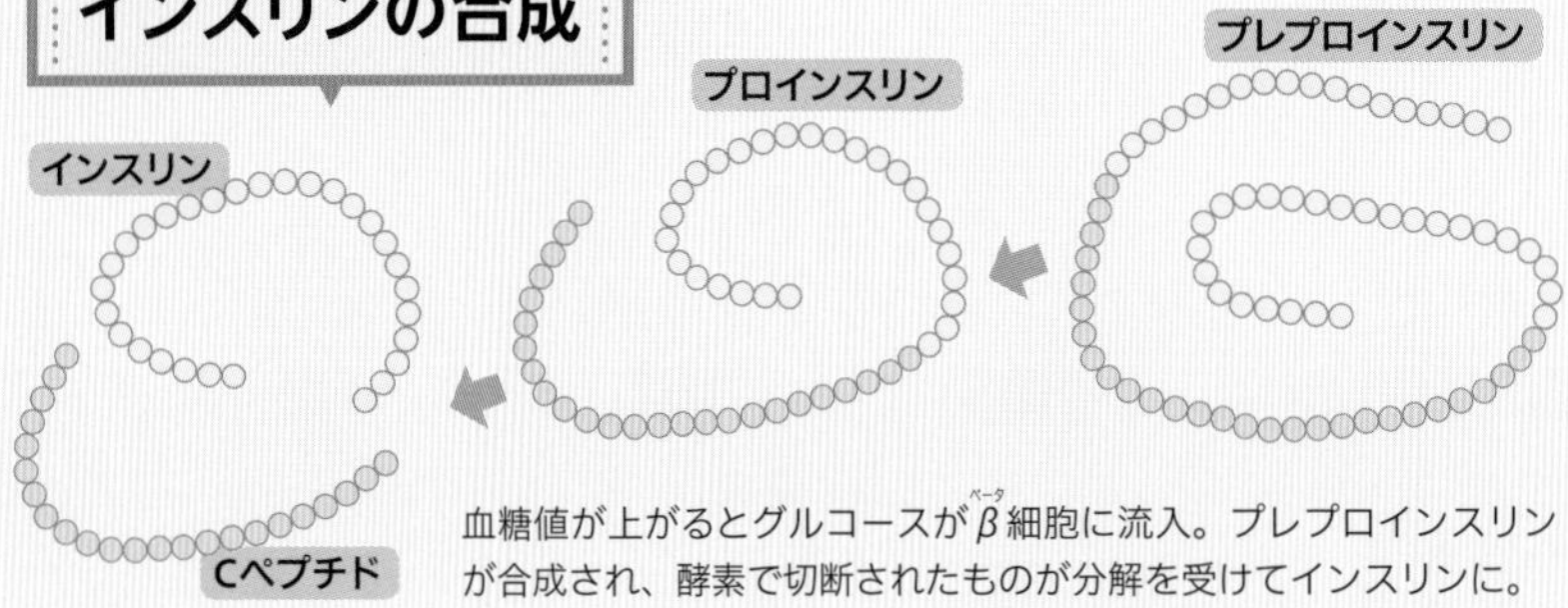

血糖値が上がるとグルコースがβ《ベータ》細胞に流入。プレプロインスリンが合成され、酵素で切断されたものが分解を受けてインスリンに。

インスリンの分泌

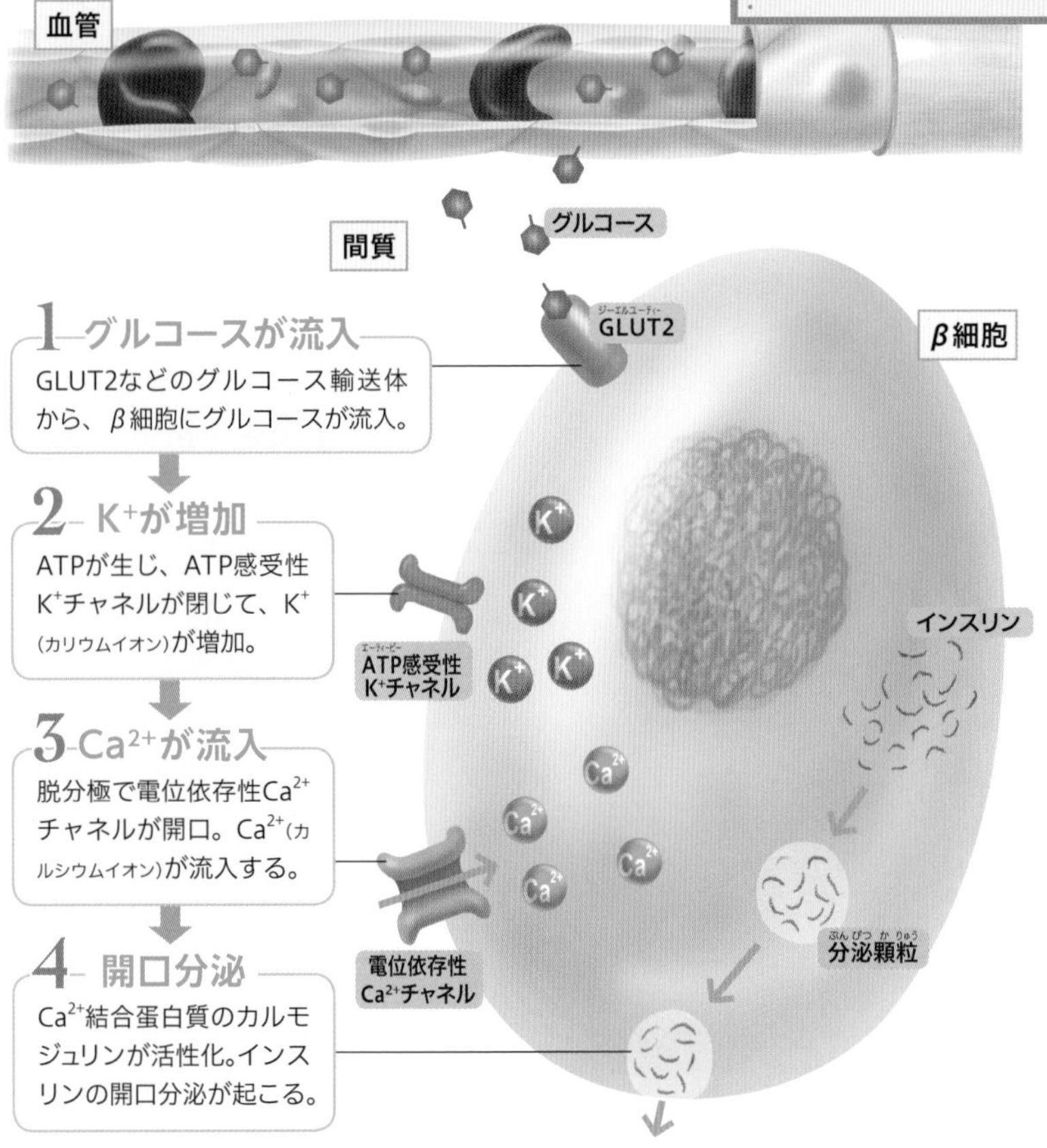

1 グルコースが流入

GLUT2などのグルコース輸送体から、β細胞にグルコースが流入。

2 K^+が増加

ATPが生じ、ATP感受性K^+チャネルが閉じて、K^+(カリウムイオン)が増加。

3 Ca^{2+}が流入

脱分極で電位依存性Ca^{2+}チャネルが開口。Ca^{2+}(カルシウムイオン)が流入する。

4 開口分泌

Ca^{2+}結合蛋白質のカルモジュリンが活性化。インスリンの開口分泌が起こる。

インスリンの作用

蛋白質の合成を促進

肝臓での蛋白質の合成を促進する。蛋白質の分解には抑制的に働く。

血糖値を下げる

細胞でのグルコースのとり込みを促進することで、血中グルコース濃度を低下させる。

脂質を貯蔵する

グリセロール3-リン酸と脂肪酸でトリグリセリドを合成し、脂肪細胞に貯蔵。

インスリンの分泌量減少、感受性低下が、糖尿病の原因

血管にさまざまな障害を与える糖尿病は、インスリンの問題で、血糖値が下がりにくくなる疾患である。

Ⅰ型糖尿病

自己免疫でβ細胞が破壊され、インスリン不足に

ウイルス感染などによる自己免疫異常でβ細胞が破壊され、インスリンが分泌できなくなるタイプ。かつては若年性糖尿病といわれた。治療にはインスリン投与が不可欠。

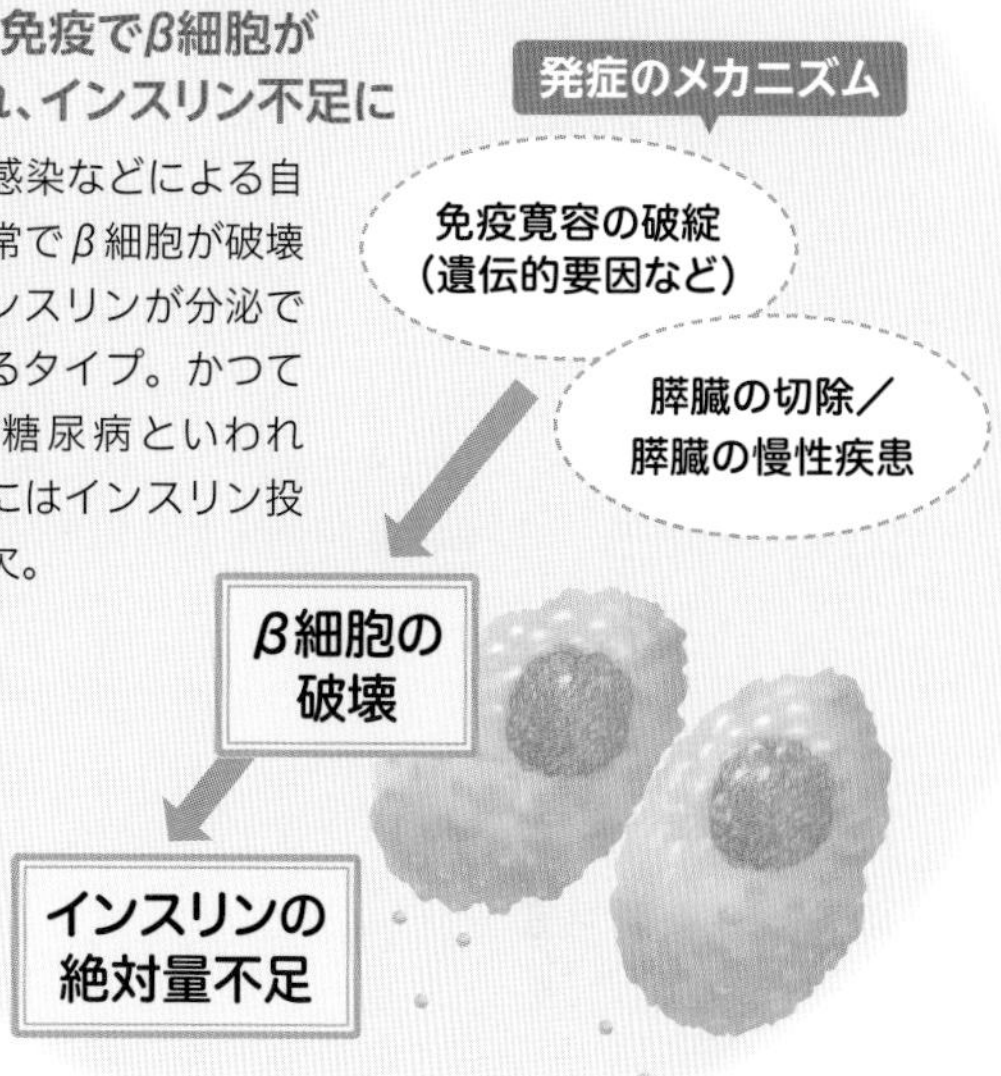

Ⅱ型糖尿病

肥満などの要因で、インスリン感受性が低下

食事の過剰摂取でインスリンの大量分泌が続くと、インスリンが正常に機能しない「インスリン抵抗性」が生じ、血糖値が下がりにくくなる。β細胞もインスリンの分泌過剰で疲弊し、機能が低下。糖尿病の約9割がこのタイプ。

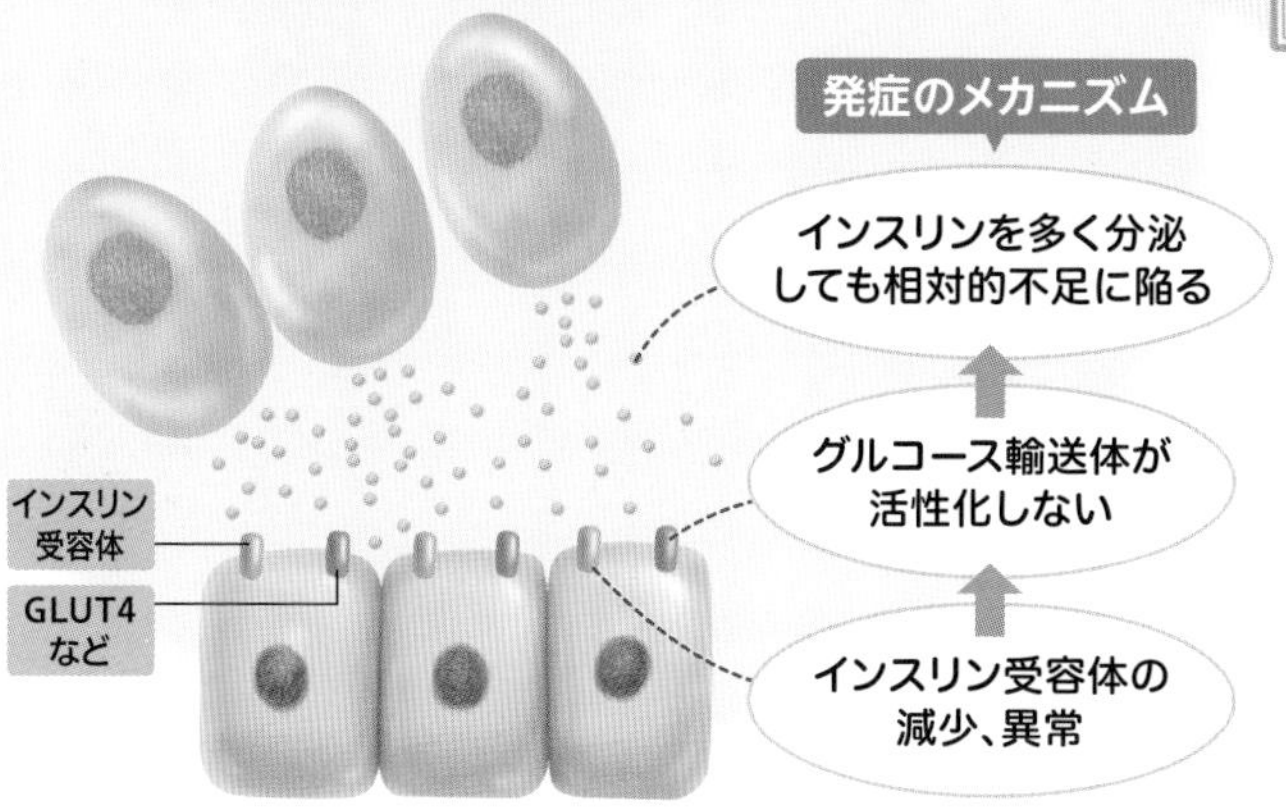

知っておきたい病態生理

Ⅰ型糖尿病で起こる
「ケトアシドーシス」

血糖値がコントロールできずに極度の高血糖に陥り、嘔吐や腹痛、呼吸困難などが起きる。ひどい場合は昏睡状態に陥り、死に至ることがある。Ⅱ型でも起こりうる。

血糖値の基準は90㎎／dL前後。上昇するとインスリンが出る

血液中の**グルコース（ブドウ糖）**濃度を、**血糖値**という。食後は、グルコースが吸収されて血液中に放出されるため、血糖値が上昇する。しかしその後に分泌される**インスリン**の作用でグルコースが減り、血糖値が上がりすぎないしくみとなっている。

インスリンは、**膵臓《すいぞう》**の**β《ベータ》細胞**で合成される。血糖値が90㎎／dLくらいまでのあいだは、一定量の基礎分泌が続いている。そして食後に血糖値が急上昇すると、インスリン合成が促進されて、血中に大量に分泌されるのである。

インスリンは、全身の細胞での**グルコース**のとり込みを促進したり、肝臓や筋肉でのグリコーゲンの貯蔵を促進するなどの作用で、血液中のグルコース量を減らす。数あるホルモンのなかでも、血糖値を下げる働きをもつのは、インスリンだけである。

そのため何らかの要因でインスリンの分泌に異常が生じたり、インスリン感受性が低下すると、血糖値の調整ができなくなる。これが**糖尿病**で、**Ⅰ型**と**Ⅱ型**に分けられる。

血糖調節のしくみ②

血糖低下時はグルカゴンなどが分泌される

血糖値が下がりすぎると、脳神経系がエネルギー不足に陥ってしまう。それを防ぐのがグルカゴン、アドレナリンなどのホルモンである。

血糖値が下がりすぎると脳神経系に異常をきたす

糖尿病のように、血糖値が下がらずに健康を害することもあるが、一方で、血糖値の下がりすぎも体内の調和を大きく乱す。

とくに障害されるのは、**脳神経系**である。脳神経細胞の唯一のエネルギー源が**グルコース**であり、**低血糖**でエネルギー不足になると、冷や汗や低体温、頭痛など、中枢神経系や自律神経系《じりつしんけいけい》の多様な症状が現れる。最終的には**昏睡状態**になり、生命の維持にも影響を与える。

そこで、食事がとれないなどで低血糖になったとき、全身に必要なグルコースを供給するため、血糖値を上げるシステムが備わっている。血糖値を下げるのは**インスリン**のみだが、上昇にはいくつものホルモンがかかわっている。

グルカゴンとアドレナリンは血糖上昇作用の発現が早い

空腹時の血糖値は、90㎎／dL程度である。空腹が続き、80程度に下がると、まずインスリンの分泌が抑制される。70くらいに下がると、グルコース低下の刺激により、膵《すい》臓《ぞう》の**α《アルファ》細胞**から**グルカゴン**が分泌される。このホルモンは、肝臓に働きかけてグリコーゲンの分解を促すことなどで、血糖値を上げる作用をもつ。また**副腎髄質《ふくじんずいしつ》**から**アドレナリン**が分泌され、筋肉の細胞に貯蔵されていたグリコーゲンの分解を促進する。まずはこのふたつのホルモンが迅速に働いて、血糖値の下がりすぎを防ぐ。

それでも血糖値が60ほどに低下してしまうと、**副腎皮質《ふくじんひしつ》**から**糖質コルチコイド**、**下《か》垂体前葉《すいたいぜんよう》**から**成長ホルモン**が分泌され、糖新生を促進するなどして血糖値を上げる。

命を脅かす低血糖を防ぐため、ホルモンが分泌される

血糖値が下がりすぎないよう、ホルモンでせまい範囲に調整されている。

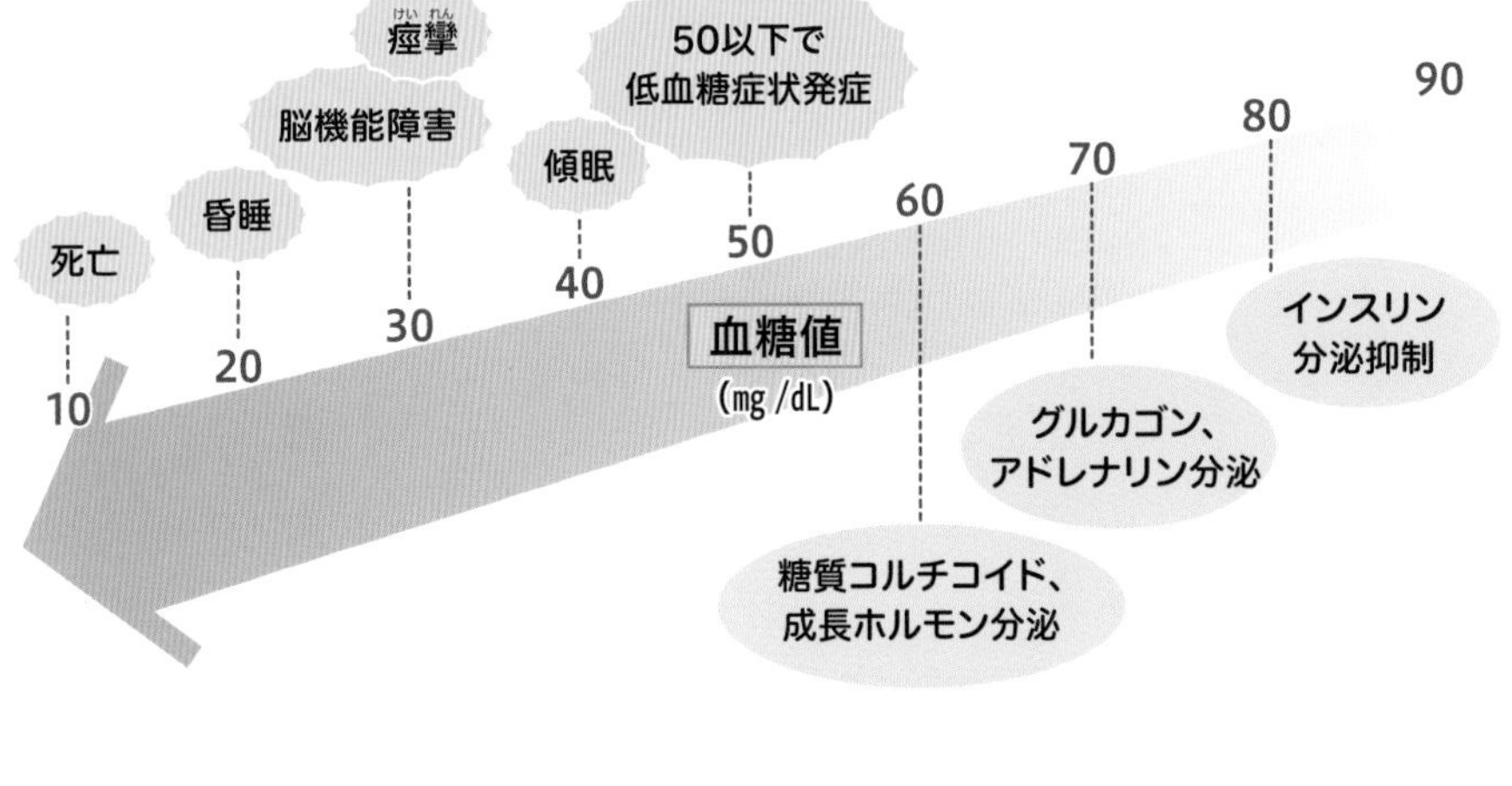

おもに4つのホルモンが、血糖値上昇に関与する

血糖値が下がりすぎたとき、各種ホルモンが働いてもとに戻そうとする。

下《か》垂《すい》体《たい》前《ぜん》葉《よう》(大《だい》脳《のう》辺《へん》縁《えん》系《けい》)

さまざまなホルモンの働きを調整する脳の下垂体から、成長ホルモンが分泌される。

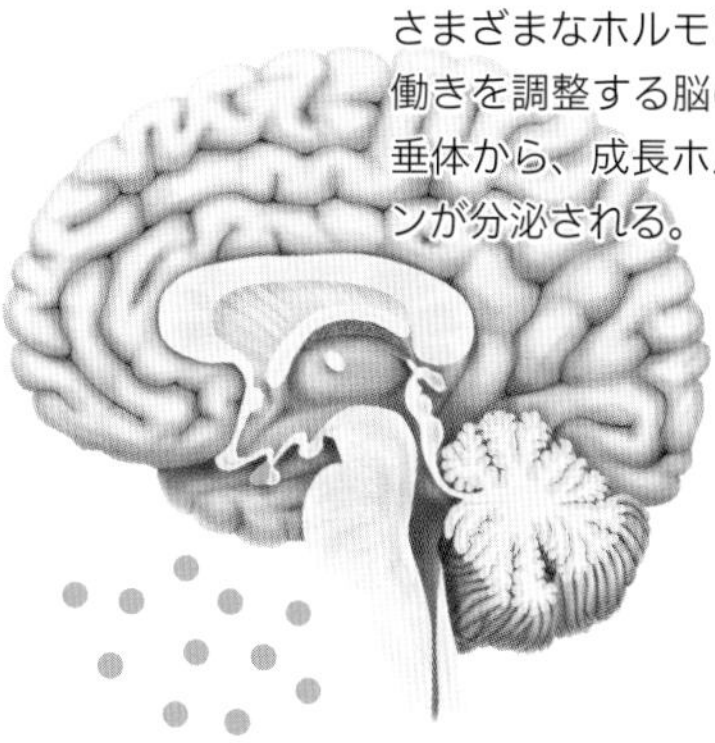

成長ホルモン(GH《ジーエイチ》)

副腎

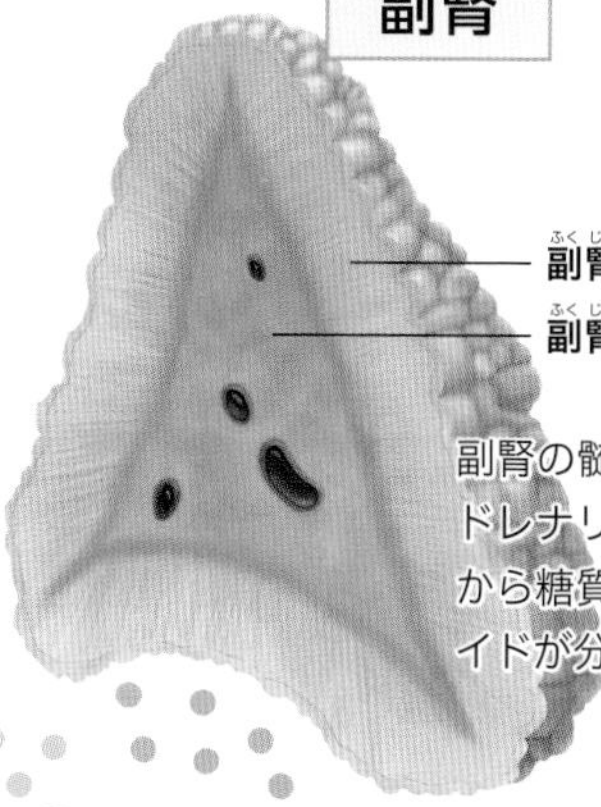

副腎の髄質からアドレナリン、皮質から糖質コルチコイドが分泌される。

アドレナリン

糖質コルチコイド

α《アルファ》細胞(膵《すい》臓《ぞう》)

膵臓のランゲルハンス島《とう》にあるα細胞から、グルカゴンが分泌される。

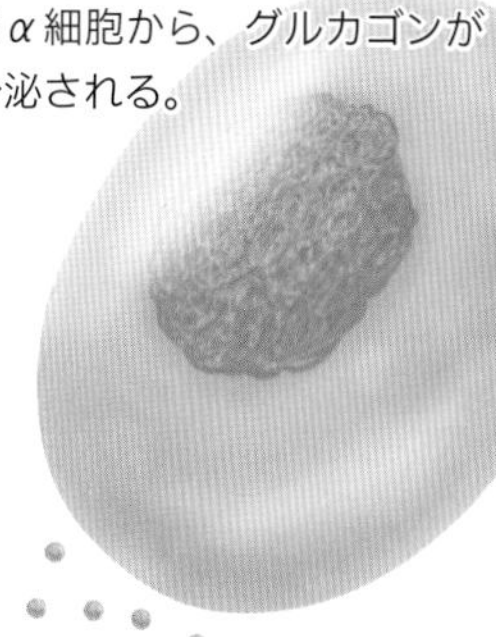

グルカゴン

脂肪細胞

グルコースのとり込み、貯蔵を抑制する

成長ホルモンは、脂肪細胞に蓄積されたトリグリセリドを分解し、糖新生を促進。さらに細胞におけるグルコースのとり込みを抑制し、血糖値が下がるのを防ぐ。

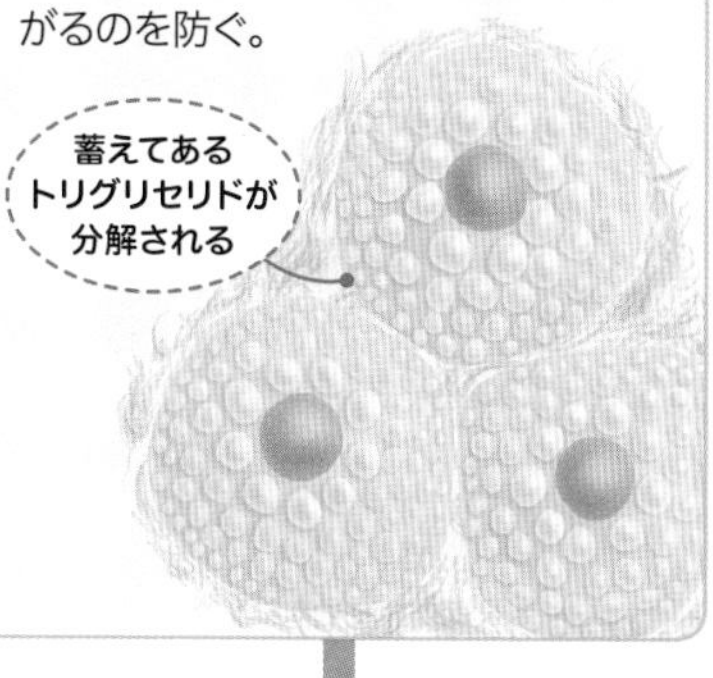

骨格筋

運動時などに グリコーゲンを分解する

アドレナリンは、肝臓や骨格筋(体を動かす筋肉)に貯蔵されたグリコーゲンの分解を促す。糖質コルチコイドは、蛋白質からの糖新生を促進する。

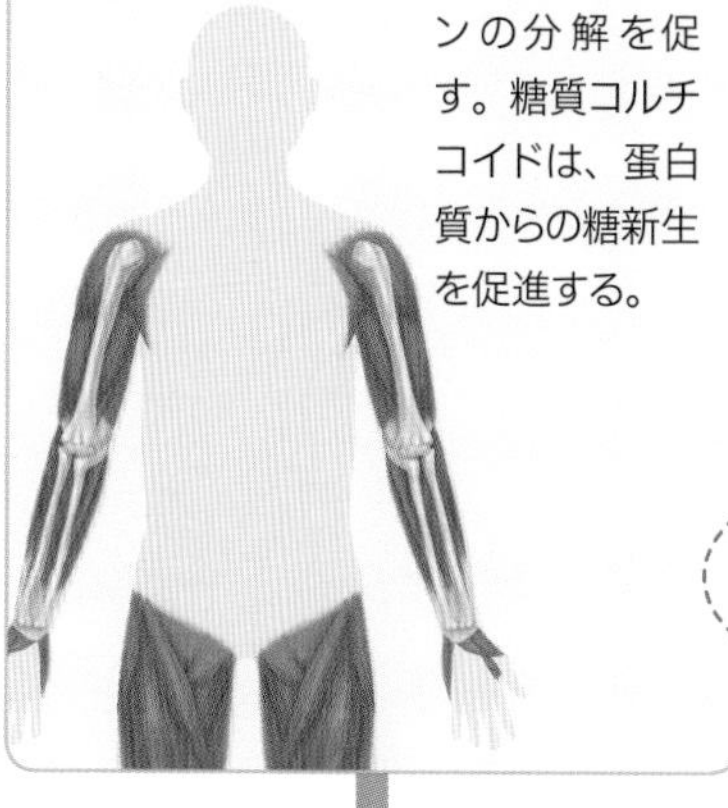

肝臓

グリコーゲン分解と、糖新生を促進

グリコーゲンの分解を促進してグルコースを血液中に放出することで、血糖値を上げる。脂肪細胞でのトリグリセリド分解を促進し、肝臓での糖新生材料を提供する。

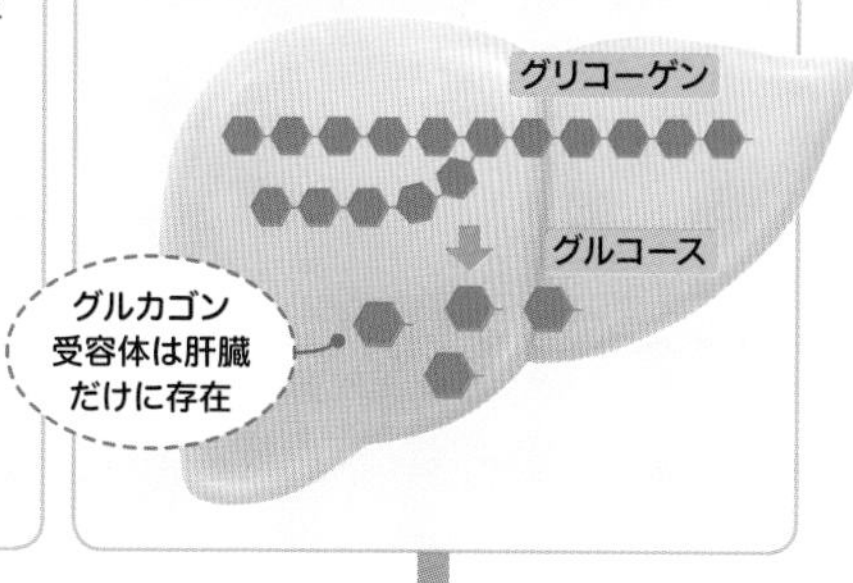

血糖値を上げ、90mg/dL前後の適正範囲に調節

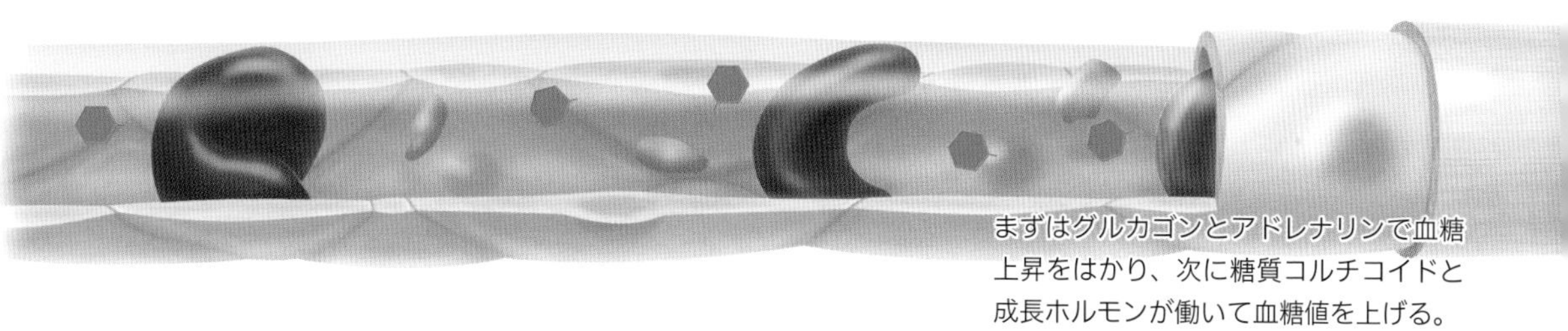

まずはグルカゴンとアドレナリンで血糖上昇をはかり、次に糖質コルチコイドと成長ホルモンが働いて血糖値を上げる。

肝臓のしくみと働き

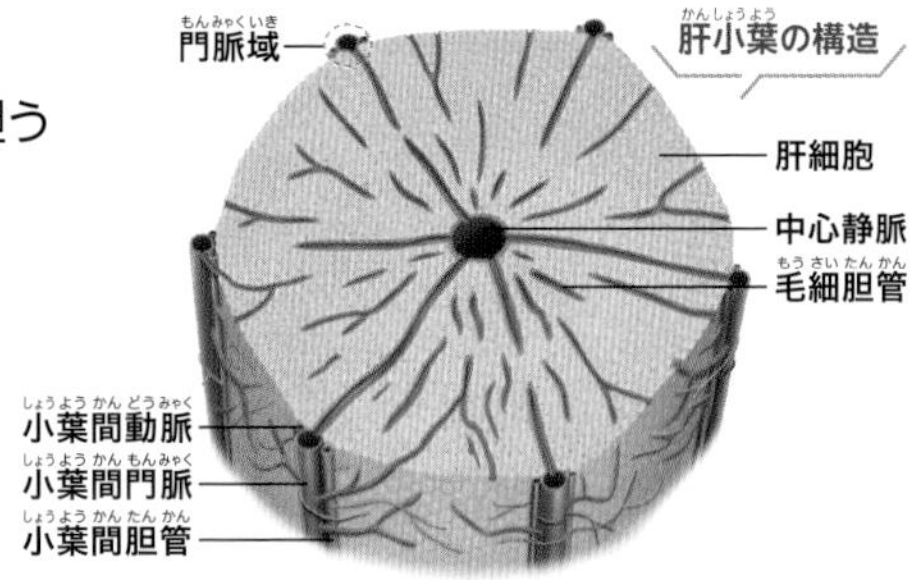

- 肝臓は巨大な化学工場ともいわれ、**代謝**の中心的役割を担う
- 小腸で吸収された栄養素は**門脈**にのり、肝臓に届けられる
- 肝臓は約500万個の**肝小葉**からなる。20〜25個単位の**肝《かん》細《さい》胞《ぼう》索《さく》**が**門脈**に沿って並び、肝小葉を構成する
- 肝細胞は再生力が高いが、傷害により**線維化**し、**肝《かん》硬《こう》変《へん》**に至る

胆《たん》嚢《のう》のしくみと働き

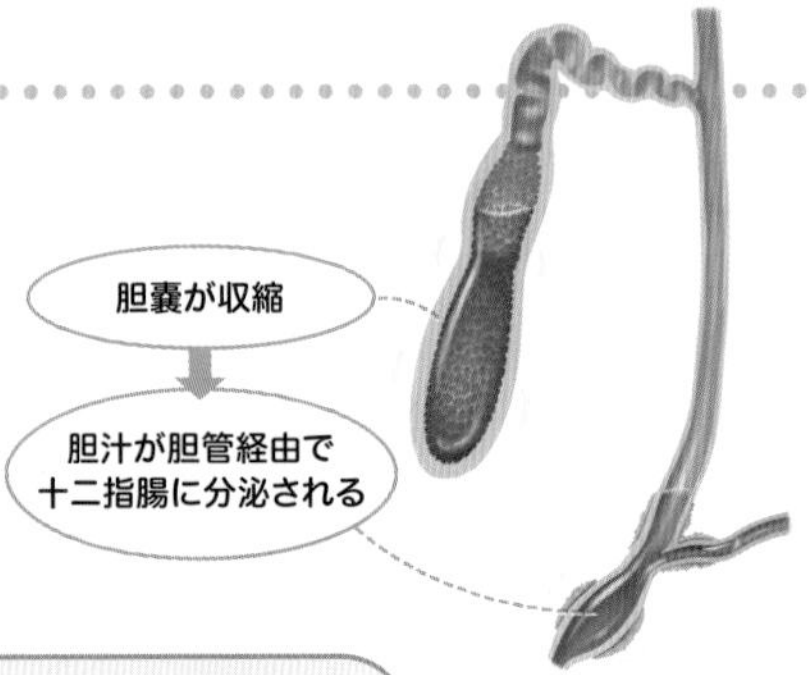

- 肝臓背《はい》側《そく》の袋状の臓器。
肝臓で生成された**肝《かん》胆《たん》汁《じゅう》**を濃縮し、**胆《たん》嚢《のう》胆《たん》汁《じゅう》**として貯蔵する
- 胆汁は**総《そう》胆《たん》管《かん》**を経由して、**十《じゅう》二《に》指《し》腸《ちょう》**に分泌される

膵《すい》臓《ぞう》のしくみと働き

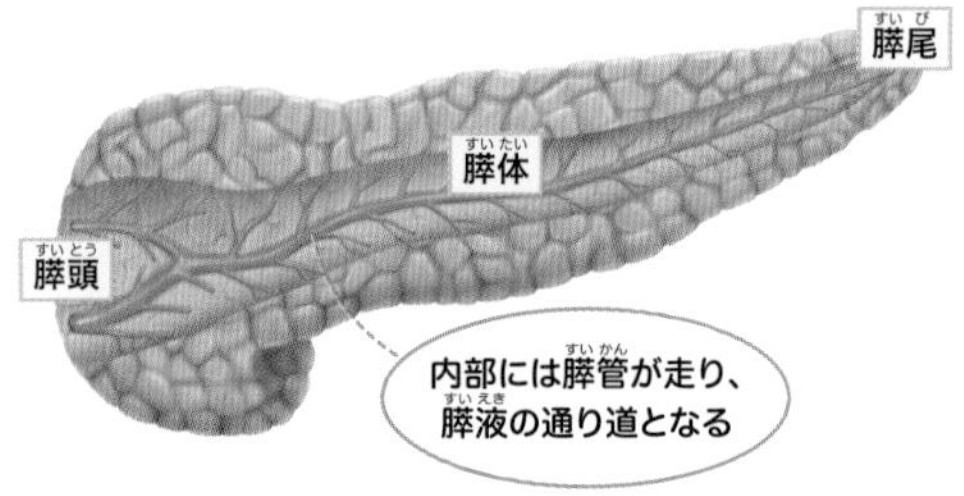

- **膵頭**、**膵体**、**膵尾**からなる、長さ約15㎝の細長い臓器
- 膵臓を構成する**小葉**は、外《がい》分《ぶん》泌《ぴつ》器《き》官《かん》の**腺《せん》房《ぼう》**と内《ない》分《ぶん》泌《ぴつ》器《き》官《かん》の**ランゲルハンス島《とう》**からなる
- 腺房からは**消化酵素**が分泌され、**膵《すい》液《えき》**の主成分となる
- ランゲルハンス島には**α《アルファ》細胞**、**β《ベータ》細胞**、**δ《デルタ》細胞**、**PP《ピーピー》細胞**、**ε《イプシロン》細胞**があり、各種ホルモンを分泌している

代謝のしくみ

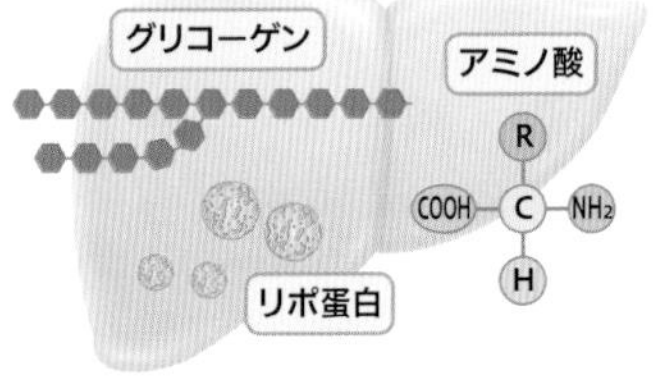

- **糖質**は**グリコーゲン**として肝臓に貯蔵され、全身に送られる
- **蛋白質**を構成する**アミノ酸**は、肝臓で合成・分解される
- **脂質**も肝臓で合成・貯蔵され、**リポ蛋白**として血中に放出される

血糖調節のしくみ

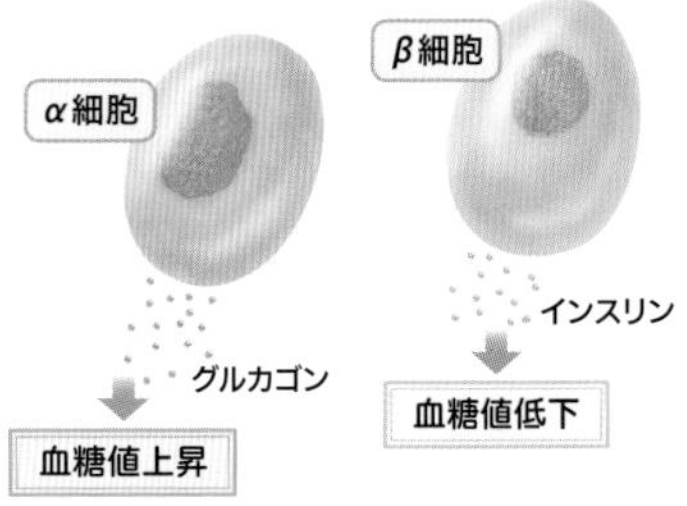

- 食後は膵臓のβ細胞から**インスリン**が分泌され、**血糖値**を下げる
- 血糖低下時は、**グルカゴン**などのホルモンが血糖値を上げる
- **糖尿病**はインスリン分泌量減少や、インスリン抵抗性で起こる

Part 3

消化器疾患の検査

消化器疾患では、「腹痛」「下痢」など共通の症状も多く、
フィジカルアセスメントや、画像検査での鑑別が重要となる。
画像検査の発展は著しく、小腸深部まで簡便に捉える「カプセル内視鏡」、
早期大腸癌《だいちょうがん》の発見に役立つ「CT《シーティー》コロノグラフィ」、
肝・膵《すい》の硬さを見る「エラストグラフィ」なども広く普及している。

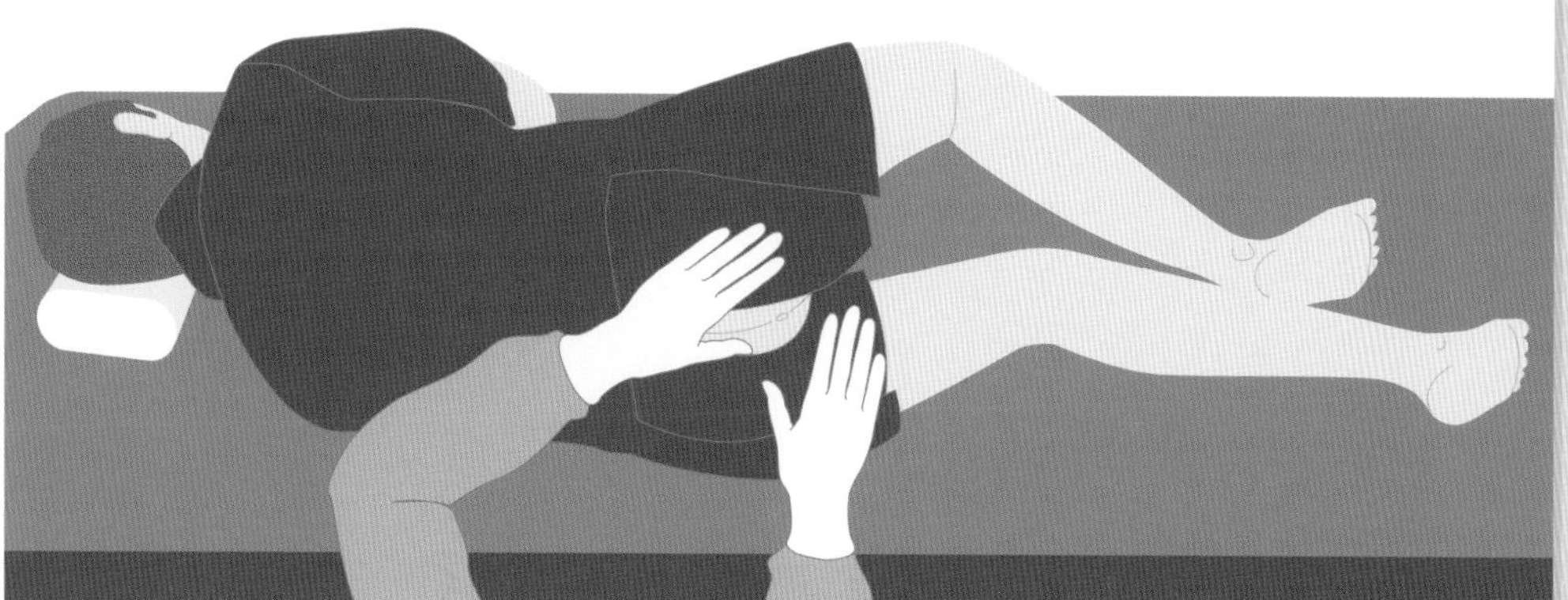

腹部膨隆、静脈の怒張など、特徴的なサインを見る

仰臥位で、視診、聴診、打診、触診の順に進めていく

診断の第一歩は、**問診**である。

どのような異常や違和感が、いつから、どのようなときに現れるのかという、症状にかかわることはもちろん、**家族歴**や**既往歴**、日常の生活などを詳細に聞く。それにより、ある程度の原因を予測でき、処置の緊急性などの判断も可能になる。

そのうえで、実際に診察をおこなっていく。腹部の異常が考えられる場合は、まず仰《ぎょう》臥《が》位《い》（あお向け）になってもらい、目で観察する「**視診**」、聴診器を使った「**聴診**」、指でたたいて音を感じる「**打診**」、手でふれて性状を見る「**触診**」の順におこなう。

ここでおおよその診断をつけたうえで、必要な**血液検査**や**尿検査**、**画像検査**などを実施し、最終的に確定診断に至る。

診察では、まず問診をていねいにおこない、主訴、発症様式などを確認する。考えられる疾患を念頭に置き、腹部の視診から進めていく。

腹部の診察は、4区分または9区分で見ていく

各部位にある臓器を意識しながら、順に診察していく。

腹部の4区分

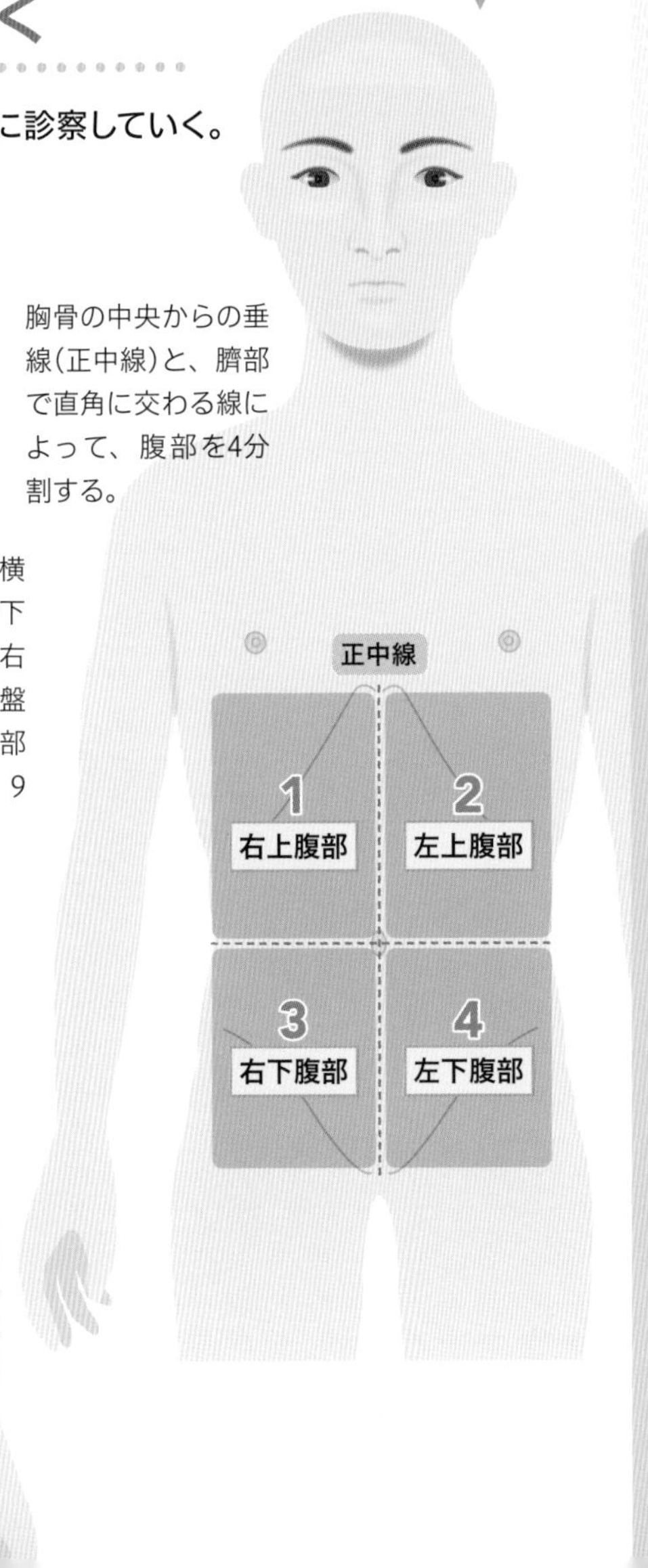

胸骨の中央からの垂線（正中線）と、臍部で直角に交わる線によって、腹部を4分割する。

腹部の9区分

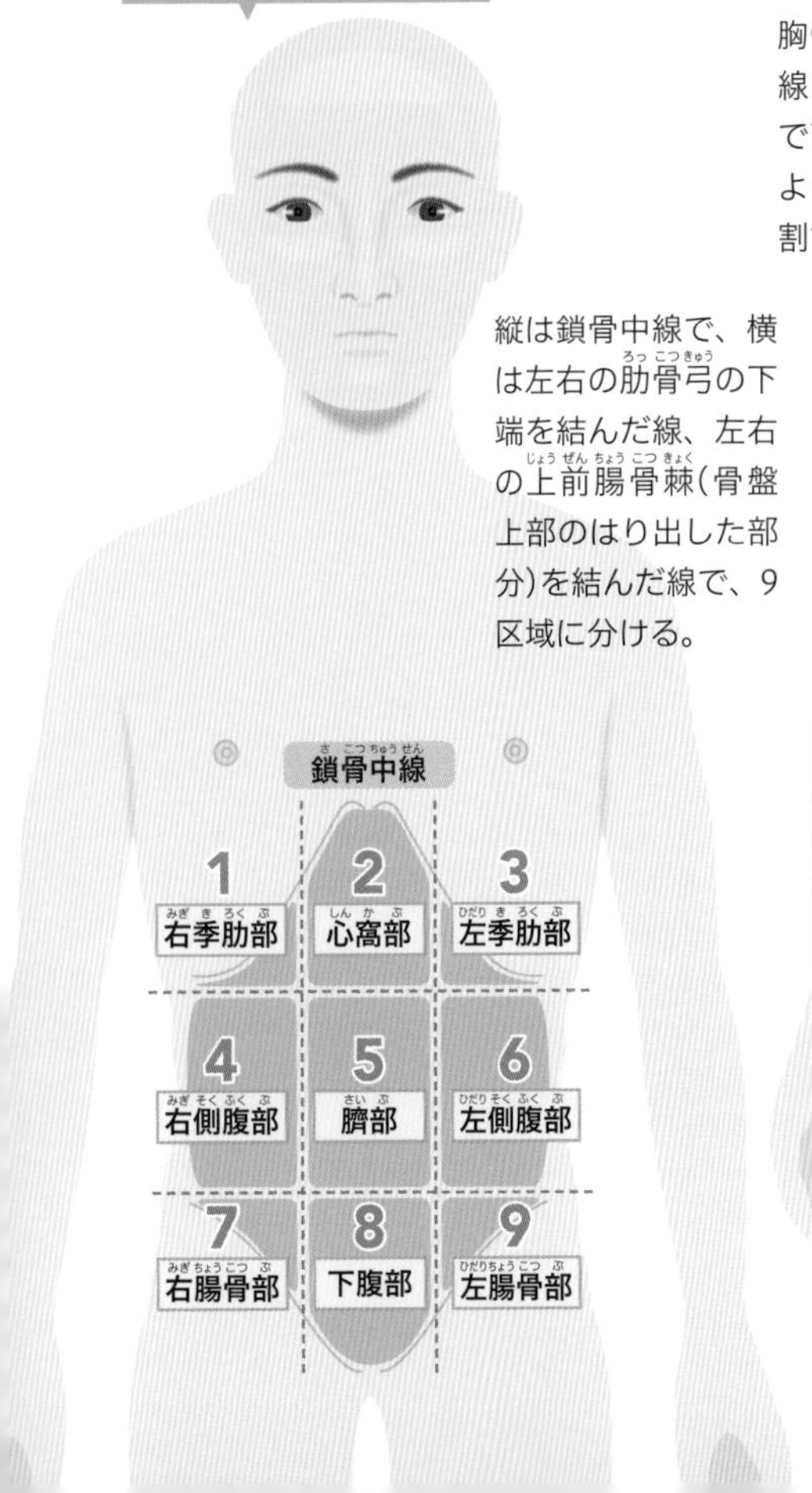

縦は鎖骨中線で、横は左右の肋骨弓《ろっこつきゅう》の下端を結んだ線、左右の上前腸骨棘《じょうぜんちょうこつきょく》（骨盤上部のはり出した部分）を結んだ線で、9区域に分ける。

腹部にふれる前に、体表からわかる徴候をチェック

ふれることで形状や皮膚に影響が出ることもあり、まずは視診から始める。

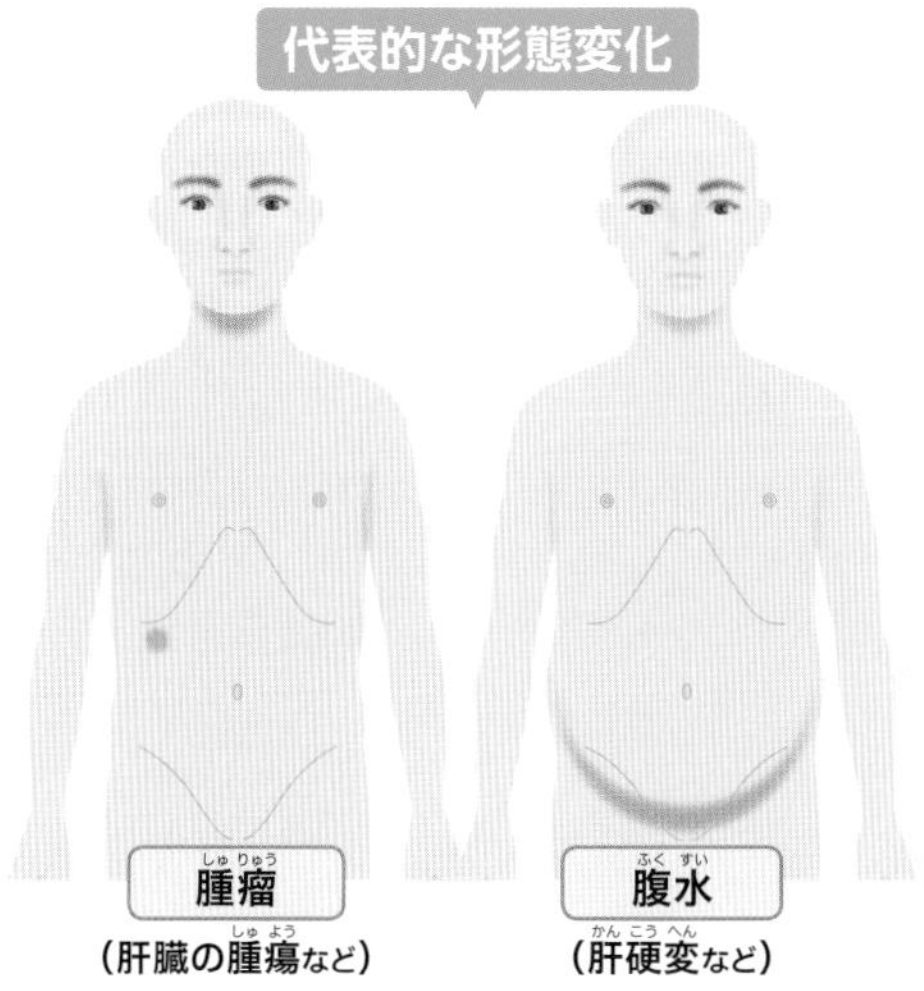

Ⅰ 腹部の形態

全体的な膨隆《ぼうりゅう》と、部分的な膨隆がある

全腹部の形状をチェックする。平常は平坦でなめらかな腹部が、全体的にふくらんで隆起している場合には「腹水」などを疑う。部分的な膨隆では、腫瘍やヘルニアなどの可能性がある。

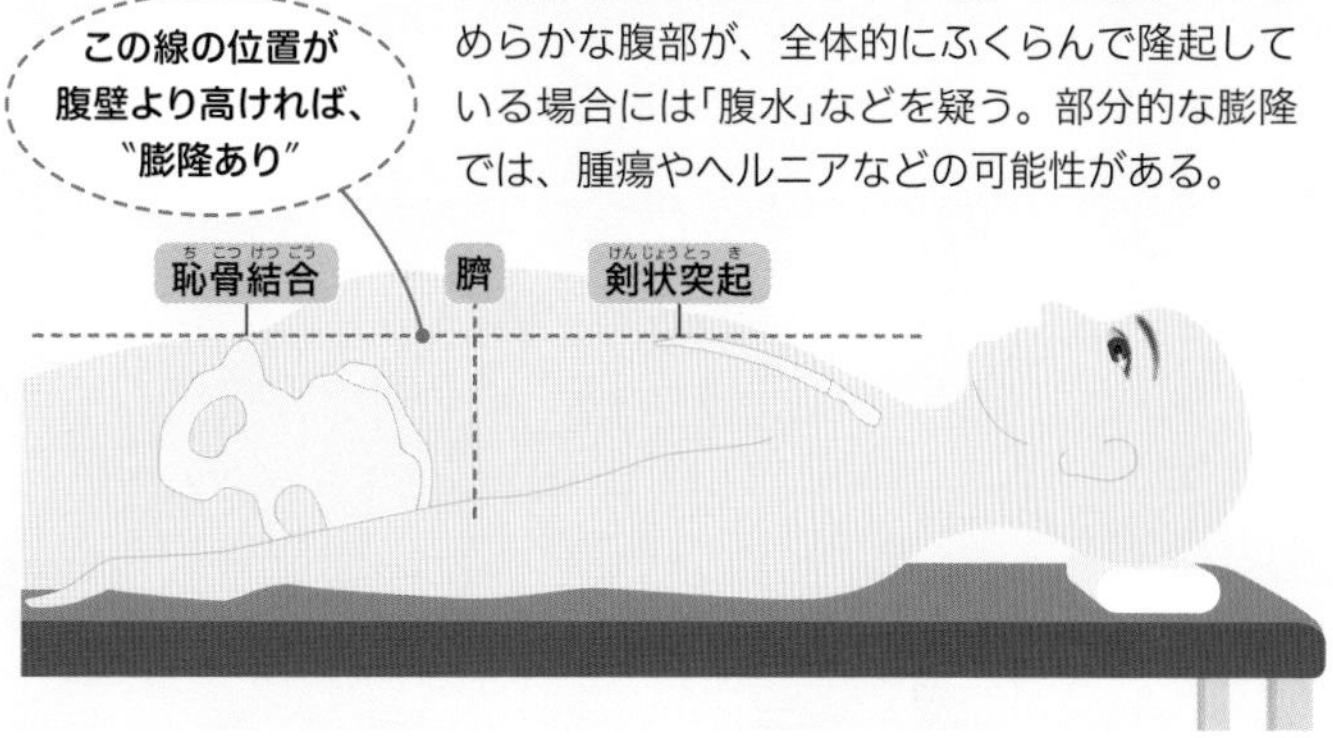

Ⅱ 腹部の皮膚

腹部の局所的所見のほか、黄疸《おうだん》なども見逃さない

皮膚の色では、黄疸の有無を確認。性状の異常では、門脈圧亢進症（→P120）でふくらんだ血管が線状に見える「静脈怒張」、急性出血性膵炎時に、皮下斑状出血《ひかはんじょうしゅっけつ》で生じる「グレイ・ターナー徴候」「カレン徴候」が代表的。

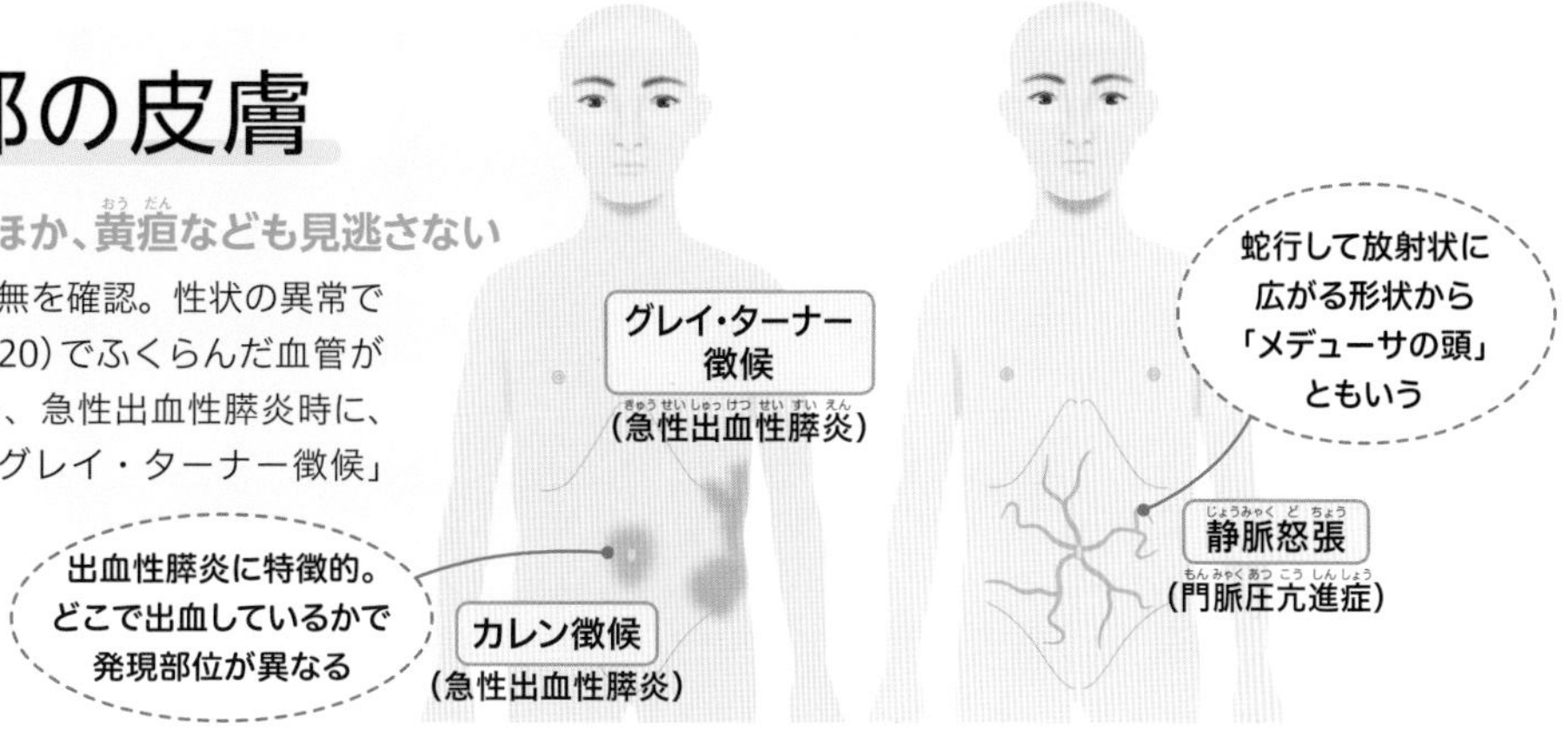

視診でわかる腹部症状は肝硬変など、進行した病態に多い

視診では、姿勢や表情、顔色などを観察することも重要である。腹部に痛みがあると前屈みになったり、苦悶の顔つきになる。〝全体の印象〟もさりげなく見ながら、腹部を露出してもらい、状態を観察する。

まずは**膨隆**《ぼうりゅう》したり、**陥凹**《かんおう》したりしている箇所がないか、腹部全体の輪郭や形状を調べる。全体的に異常な膨隆があれば、肝硬変《かんこうへん》（↓Ｐ１４８）などによる**腹水**《ふくすい》が考えられる。局所的な膨隆では、腫瘍《しゅよう》やヘルニアなどの異常の可能性が高い。反対に陥凹していれば、消化器癌の進行にともなうるい痩《そう》（やせ）の可能性もある。

皮膚の色や状態の観察も重要だ。黄疸《おうだん》がある場合は、**肝硬変**や**胆道疾患**（↓Ｐ１６０～）と考えられる。臍を中心とした放射線状の**静脈怒張**《じょうみゃくどちょう》も、肝硬変の徴候で、顔色が独特の土気色になる。左側腹部《ひだりそくふくぶ》や臍周囲に暗褐色《あんかっしょく》の斑《はん》が認められるときは、**急性出血性膵炎**《きゅうせいしゅっけつせいすいえん》（↓Ｐ１６４）を疑う。ただし帯状疱疹《たいじょうほうしん》により赤い斑ができることもあり、消化器疾患との鑑別が欠かせない。

腸蠕動音の強さと血管性雑音をチェック

聴診は、原因疾患を絞り込むうえで非常に有用なアセスメントだ。腸蠕動運動にともなう音の変化、血管性雑音や振水音の有無などを確かめる。

腸蠕動音は、性状と頻度に注意して聞く

蠕動音に異常があれば、消化管の通過障害が疑われる。

腸蠕動音《ちょうぜんどうおん》の聞こえかた

金属音
腸閉塞《ちょうへいそく》で狭窄部《きょうさくぶ》を内容物が通るとき、高音の金属様《よう》の音が聞こえる。

正常
1分間に5回以上、コポコポ、グルグルという蠕動音が認められる。

腸蠕動音の消失
5分間以上聞こえない場合、イレウスのほか、腹《ふく》膜炎《まくえん》などの可能性も。

腸蠕動音の亢進《こうしん》
1回につき5～15秒以上聞こえる。腸炎などによる下痢が疑われる。

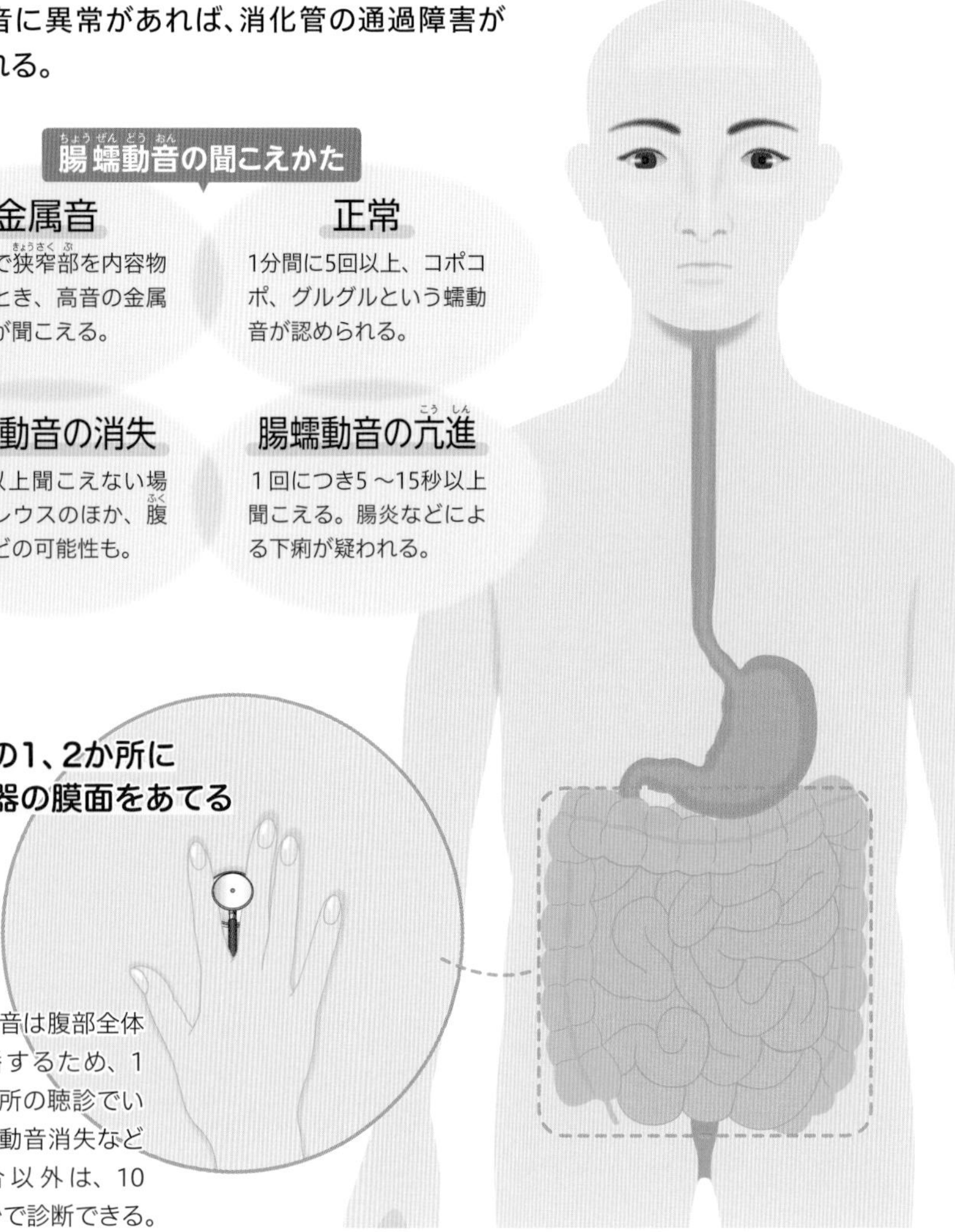

腹壁《ふくへき》の1、2か所に聴診器の膜面をあてる

腸蠕動音は腹部全体に伝播するため、1～2か所の聴診でいい。蠕動音消失などの場合以外は、10～30秒で診断できる。

腹痛や膨満感などがあればまず音を聞いてみる

聴診器で腹部内の音を聞く診察では、まず腸管の**蠕動音**《ぜんどうおん》を捉える。**グル音**ともよばれるこの音は、蠕動する際に拡張した腸管内で共鳴するものだ。正常の場合、1分間に5回以上認められる。この数が少ないと、消化管機能の低下が疑われる。

蠕動音の確認がとくに大切なのは、**腹痛**や**腹部膨満感**《ふくぶぼうまんかん》などがあり、命にかかわる**腸**《ちょう》**閉塞**《へいそく》（→P130）が疑われる場合だ。腸管どうしの癒着《ゆちゃく》などで、腸管内部が物理的にせまくなるもので、蠕動音が亢進《こうしん》し、**金属音**が聞こえる。せまい腸管を内容物が通るときに、周波数の高い音が生じるためだ。

一方、器質的異常はないものの、消化管の動きが鈍くなる**イレウス**では、蠕動音自体が減少・消失する。

血管性雑音が聞こえたら、動脈の狭窄、動脈瘤を疑う

腹部聴診では、腹部大動脈や腎動脈など、腹部の重要な血管の血流音チェックも重要。

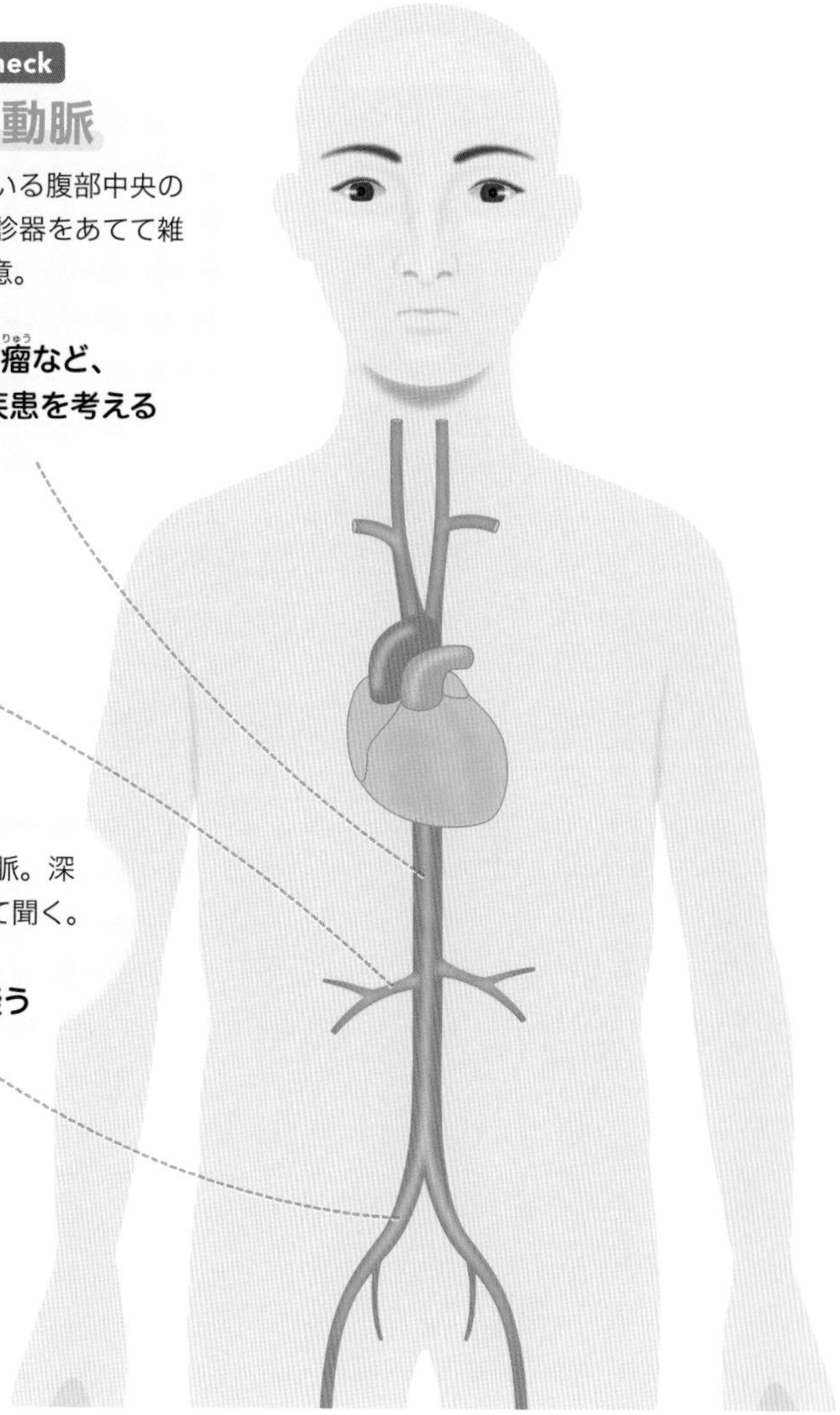

ここをCheck
腹部大動脈

心臓から直接出ている腹部中央の大動脈。真上に聴診器をあてて雑音が聞こえたら注意。

腹部大動脈瘤《ふくぶだいどうみゃくりゅう》など、緊急性の高い疾患を考える

ここをCheck
腎動脈

腎臓に血液を送る動脈は深部にある。やや強めに聴診器をあてて雑音の有無を確認。

動脈硬化性《どうみゃくこうかせい》の腎動脈狭窄症《じんどうみゃくきょうさくしょう》などを疑う

ここをCheck
総腸骨動脈《そうちょうこつどうみゃく》

大動脈から左右の脚へと分岐する動脈。深部にあるため、強めに聴診器をあてて聞く。

ASO《エーエスオー》（閉塞性動脈硬化症《へいそくせいどうみゃくこうかしょう》）を疑う

その他の異常音

水分が揺れてはねる

「振水音（スプラッシュサイン）」

立位で腹部を揺らしたときに聞こえる、水がチャプチャプとはねる音。腹部で聞こえるなら「腹水《ふくすい》」を、心窩部《しんかぶ》では「幽門狭窄《ゆうもんきょうさく》」を疑う。

消化器疾患だけでなく循環器系の異常のこともある

蠕動音以外で特徴的な所見に、体を揺らしたときの**振水音**がある。腸管に大量の液体やガスが貯まっている場合に聞こえるため、**腸閉塞**や**イレウス**を疑うときには、必ず確認しておく。心窩部《しんかぶ》でも、胃液やガスが胃に貯留していると、この音が聞かれる。原因は**胃幽門部狭窄症《いゆうもんぶきょうさくしょう》**で、背景には胃《い》・十二指腸潰瘍《じゅうにしちょうかいよう》、胃癌《いがん》などの疾患がある。

聴診で確認するのは、消化管だけではない。腹部には、腹部大動脈をはじめ、多くの太い血管が通っている。これらの血流の音を聴くことも重要だ。血流に問題がなければ、雑音を捉えることはない。しかし狭窄や部分的な拡張があると、血流が乱れて**血管性雑音**が生じる。とくに確認すべきは、**腹部大動脈**、**腎動脈**、**総腸骨動脈《そうちょうこつどうみゃく》**である。

聴診器をあてて連続的に雑音が聞こえた場合は、血管の狭窄を疑い、超音波検査（↓P96）やCT《シーティー》検査（↓P102）をおこなう。

このほか、肝硬変《かんこうへん》（↓P148）で門脈に異常がある場合に、まれに静脈性のブーンという雑音が聞こえることもある。

鼓音が聞こえる範囲、濁音界の位置を確かめる

痛みや腫れの位置、強さがはっきりわかる

腹部を指で軽くたたいて振動を与え、それによって生じる音で、異常を感知するのが、**打診**である。必ず両膝を立ててもらい、力を抜いた状態で、9区分すべてを打診していく。腹部の痛みを訴えているときは、その部位を最後にする。

打診で聞くべき音は、鼓音《こおん》と濁音《だくおん》である。

鼓音は、ポンポンという高めの音で、胃腸管にガスが貯留しているときに聞かれる。原因としては、**腸閉塞**《ちょうへいそく》や**イレウス**（→P130）などが考えられる。

濁音は、低音の、響きのない音である。濁音がする場合は、肝臓や脾臓《ひぞう》など**実質臓器**の**腫れ**や**腫瘤**《しゅりゅう》の可能性がある。腫瘤が原因で腸管にガスがたまり、濁音とは別の部位に鼓音が聞こえることもある。

肝臓のような実質臓器と腸などの管腔臓器では、たたいたときの音が違う。打診では、この音の違いから、肝臓や腸の異常を知ることができる。

まずは腹部全体を、順に打診していく

腹部を指で軽くたたいたときに生じる音で、異常を感知する。

打診時の音の聞こえかた

鼓音《こおん》（高音）

ガスが貯留しているほど、高音が聞こえる

ポンポンという高音が聞こえるときは、狭窄・閉塞などで腸管にガスがたまっている可能性がある。腹水《ふくすい》があると、上方で鼓音が聞こえる。

濁音《だくおん》（低音）

実質臓器や腫瘤《しゅりゅう》にあたったときに聞こえる

実質臓器の上をたたくと、低く濁った音がする。腫瘤がある場合も同様。腹水がたまっていると、上方の鼓音に対し、下方で濁音が聞こえる。

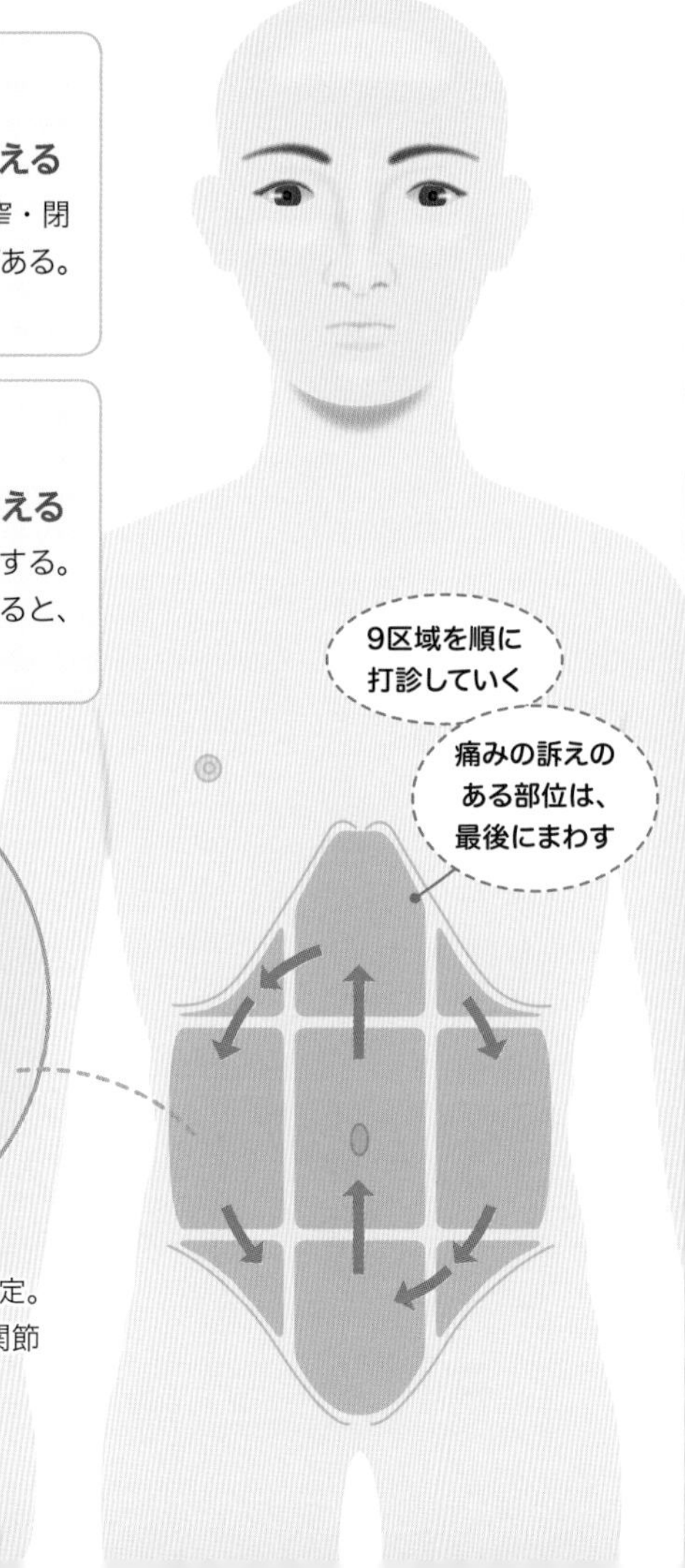

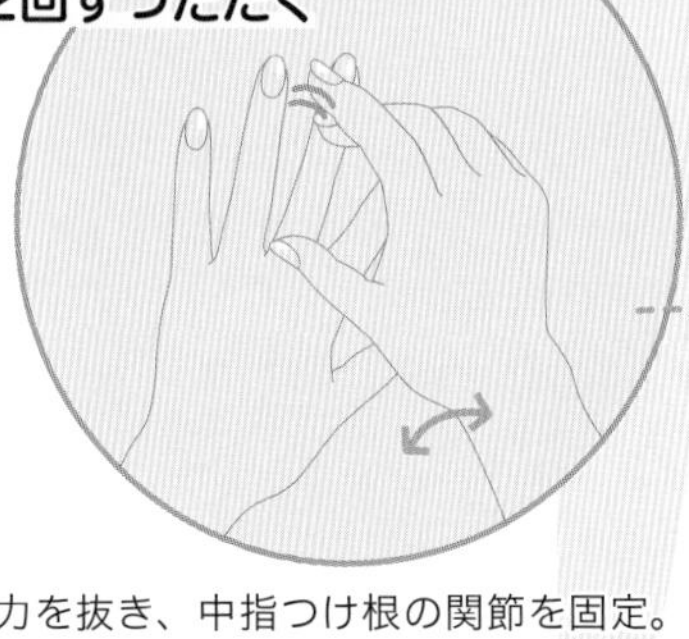

利き手の力を抜き、中指つけ根の関節を固定。反対側の中指は体表に密着させる。手首の関節を動かし、すばやくたたいて離す。

肝腫大を疑うときは、肝濁音界を確認する

打診による音で、肝臓が腫れて大きくなる「肝腫大《かんしゅだい》」の有無がわかる。

清音《せいおん》(共鳴音)

肺の位置では澄んだ音が聞こえる

肝臓の上にある肺と肋骨《ろっこつ》部位では、中程度の大きさの澄んだ打音が特徴。

濁音

正常なら12㎝程度の範囲がめやす

実質臓器では濁音がする。肝臓右葉縦《うようじゅう》径《けい》15㎝以上なら、腫大と考えられる。

鼓音

結腸《けっちょう》、小腸ではポンポンと音がする

肝臓の下にある腸管では鼓音がするため、肝臓の下縁がどこかわかる。

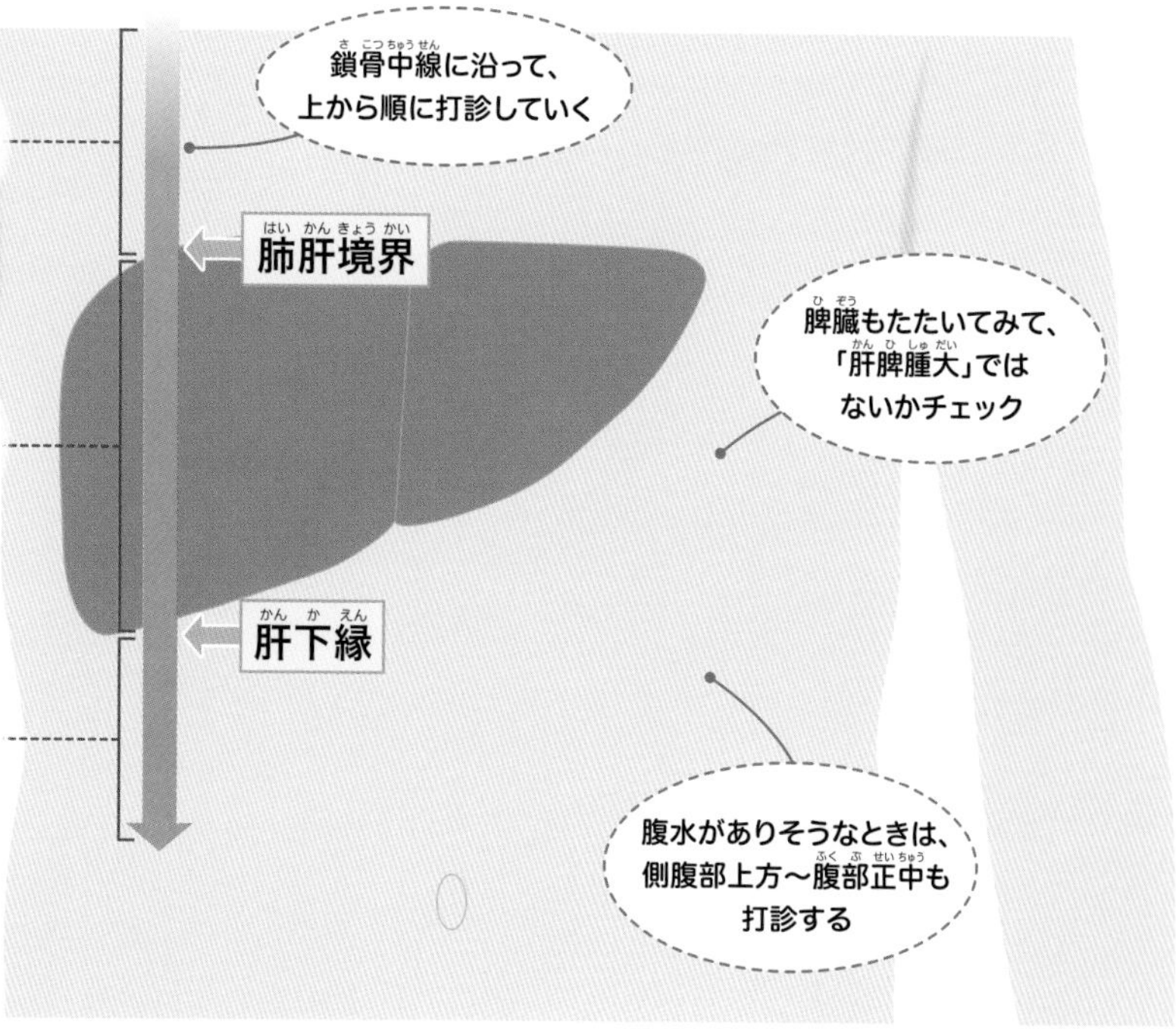

肝臓の境界線の位置を確かめ、腫大の有無を判断。肝臓にあたったときの音と、肺や腸にあたったときの音を聞き分ける。

その他の打診法

軽くたたいて痛みの有無を見る

「叩打診《こうだしん》」

肝臓、脾臓、腎臓の炎症を疑うときは、利き手と反対側の手のひらをあて、その上をやさしくたたく。腎臓は両側でおこない、肝臓、脾臓も反対側をたたいて左右を比較。炎症があれば痛みを生じる。

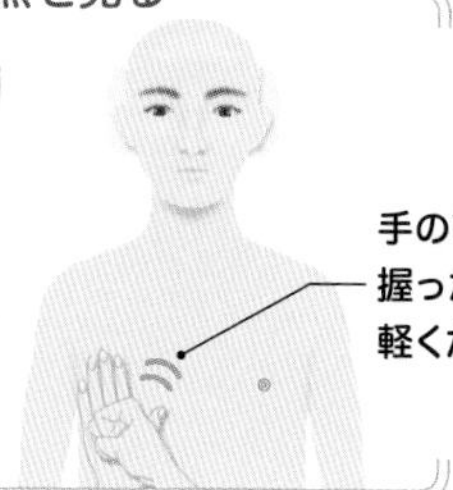

肝障害があると肝臓が肥大。アルコール性ではとくに顕著

問診や視診、聴診などから、原因疾患がある程度絞り込めていれば、それに沿った打診の方法がある。

たとえば**肝炎**(→P146)や**肝硬変《かんこうへん》**(→P148)などの肝障害で、とくにアルコールが原因の場合は、脂肪肝で肝臓が大きく腫れる(**肝腫大《かんしゅだい》**)。そこで打診によって、肝腫大の有無を調べる。

方法は、肝臓とそうでない部位の音の違いを感知することである。実質臓器である肝臓がある部位では、**濁音**が聞かれる。肝臓より上は、濁りのない**清音《せいおん》**、肝臓より下は**鼓音**となる。そのため、肝臓の上下を順に打診していくと、肝臓の大きさが推測できる。その結果、右葉《うよう》の縦の長さが15㎝以上ある場合は、肝腫大と判断できる。

肝臓、腎臓、脾臓などの上を軽くたたいて炎症の有無を見る**叩打診《こうだしん》**も有用だ。痛みが出る場合はその臓器の炎症を疑う。**腹水《ふくすい》**の可能性があるときは、左右腹部に手をふれ、片方を軽くたたく。反対側に波動が伝われば、腹水が貯留していると考えていい。

圧痛や腹膜刺激症状、腫瘤がないかを確認

腹痛などを訴えるときに、とくに重要なのが触診だ。痛みが部分的なものかどうか、どの臓器から生じているかなどを確かめる。

9区域全体に「浅い触診」「深い触診」をおこなう

腹部に手をあてて、圧痛《あっつう》や腫れなどをチェック。

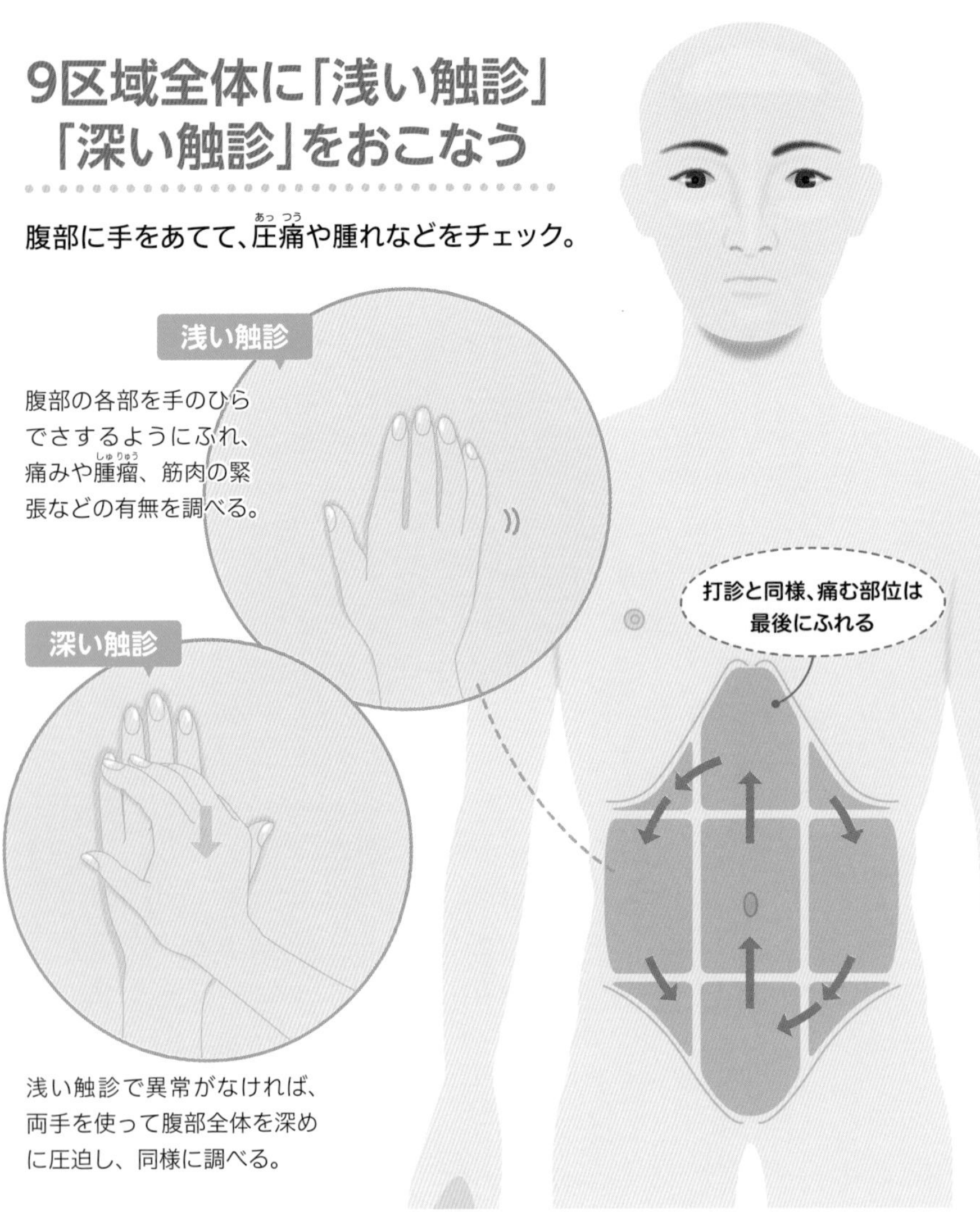

浅い触診

腹部の各部を手のひらでさするようにふれ、痛みや腫瘤《しゅりゅう》、筋肉の緊張などの有無を調べる。

深い触診

浅い触診で異常がなければ、両手を使って腹部全体を深めに圧迫し、同様に調べる。

各部位&臓器の所見

結腸《けっちょう》

ガスや便にふれるほか大腸癌《だいちょうがん》なども考えられる

ガスや便が貯留しているとふれる。ただし、上行結腸《じょうこうけっちょう》、横行《おうこう》結腸《けっちょう》、下行結腸《かこうけっちょう》の癌の可能性もある。

胆嚢《たんのう》

炎症があると、さわったときに強く痛む

炎症などで腫大《しゅだい》しているとふれる。癌《がん》や、胆嚢管《たんのうかん》の閉塞をともなう炎症などがあると、圧痛が生じる。

肝臓

辺縁の位置や性状、表面の性状、硬さを見る

正常な肝臓はやわらかく、手にふれることはない。肝臓が感知でき、硬い場合は要注意。

腹壁《ふくへき》全体

筋肉の硬さにまどわされないよう注意

「腹痛＝消化器疾患」とはかぎらない。腹筋の硬さだったり、筋肉からくる痛みの可能性もある。

その他

膵臓《すいぞう》や胃、小腸にふれるときは、異常あり

通常ならふれない膵臓や胃、小腸などがふれたときは、炎症や腫瘍《しゅよう》などの異常が考えられる。

腹部大動脈

太さや痛みの有無で大動脈瘤《だいどうみゃくりゅう》の有無がわかる

大動脈の左右に指をあて、血管の太さや痛みの有無、拍動の方向などで動脈瘤の有無を確認。

腎臓

はっきりふれるときは腫大や炎症を疑う

脇腹に両手をあて、背側から押すようにして腎臓の腫れなどを確認。通常、左腎はふれない。

脾臓《ひぞう》

肝脾腫大《かんひしゅだい》では腫れのために触知できる

通常はふれない脾臓が、腫大例では判別できる。肝臓も腫大していないか確認が必要。

消化器疾患で生じやすい、圧痛部位を覚えておく

圧迫すると痛みを訴える特定の箇所を圧痛点といい、診断の情報として重要。

Murphy《マーフィー》徴候

腫大した胆嚢が腹膜《ふくまく》にあたって痛む

急性胆嚢炎《きゅうせいたんのうえん》の徴候。右季肋部を圧迫しながら深呼吸をさせると、痛みのために途中で呼吸ができなくなる。

McBurney《マックバーニー》点

急性虫垂炎のときに強く痛む

虫垂炎が疑われるときにチェックすべき圧痛点。右《みぎ》上前腸骨棘《じょうぜんちょうこつきょく》と臍とを結ぶ線の下端から⅓ほどの箇所。

Lanz《ランツ》点

McBurney点同様、虫垂炎の診断に

虫垂炎の診断に役立つ、もうひとつの圧痛点。虫垂の根もとにあたる。左右の上前腸骨棘を結ぶ線の右⅓ほどの位置。

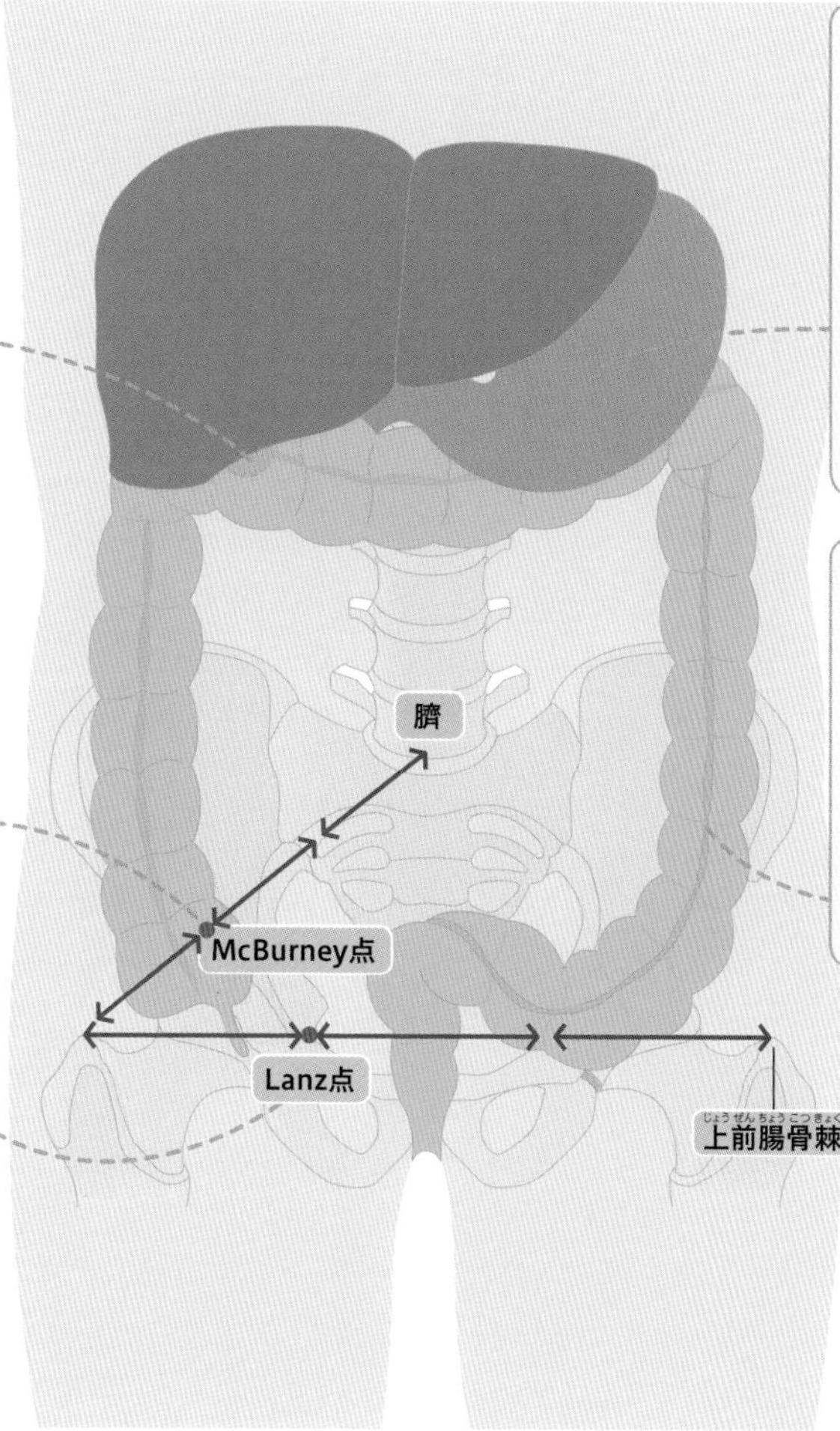

胃《い》・十二指腸《じゅうにしちょう》の限局性圧痛

胃・十二指腸潰瘍《かいよう》で痛みが生じる

潰瘍では、心窩部《しんかぶ》やその右側に限局して痛む。胃では食後、十二指腸では空腹時に痛むことが多い。

Rovsing《ロブシング》徴候

仰臥位《ぎょうがい》で左下腹部を押すと痛む

仰臥位（あお向け）で左下腹部を押すと、右下腹部が痛んだり痛みが増強するもので、虫垂炎《ちゅうすいえん》が疑われる。

通常の圧痛のほか、手を離したときの「反跳痛」も見る

触診では、腹部に手をあてて押し、それによって生じる痛みや程度などを調べる。圧力をかけた影響が出てしまう可能性があるため、打診同様、視診や聴診のあとにおこなう。また、痛みを訴えている場合は、その部分から離れた部位から始める。

最初に腹部全体を手でさするようにさわり、圧痛《あっつう》を感じる箇所がないかを確認する（**浅い触診**）。痛みがあれば、そこに炎症などが生じていると考えられる。

浅い触診で痛みや腹筋の緊張がなかったり、気になる箇所があれば、さらに力を加えて腹部全体にふれていく（**深い触診**）。小さな腫瘤も確認できるほか、腫瘤の大きさや硬さなどから重症度も推測できる。

腹膜炎《ふくまくえん》の可能性があれば、**腹膜刺激症状**《ふくまくしげきしょうじょう》の有無も見る。痛む部分を押したときに不随意に起こる筋肉の緊張や、圧迫したときより手を離すときに痛みを感じる**反跳痛**《はんちょうつう》がないかを見るもので、消化器疾患を調べる触診としては非常に重要だ。反跳痛があれば一般に、緊急の外科的処置が必要になる。

腫瘤、出血、狭窄などの有無をチェック

下腹部の痛みや下血など、腸管の異常を疑うときは直腸診も実施することが望ましい。直腸癌のスクリーニングとしても広くおこなわれている。

周囲の視診から始め、直腸に指を入れていく

肛門部分に孔が開いた検査着を着用。側臥位《そくがい》(横向き)になってもらい、肛門と直腸の異常を調べる。

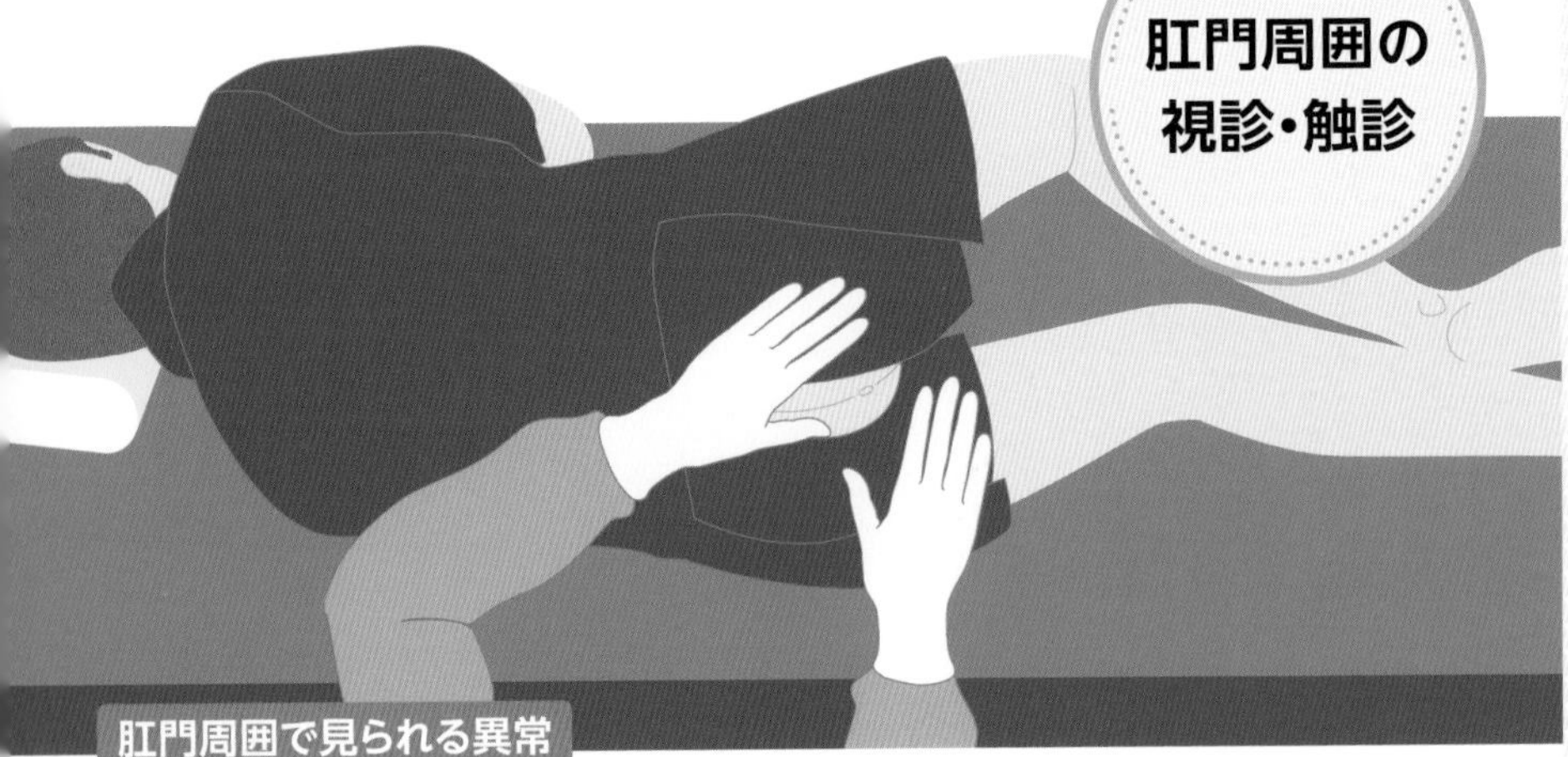

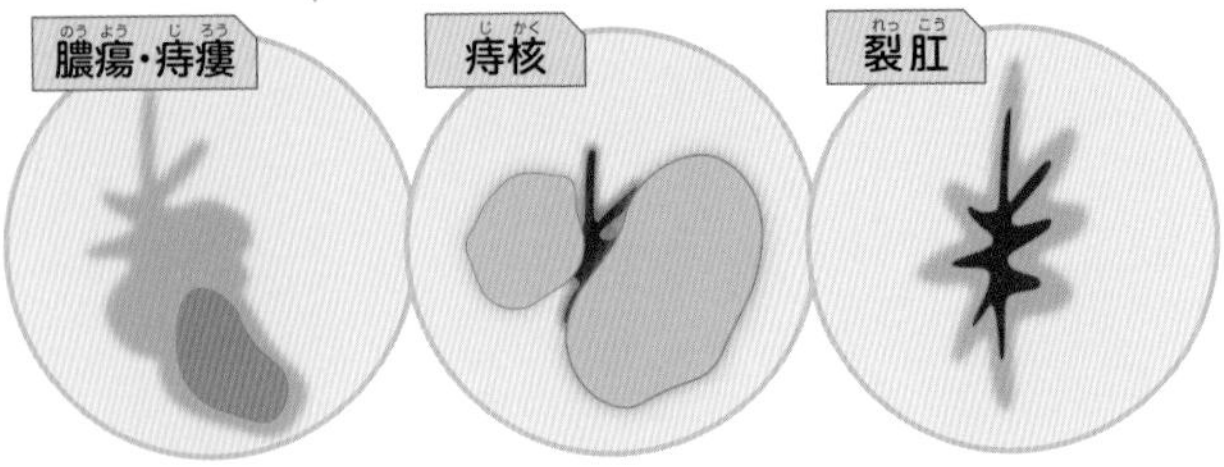

臀部を両手で押し広げて観察。代表的な異常は、「裂肛(切れ痔)」「痔核(内痔核/外痔核)」や、炎症が起きて膿《うみ》がたまる「膿瘍」、膿の出口が破れる「痔瘻」など。

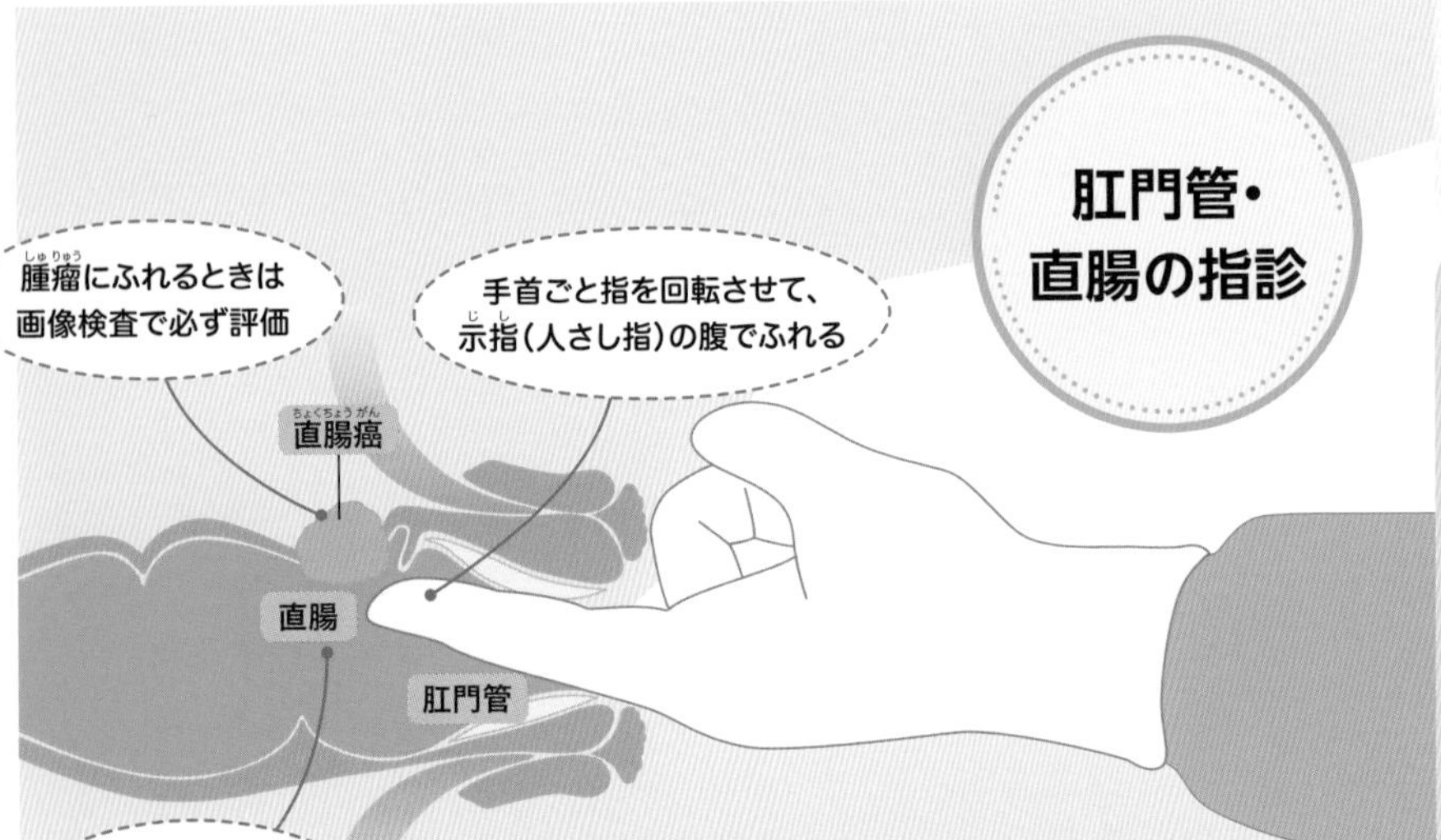

できるだけ力を抜いてもらい、肛門括約筋《こうもんかつやくきん》がゆるんだら指を挿入する。肛門管の全周を触診したら、さらに奥に入れて直腸をまんべんなくさわる。

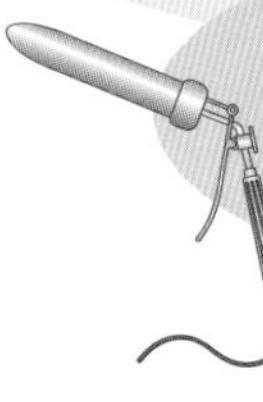

気になる箇所があれば、
肛門鏡《こうもんきょう》でさらに検査を

直腸癌の発見、治療後の経過観察にも欠かせない

肛門やその周囲を視診・触診し、指を入れて直腸内を検査するのが、**直腸診**である。対象となるのはまず、痔疾《じしつ》や直腸脱《ちょくちょうだつ》など、肛門の疾患を疑う場合だ。

さらに消化管のフィジカルアセスメントとしても、最終出口である直腸と肛門の検査は必須だ。**直腸癌**《ちょくちょうがん》のスクリーニングや、術後の経過観察としての役割も大きい。

一方で、デリケートな部分であり、多少の痛みもともなう。実施にあたっては患者の意思を確認し、患者が望まないなら実施しない。羞恥心を与えないよう配慮することも、忘れてはならない。

肛門とその周囲の視診・触診で、**裂肛**《れっこう》、**痔核**《じかく》、**膿瘍**《のうよう》、**脱肛**《だっこう》などのチェックをおこなったら、指を直腸に入れての**指診**に移る。

肛門管よりさらに深く挿入して、届く範囲の直腸内面をまんべんなく触診し、**腫瘤**《しゅりゅう》や**狭窄**《きょうさく》などの有無を調べる。男性の場合は前立腺、女性では子宮頸部のチェックも同時におこなう。指を抜いた後の、便や血液などの付着物も、診断の重要なデータとなる。

直腸診の異常の評価

I 直腸の狭窄

腫瘍《しゅよう》やポリープでせまくなっている可能性が高い

括約筋が緊張して肛門管に指が挿入しにくい場合は、肛門潰瘍《こうもんかいよう》などが疑われる。肛門癌《こうもんがん》の可能性も。直腸内に狭窄《きょうさく》があれば、腫瘍やポリープを疑う。

II 直腸内の腫瘤

硬い場合はとくに、直腸癌の可能性を考える

直腸内面の指診で腫瘤や結節《けっせつ》にふれた場合、可動性があってやわらかいものならポリープの可能性がある。可動性がなく硬い場合は、直腸癌の疑いがある。

III 硬便の貯留

便秘や便失禁について、くわしく問診

通常直腸に便がたまることはなく、硬い便にふれる場合は、強度の便秘が考えられる。排便感覚が麻痺して起こる「便失禁」をきたしている可能性もあり、問診で確認。

IV 血液・血便の付着

赤色であれば、下部消化管からの出血

引き抜いた指や便に血液が付着していた場合、下部消化管での出血が疑われる。鮮血であればあるほど出血箇所は下部になり、痔疾《じしつ》を原因とすることも多い。

大腸由来の出血のおもな原因

- 痔核・裂肛
- 大腸憩室炎《だいちょうけいしつえん》／大腸憩室出血《だいちょうけいしつしゅっけつ》
- 大腸癌《だいちょうがん》
- ポリープ／ポリープ切除後出血
- 炎症性腸疾患（潰瘍性大腸炎《かいようせいだいちょうえん》／クローン病）
- 虚血性腸炎《きょけつせいちょうえん》
- NSAIDs《エヌセイズ》関連のびらん、潰瘍
- 毛細血管拡張症／血管異形成　など

V 粘液・膿の付着

IBS《アイビーエス》や炎症性腸疾患の可能性も

IBS（過敏性腸症候群 →P132）などの腸の異常で、直腸で炎症が生じている病気の場合、引き抜いた指に、炎症性の粘液や膿が付着していることがある。

腫瘤の場合は内視鏡検査（→P90）、病理学的検査（→P108）へ

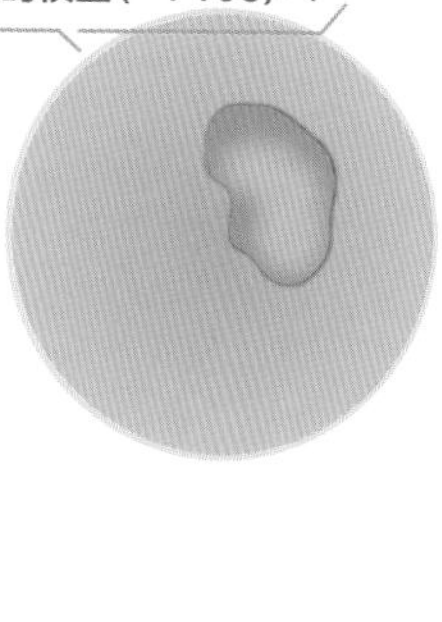

腹部症状の緊急性はバイタルサインで判断する

腹部症状のなかで、とりわけ多いのが腹痛だ。強い腹痛なら、バイタルサインを手がかりに、緊急性の高い症状、疾患かどうかを確認していく。

急性腹症か、それ以外か。緊急性をまずアセスメント

強い腹痛があれば、バイタルサインから、緊急処置の必要性を判断。

バイタルサインの評価

Airway 気道
気道が狭窄《きょうさく》・閉塞している場合は、ただちに気道確保が必要。

Breathing 呼吸
呼吸数や呼吸パターン、SpO2《エスピーオーツー》（経《けい》皮的動脈血酸素飽和度《ひてきどうみゃくけつさんそほうわど》)を見る。

Circulating 循環
脈拍数の異常な増加、血圧低下時はとくに緊急性が高い。

Dysfunction of central nervous system 神経
意識レベルは正常か、見当識障害《けんとうしきしょうがい》などの異常はないかをチェック。

異常なし

腹膜刺激症状《ふくまくしげきしょうじょう》の評価
触診で反跳痛《はんちょうつう》があれば、虫垂炎《ちゅうすいえん》などで、腹膜に炎症が広がっているとわかる。

あり →

なし

血液検査／腹部超音波検査など
緊急性は低いといえる。血液検査などで原因を検索し、治療方針を考えていく。
⇒P84～

異常あり

画像検査&全身状態の安定化
人工呼吸器の装着や輸液などで全身状態を安定させるとともに、検査で原因を検索。

緊急手術or内視鏡的治療
画像検査（→ P90～）で緊急性が高いとわかれば、手術療法や内視鏡的治療を開始。

腹痛の部位から見るおもな疾患

痛みの種類と発症部位によって、原因疾患をある程度しぼれる。消化管以外の疾患もある。

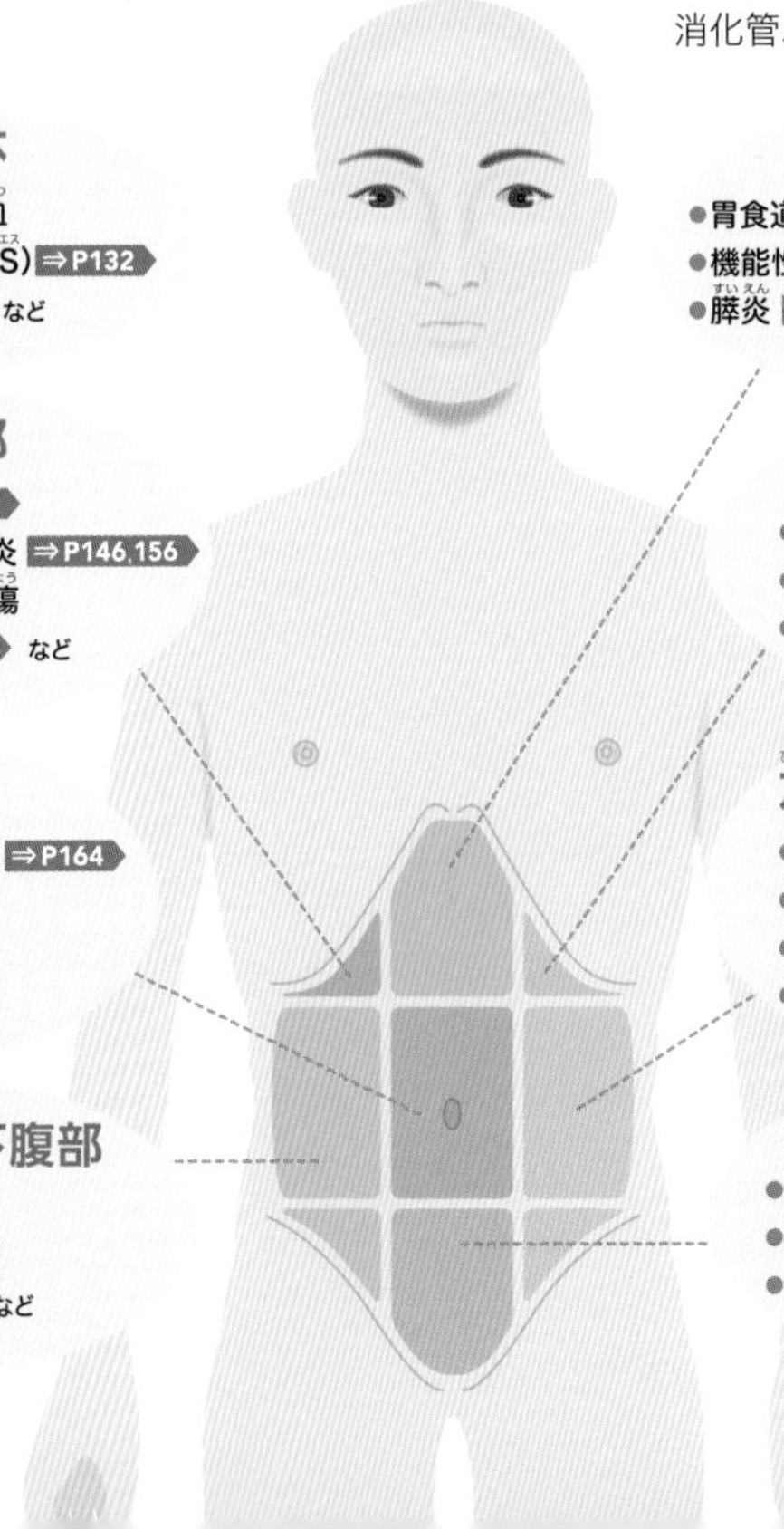

腹部全体
- 腹膜炎《ふくまくえん》
- 腸間膜虚血《ちょうかんまくきょけつ》
- 過敏性腸症候群（IBS《アイビーエス》）⇒P132
- 副腎不全《ふくじんふぜん》
- 心因性 など

右季肋部《みぎきろくぶ》
- 胆嚢炎《たんのうえん》・胆管炎 ⇒P162
- 胆石症《たんせきしょう》 ⇒P160
- 肝炎 ⇒P146,156
- 肝癌《かんがん》 ⇒P158
- 肝膿瘍《かんのうよう》
- 十二指腸潰瘍《じゅうにしちょうかいよう》 ⇒P118 など

臍部《さいぶ》
- 腸炎 ⇒P126
- 膵炎 ⇒P164
- 炎症性腸疾患（IBD《アイビーディー》）
- 腸閉塞《ちょうへいそく》 ⇒P130
- 解離性大動脈瘤《かいりせいだいどうみゃくりゅう》 など

右側腹部《みぎそくふくぶ》～下腹部
- 虫垂炎 ⇒P128
- 大腸憩室症《だいちょうけいしつしょう》
- 腸結核
- 腸管ベーチェット病 など

心窩部《しんかぶ》
- 胃食道逆流症 ⇒P112
- 食道破裂
- 機能性ディスペプシア（FD《エフディー》）⇒P116
- 膵炎《すいえん》 ⇒P164
- 膵癌《すいがん》 ⇒P168 など

左季肋部《ひだりきろくぶ》
- 膵炎
- 膵癌
- 脾腫《ひしゅ》
- 脾梗塞《ひこうそく》
- 肺炎
- 胃潰瘍《いかいよう》（穿孔《せんこう》）⇒P118 など

左側腹部《ひだりそくふくぶ》～下腹部
- 腎盂腎炎《じんうじんえん》
- 尿路結石症《にょうろけっせきしょう》
- 炎症性腸疾患（IBD）⇒P134
- 大腸憩室症《だいちょうけいしつしょう》 ⇒P140
- 大腸癌 ⇒P144 など

下腹部
- 膀胱炎《ぼうこうえん》
- 膀胱結石《ぼうこうけっせき》
- 尿閉《にょうへい》
- ダグラス窩膿瘍《かのうよう》
- 骨盤腹膜炎《こつばんふくまくえん》
- 子宮内膜症
- 前立腺炎 など

代表的な腹部症状の、鑑別のしかたを知っておく

腹痛以外の症状が鑑別の参考になる。ここではよくある腹部症状をあげた。

悪心・嘔吐

消化器疾患以外の原因が多い。意識レベルなど、多角的に見る

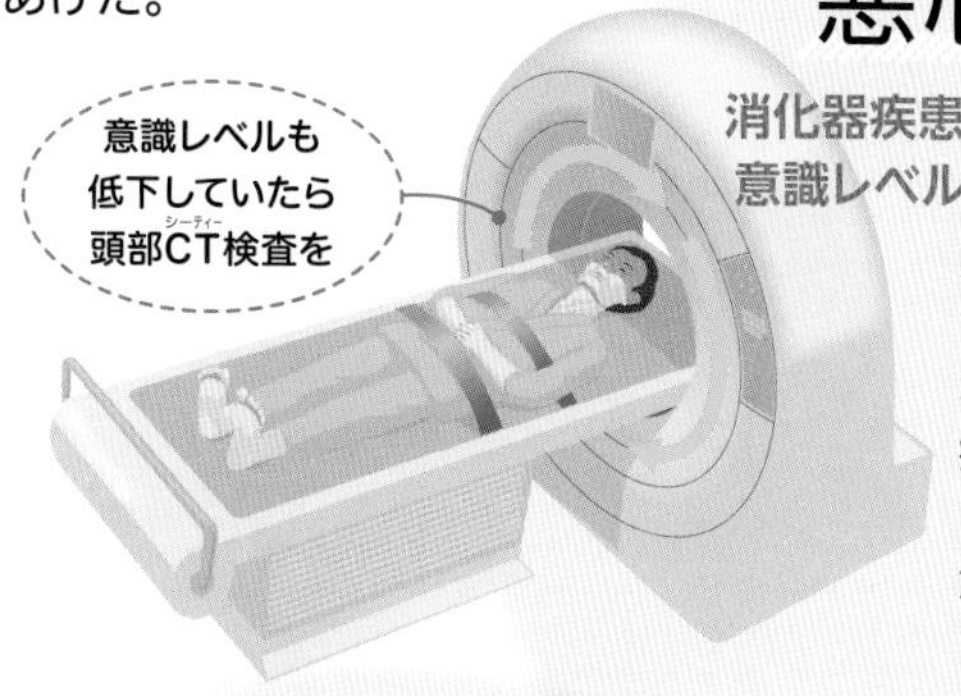

感染性胃腸炎などを原因とすることが多いが、脳出血などの脳神経系疾患、糖尿病など代謝系疾患の症状としても起こる。
意識レベルとバイタルサインのチェックが重要。

悪心・嘔吐の2大区分

中枢性嘔吐
- 頭蓋内疾患《とうがいないしっかん》（脳腫瘍《のうしゅよう》など）
- 代謝・薬剤性（ケトアシドーシスなど）
- 精神疾患（神経性食思不振《しょくしふしん》・心身症）

末梢性嘔吐
- 消化器疾患（腸閉塞など）
- 心血管疾患（不整脈など）
- 泌尿器疾患
- 婦人科疾患 など

吐血・下血

吐血は上部消化管、下血は下部消化管の異常が多い

吐血は、食道や胃などの潰瘍を原因とすることが多い。黒色の便が出ることもある。下血の原因は多岐にわたり、便の色や量など随伴症状で鑑別できることも多い。

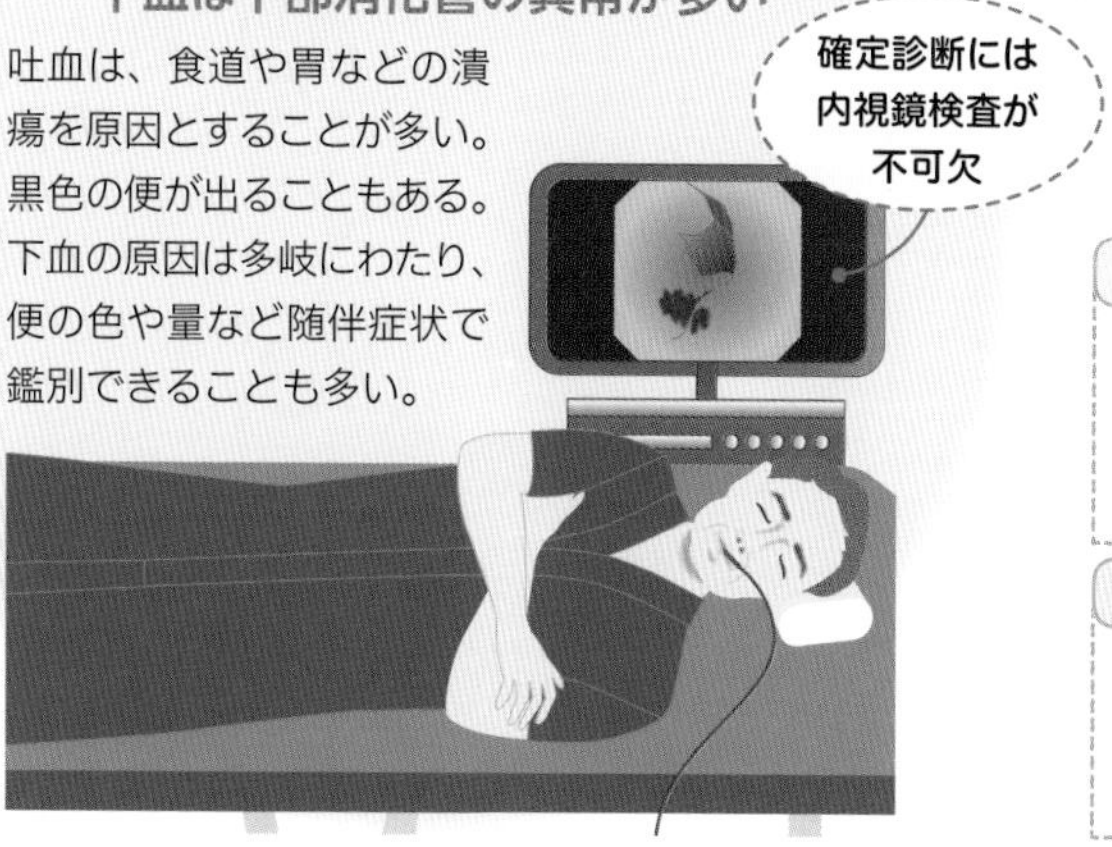

下痢

急性か慢性かが大事。急性の9割は感染性

発症から2週間以内の急性下痢は、「分泌性下痢」「浸透圧性下痢」に分けられ、9割以上が細菌やウイルスなどの感染性。慢性下痢の原因は多岐にわたる。

分泌性下痢

感染性	●細菌性食中毒 ●ウイルス性腸炎
非感染性	●薬剤性 ●刺激物 など

浸透圧性下痢

薬剤性	●マグネシウム製剤
飲食物	●冷飲料水
その他	●ストレス など

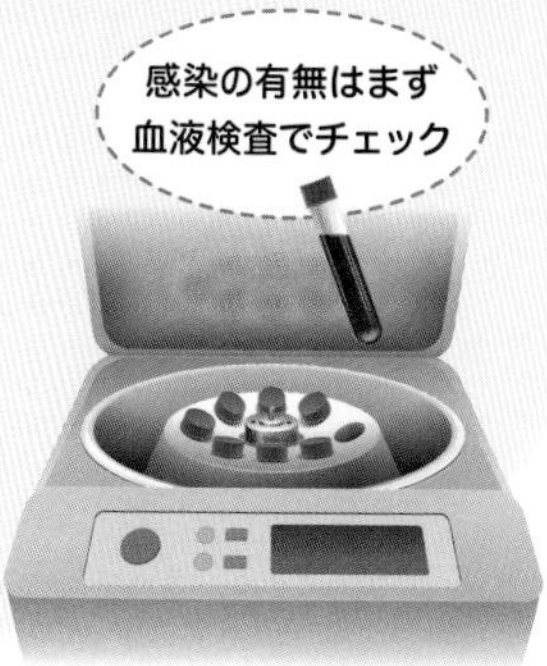

全身状態と腹部症状の部位から、疾患をしぼり込む

救急で受診したり搬送された場合はもちろん、一般外来の診療でも、緊急手術などの迅速な対応が必要になるケースがある。1週間以内に急激に生じた腹痛があり、手術などの緊急処置に移行しなくてはならない状態を総称して、**急性腹症**という。

急性腹症の原因は多岐にわたる。よく見られるのが**虫垂炎《ちゅうすいえん》**や**急性胆嚢炎《きゅうせいたんのうえん》**などだが、**腹部大動脈瘤破裂《ふくぶだいどうみゃくりゅうはれつ》**や**大動脈解離《だいどうみゃくかいり》**、**心筋梗塞《しんきんこうそく》**など、より重篤な疾患の可能性もある。泌尿器疾患や婦人科疾患などの可能性も否定できない。

そのなかで、緊急性の高さを判断するめやすとなるのが**バイタルサイン**である。**気道**、**呼吸**、**循環**、**神経**（**意識**）の4つの徴候をチェックし、ひとつでも不安定であれば、迅速な処置をおこなう。

バイタルサインが安定している場合は、**腹膜刺激症状《ふくまくしげきしょうじょう》**の有無を調べる。症状があれば腹膜の炎症があり、緊急度が高い。早急に血液検査や画像検査をおこない、必要に応じ、**手術療法**や**内視鏡的治療**を開始する。

肝細胞障害、肝予備能、胆汁うっ滞などの指標となる

フィジカルアセスメントとともに、基本の検査として必須なのが、血液検査だ。鑑別に役立つうえ、思わぬ異常が見つかることもある。

血液学的検査と生化学検査に、必要な項目を組み合わせる

基準値は各施設で異なるため、以下の数値は参考として活用を。

血液学的検査

赤血球系《せっけっきゅうけい》

赤血球数(RBC《アールビーシー》)	男性414万～534万/μL 女性365万～490万/μL
ヘモグロビン(Hb《エイチビー》)	男性13.8～17.2g/dL 女性11.3～14.5g/dL
ヘマトクリット(Ht《エイチティー》)	男性40～50% 女性34～43%
平均赤血球容積(MCV《エムシーヴィー》)	83～100fL
平均赤血球Hb量(MCH《エムシーエイチ》)	28～34pg
平均赤血球Hb濃度(MCHC《エムシーエイチシー》)	33～35%
網状《もうじょう》赤血球数(Ret《アールイーティー》)	比率0.66～2.21% 絶対数2万8000～10万/μL

白血球系《はっけっきゅうけい》

白血球数(WBC《ダブリュービーシー》)	3300～9400/μL
白血球分類(VCS《ヴィーシーエス》法)	好中球《こうちゅうきゅう》 39.6～69.7% リンパ球 22.4～51.2% 好酸球《こうさんきゅう》 0.8～9.3% 単球 2.7～7.0% 好塩基球《こうえんききゅう》 0.4～2.0%

血小板《けっしょうばん》／凝固・線溶・阻害因子

血小板数		18万～39万/μL
凝固系	プロトロンビン時間(PT《ピーティー》)	9.3～12.3秒
	活性化部分トロンボプラスチン時間(APTT《エーピーティーティー》)	24.5～38.7秒
	ヘパプラスチン試験(HPT《エイチピーティー》)	70～130%
線溶系	フィブリノゲン(Fb《エフビー》)	184～378mg/dL
	フィブリン・フィブリノゲン分解産物(FDP《エフディーピー》)	5μg/mL以下
	D《ディー》ダイマー	1μg/mL以下
	可溶性フィブリンモノマー複合体(SFMC《エスエフエムシー》)	7μg/mL未満
阻害系	アンチトロンビン(AT《エーティー》)	87～129%
	トロンビン・アンチトロンビン複合体(TAT《ティーエーティー》)	3.5μg/mL以下

血液細胞の数や形態を調べる検査。消化器疾患にともなう貧血や炎症反応、血小板減少などがわかる。

血液生化学検査

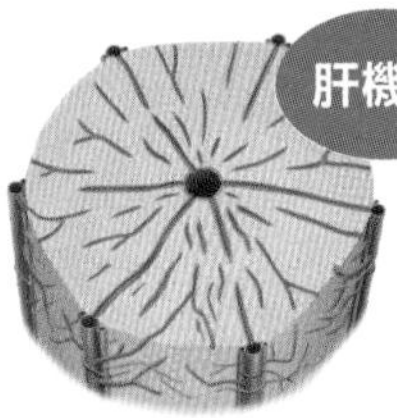

肝機能

AST《エーエスティー》(アスパラギン酸アミノトランスフェラーゼ)	14～32U/L
ALT《エーエルティー》(アラニンアミノトランスフェラーゼ)	男性11～45U/L 女性9～25U/L
ALP《エーエルピー》(アルカリホスファターゼ)	109～312U/L
γ《ガンマ》-GTP《ジーティーピー》(γ-グルタミルトランスペプチダーゼ)	男性10～58U/L 女性10～28U/L
総ビリルビン	0.4～1.8mg/dL
直接ビリルビン	0～0.3mg/dL
総蛋白	6.8～8.3g/dL
アルブミン	4.2～5.4g/dL
ChE《シーエイチイー》(コリンエステラーゼ)	男性255～501U/L 女性179～436U/L
ZTT《ゼットティーティー》(硫酸亜鉛混濁試験《りゅうさんあえんこんだくしけん》)	4～12U
総コレステロール	219mg/dL以下
ICG《アイシージー》(インドシアニングリーン試験)	15分値10%以下

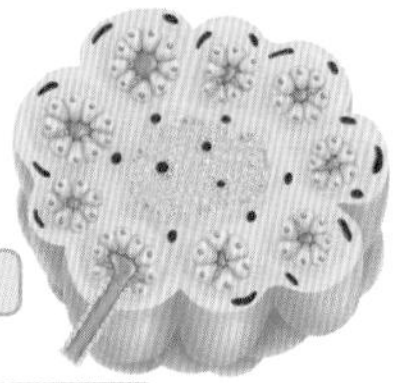

膵機能《すいきのう》

アミラーゼ(AMY《エーエムワイ》)	43～130U/L
アミラーゼアイソザイム	膵型《すいがた》(P《ピー》型) 30～60% 唾液腺型《だえきせんがた》(S《エス》型) 40～70%
リパーゼ(LIP《エルアイピー》)	11～53U/L
エラスターゼ1	[RIA《アールアイエー》法] 110～410ng/dL [EIA《イーアイエー》法] 2.9～19.2ng/mL
トリプシン	[RIA法] 110～460ng/mL [EIA法] 28～105ng/mL

血液中の酵素や蛋白質などの量を調べる。肝細胞が破壊されていると、AST、ALTなどの酵素が増える。

よくある症状でも、重大疾患を見逃さないためにおこなう

全身を循環する血液には、多くの代謝物質が含まれ、消化器の機能や異常の度合いなどを伝えてくれる。スクリーニング検査としてはもちろん、確定診断の判断材料としても、重要な位置を占めている。

とくに有用なのが、**肝機能**にかかわる検査値だ。肝細胞の障害で血中に放出される「**AST**《エーエスティー》」「**ALT**《エーエルティー》」などの**酵素**から、**肝細胞の変性・壊死**《えし》の有無や程度を把握できる。**代謝能**、**予備能**を見る項目としては「**アルブミン**」「**ChE**《シーエイチイー》」などがあげられる。

肝炎の原因として現在も少なくないのが、**ウイルス感染**である。これが疑われる場合は、**ウイルスマーカー検査**で抗原《こうげん》や抗体《こうたい》を確認し、診断をつける。

膵臓《すいぞう》の機能を推定するには、**アミラーゼ**や**リパーゼ**などの酵素の数値が有用だ。

免疫にかかわる消化器疾患を疑う場合は、**免疫学的検査**をおこなう。悪性腫瘍《あくせいしゅよう》があると血液中に増加する**腫瘍マーカー**は、早期診断に有効なものはまだないが、治療後の経過観察などに欠かせない項目である。

肝炎ウイルスマーカー

C型肝炎

HCV《エイチシーヴィー》抗体	現在、過去の感染の両方がわかる
HCV-RNA《アールエヌエー》	治療法選択や効果判定などに有用
HCVコア蛋白	血液中のHCVの量を反映する
HCVセロタイプ	抗体の違いからHCVの型を判定

E型肝炎

HEV《エイチイーヴィー》-IgA《アイジーエー》	現在感染していれば陽性を示す

ウイルス性肝炎(→P146)を疑う場合に実施し、陽性か陰性か判定。感染例では継続的に実施して治療効果を見る。

A型肝炎

HAV《エイチエーヴィー》-IgM《アイジーエム》抗体《こうたい》	急性期に数値が上昇する
HAV《エイチエーヴィー》-IgG《アイジージー》抗体	感染歴があると陽性になる

B型肝炎

HBs《エイチビーエス》抗原《こうげん》	現在HBVに感染している場合に陽性となる
HBs抗体	過去にHBVに感染していた場合に陽性となる
HBc《エイチビーシー》抗体	ウイルス量が多く感染力も強いことを示す
HBe《エイチビーイー》抗原	肝臓内でも血液内でもウイルス量が多い
HBV《エイチビーヴィー》-DNA《ディーエヌエー》	血液中のHBV量。肝癌《かんがん》のリスクにも関連
HBVコア関連抗原	抗原関連値の総称で、治療効果判定に有用
HBVゲノタイプ	B型肝炎診断確定後に、遺伝子型を調べる

腫瘍《しゅよう》マーカー

診断補助として、悪性腫瘍《あくせいしゅよう》で血液中に増える物質の量を調べる。

NCC《エヌシーシー》-ST《エスティー》-439	胃や胆道《たんどう》などの上部消化器癌に反応
NSE《エヌエスイー》	膵《すい》・消化管神経内分泌腫瘍《しょうかかんしんけいないぶんぴつしゅよう》で上昇
PIVKA《ピブカ》-II《ツー》	肝癌で、特異的に数値が上昇する
Pro《プロ》-GRP《ジーアールピー》	肺癌の指標。肝転移の可能性を見る
P《ピー》53抗体	早期の大腸癌、食道癌発見に役立つ
SCC《エスシーシー》	食道癌などの扁平上皮癌《へんぺいじょうひがん》が疑われる
SLX《エスエルエックス》	膵癌、胃癌、大腸癌などで高値に
SPan《スパン》-1	膵癌や胆嚢癌などで数値が上昇
STN《エスティーエヌ》	胃癌、大腸癌、膵癌、胆嚢癌で上昇
TPA《ティーピーエー》	胃癌と大腸癌で数値が高くなる
AFP《エーエフピー》	肝癌のほか、肝硬変《かんこうへん》や肝炎でも上昇
AFP《エーエフピー》-L《エル》3%	原発性肝癌で、特異的に値が上昇
CA《シーエー》19-9	胃癌《いがん》、大腸癌《だいちょうがん》、膵癌《すいがん》、胆嚢癌《たんのうがん》で上昇
CA72-4	胃癌、大腸癌、膵癌のめやすになる
CA125	卵巣癌のほか、膵癌でも陽性になる
CEA《シーイーエー》	大腸癌など多くの消化管癌で高値に
CYFRA《シフラ》	食道癌などの扁平上皮癌で上昇
DUPAN《デュパン》-2	肝癌、膵癌、胆嚢癌などで上昇
エラスターゼ1	膵癌、十二指腸癌《じゅうにしちょうがん》などで高値を示す
HER2《ハーツー》蛋白《たんぱく》	胃癌で上昇。乳癌でも高値になる

免疫学的検査

原発性胆汁性胆管炎《げんぱつせいたんじゅうせいたんかんえん》(PBC《ピービーシー》)

AMA《エーエムエー》(抗ミトコンドリア抗体)	20倍未満
AMA(抗ミトコンドリアM2《エムツー》抗体)	7.0未満
抗gp《ジーピー》210抗体	(−)
ACA《エーシーエー》(抗セントロメア抗体)	10.0未満

抗SS《エスエス》-A《エー》抗体/抗SS-B《ビー》抗体	10.0U/㎖未満
抗M3R《エムスリーアール》抗体	(−)
ASMA《エーエスエムエー》(抗平滑筋抗体《こうへいかつきんこうたい》)	20倍未満
抗CCP抗体《こうシーシーピーこうたい》	4.5U/㎖未満

自己免疫性肝炎(AIH《エーアイエイチ》)

ANA《エーエヌエー》(抗核抗体《こうかくこうたい》)	40倍未満
ASMA(抗平滑筋抗体)	20倍未満
抗LKM《エルケーエム》-1抗体(抗肝腎《こうかんじん》ミクロソーム-1抗体)	17未満

自己免疫性の消化器疾患や合併症を疑うときに、関連する抗体の有無や量を調べる。

便潜血検査は、消化管出血や大腸癌のスクリーニングに有用

消化器疾患を疑うときは、尿の一般検査のほか便検査がとくに有用だ。潜血の有無を見たり、感染症の原因微生物の同定をおこなう。

消化管疾患を疑うときには欠かせない検査

排泄物は、体内の異常の有無を知らせる重要な情報源である。**尿検査**は簡便に実施でき、初診時にルーチンでおこなうことも多い。**比重**、**pH**《ピーエイチ》、**蛋白**の有無などを調べるのが一般的だ。一般検査以外では、膵疾《すいしっ》患《かん》の有無を見るために「**尿中アミラーゼ**」を調べることもある。高値であれば、**膵炎**《すいえん》などで酵素が尿中にもれ出ているとわかる。

消化管疾患を疑うときは、**便検査**がより重要だ。ポイントのひとつが、肉眼では確認できない血液（**潜血**）の有無である。赤《せっ》血球《けっきゅう》成分である**ヘモグロビン**の有無を、専用キットや自動分析装置で調べる。痔疾《じしつ》などで陽性になることもあるが、**潰瘍性大腸**《かいようせいだいちょう》**炎**《えん》（↓Ｐ１３４）や悪性腫瘍《あくせいしゅよう》による出血の可能性も考え、内視鏡検査などにつなげる。

便秘や下痢を訴える場合は便の性状もくわしく聞く

サルモネラ属菌、カンピロバクター、腸管出血性大腸菌などによる**感染性腸炎**（↓Ｐ１２６）が疑われるときは、便の**培養検**《ばいようけん》**査**《さ》で、原因となる**病原微生物**を同定する。

感染性腸炎では、ほとんどの場合、**下痢**、**発熱**、**腹痛**を生じる。下痢症状の訴えがある場合は、問診で下痢の期間、回数、量をよく確認しておく。便の形状も重要なデータである。同じ下痢でも、潜血の有無や色、便の硬さなどによって、推測できる原因微生物が異なってくる。

一方、**便秘**を訴える場合には、生活習慣によるものから大腸癌《だいちょうがん》（↓Ｐ１４４）、腸閉塞（↓Ｐ１３０）などの重大疾患まで、原因が幅広い。排便の頻度や随伴症状はもちろん、便の形状、色調なども確認する。

尿検査では、比重、pH、蛋白、アルブミンなどを見る

比重	1.006～1.030	ケトン体	(－)
pH《ピー エイチ》	4.5～7.5	ウロビリノゲン	(±)
蛋白	(－)	ビリルビン	(－)
微量アルブミン	30.0㎎/day未満	クレアチニン	0.5～1.5g/day
潜血反応	(－)	微量アルブミン／クレアチニン比	随時尿24.6㎎/g･CR以下
白《はっ》血《けっ》球《きゅう》反《はん》応《のう》	(－)		
亜《あ》硝《しょう》酸《さん》塩《えん》反《はん》応《のう》	(－)		
ブドウ糖	(－)		

初診では必須の検査。消化器疾患が疑われるときは、必要な検査項目を加えることがある。

便検査はおもに3つ。肉眼的観察はどの疾患でも重要

便の肉眼的観察のほか、潜血検査、培養検査《ばいようけんさ》などを必要に応じて組み合わせる。

肉眼的観察

肝《かん》・胆《たん》・膵《すい》の重大疾患のほか、感染性の下痢で色が変わることも

便の形状は消化管の通過時間を表す。水様便がもっとも速く、急性腸炎などで生じる。黒っぽいタール便は上部消化管出血の可能性が高い。胆道疾患《たんどうしっかん》では灰白色便に、膵疾患《すいしっかん》では白っぽい脂肪便になりやすい。

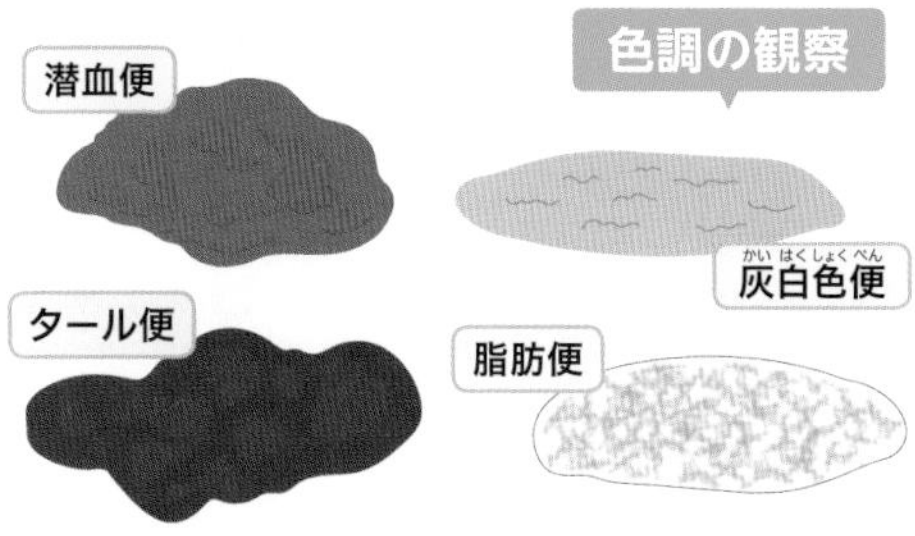

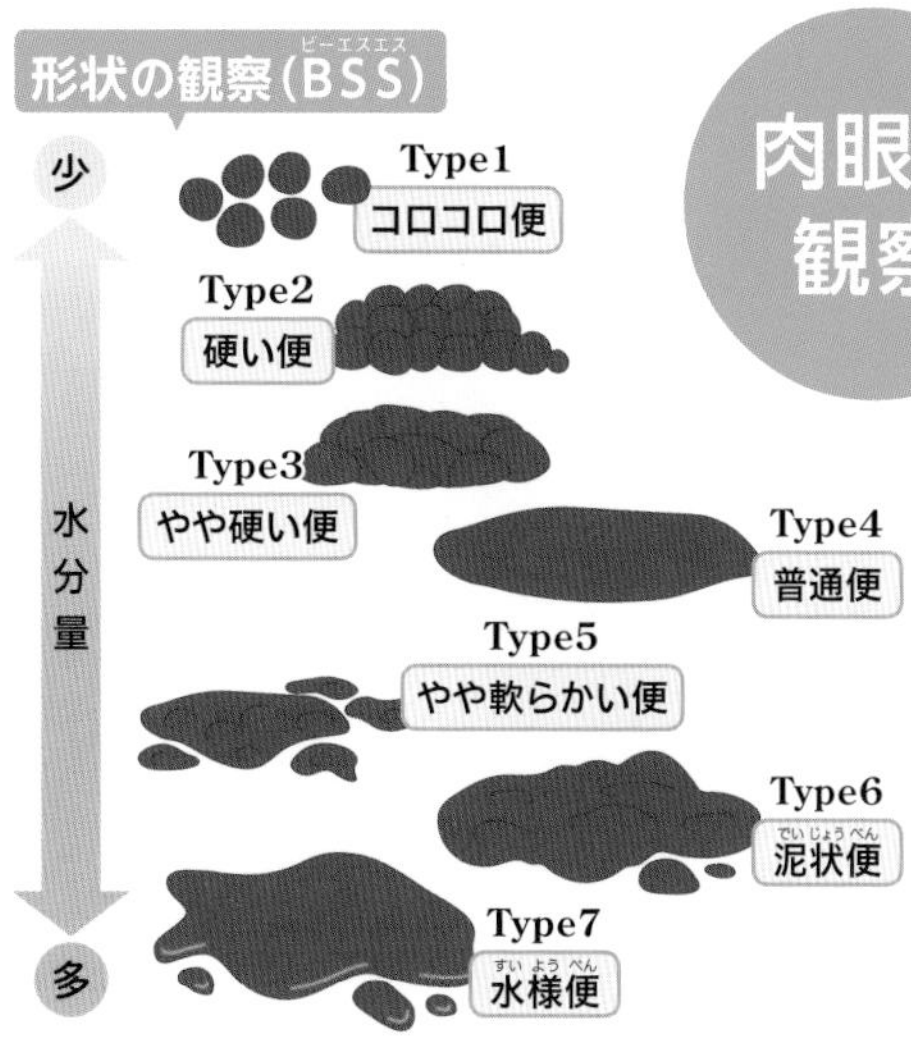

便潜血検査

感度、特異度ともに高い「免疫法」が現在の主流

便中のヘモグロビンの有無で、肉眼では見えない血液を検出。以前は試薬を使った「化学法」もおこなわれていたが、現在は、抗ヒトヘモグロビン抗体《こうたい》の有無を見る「免疫法」が主流。

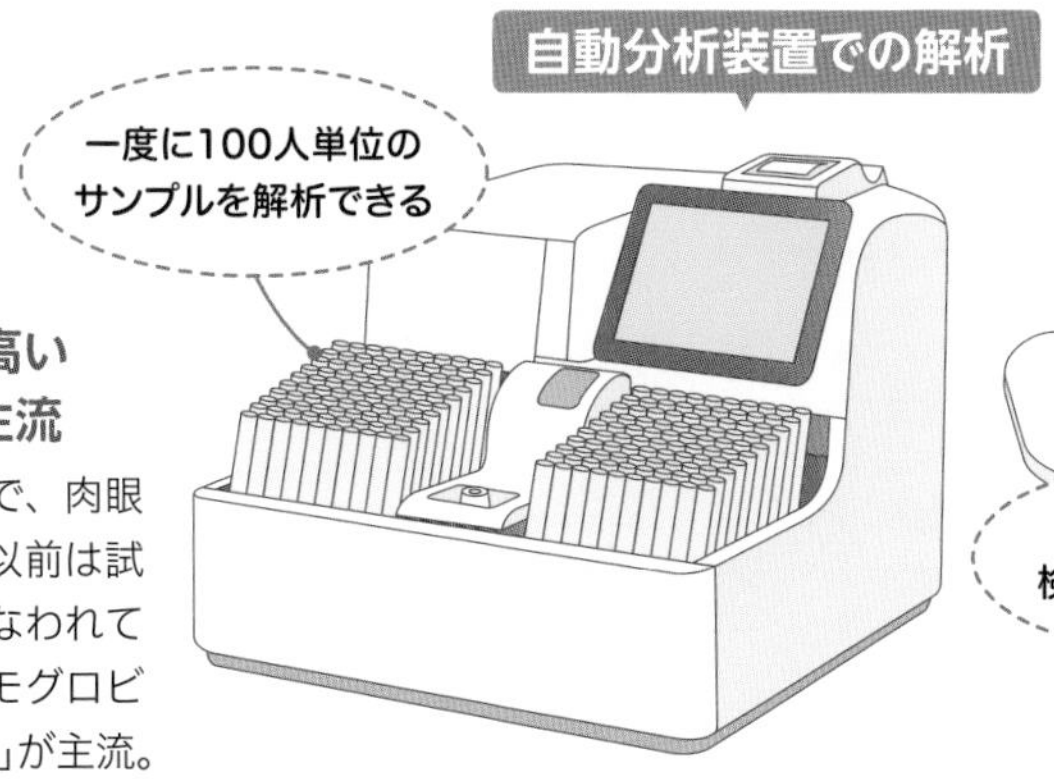

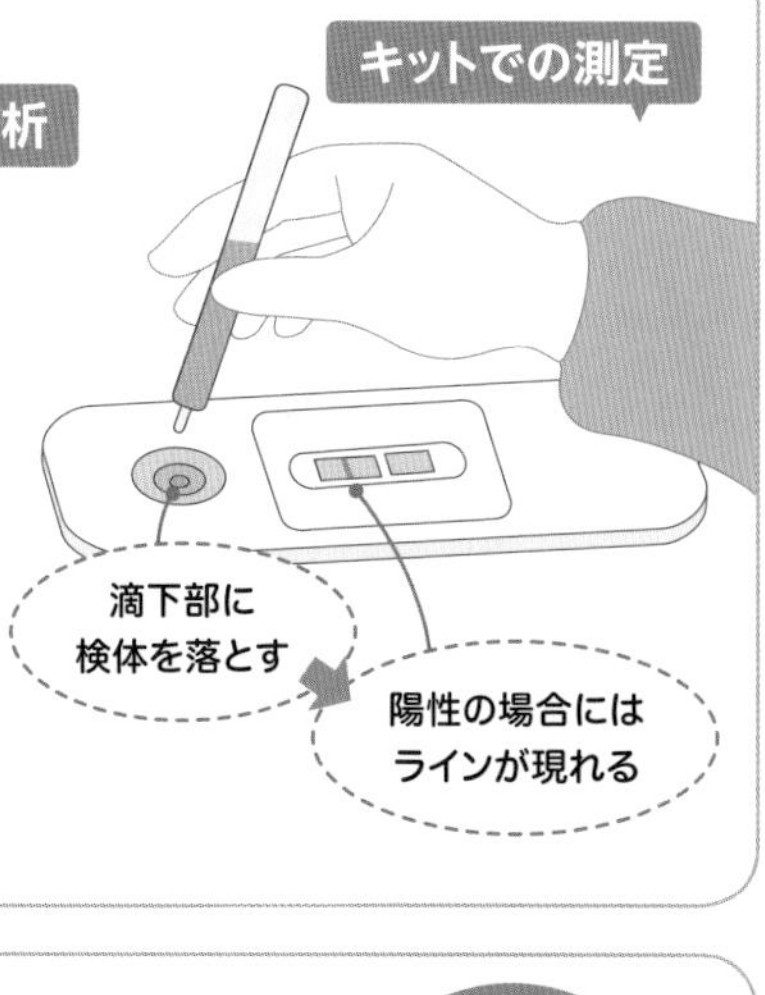

便培養検査

細菌性腸炎の原因菌同定のためにおこなう

サルモネラ属菌やカンピロバクターなど、想定される原因菌ごとの培地で培養して同定。偽膜性大腸炎《ぎまくせいだいちょうえん》の原因となるクロストリダイディス・ディフィシルでは、検査キットが役立つ。

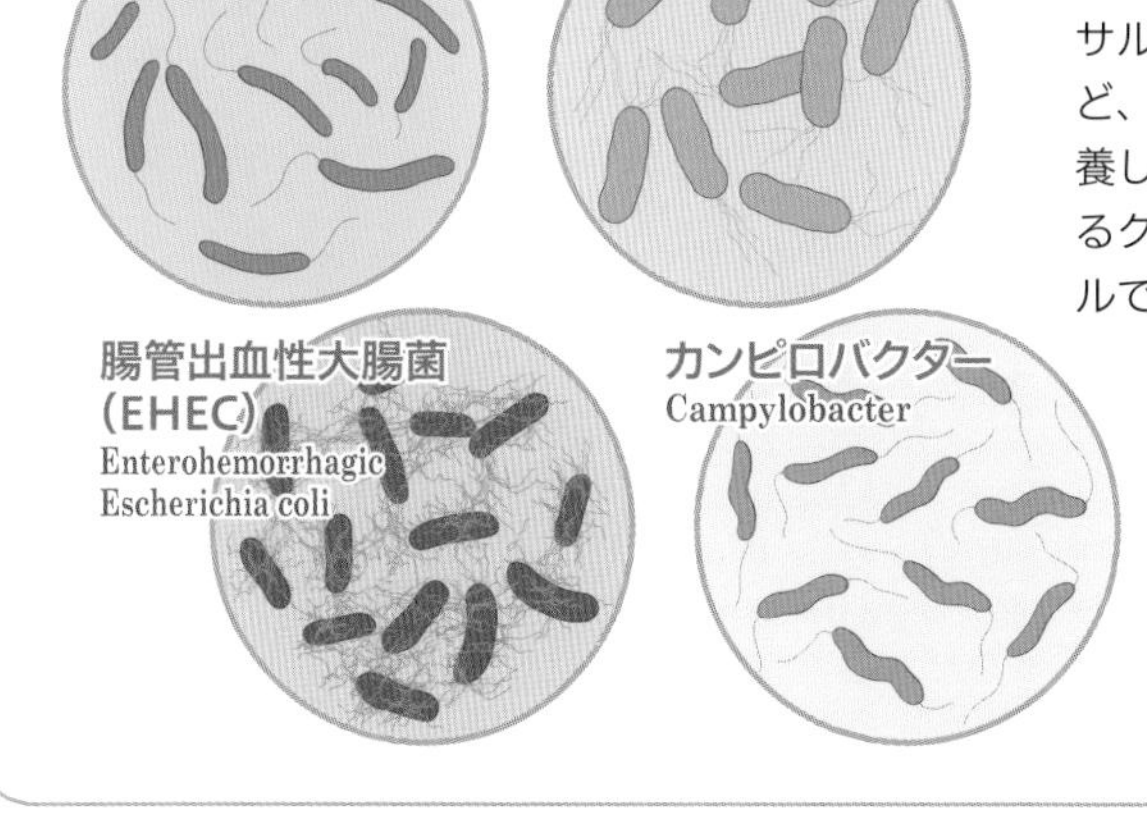

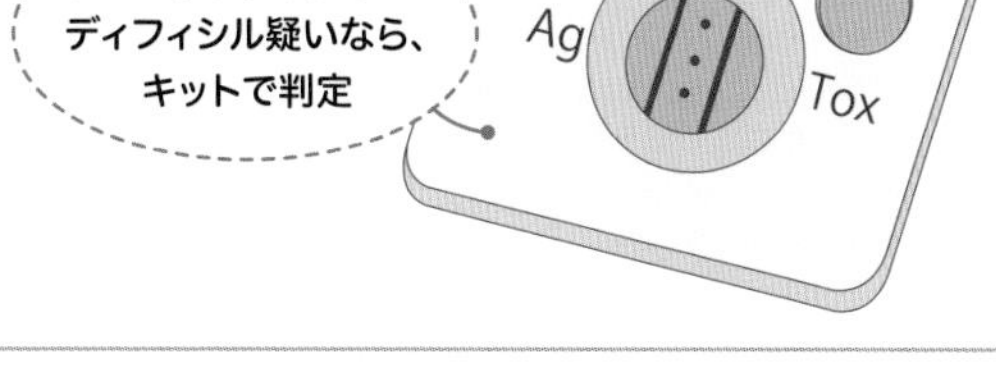

生検のほか、呼気などでＨ・ピロリ菌の有無を見る

かつては「ストレスや刺激物が原因」とされた胃潰瘍などは、Ｈ・ピロリ菌が原因とわかり、現在ではその有無を調べる検査も普及している。

H.ピロリ菌が胃粘膜を侵食し、損傷させる

H.ピロリ菌は、胃・十二指腸疾患の多くに関与している。

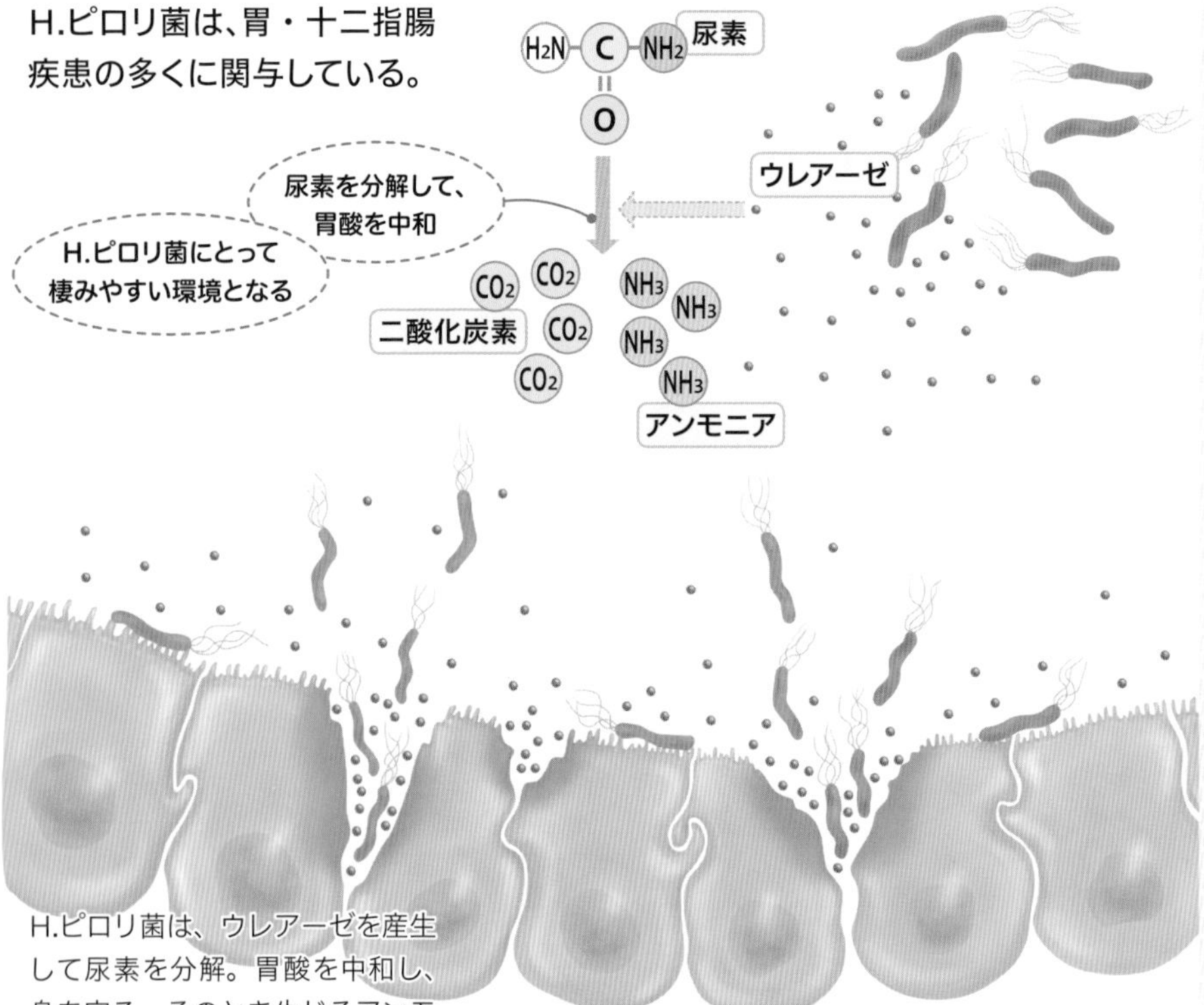

H.ピロリ菌は、ウレアーゼを産生して尿素を分解。胃酸を中和し、身を守る。そのとき生じるアンモニアが胃壁細胞《いへきさいぼう》を傷つける。

H.ピロリ菌が関与する疾患

- 胃悪性リンパ腫《しゅ》
- 胃癌《いがん》 ⇒124
- 胃・十二指腸潰瘍《いじゅうにしちょうかいよう》 ⇒118
- 急性胃粘膜病変（AGML《エージーエムエル》）
- メネトリエ病（胃巨大皺襞症《いきょだいすうへきしょう》）
- 反応性リンパ組織増殖症
- MALT《マルト》リンパ腫

萎縮性胃炎《いしゅくせいいえん》などのAGML、胃・十二指腸潰瘍ではほぼ100%感染が認められる。

酸性の胃のなかでも棲息できる特殊な菌

外界とつながる消化管には多様な細菌が入り込むが、少し異質なものに、胃壁《いへき》に棲みつく**ヘリコバクター・ピロリ菌**（**Ｈ・ピロリ菌**）がある。

胃のなかは、**胃酸**のために強い**酸性**となっており、通常、細菌は棲息できない。ところがＨ・ピロリ菌は、尿素分解酵素の**ウレアーゼ**を産生するという、特異的な性質をもつ。ウレアーゼで胃のなかの**尿素**を分解して**アンモニア**をつくり、胃酸を中和させる。それによって快適な環境をつくり、胃壁の粘膜細胞表面に定着して棲みつくことができるのだ。

日本では感染率が高く、約半数が陽性ともいわれる。とくに高齢層で感染率が高く、若年層では比較的低い。

H.ピロリ菌の有無を調べる検査は、全部で6種類

H.ピロリ菌の関与が疑われるときは感染の有無を調べ、陽性なら除菌する。

内視鏡を使わない検査法

1 尿素呼気試験《にょうそこきしけん》

飲み込んだ尿素が分解されるかどうかを調べる

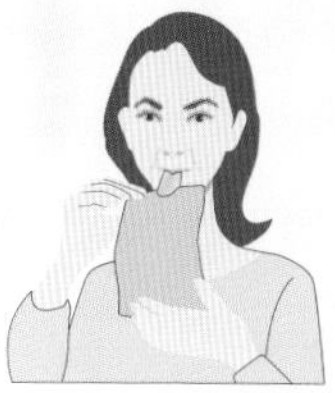

特殊な尿素を飲み込み、呼気成分を分析。H.ピロリ菌が尿素を分解するときに生じる二酸化炭素の量を見る。負担が少なく、精度が高い。

2 抗《こう》H《エイチ》.pylori《ピロリ》抗体測定《こうたいそくてい》

微量の尿を使って抗体スティックで判定

H.ピロリ菌感染時に生じる抗体の存在を、血液や尿で調べる。専用のキットを用いて判定。

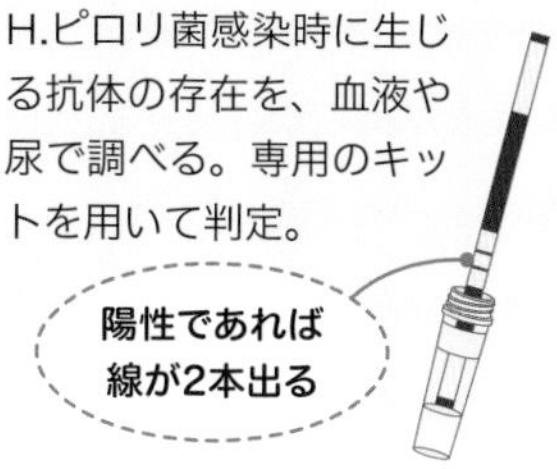

3 便中H.pylori抗原測定《こうげんそくてい》

便を溶かした溶液をキットに滴下する

H.ピロリ菌の死骸の一部（抗原）が便中に排泄されているかどうかを、検査キットで判定する。

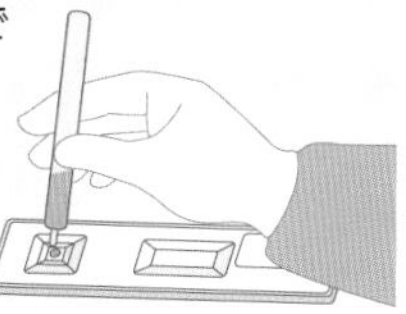

内視鏡を使った検査法

4 迅速《じんそく》ウレアーゼ試験

採取した組織を、短時間培養する

内視鏡検査（→P90）で採取した胃壁組織を培地で短時間培養。H.ピロリ菌がいると試薬が黄色から赤に変わる。

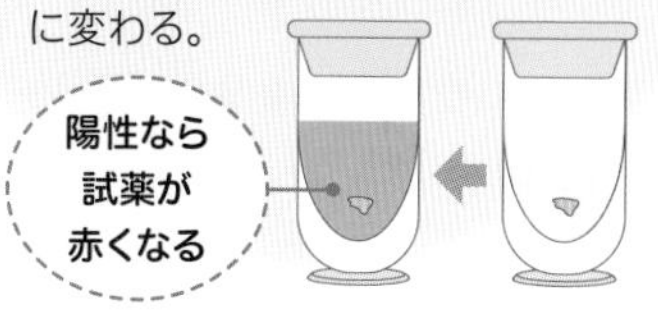

5 鏡検法《きょうけんほう》

顕微鏡で、ピロリ菌を直接観察

内視鏡で採取した胃粘膜を、HE《エイチイー》染色かギムザ染色で染めて顕微鏡で観察。H.ピロリ菌の存在を直接確かめる。

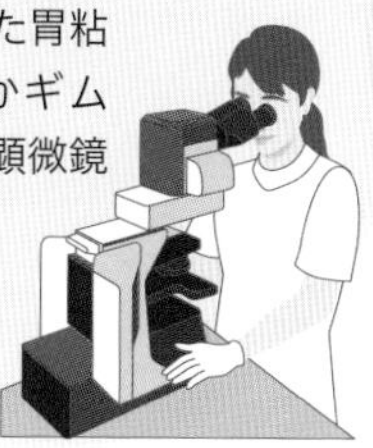

6 培養法《ばいようほう》

時間はかかるが、菌の株までわかる

内視鏡で採取した胃粘膜の一部からH.ピロリ菌を分離し、培地で培養する。菌株も確認でき、薬剤感受性検査にも役立つ。

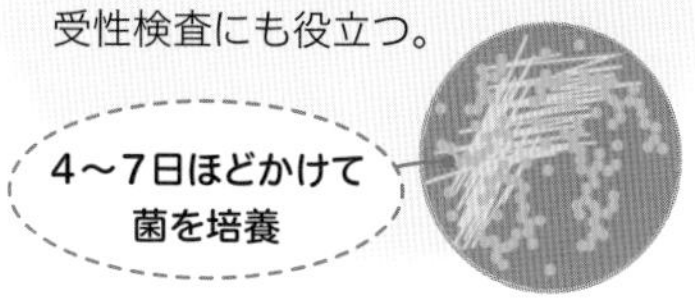

キットでの検査と内視鏡検査、どちらでも判定できる

H・ピロリ菌がつくるアンモニアは、胃粘膜細胞を直接傷つけてしまう。さらにCagA《キャグエー》などの**病原蛋白質**を産生し、胃粘膜の**炎症反応**や、発癌につながる**細胞増殖**を引き起こす。それにより、**胃《い》・十二指腸《じゅうにしちょう》潰瘍《かいよう》**や**萎縮性胃炎《いしゅくせいいえん》**、**胃癌《いがん》**などをまねく。ほかにも、胃悪性リンパ腫《しゅ》、MALT《マルト》リンパ腫などの癌、胃粘膜に巨大なヒダができるメネトリエ病などに関与している。

感染の有無は、画像検査などでは判断できず、**細菌検査**が重要となる。

検査法は、内視鏡検査による生検と、内視鏡を使わない方法がある。よくおこなわれるのは、前者では**迅速《じんそく》ウレアーゼ試験**、後者では**尿素呼気試験《にょうそこきしけん》**や**血中抗体測定《けっちゅうこうたいそくてい》**だ。ただし、薬剤や免疫機能低下の影響で、偽陽性が出るケースもある。偽陽性疑いの場合は、ほかの検査法も追加する。

陽性の場合は、早期に**除菌治療**を始める。治療効果の判定には、治療後一定期間をあけた後に、尿素呼気試験や**便中抗原測定**をおこなう。

消化管粘膜がよく見える。カプセルなどの簡便な方法も

内視鏡検査は、人間ドックなどでも広く普及している検査だ。近年では技術の進化により、より詳細な画像が得られるようになった。

通常画像のほか、光や色素での強調画像も役立つ

消化器の異常を直接確かめられるのが、内視鏡検査の最大の利点だ。

内視鏡検査の方法

下部消化管

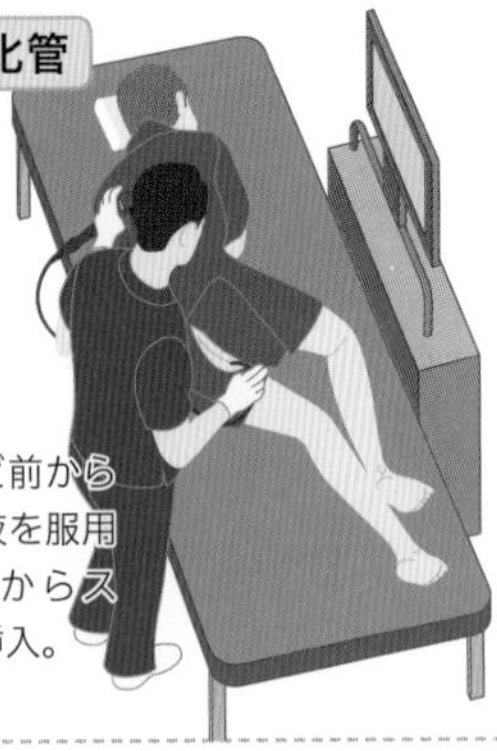

4時間ほど前から腸管洗浄液を服用し、肛門からスコープを挿入。

上部消化管

局所麻酔薬の投与後、口腔《こうくう》または鼻《び》腔《くう》から内視鏡のスコープを挿入。

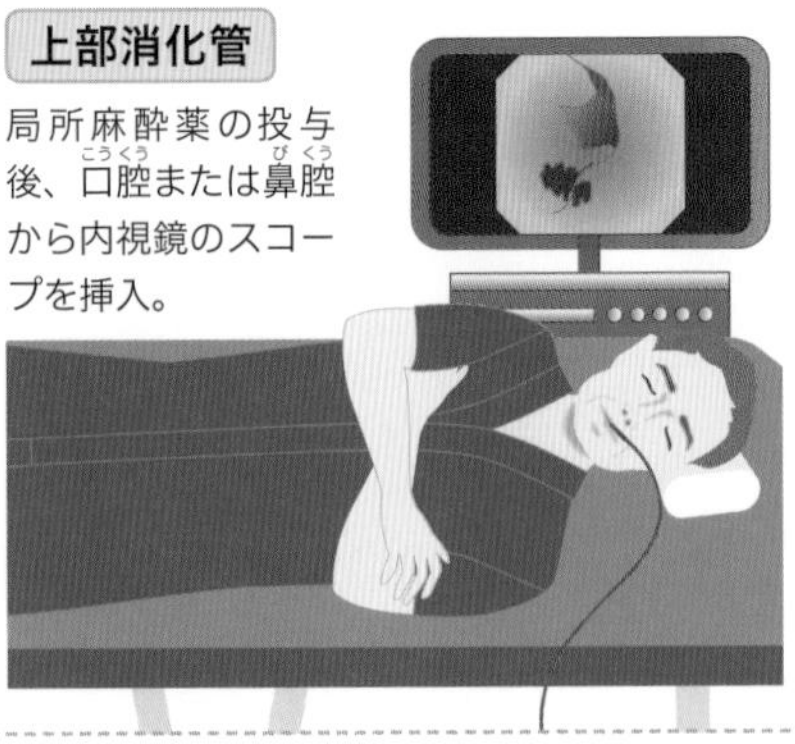

通常画像

大腸ポリープ

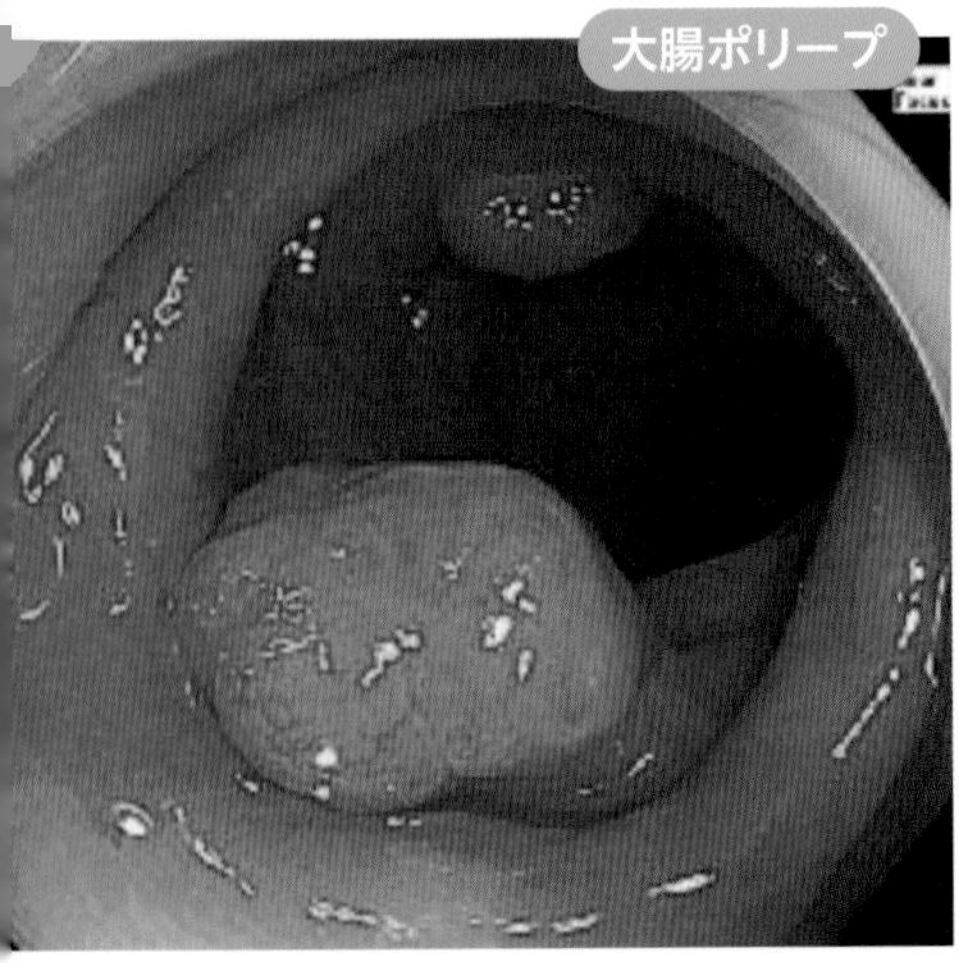

正常

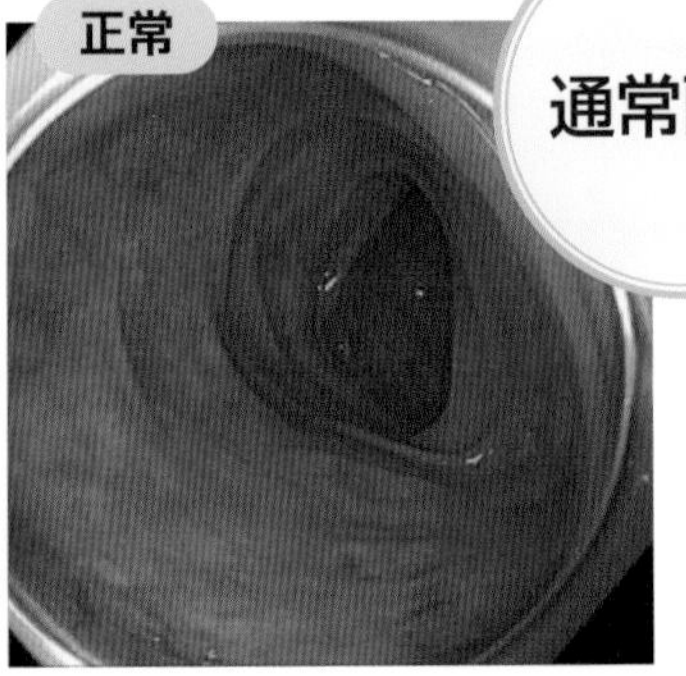

加工をせずに得られた、大腸の正常画像と大腸ポリープの画像。大きな病変であれば、すぐに発見できる。

画像強調〈NBI《エヌビーアイ》：狭《きょう》帯《たい》域《いき》光《こう》観《かん》察《さつ》〉

NBIで見る早期胃癌

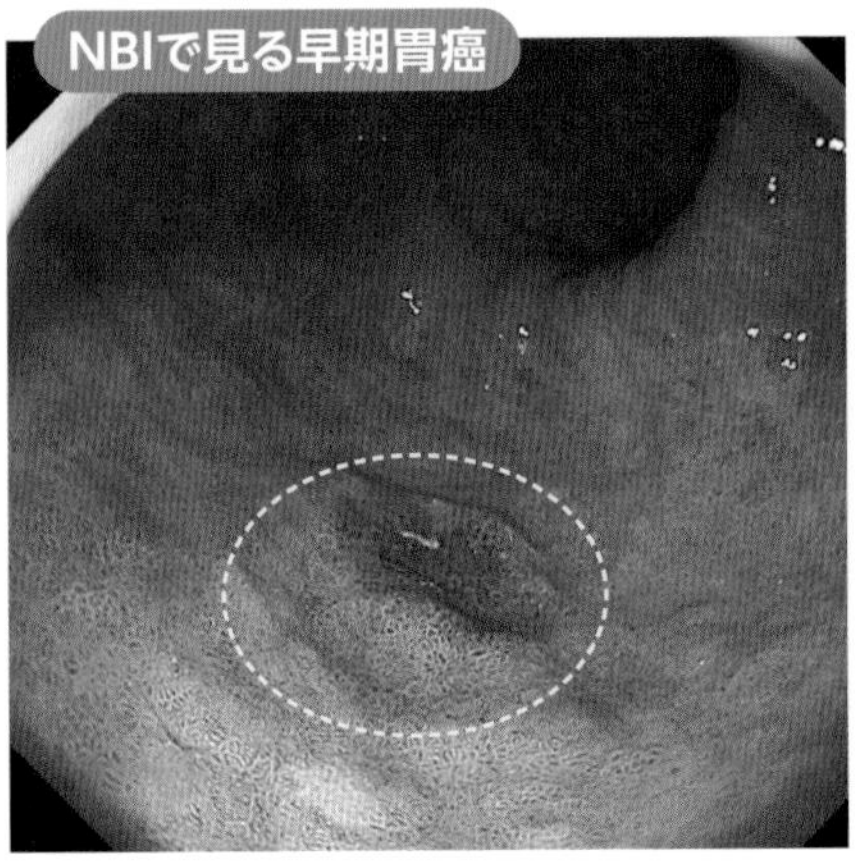

通常の白色光画像と異なり、光の波長を制御して映す「NBI」という光デジタル法。粘膜表面や毛細血管がよく見え、早期の悪《あく》性《せい》腫《しゅ》瘍《よう》発見にも有効。

正常

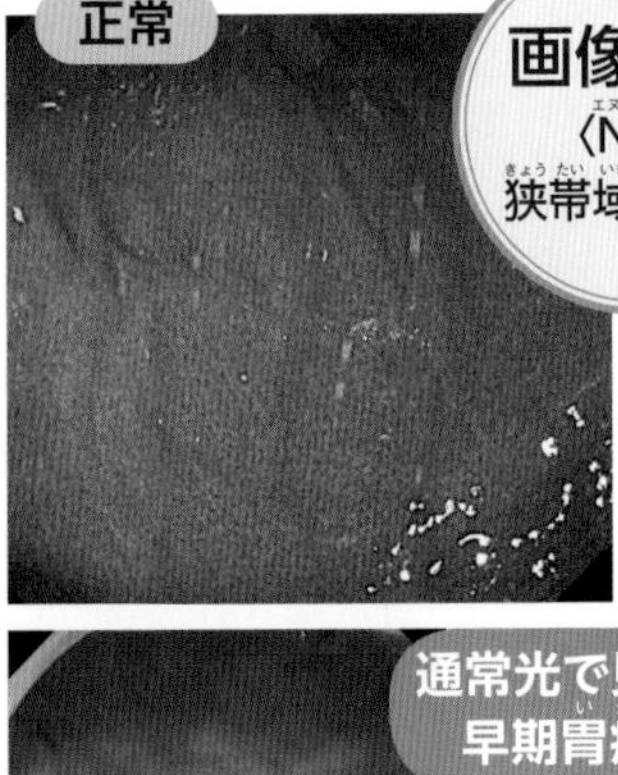

通常光で見る早期胃《い》癌《かん》

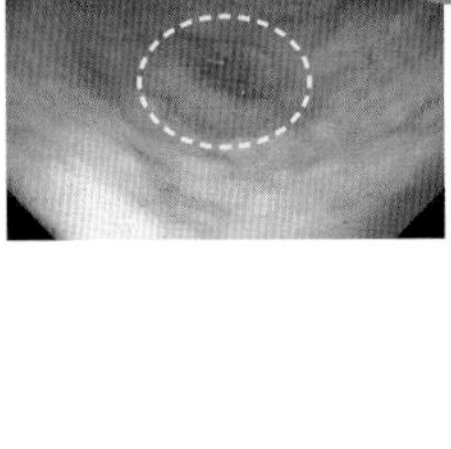

通常の方法では見えにくい、小腸に適した方法もある

全長が長く観察しにくかった小腸も、バルーン内視鏡などを使うとよく見える。

バルーン内視鏡

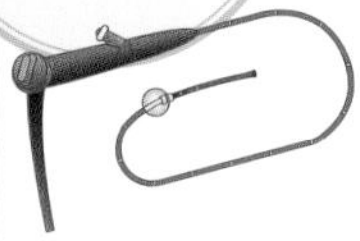

先端にバルーンがついたスコープを、口腔か肛門から小腸へ挿入。バルーンで腸管を引き寄せて把持《はじ》し、内腔《ないくう》を見る。バルーンがふたつついた「ダブルバルーン内視鏡」も普及。

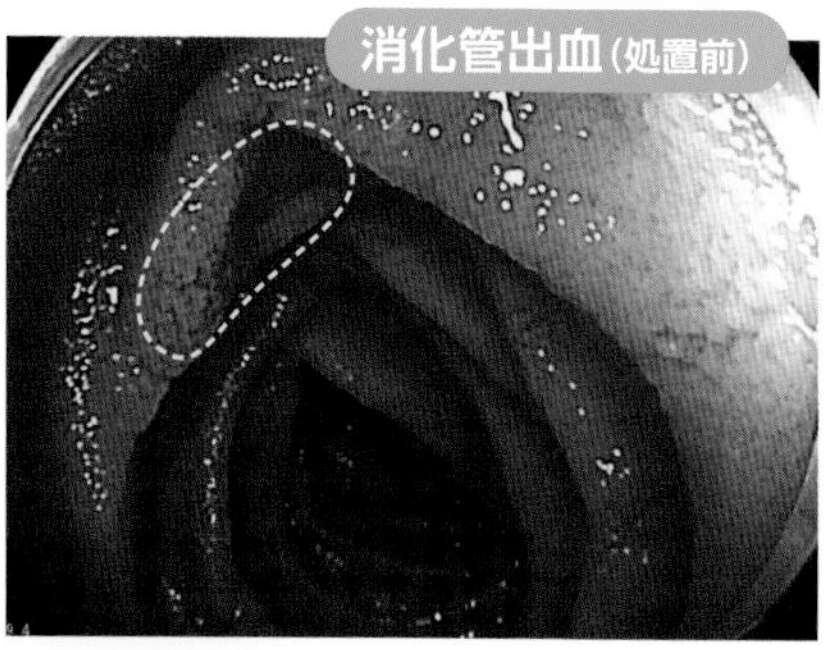

消化管出血（処置前）

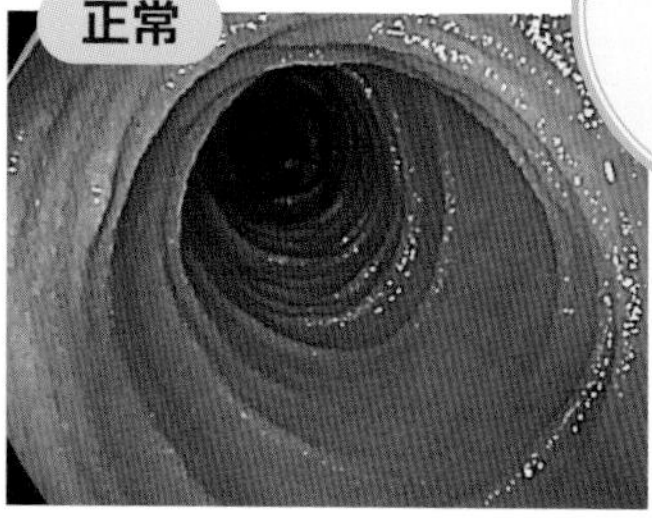

正常

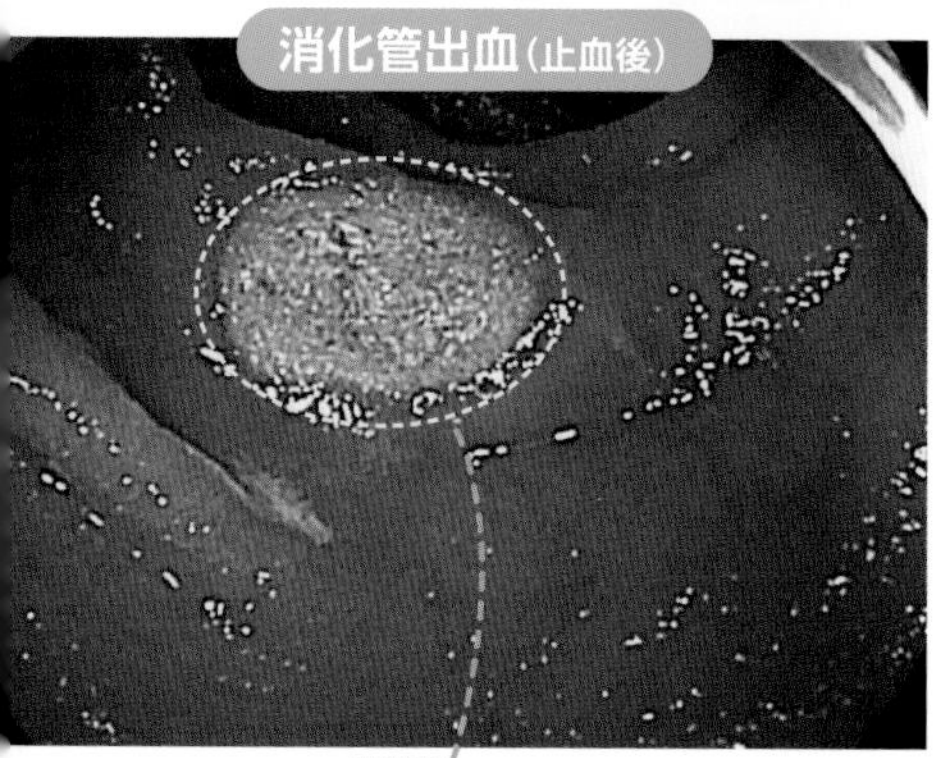

消化管出血（止血後）

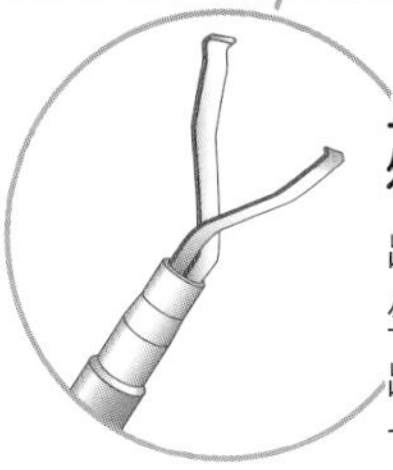

止血クリップなどで処置も可能

出血病変の治療や、生検用組織採取時の出血を止める処置もできる。

カプセル内視鏡

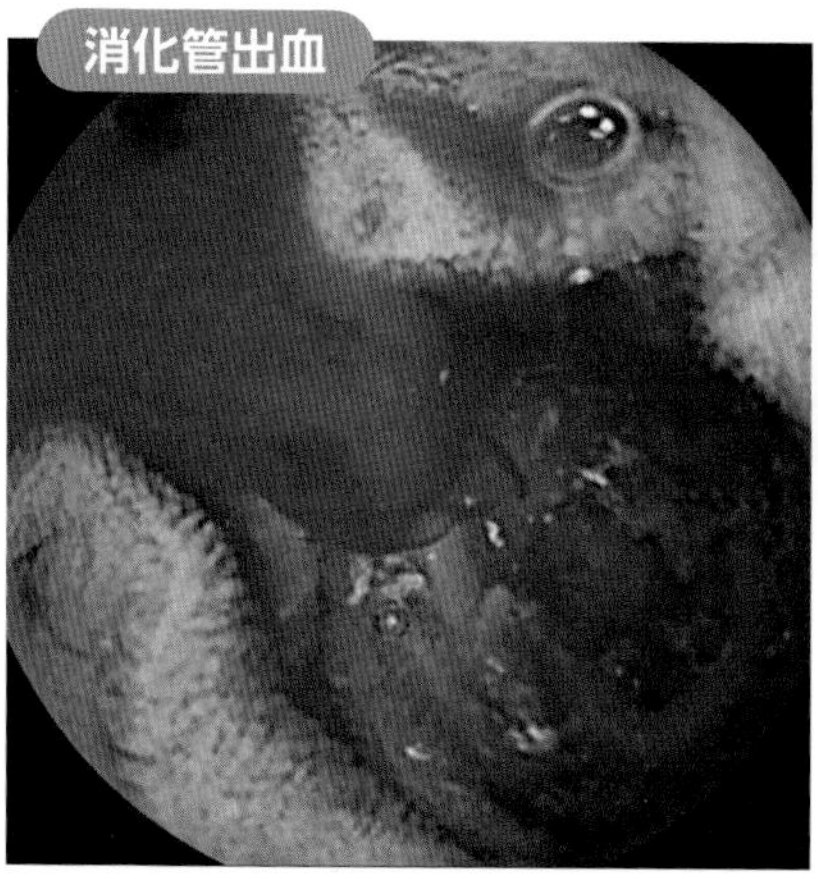

消化管出血

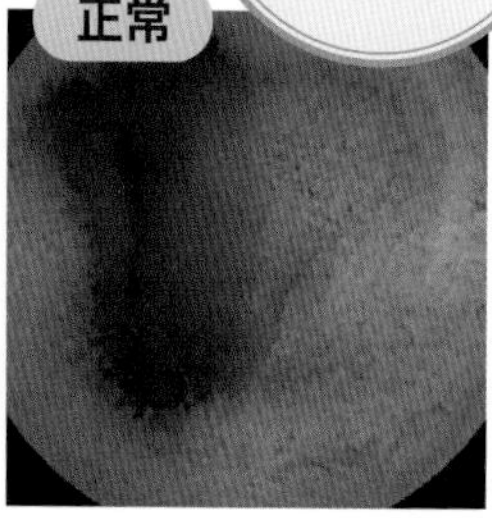

正常

長さ26㎜・直径11㎜前後の、小型内視鏡を搭載したカプセルを飲み込み、小腸内を通過したときの画像を得る。

消化管疾患を調べるもっともスタンダードな検査

先端に小型カメラやレンズを搭載した細い管を体内に入れ、目的の臓器の状態を直接観察するほか、必要なら、組織の採取や治療までおこなうのが、**内視鏡検査**だ。

消化管疾患ではもっとも多用される画像検査で、食道や胃、十二指腸《じゅうにしちょう》などの上部消化管は口や鼻から、直腸や結腸《けっちょう》などの下部消化管は、肛門から内視鏡を挿入する。

消化管内部の状態は、モニター上の画像で観察する。通常画像でわかりにくい場合は、画像強調観察法が役立つ。色素でコントラストを強め、粘膜表面や毛細血管を見やすくする**色素内視鏡**、デジタル処理で光の波長を制御する**NBI**《エヌビーアイ》（**狭帯域光観察**《きょうたいいきこうかんさつ》）が広く用いられている。

内視鏡検査はこれまで、小腸深部まで管を進めることができなかったが、近年は**バルーン内視鏡**で、詳細な観察が可能となった。カプセル型の使い捨て内視鏡を飲み込んでもらい、小腸内を通過するときの画像データを無線でPCに送る**カプセル内視鏡検査**という方法も普及している。

膵癌・胆道癌などの診断と治療に役立つ

侵襲性の低い超音波検査、消化管や胆・膵内部をよく観察できる内視鏡検査を組み合わせた方法。胆石や腫瘍の発見、治療後の観察に適している。

消化管経由で、膵臓や胆道にアプローチ

内視鏡と超音波を組み合わせた検査法で、腹部の見えにくい箇所を観察する。

超音波内視鏡検査の方法

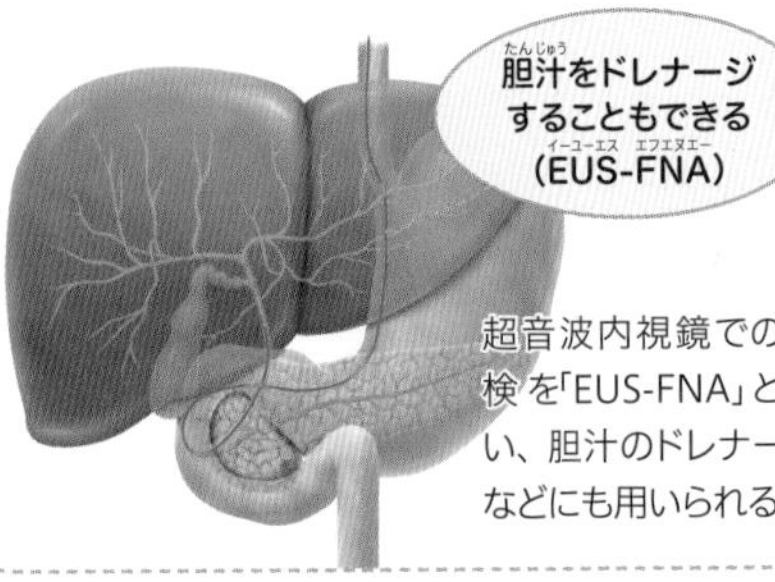

超音波内視鏡での生検を「EUS-FNA」といい、胆汁のドレナージなどにも用いられる。

超音波画像装置つきの内視鏡で、胃や十二指腸《じゅうにしちょう》、胆道《たんどう》、膵臓《すいぞう》などを観察。

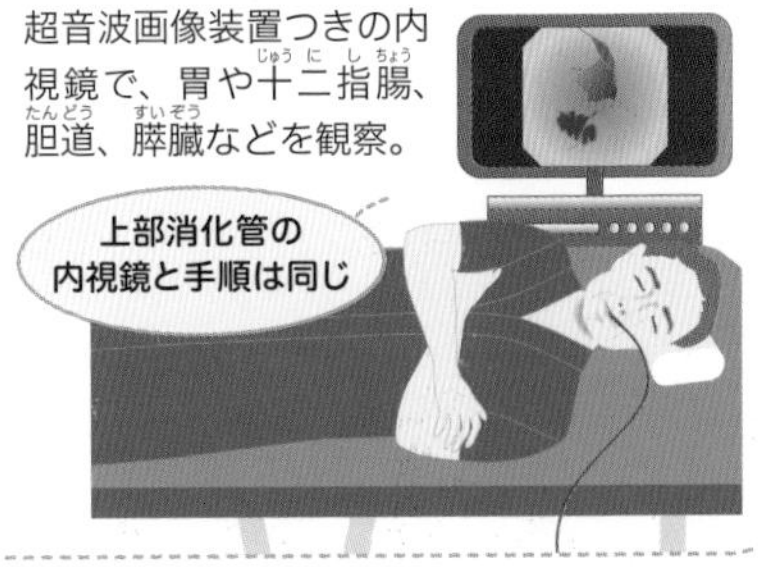

膵臓のEUS

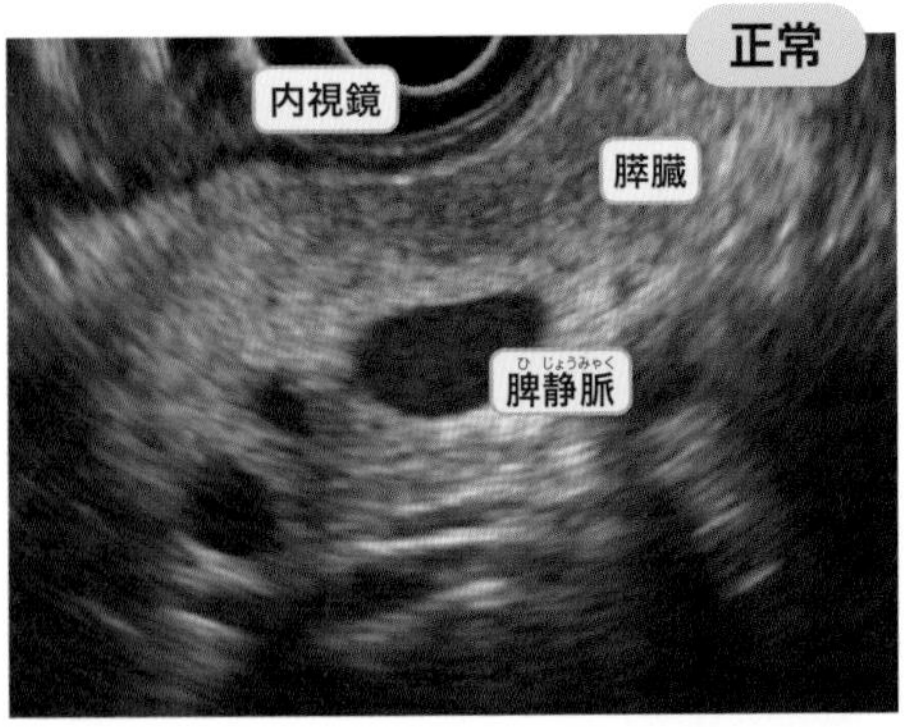

コンベックス型EUSで膵体部《すいたいぶ》を観察。膵臓は白く映り、異常は見られない。

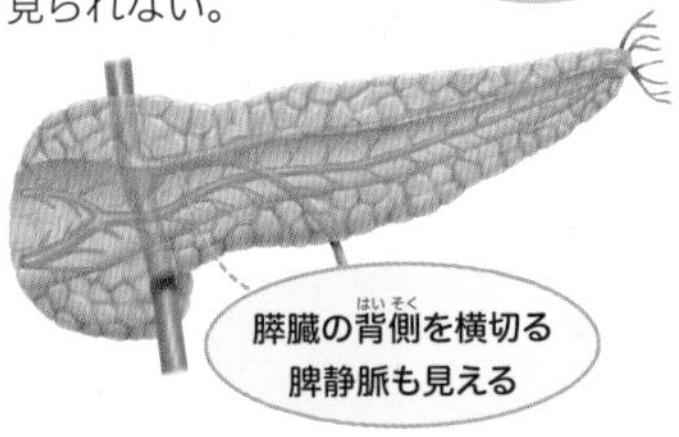

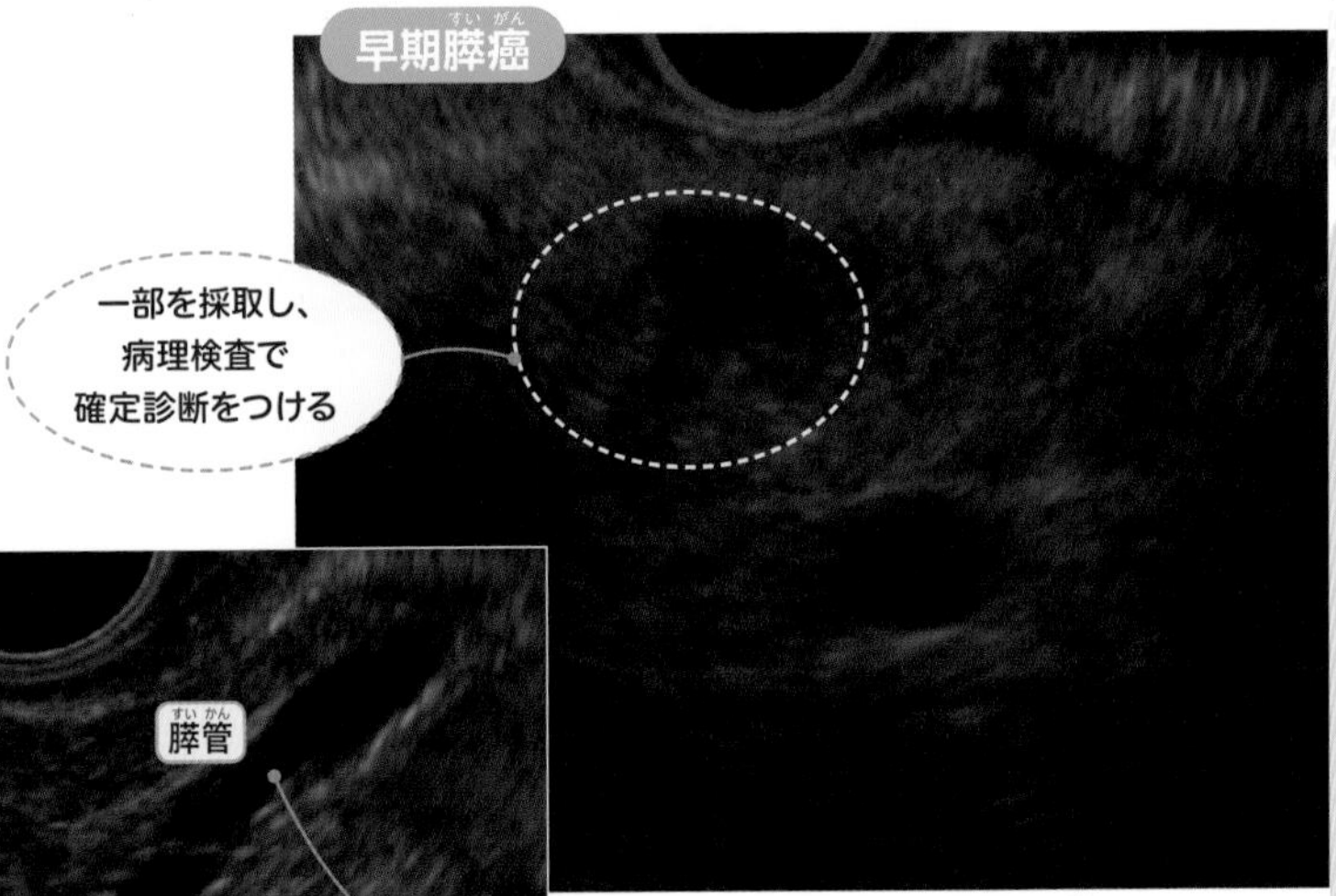

境界不明の病変は癌《がん》の可能性がある。穿刺《せんし》で病変の一部を採取し、生検をおこなう。

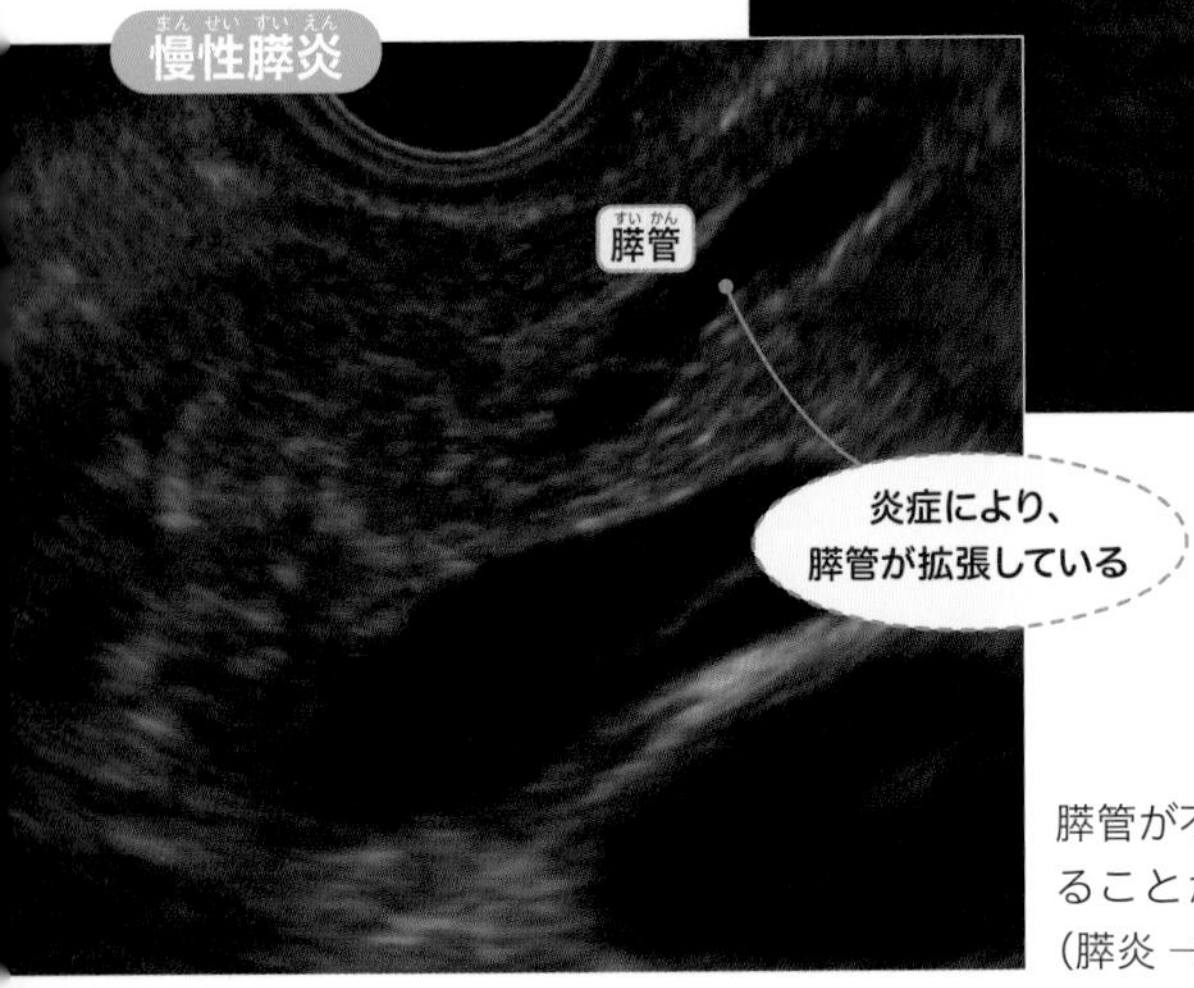

膵管が不規則に拡張していることから、膵臓の炎症（膵炎 →P164）が疑われる。

接近して見る「コンベックス型」、広く見える「ラジアル型」がある

内視鏡検査は、消化管の内部を直接観察できるが、外部表面の状況や、消化管以外の組織を見ることはできない。一方で、体表に超音波をあて、反射した音波によって内部を見る**超音波（エコー）検査**は、簡便で体への侵襲は少ないが、こまかく観察できる臓器は限られる。腸管内のガスや腹壁《ふくへき》、脂肪、骨などが妨げになり、鮮明な画像が得られないことも多い。

そこで内視鏡先端に超音波プローブ（探《たん》触子《しょくし》）をつけ、消化管の内側から超音波検査をおこなうのが**超音波内視鏡検査（EUS《イーユーエス》）**である。早期の膵癌《すいがん》（→P168）の発見や、胆道系《たんどうけい》の異常の確認などに有用だ。

タイプはふたつあり、ひとつは、内視鏡軸に対して垂直方向に360度の断層像を得られる**ラジアル型**。もうひとつは、抽出範囲は半分だが、内視鏡軸と同一面の像を得られる**コンベックス型**だ。後者は先端から穿刺針《せんしばり》を出せる構造で、生検や胆汁《たんじゅう》ドレナージもおこなえる（**EUS**《イーユーエス》**-FNA**《エフエヌエー》）ことから、現在はこちらが汎用されている。

胆道《たんどう》のEUS

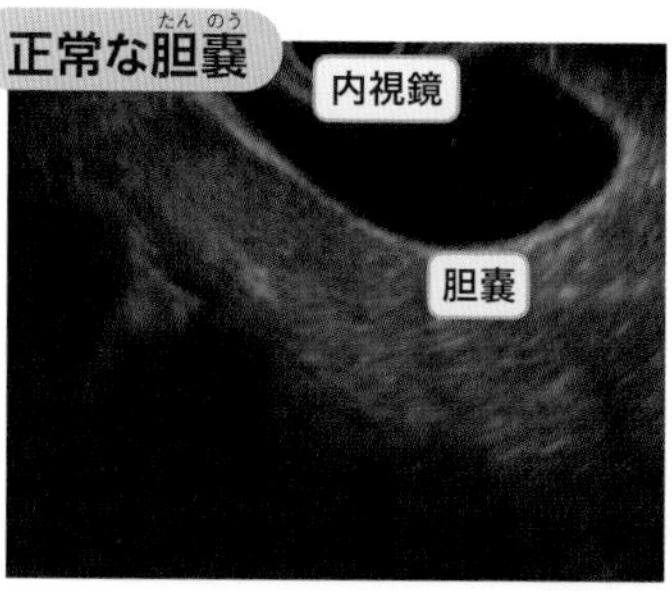

コンベックス型での正常画像。十二指腸球部《じゅうにしちょうきゅうぶ》を経由して胆道にプローブを送り、胆嚢を見る。

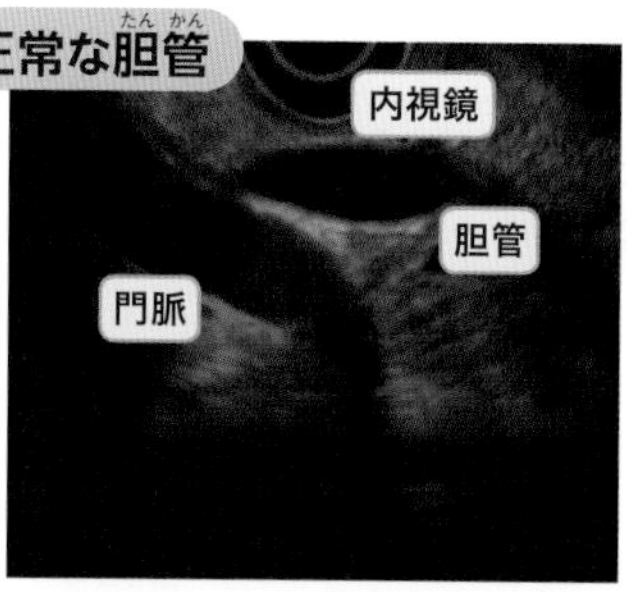

コンベックス型で見た正常画像。十二指腸からさらに総胆管に挿入し、胆管を見る。

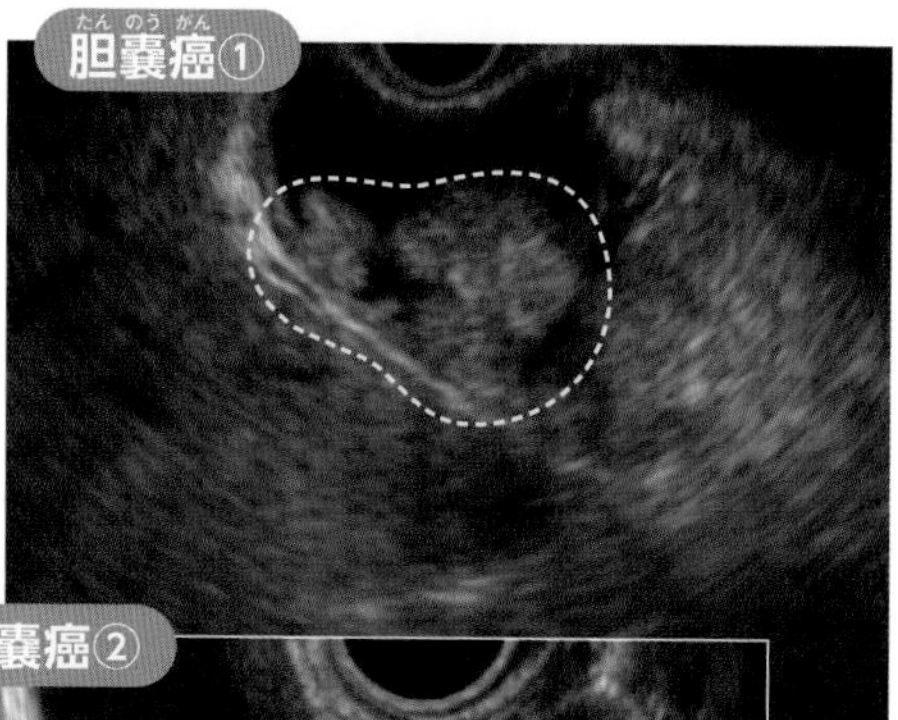

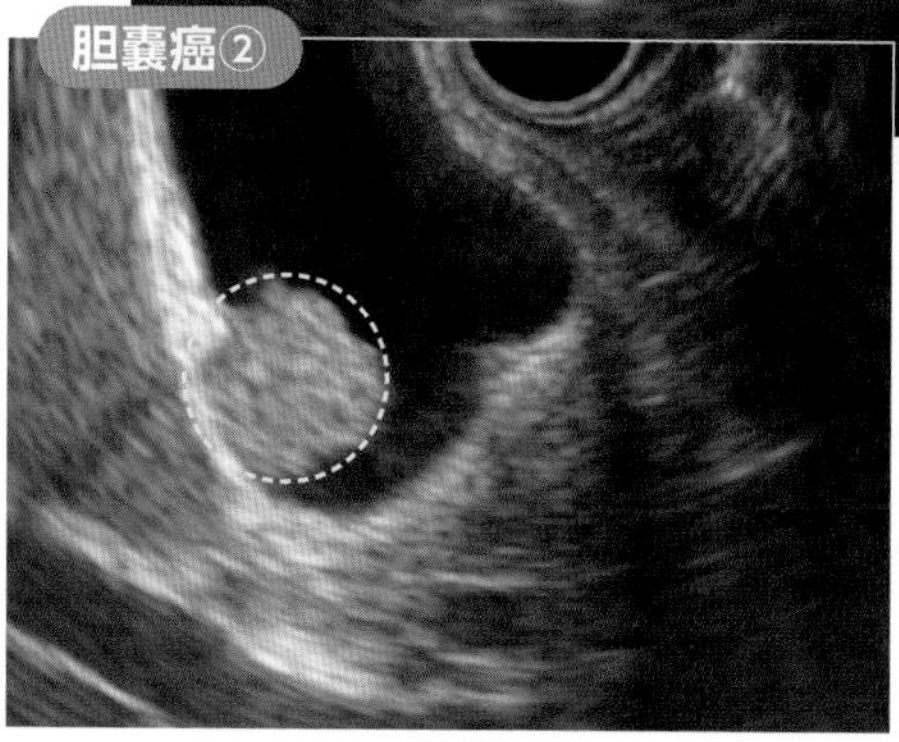

①の症例では胆嚢中に胆嚢結石《たんのうけっせき》が数多く見え、胆《たん》嚢壁《のうへき》も肥厚。胆嚢壁が4㎜以上なら「胆嚢腫大《たんのうしゅだい》」とされる。②では不整形に白く広がる病変が見える。結石と腫瘍《しゅよう》の鑑別も重要。

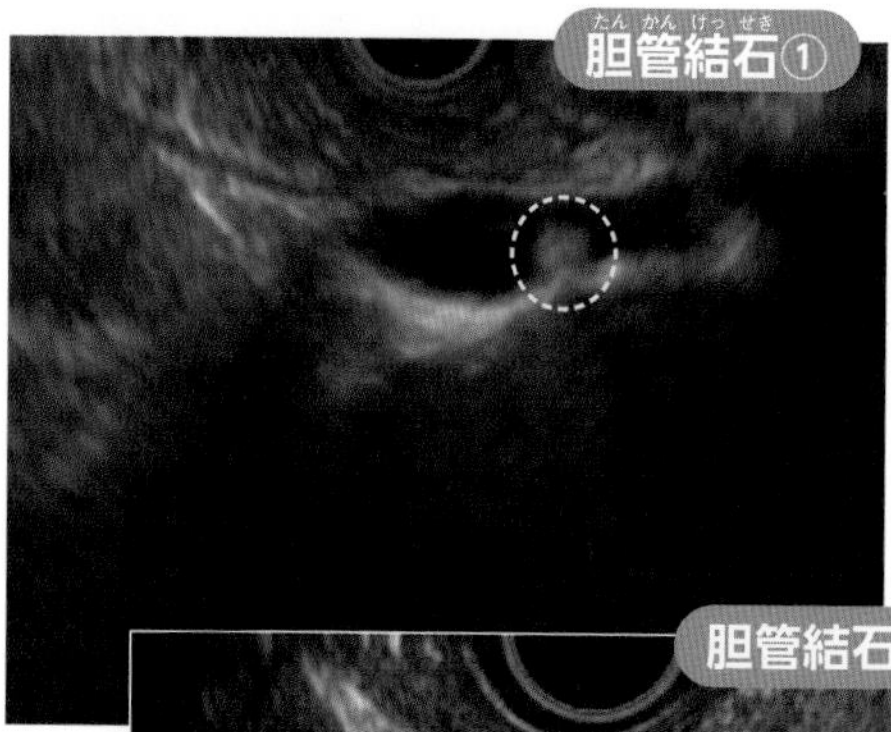

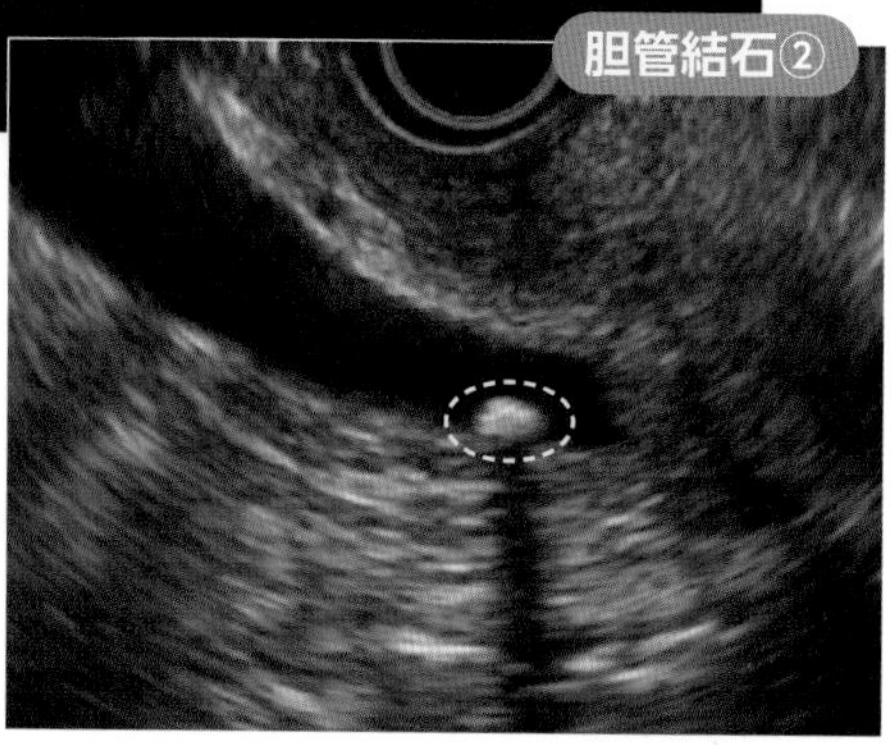

黒っぽく映る胆道のなかで、輝度が高く、白く丸く映っているのが結石《けっせき》（→P162）。胆道隆起病変《たんどうりゅうきびょうへん》におけるEUSの診断精度は高く、感度約92％、特異度約88％。

内視鏡的逆行性胆道膵管造影（ERCP）

膵・胆管像を評価し、生検や治療をおこなう

造影剤を用いて、胆管、膵管の形状をクリアに捉えられるのが「ERCP」の利点だ。乳頭部切開など、治療をかねておこなうことが多い。

膵・胆管の形状評価や、結石の治療などが目的

内視鏡を使い、膵管《すいかん》や胆管《たんかん》に造影剤を注入して撮影する。

ERCP《イーアールシーピー》の方法

造影用カニューレ(子スコープ)をくり出して、乳頭部《にゅうとうぶ》から膵管、胆管に挿入し、造影剤を注入。その後X《エックス》線撮影する。

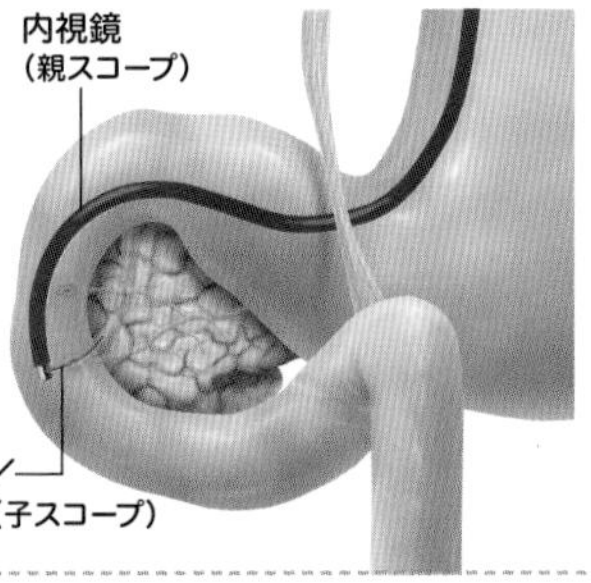

造影用カニューレが内部に装着された内視鏡を、口から胃を経由し、十二指腸《じゅうにしちょう》へ挿入。

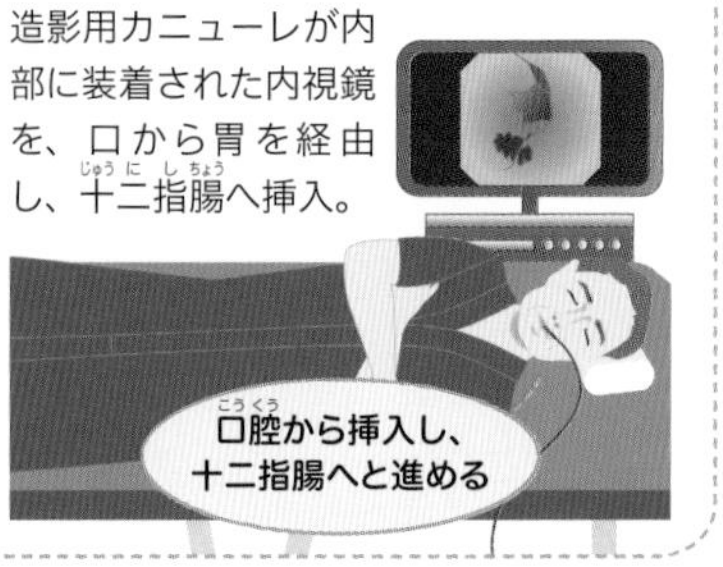

検査画像〈膵《すい》・胆管《たんかん》合流《ごうりゅう》異常《いじょう》〉

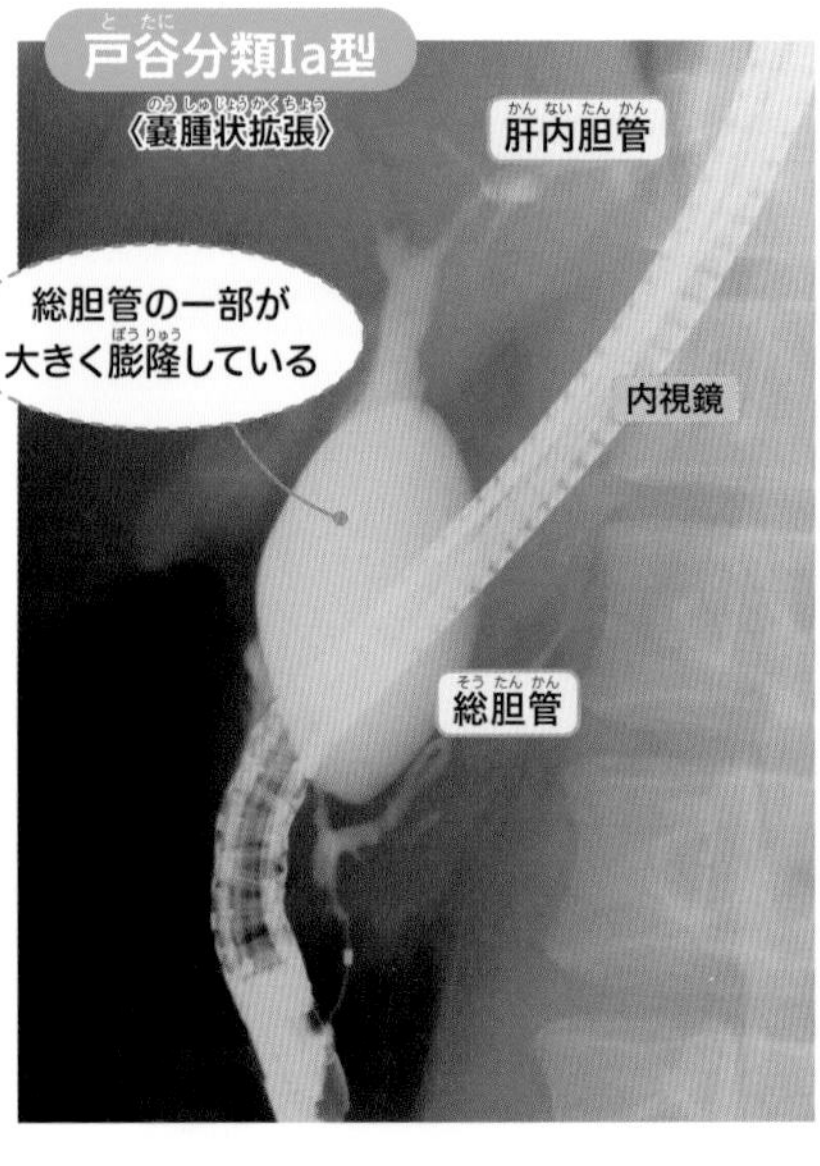

タイプ分類として主流の「戸谷分類」Ⅰ型は、総胆管に限局した異常。先天的に、総胆管が嚢状《のうじょう》に大きく拡張している。

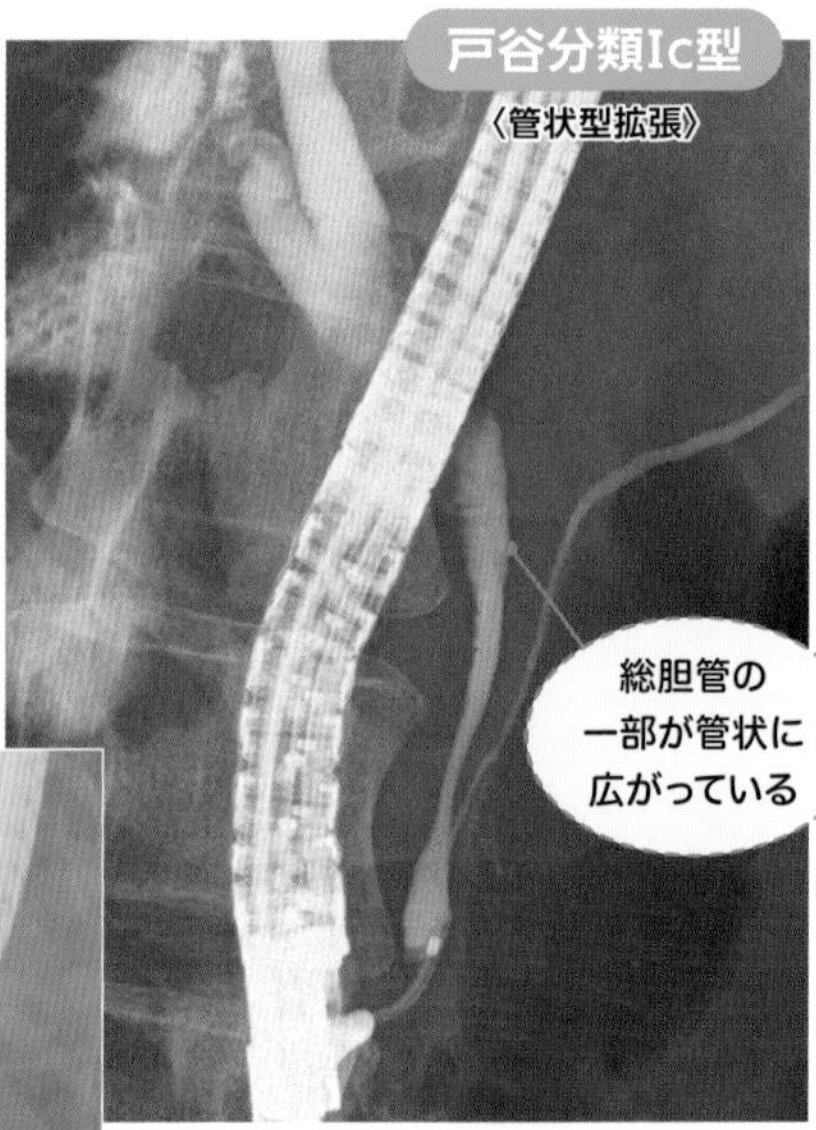

異常は総胆管に限局しており、一部が紡錘状《ぼうすいじょう》、円筒状《えんとうじょう》に拡張している。

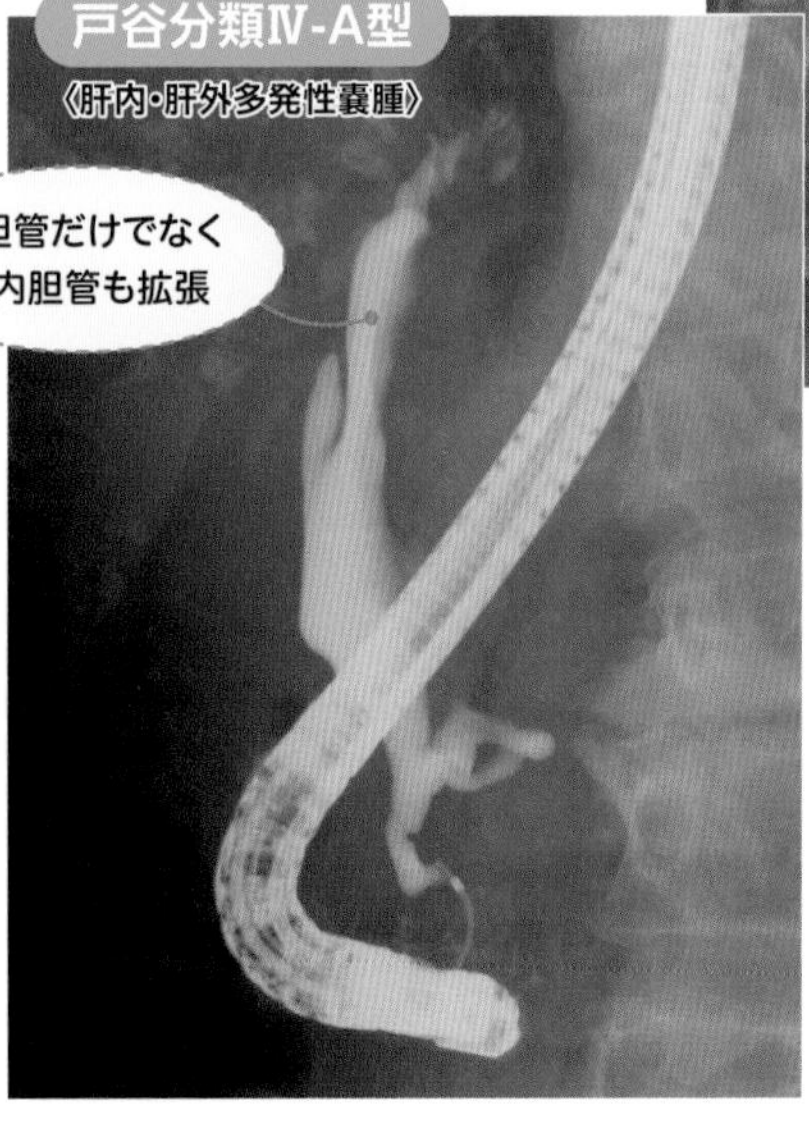

総胆管だけでなく、肝内胆管にも拡張が見られ、合流異常が生じている。

EST《イーエスティー》
（内視鏡的乳頭括約筋切開術）

1 EST用ナイフの角度を調整

乳頭は傾いていることが多く、出血の少ない安全な切開方向を探る。

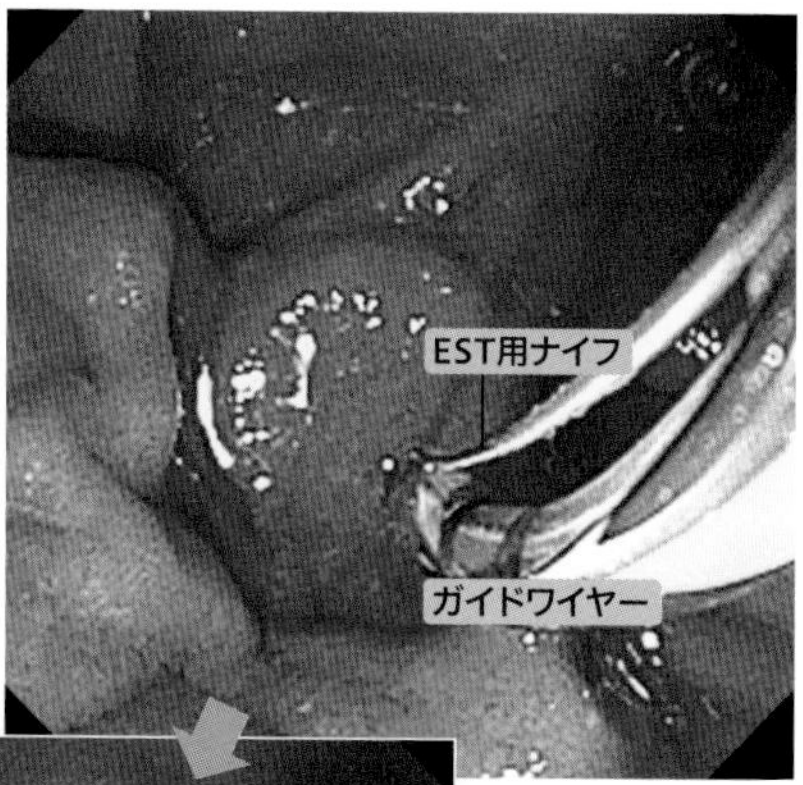

2 高周波電流で切開

乳頭軸の11～12時方向に角度調整したら、ナイフに高周波電流を流す。

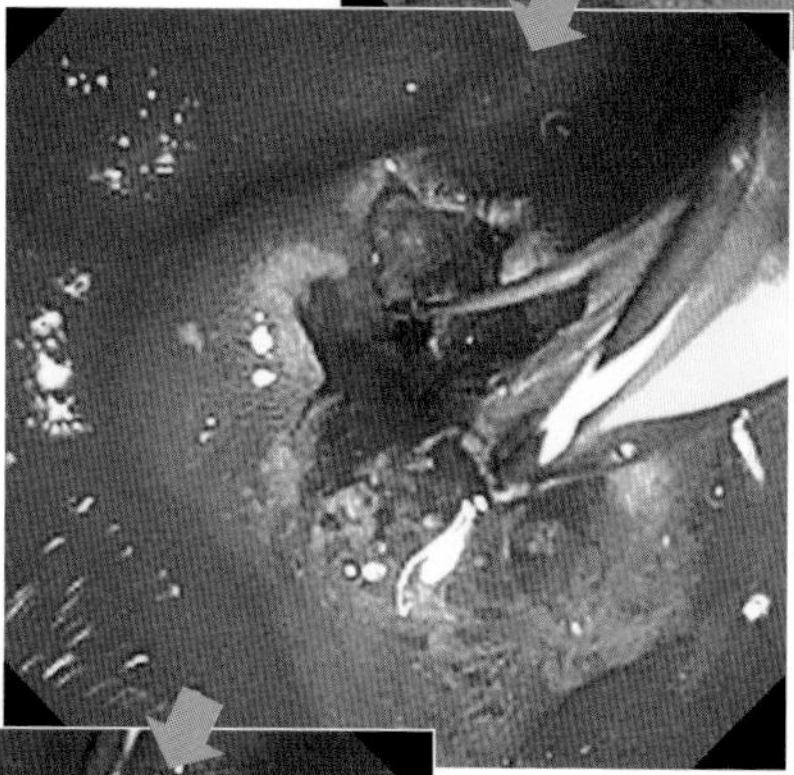

3 上方まで切開していく

乳頭開口部から上方へ、目的の切開長まで切り開いていく。

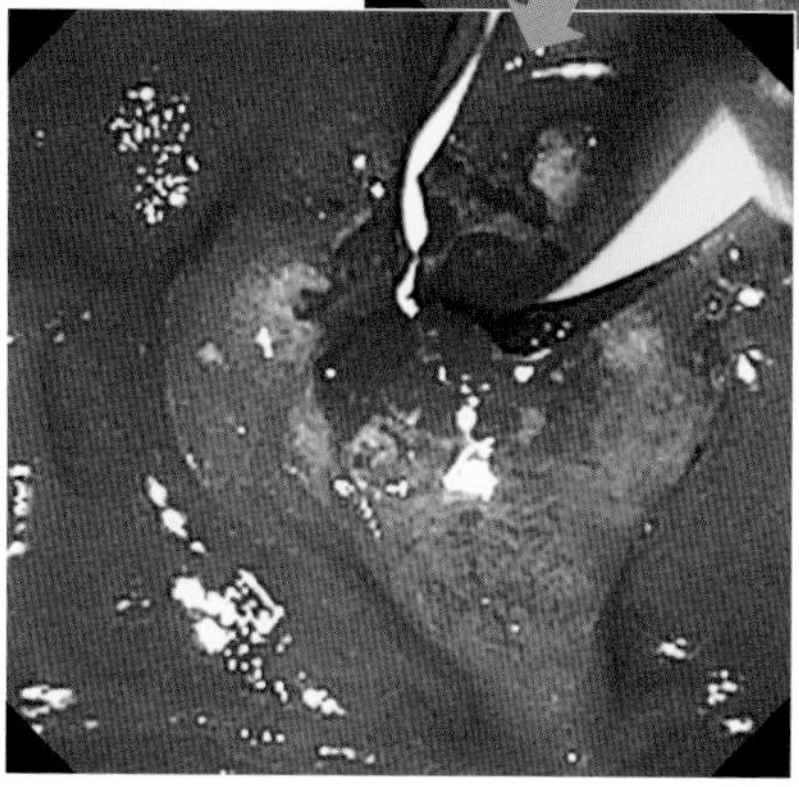

切開する範囲

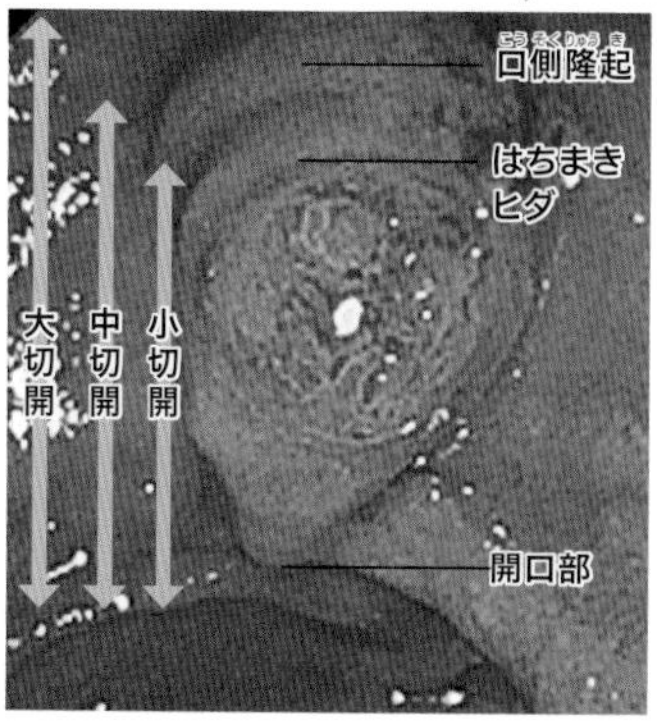

切開の範囲は、大切開、中切開、小切開に分けられる。ほとんどは中切開か小切開。

ESTの適応

診断にも治療にも用いられ、総胆管結石では標準治療とされる。

診断

- 経乳頭的胆管生検《けいにゅうとうてきたんかんせいけん》
- 非露出腫瘤型乳頭部癌《ひろしゅつしゅりゅうがたにゅうとうぶがん》の生検
- 経口的胆管内視鏡検査《けいこうてきたんかんないしきょうけんさ》
- 胆管内超音波検査《たんかんないちょうおんぱけんさ》 など

治療

- 総胆管結石《そうたんかんけっせき》
- 肝内結石症《かんないけっせきしょう》
- 胆管狭窄症《たんかんきょうさくしょう》
- 乳頭部腫瘍《にゅうとうぶしゅよう》
- 乳頭狭窄症《にゅうとうきょうさくしょう》
- 急性胆囊炎《きゅうせいたんのうえん》

など

侵襲度がやや高く、多くは治療としておこなう

胆管《たんかん》や胆囊《たんのう》、膵管《すいかん》に造影剤を注入して、X《エックス》線撮影する内視鏡検査が、**内視鏡的逆行性胆道膵管造影《ないしきょうてきぎゃっこうせいたんどうすいかんぞうえい》**（ERCP《イーアールシーピー》）である。

まず、内視鏡を十二指腸《じゅうにしちょう》の下行部まで挿入する。内視鏡に付属したカニューレを、乳頭《にゅうとう》から膵管や胆管に挿入して、造影剤を注入後、X線撮影をおこなう。それにより、**膵癌《すいがん》**（→P168）や**膵炎《すいえん》**（→P164）、**胆管癌《たんかんがん》**（→P166）、**胆石症《たんせきしょう》**（→P160）、**膵《すい》・胆管合流異常《たんかんごうりゅういじょう》**（→P51）などの詳細な観察、診断ができる。

ただ、検査後に膵炎を発症するケースや、痛みや出血などのリスクもある。生検用の組織や細胞の採取、治療も可能である内視鏡の利点をいかし、たんに検査としてではなく、治療目的で選択することが多い。

ERCPによる治療の基礎と位置づけられる手技に、**内視鏡的乳頭括約筋切開術《ないしきょうてきにゅうとうかつやくきんせっかいじゅつ》**（**EST《イーエスティー》**）がある。内視鏡に装着された電気ナイフで、乳頭周囲の括約筋を切開する。それにより乳頭が広がり、総胆管結石《そうたんかんけっせき》やうっ滞《たい》した胆汁《たんじゅう》を排出することができる。

悪性腫瘍、脂肪肝、胆石などの発見に役立つ

幅広い診療科で活用されている超音波検査は、腹部の観察でも非常に有用だ。脂肪肝、胆石症といった疾患を、検診などで早期に発見できる。

エコーレベルの強弱から、病変を見つける

浅部なら強く、深部なら弱く反射するエコーで体内を観察。

超音波検査の方法

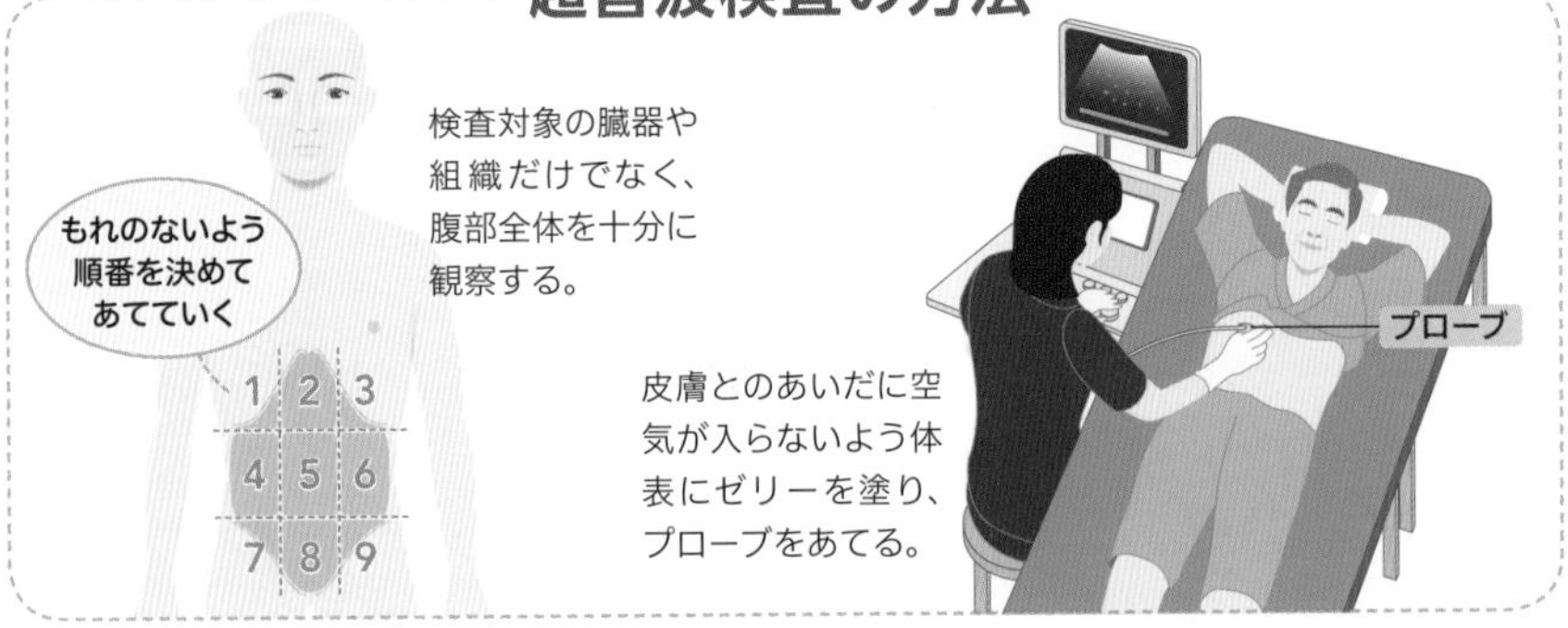

肝臓の超音波画像

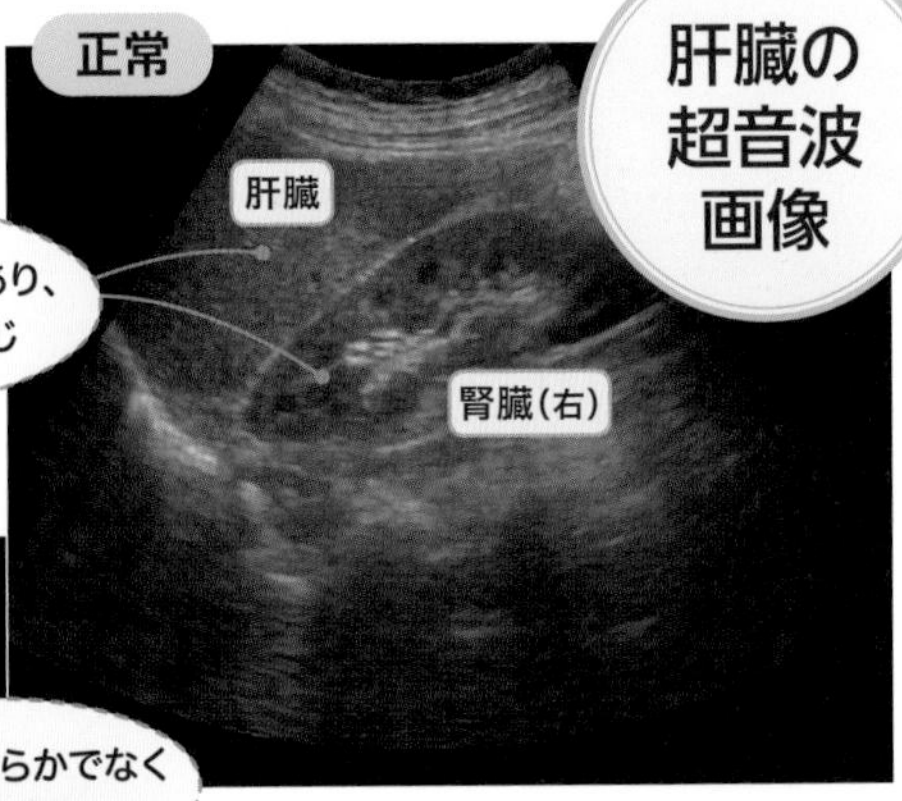

門脈は血管壁が厚く、エコーでもよく観察できる。

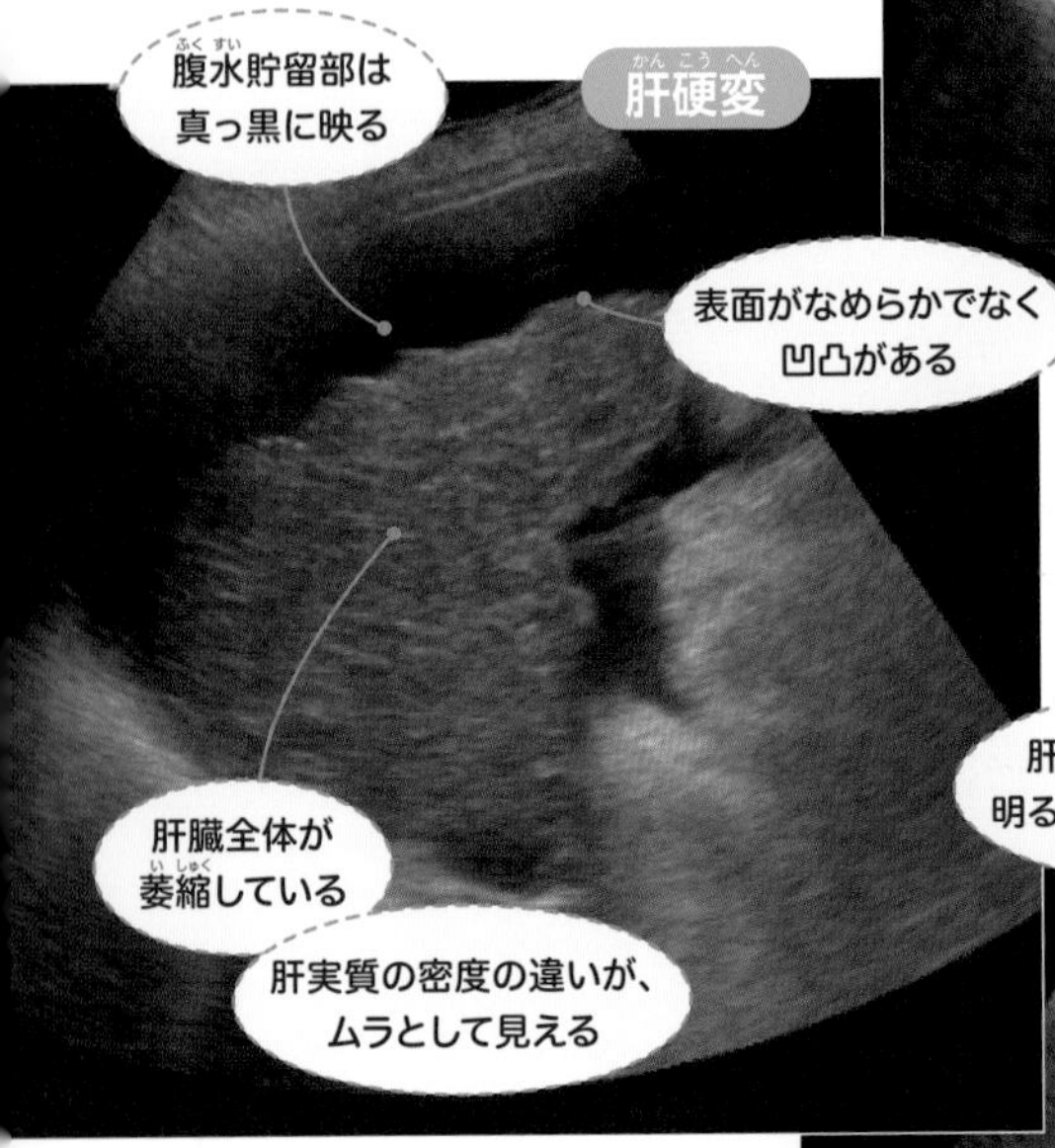

表面が凸凹で不整に映る。肝硬変(→P148)では通常、萎縮するが、アルコール性の場合は腫大《しゅだい》。

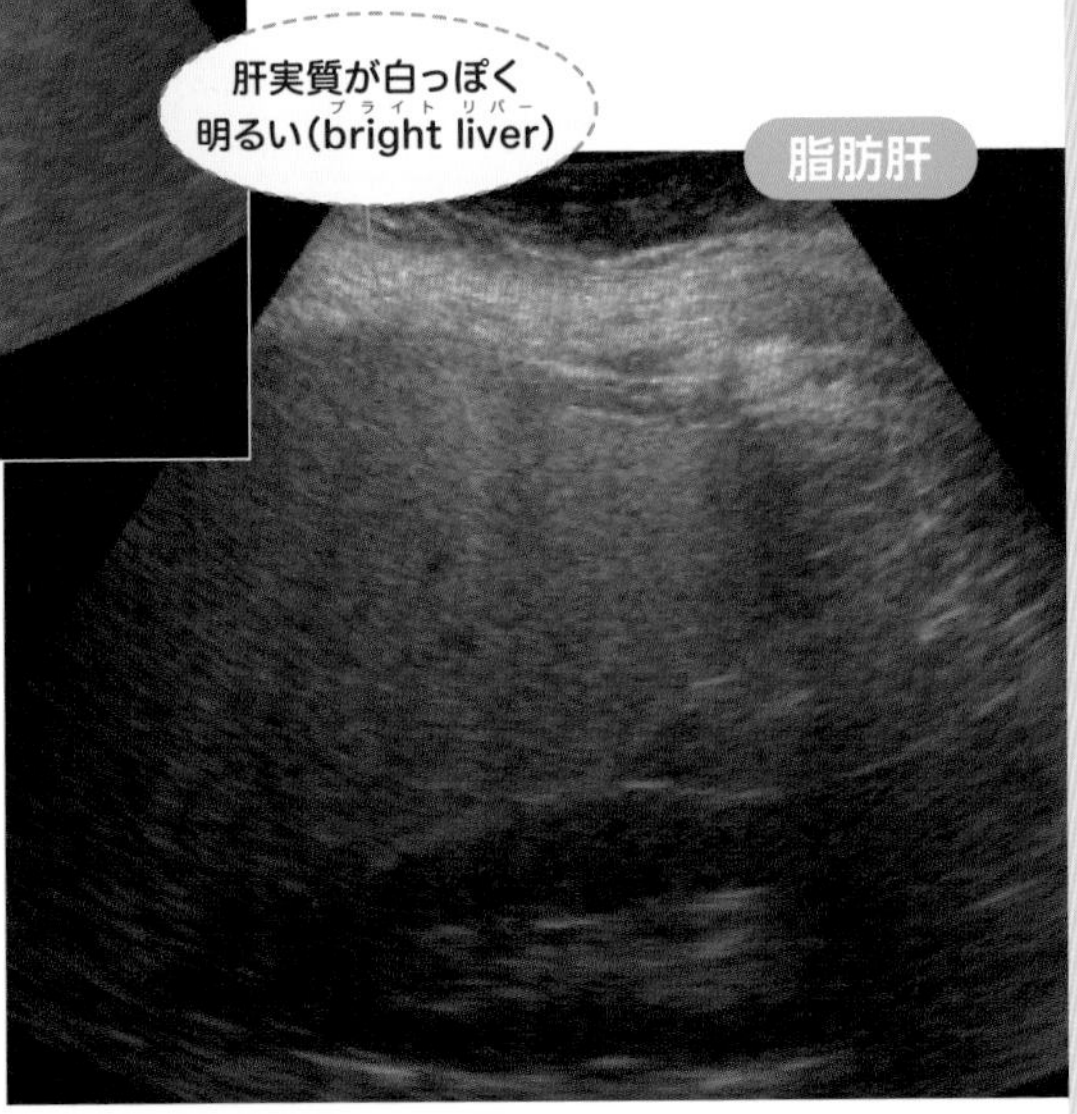

脂肪粒子のために強エコーとなり、白っぽく映る。腎臓と比較するとわかりやすい(肝腎《かんじん》コントラスト)。

汎用性が高く、健診でも広くおこなわれる

人間の耳では聞こえない超音波（エコー）を体内にあて、反射して戻った音波の強弱レベルを画像化するのが、**超音波検査（US）**である。多様な部位を簡便に画像化できる汎用性と、エコーを送受信する探触《たんしょく》子《し》（プローブ）を体表に滑らせるだけなので、侵襲性が低いことが特徴だ。妊婦をはじめ、ほとんどの人に安全におこなえるため、健康診断でも広く用いられている。

使用する音波は、通常は2～20MHzが多いが、腹部の診断では2・5～6MHz程度である。検査対象は、**肝臓**、**胆嚢**《たんのう》、**総胆管**《そうたんかん》、**膵臓**《すいぞう》、**腎臓**、**脾臓**《ひぞう》、**消化管**など、非常に幅が広い。

プローブを動かしながらリアルタイム画像を見る通常の観察法は、**B**《ビー》**モード**とよばれる。Bモードは白黒画像だが、必要であれば、カラー画像で血流評価ができる**カラードプラ**という表示方法を用いる。**造影剤**を使用して詳細な画像を得る**造影超音波検査（CEUS**《シーイーユーエス》**）**など、バリエーションも豊富である。

胆道《たんどう》の超音波画像

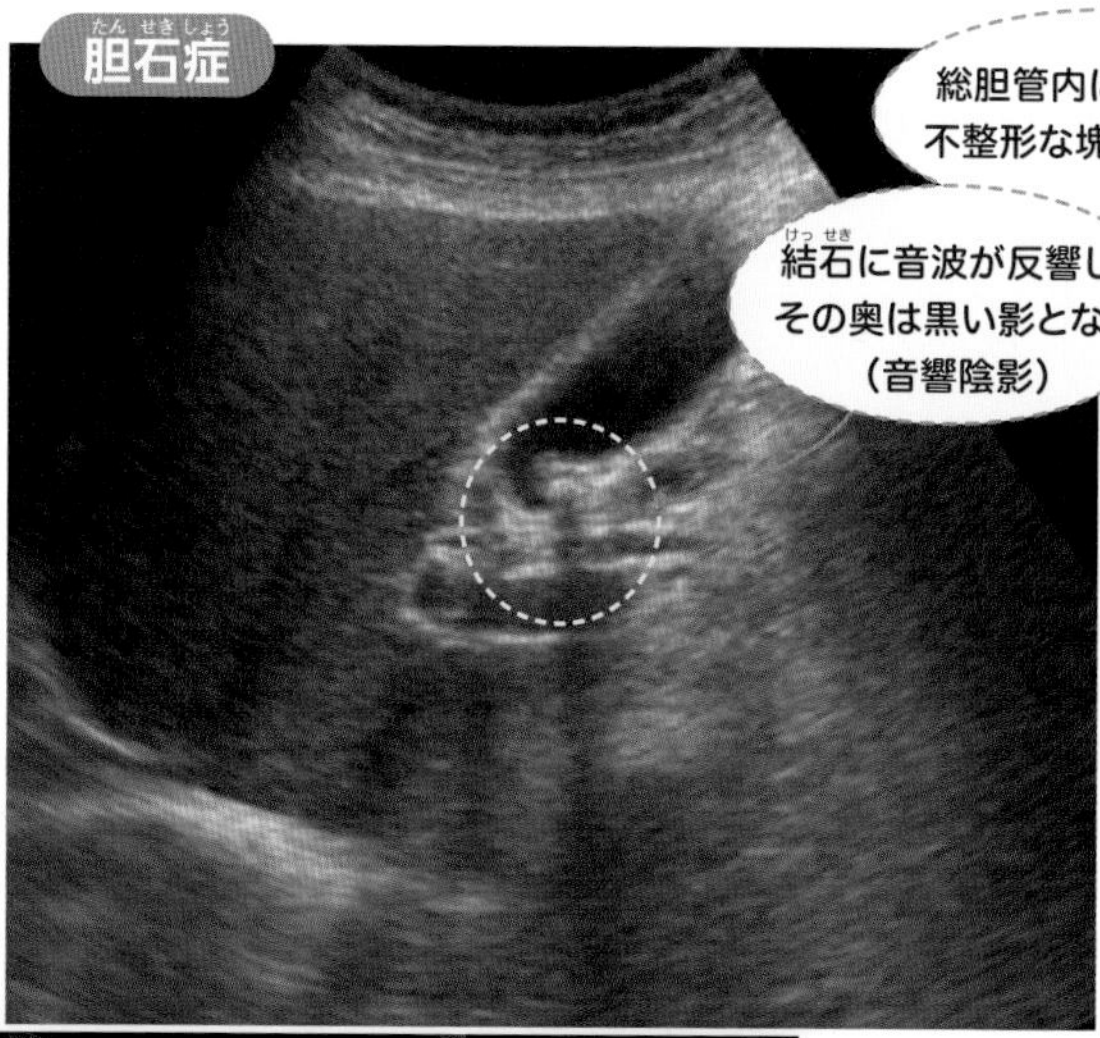

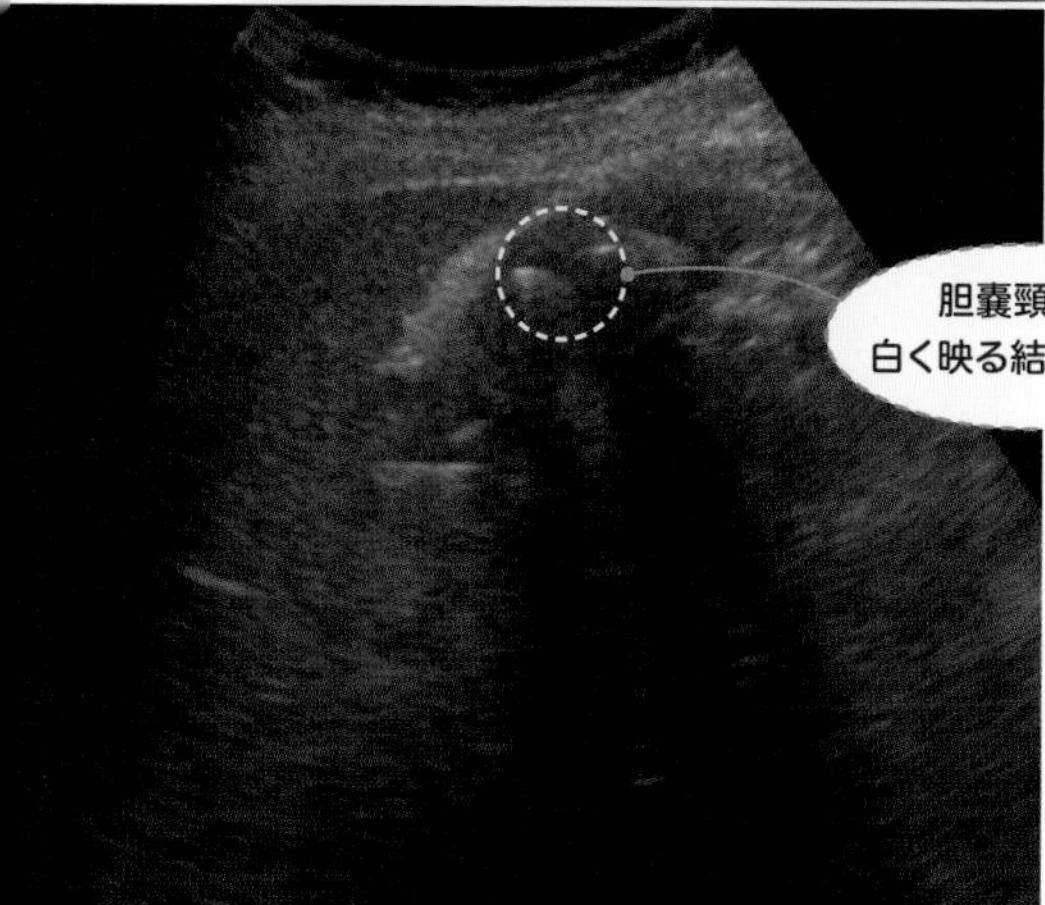

密度が極端に異なる結石は、真っ白に映る。上は総胆管結石《そうたんかんけっせき》、下は胆嚢結石《たんのうけっせき》(→P160)。エコーによる胆石描出率は95%以上。

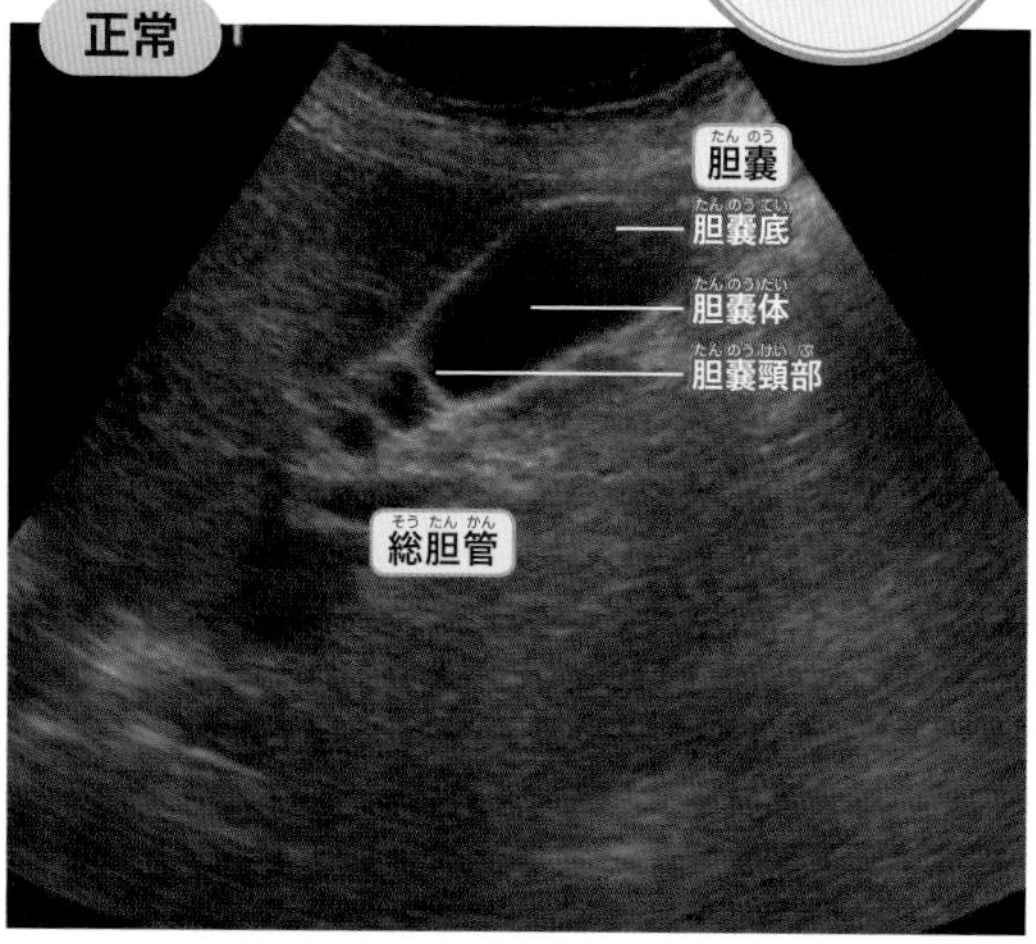

エコーは液体には反射せず、画像では黒く映る。液体である胆汁《たんじゅう》も同様。

超音波検査のバリエーション

RVS《アールヴィーエス》**検査**
（超音波＋CT《シーティー》**など）**
CT、MRIなどのデータを超音波像に同期させ、融合画像をリアルタイムに表示。

3D・4D
超音波検査
多数の断層画像から3D画像を構築。さらに時間軸を加えて4D画像も可能。

造影超音波検査
（CEUS《シーイーユーエス》**）**
静脈経由で造影剤を入れ、病変部の血流を安全かつ簡便に評価する。

新たな超音波、MRI検査で肝・膵の硬さがわかる

組織の硬さを画像化、数値化する「超音波エラストグラフィ」「MRエラストグラフィ」は、脂肪性肝疾患や膵癌などの診断に非常に役立つ。

肝生検のような侵襲がなく、NAFLDなどの診断に役立つ

NAFLD《ナッフルディー》（非アルコール性脂肪性肝疾患）などの慢性肝疾患では、肝臓の線維化が進み、肝硬変《かんこうへん》へと進展する（→P49）。肝臓の線維化・硬度の評価法は、これまで肝生検しかなかったが、現在は画像検査で安全におこなえるようになっている。

臓器の硬さを知る画像検査は、エラストグラフィとよばれる。**超音波エラストグラフィとMR《エムアール》エラストグラフィ（MRE《エムアールイー》）**があり、前者の代表がフィブロスキャン®だ。振動の一種である剪断波《せんだんは》を体内にあて、その伝わり具合で臓器の硬度を測定する。発展形として、**超音波内視鏡エラストグラフィ（EUS《イーユーエス》-EG《イージー》）**の実施例も増えている。MREは、MRI検査時に体内に振動波をあてて測定する方法である。

超音波エラストグラフィは、線維化や腫瘍の診断に有効

肝臓の慢性疾患や腫瘍《しゅよう》のほか、膵疾患《すいしっかん》などの診断にも応用できる。

超音波内視鏡エラストグラフィの方法

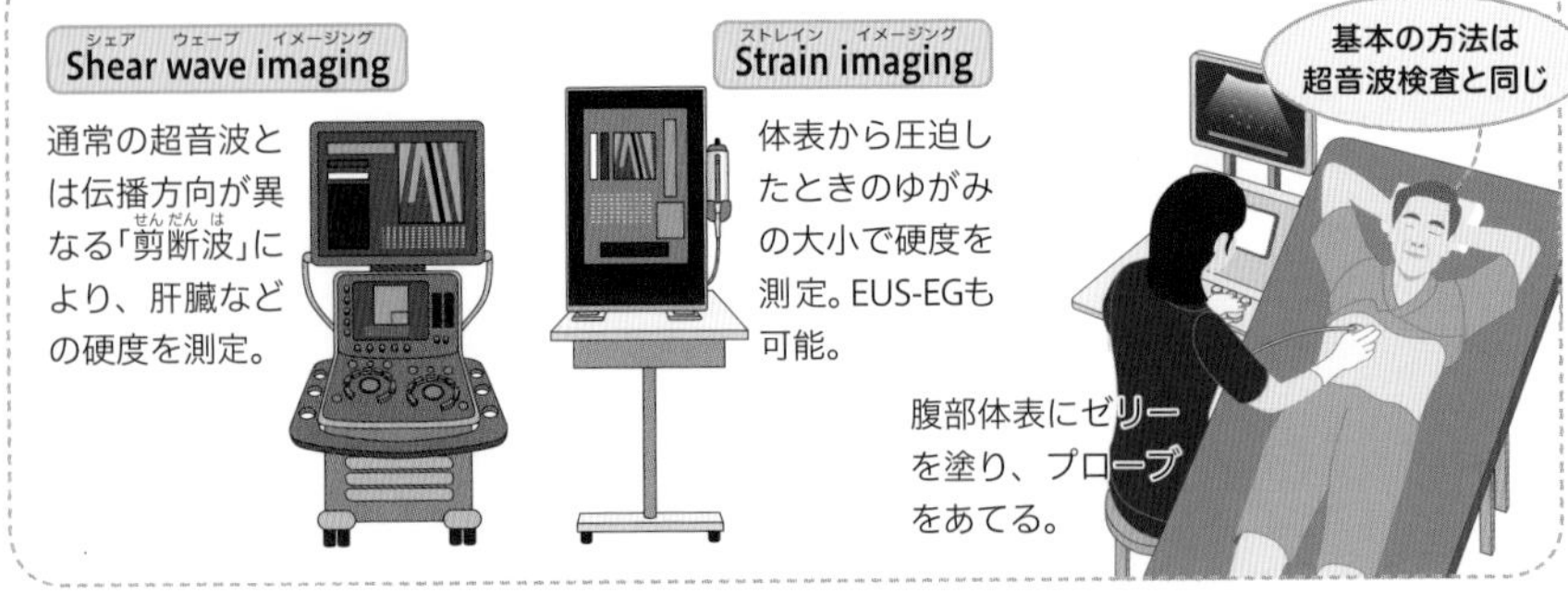

膵臓《すいぞう》のEUS-EG

高硬度部分は青く、低硬度部分は赤くカラーで表示され、その色調で診断。腫瘍が良性か悪性かの鑑別も可能。

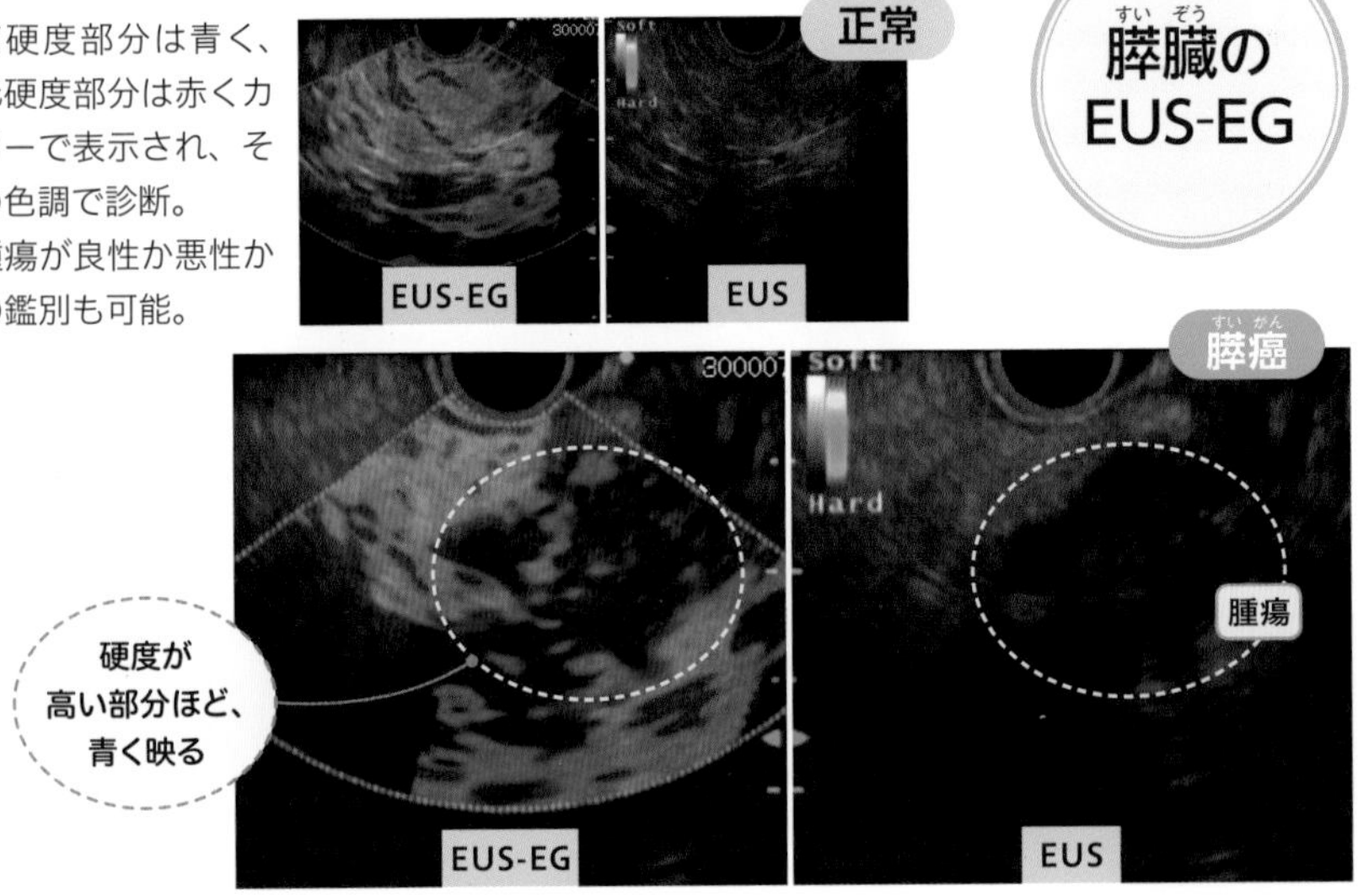

MRE（MRエラストグラフィ）で、線維化の度合いを見る

MRI《エム アールアイ》（核磁気共鳴画像）を利用して、より詳細な評価をおこなう。

正常

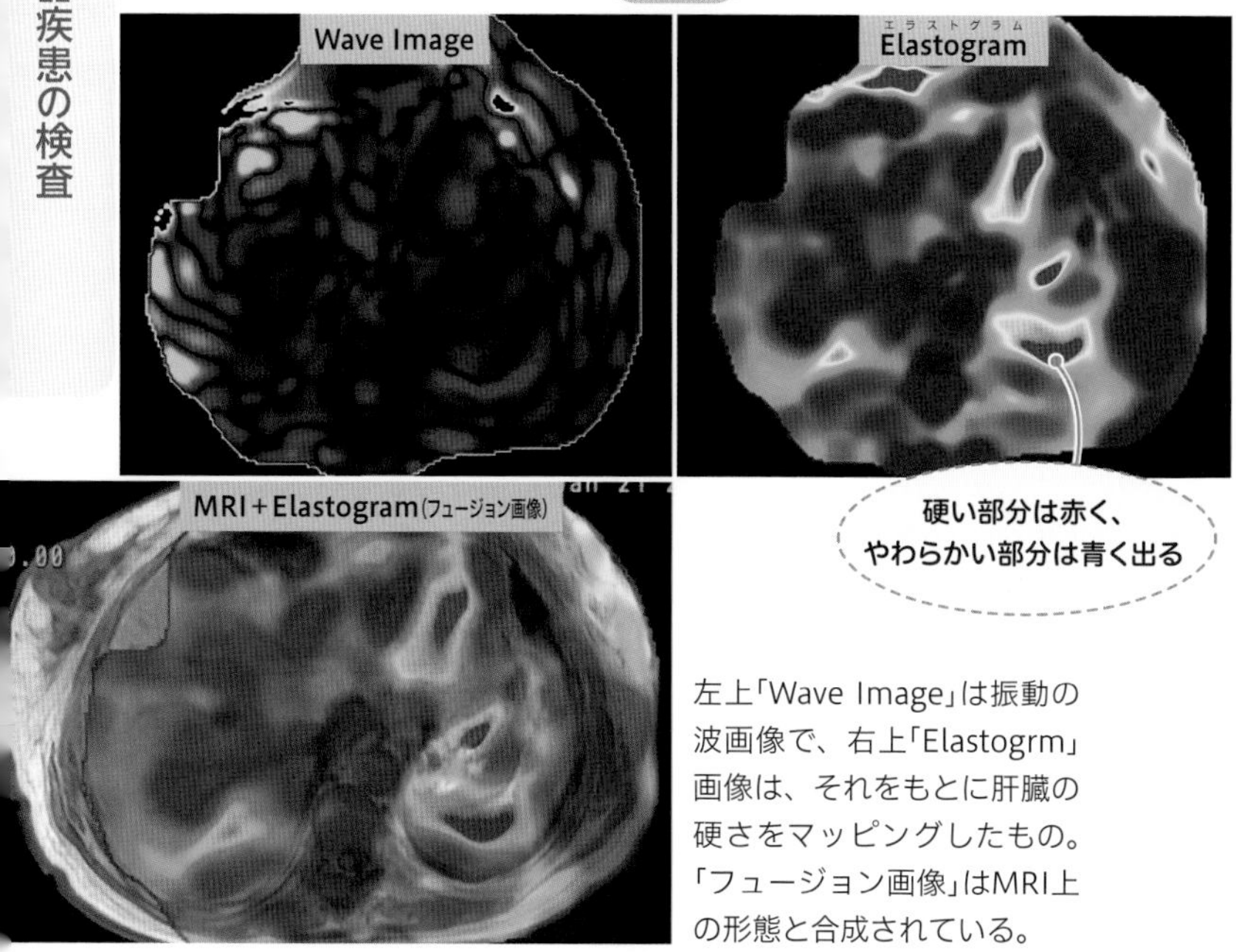

左上「Wave Image」は振動の波画像で、右上「Elastogrm」画像は、それをもとに肝臓の硬さをマッピングしたもの。「フュージョン画像」はMRI上の形態と合成されている。

MRE《エム アールイー》(MRエラストグラフィ)の方法

肝臓の体表部にパッシブドライバをあてて60Hz前後の振動波を送り、その伝わりかたをMRIでとらえる。

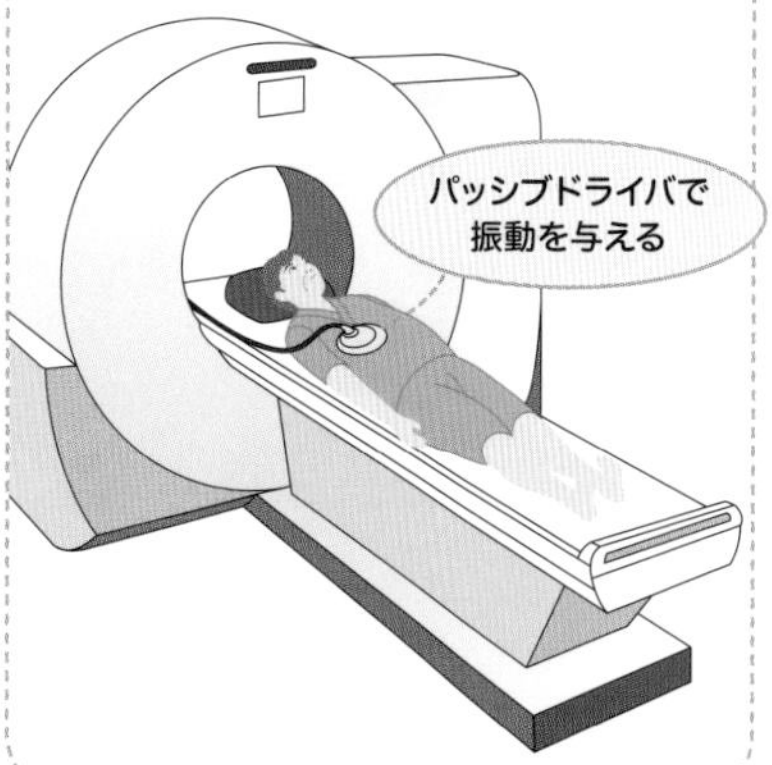

肝硬変《かん こう へん》

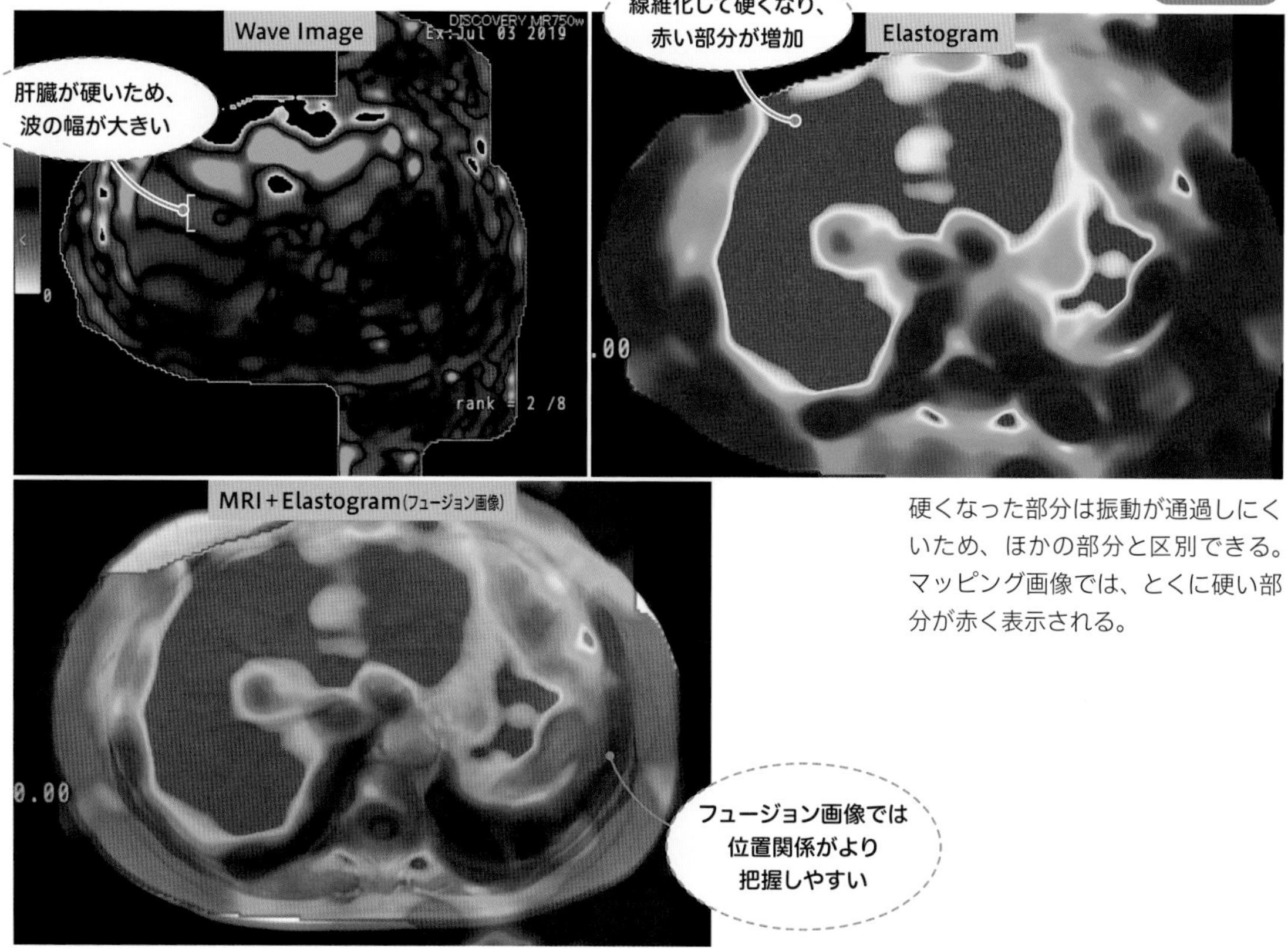

硬くなった部分は振動が通過しにくいため、ほかの部分と区別できる。マッピング画像では、とくに硬い部分が赤く表示される。

造影剤を使って、上部消化管や小腸を見る

X線検査は、簡便におこなえることが最大の利点だ。消化管の検査では、造影剤を使うことで、形状をはっきりと捉えられる。

上部消化管造影、小腸造影としておこなうことが多い

X《エックス》線を体表から照射し、透過量の違いから体内を画像化。簡便で侵襲の少ない検査。

X線検査の方法

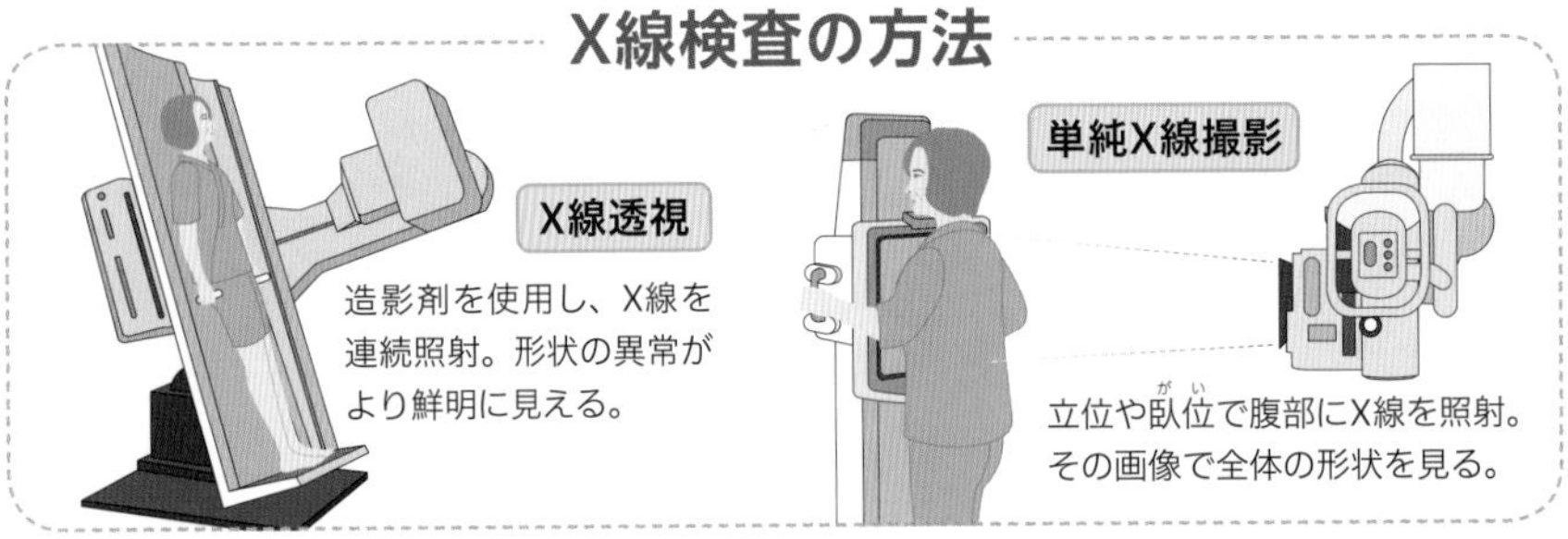

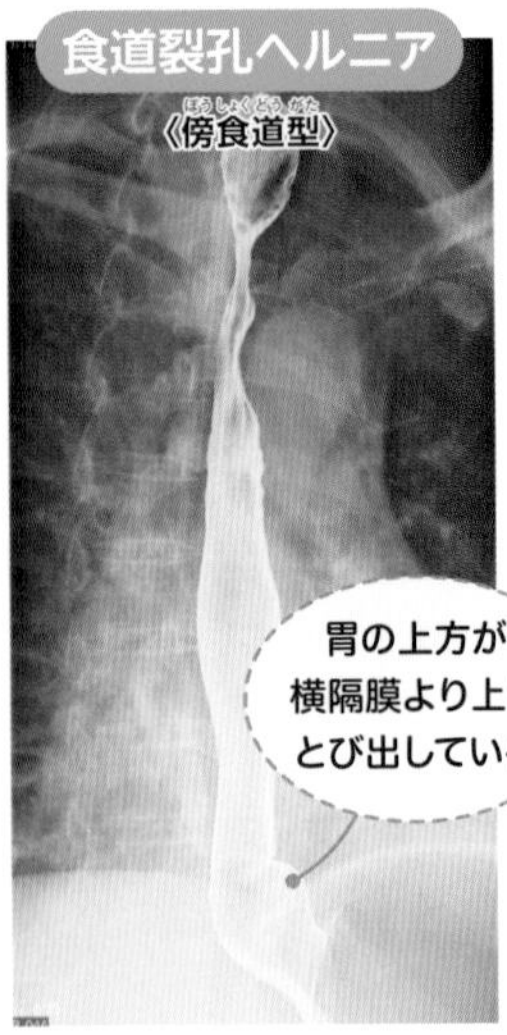

胃の一部が、食道裂孔の上部にとび出している。逆流はない。

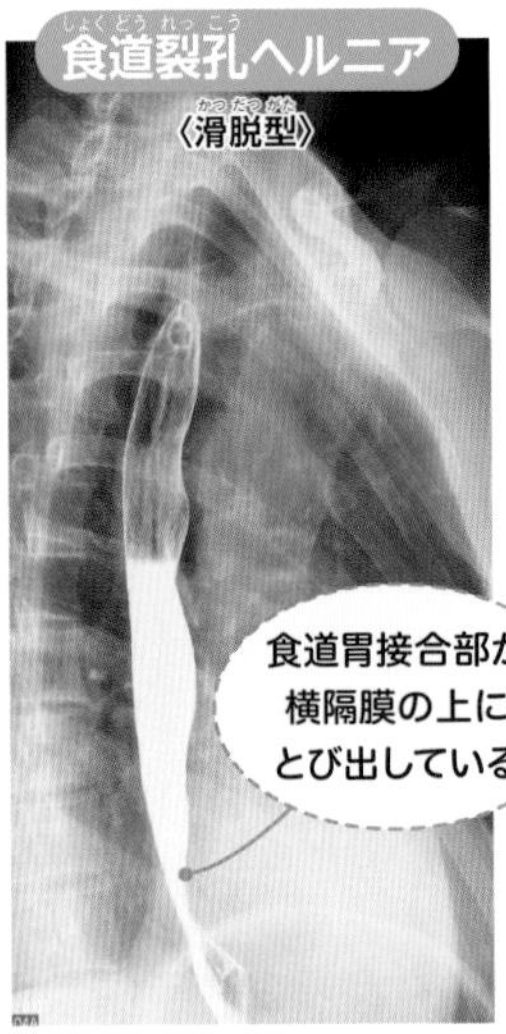

胃の噴門部《ふんもんぶ》が食道裂孔からとび出し、内容物（造影剤）が逆流。

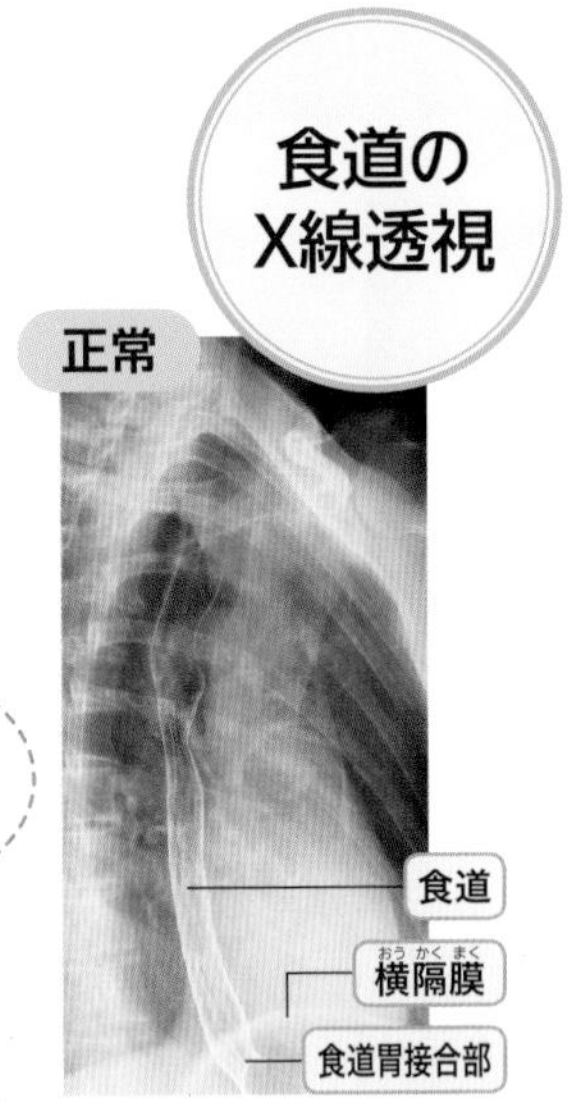

食道が横隔膜にある裂孔を貫いて、正常に胃と接合している。

急性の腹痛のときや腸閉塞などを疑うときに

胃《い》癌《がん》検診などで一般にもなじみ深い**X《エックス》線検査**は、腹部にX線を照射し、体を透過した線量の違いを画像化する方法である。

空気やガスのように透過しやすいものは黒く、骨や結石《けっせき》のように透過しにくいものは白く映る。食道や胃、十二指腸《じゅうにしちょう》の検査では、**造影剤**（**バリウム**）を飲用することで、消化管粘膜がくっきりと映る（**X線透視**）。胃の検査では、発泡剤で胃をふくらませ、胃の蠕動運動《ぜんどううんどう》を抑えて撮影する。

臨床でX線検査をおこなうのは、急性腹症の場合や、**腸閉塞《ちょうへいそく》**（→P130）、**結石**（→P160）などが疑われるときである。

小腸を検査するときは、経口的に使用した造影剤が、消化管の蠕動運動によって流れていく経過中に撮影する。

小腸のX線透視

造影剤が小腸に流れ込んだころあいでX線撮影をおこなう。正常であれば造影剤が小腸の多くの部分に見られる。腸閉塞があると、狭窄部《きょうさくぶ》の手前で造影剤やガスがたまっているのが確認できる。

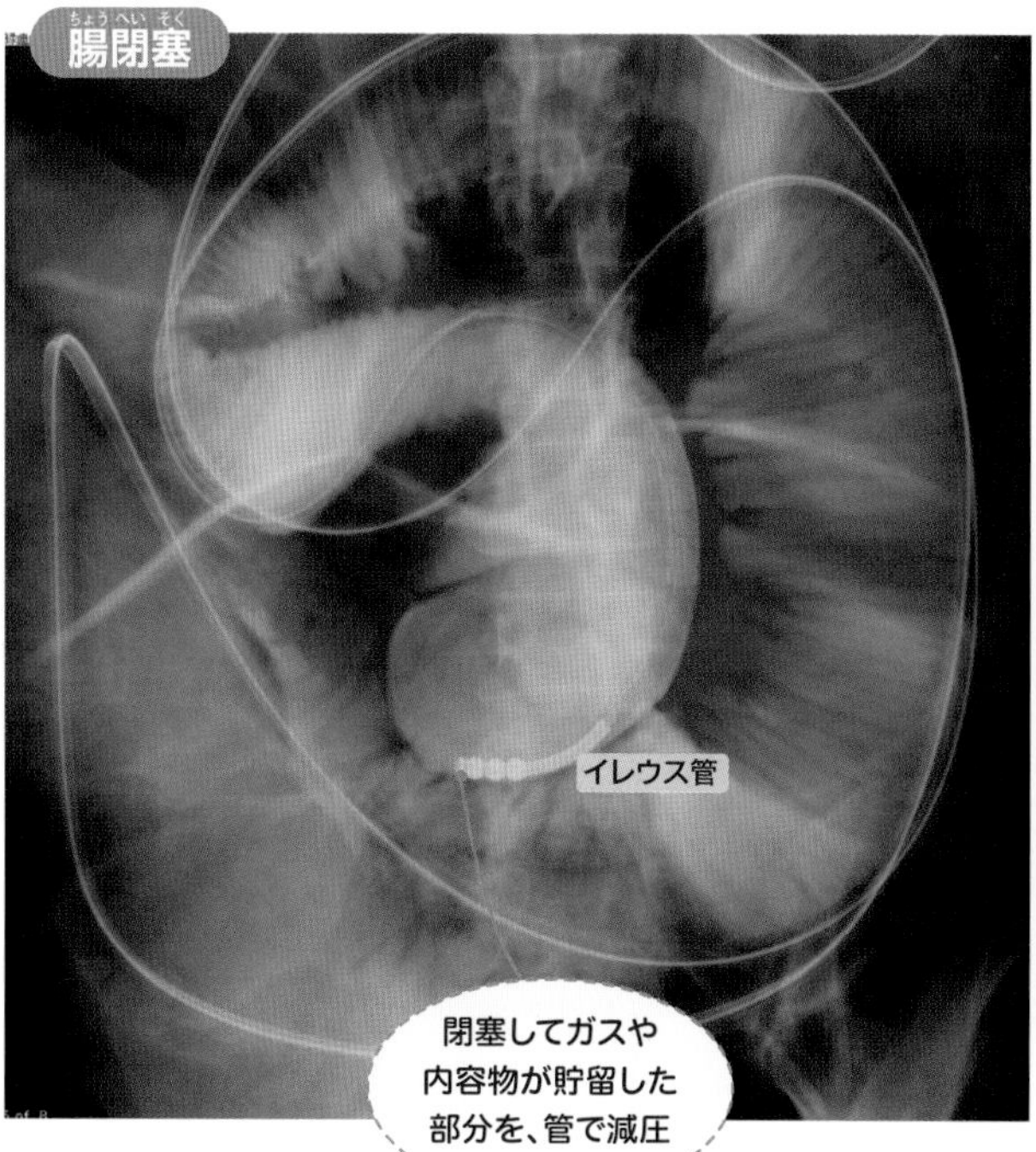

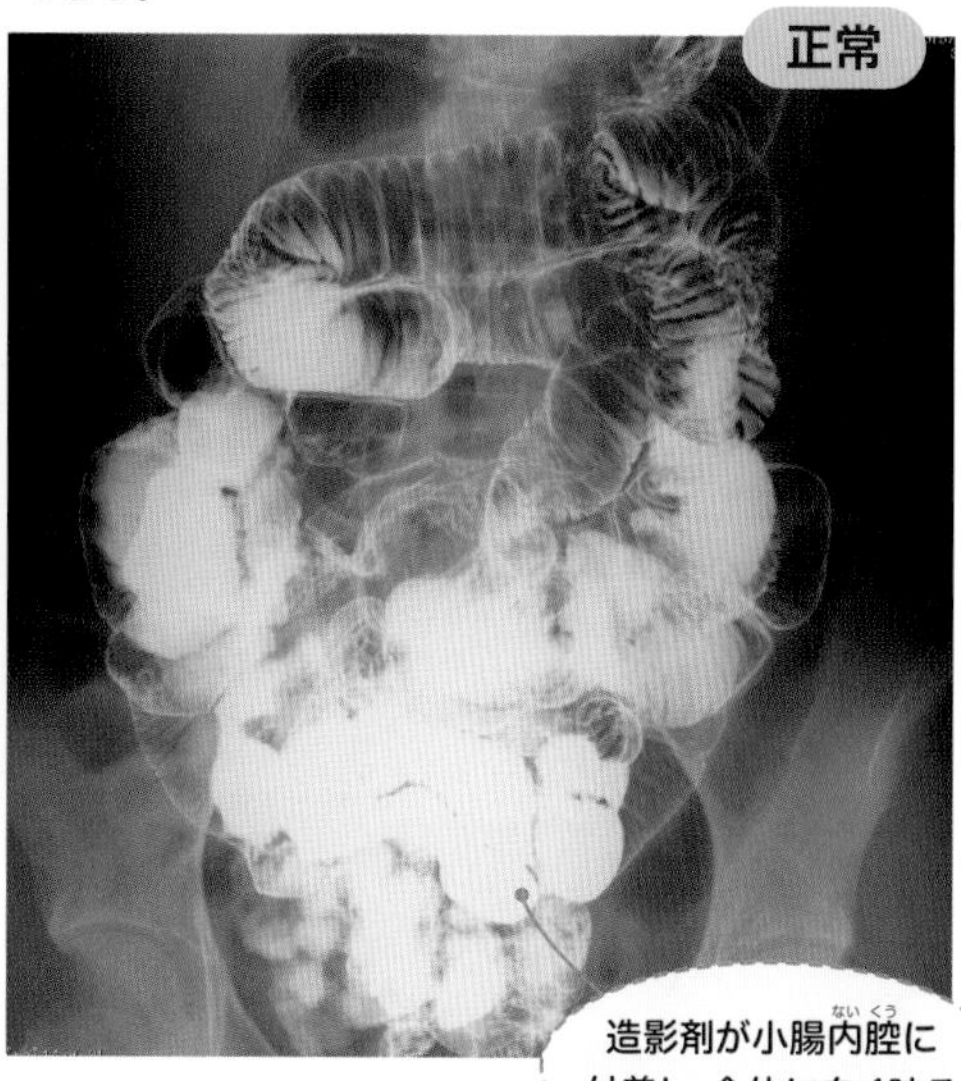

大腸のX線透視

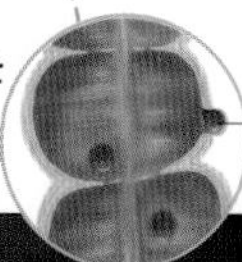

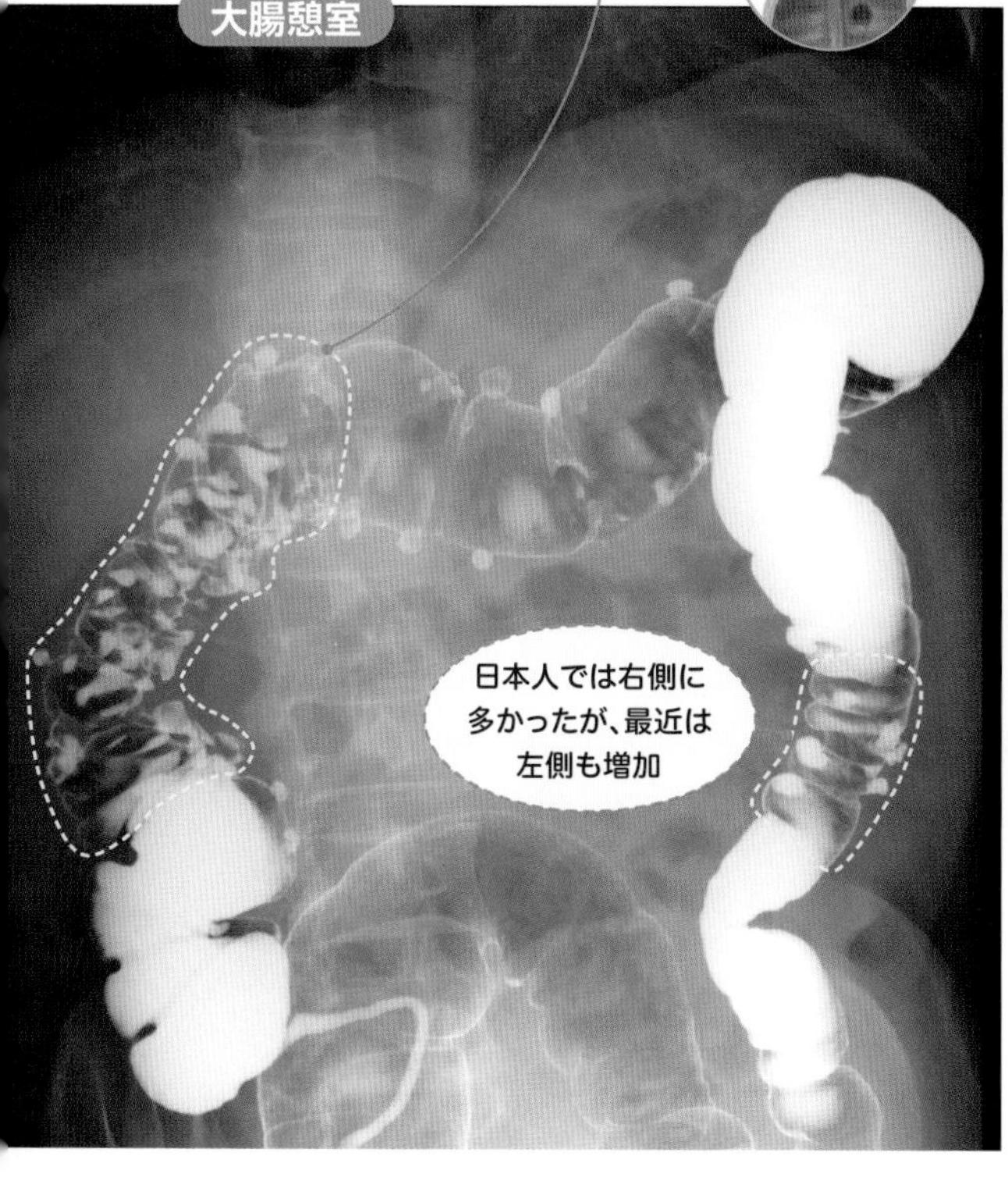

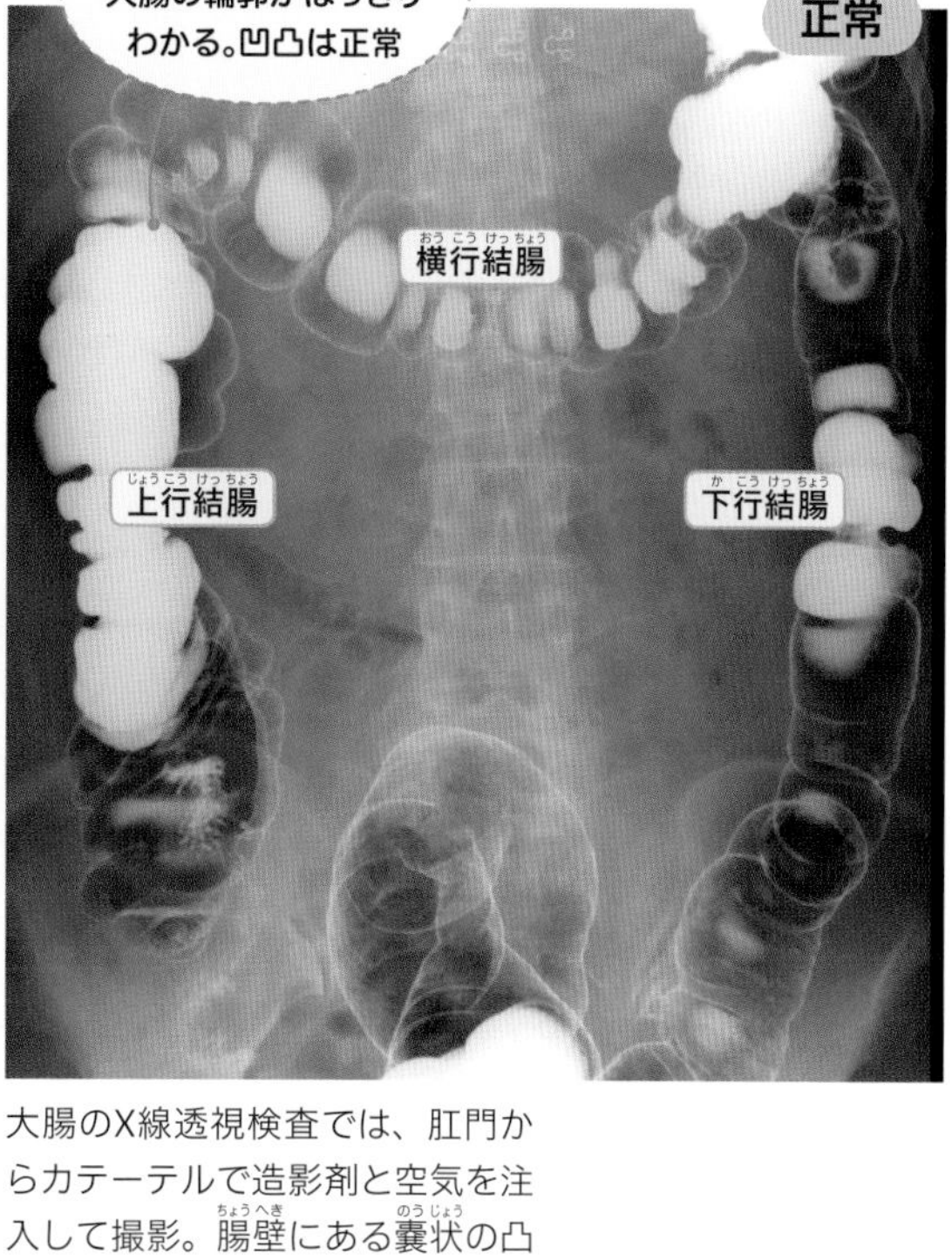

大腸のX線透視検査では、肛門からカテーテルで造影剤と空気を注入して撮影。腸壁《ちょうへき》にある嚢状《のうじょう》の凸部(憩室)もよく観察できる。1個なら「単発型」、2～9個は「散発型」、10個以上を「群発型」という。

マルチスライスCTや、CTコロノグラフィが普及

CT（コンピュータ断層撮影）検査は、診断に必須の検査のひとつ。消化管では、仮想内視鏡ともよばれるCTコロノグラフィが、とくに役立つ。

X線検査以上に、詳細な情報が得られる

さまざまなデータ再構成画像を描出でき、多様な疾患の診断に役立つ。

CT《シーティー》検査の方法

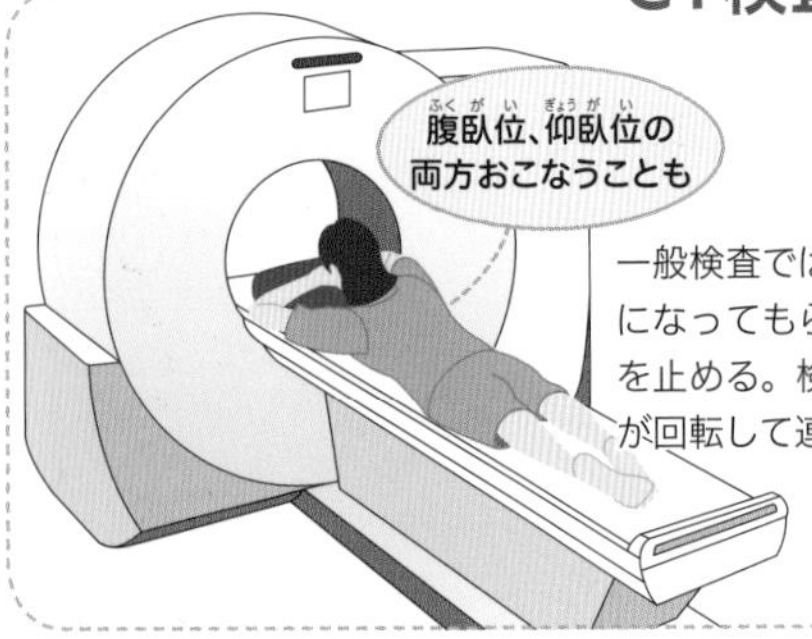

一般検査では仰臥位になってもらい、息を止める。検査機器が回転して連続撮影。

CTコロノグラフィでは前処置も必要

前日 緩下薬《かんげやく》服用
↓
当日朝 禁食、腸管洗浄液服用
↓
検査前 鎮痙薬《ちんけいやく》の筋注

大腸内に残渣《ざんさ》・残液がないよう前処置することで、より詳細な撮影ができる。

虫垂のCT画像

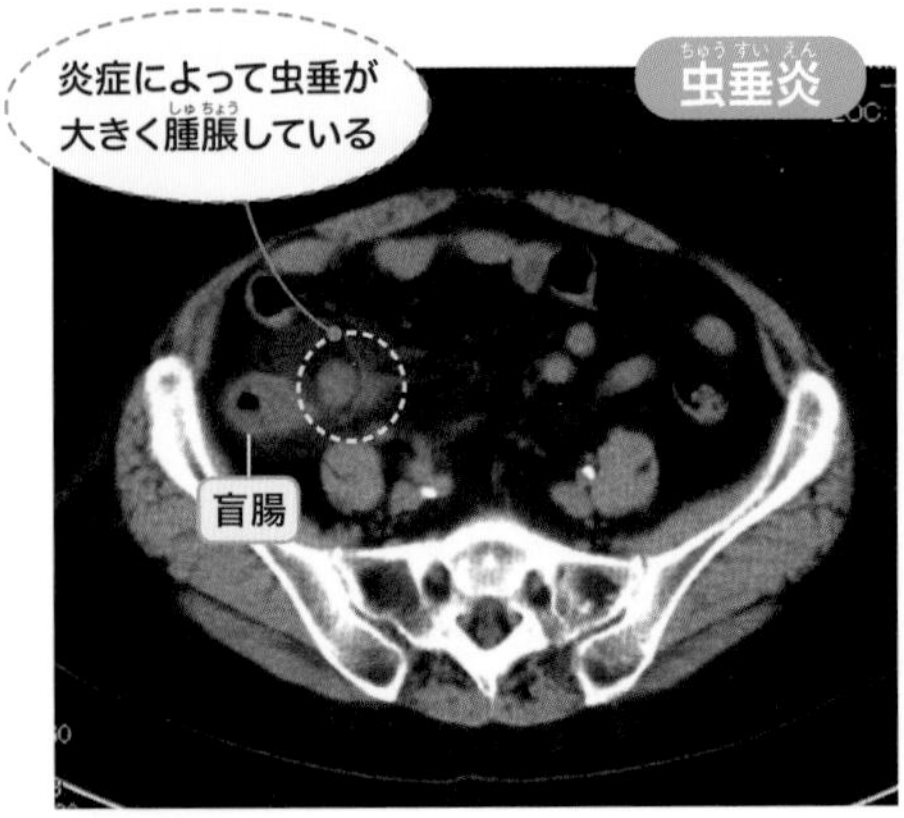

虫垂の形が明確でなく、大きく腫脹しており、虫垂炎（→P128）と診断できる。

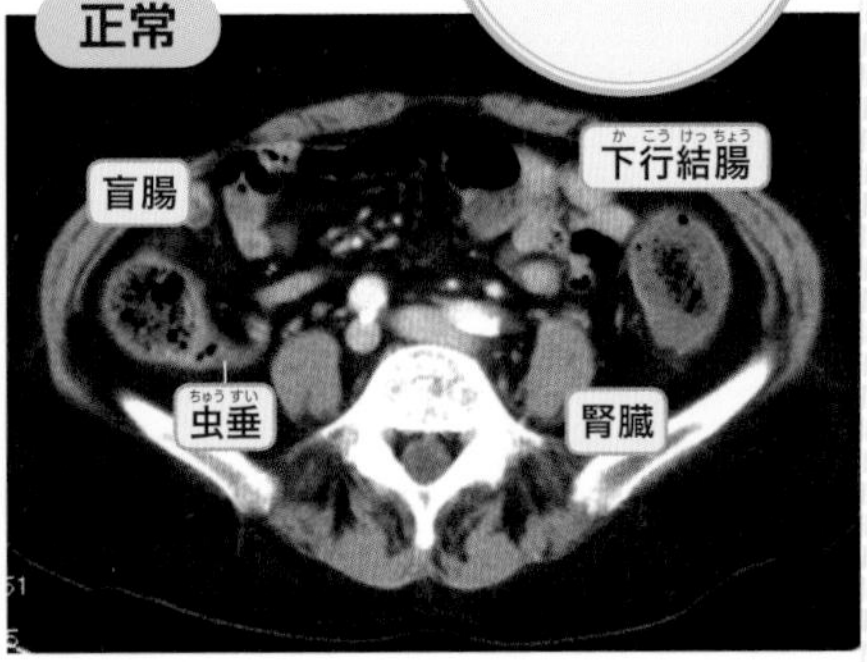

腹部の輪切り画像を、虫垂の高さで表示したもの。とくに異常はない。

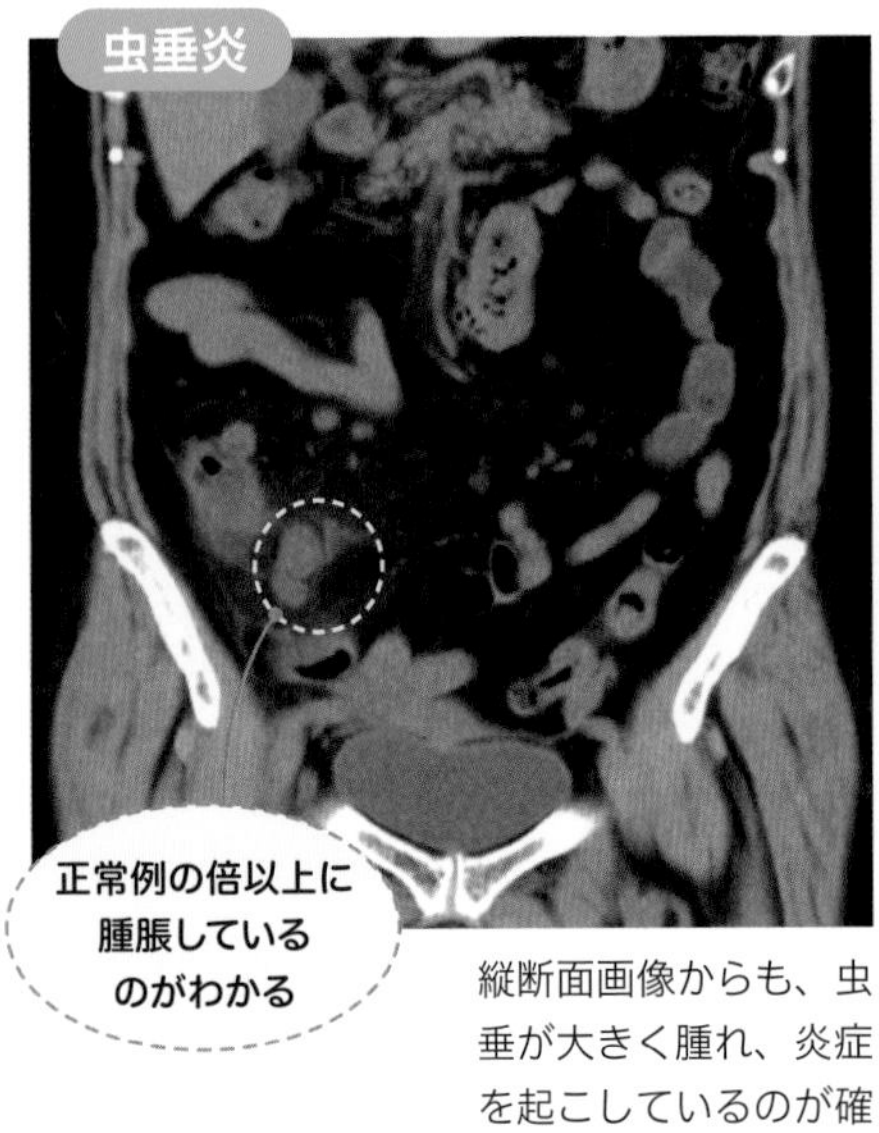

縦断面画像からも、虫垂が大きく腫れ、炎症を起こしているのが確認できる。

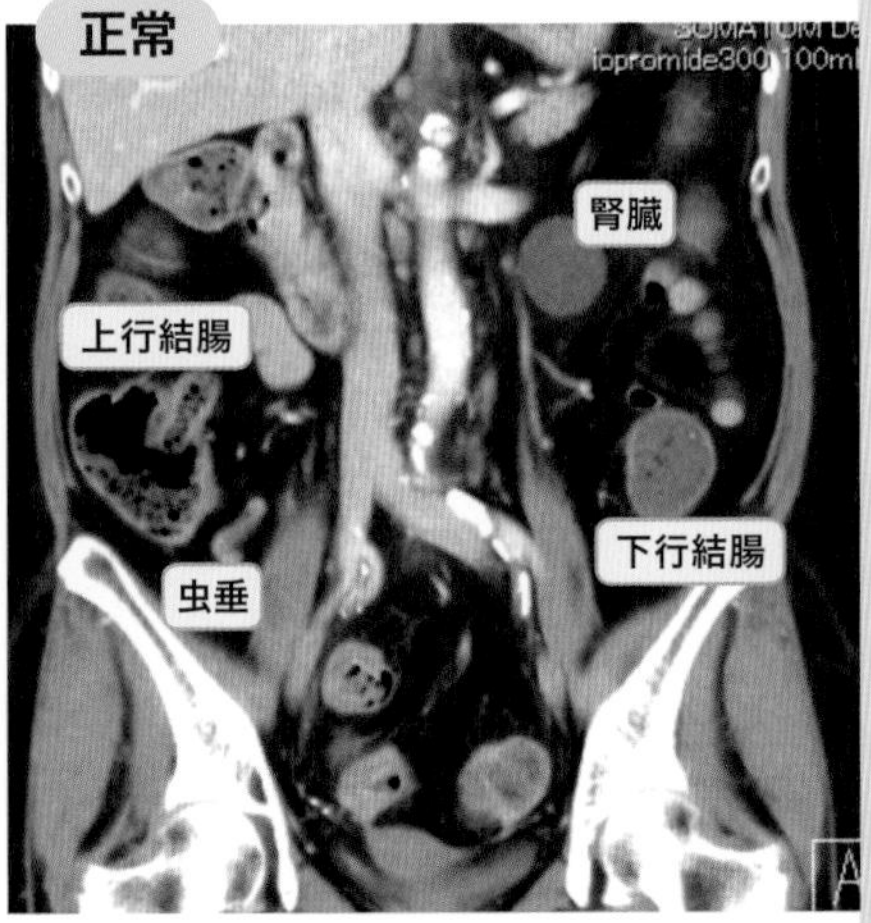

横断面の画像データを縦断面像《じゅうだんめんぞう》に再構成し、虫垂付近を表示。

CTコロノグラフィは大腸癌のスクリーニングに有効

CT《シーティー》（コンピュータ断層撮影）検査は、360度方向から体内を連続的にX《エックス》線撮影し、そのデータをコンピュータ処理して、体の断面像を表示する検査法である。

蠕動《ぜんどう》のある消化管の検査では従来、鮮明な画像が得られにくかった。しかし、X線検出器を複数配列した**マルチスライスCT（多列検出器型CT）**の普及により、微細な病変や消化管出血などの診断もできるようになっている。より薄く広い断層面がすばやく画像化できるため、一回の検査で腹部全体のスクリーニングも可能である。

マルチスライスCTによる大腸の検査法として注目されているものに、**CTコロノグラフィ（CTC《シーティーシー》）**がある。直腸に留置した専用の注入器で大腸に炭酸ガスを送ってから、CT検査をおこなう。そのデータを専用のワークステーションで解析し、多様で詳細な画像を描出する。とくに、ごく小さなポリープや癌《がん》などの**隆起型病変**の検出にすぐれ、**早期大腸癌《だいちょうがん》**（↓P144）のスクリーニング検査として有効である。

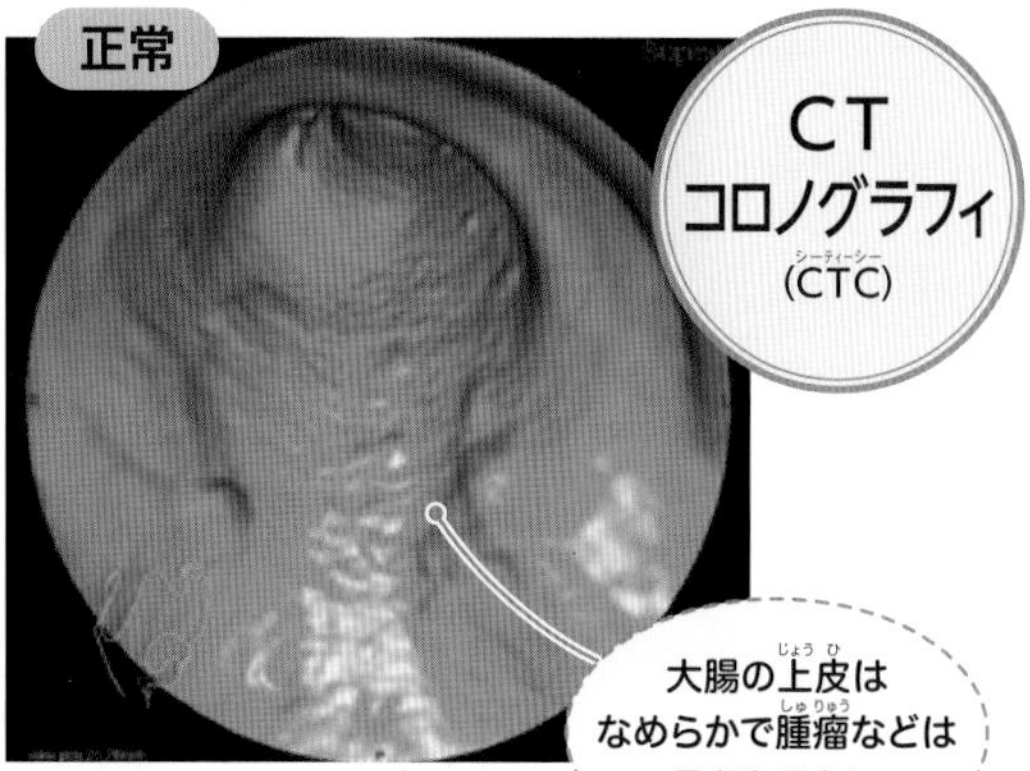

撮影データを腸管内側から観察した画像に再構成した仮想内視鏡像(VE《ヴィーイー》)。

大腸癌《だいちょうがん》

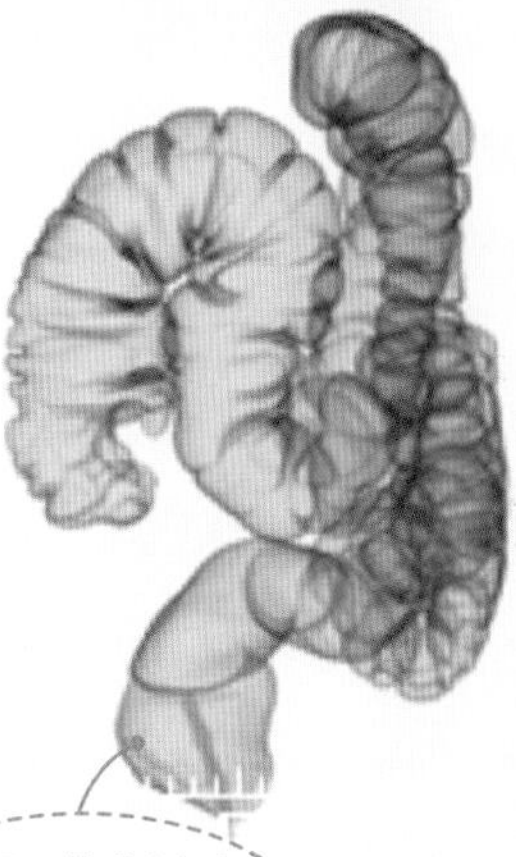

造影剤で腸管を透過したかのように再構成した画像。不要部分は自由に消去できる。

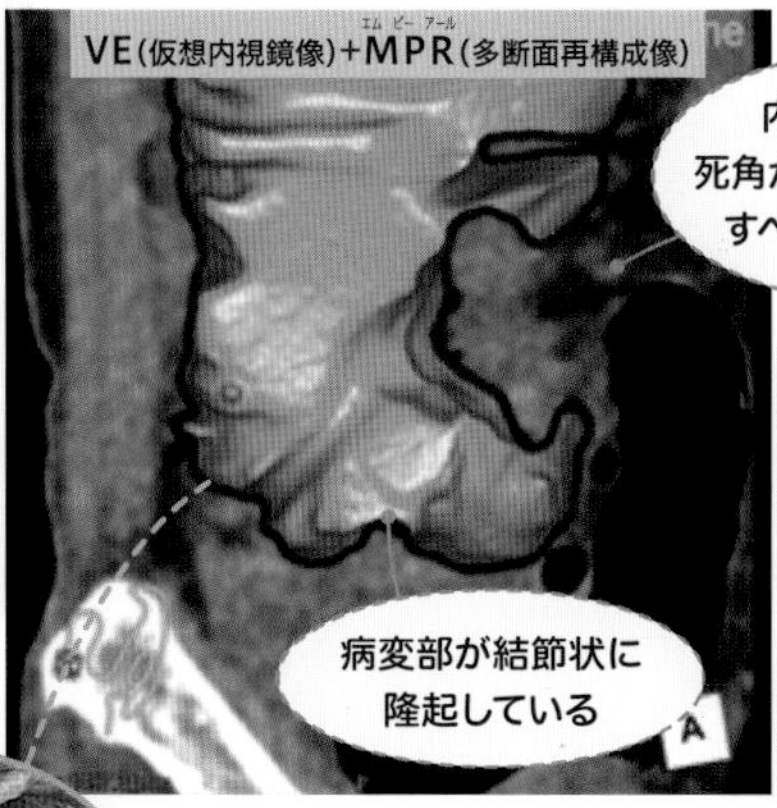

仮想内視鏡像と多断面再構成像を組み合わせた画像。隆起病変が認められる。

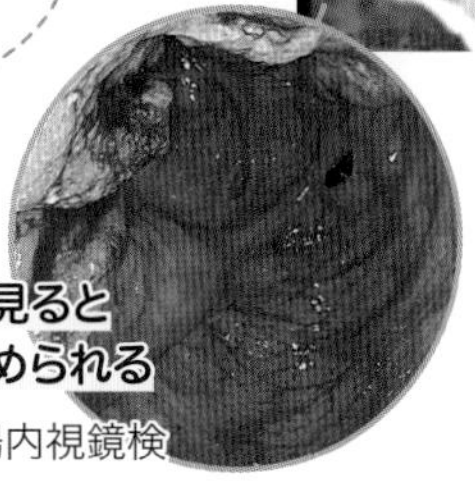

実際に内視鏡で見ると大きな腫瘤が認められる

同じ症例での大腸内視鏡検査画像。腫瘤の存在がたしかに確認できる。

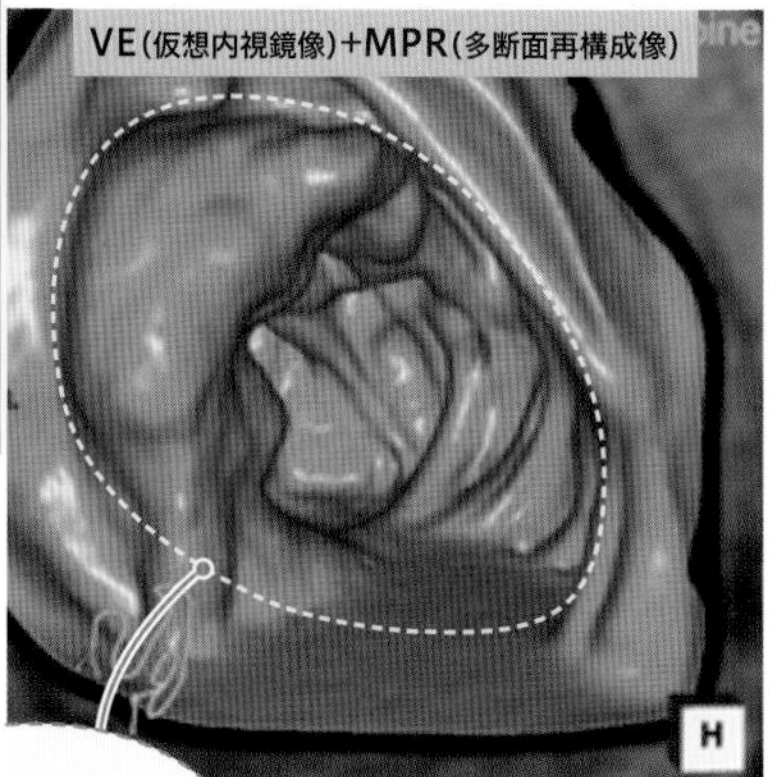

異なる角度から見た画像。癌《がん》が疑われる隆起物が明確に確認できる。

肝癌の診断には、「EOB造影MRI」が有効

MRI（核磁気共鳴画像）は、体内の水素原子核が発する信号から、画像を描出する検査だ。消化器疾患では、肝癌の診断にとくに役立つ。

単純MRIでは、「T1強調」「T2強調」などの画像が得られる

被曝することなく豊富な情報が得られる、磁気利用の検査法。

MRI《エムアールアイ》検査の方法

EOB《イーオービー》造影MRIの流れ

- 造影前：T1《ティーワン》強調画像撮影
- ダイナミック相：動脈相《どうみゃくそう》／門脈相《もんみゃくそう》／後期相《こうきそう》(静脈相《じょうみゃくそう》)撮影
- 肝細胞造影相《かんさいぼうぞうえいそう》：T2《ティーツー》強調画像／拡散強調画像撮影

MRI用の造影剤「EOB」の静注投与後、上記の流れで撮影することが多い。

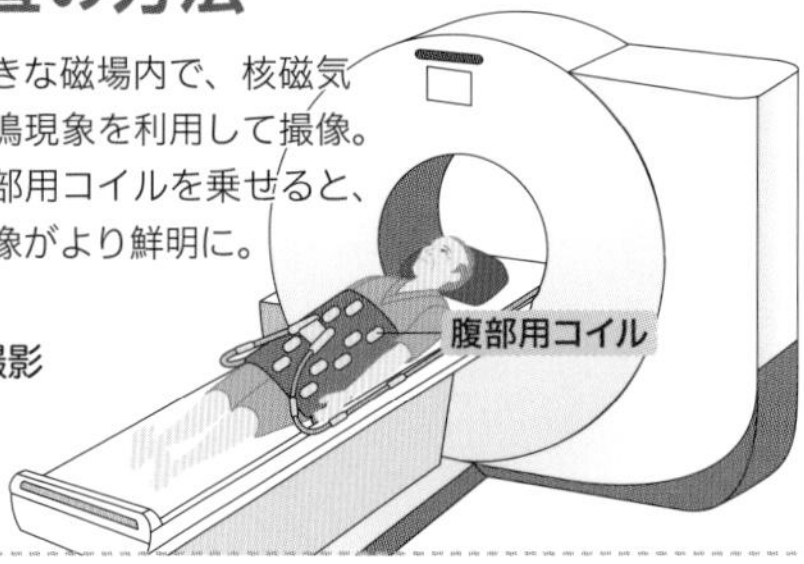

大きな磁場内で、核磁気共鳴現象を利用して撮像。腹部用コイルを乗せると、画像がより鮮明に。

T1強調

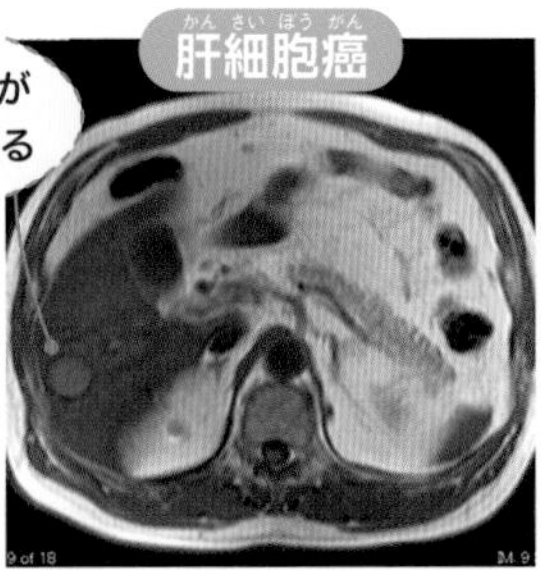

T1強調像では、腫瘍は黒っぽく映る。右葉にある腫瘍がはっきりと見てとれる。

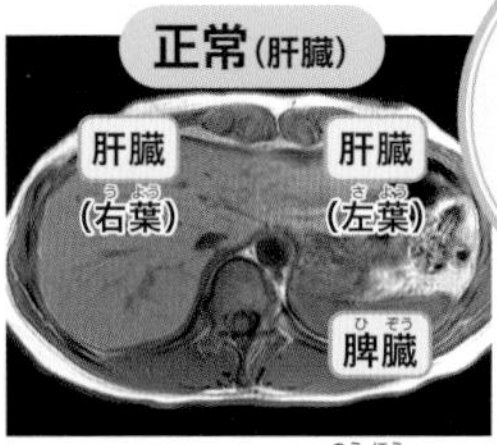

脂肪は白く、水や嚢胞《のうほう》など液性のものは黒く映るのが特徴。肝臓はなめらかで均質。

T2強調

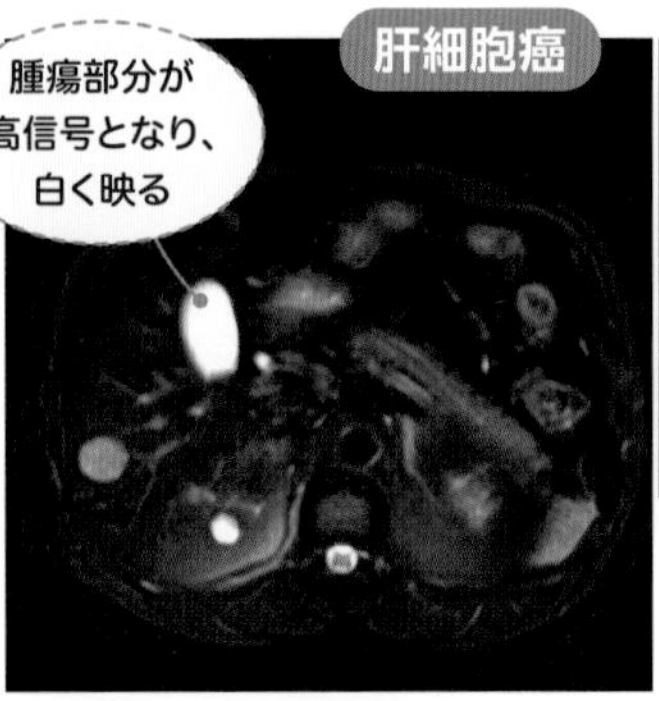

T2強調像では、脂肪も液性のものも白く映る。左は肝細胞癌。水分の少ない組織は黒く、そのなかで腫瘍が白く映っている。

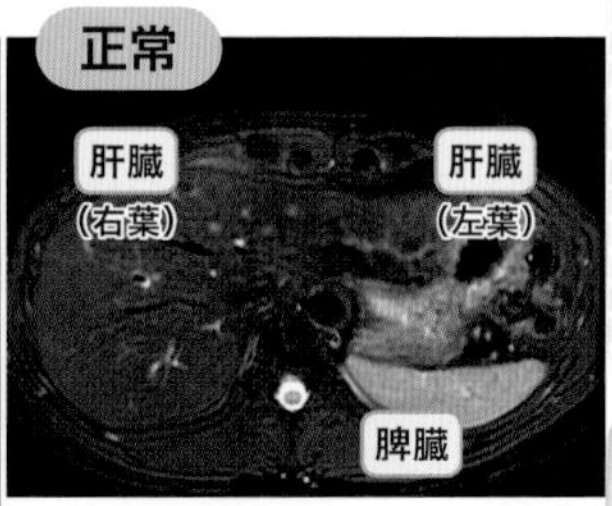

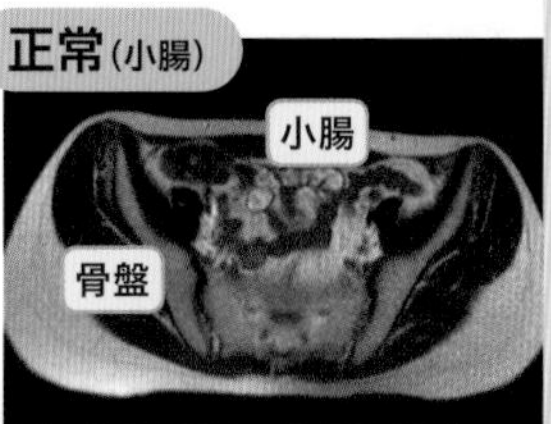

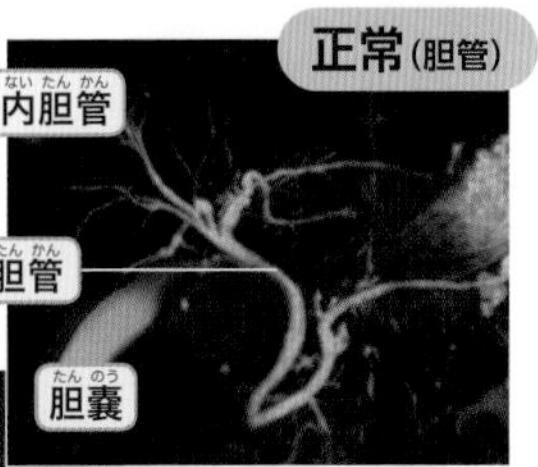

液体を含む胆管、膵《すい》管《かん》が高信号に映り、詳細が見られる「MRCP（MR胆管膵管造影）」による画像。

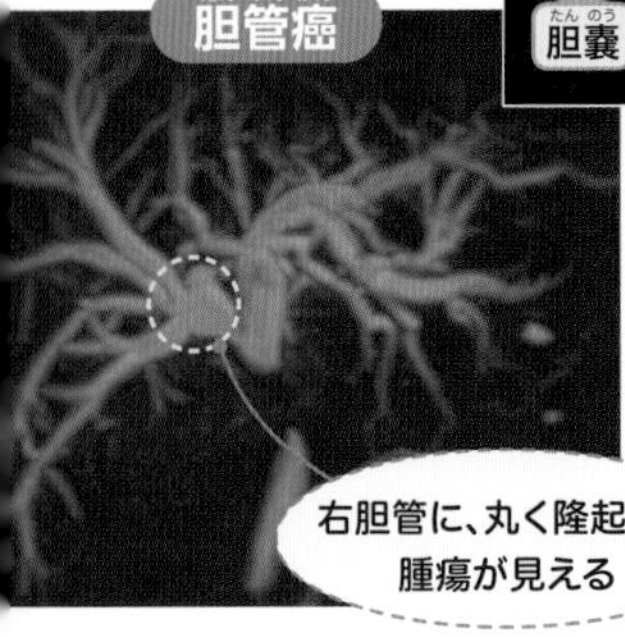

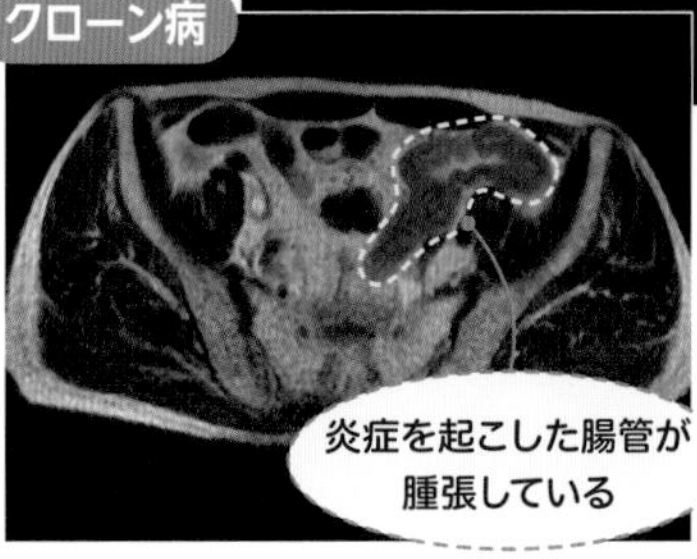

クローン病（→ P134）のために小腸に炎症が起き、大きく腫張しているのが見てとれる。

「EOB造影MRI」では、肝細胞機能、血流の両方がわかる

肝細胞がとり込める造影剤を使用することで、
早期肝細胞癌も発見できる。

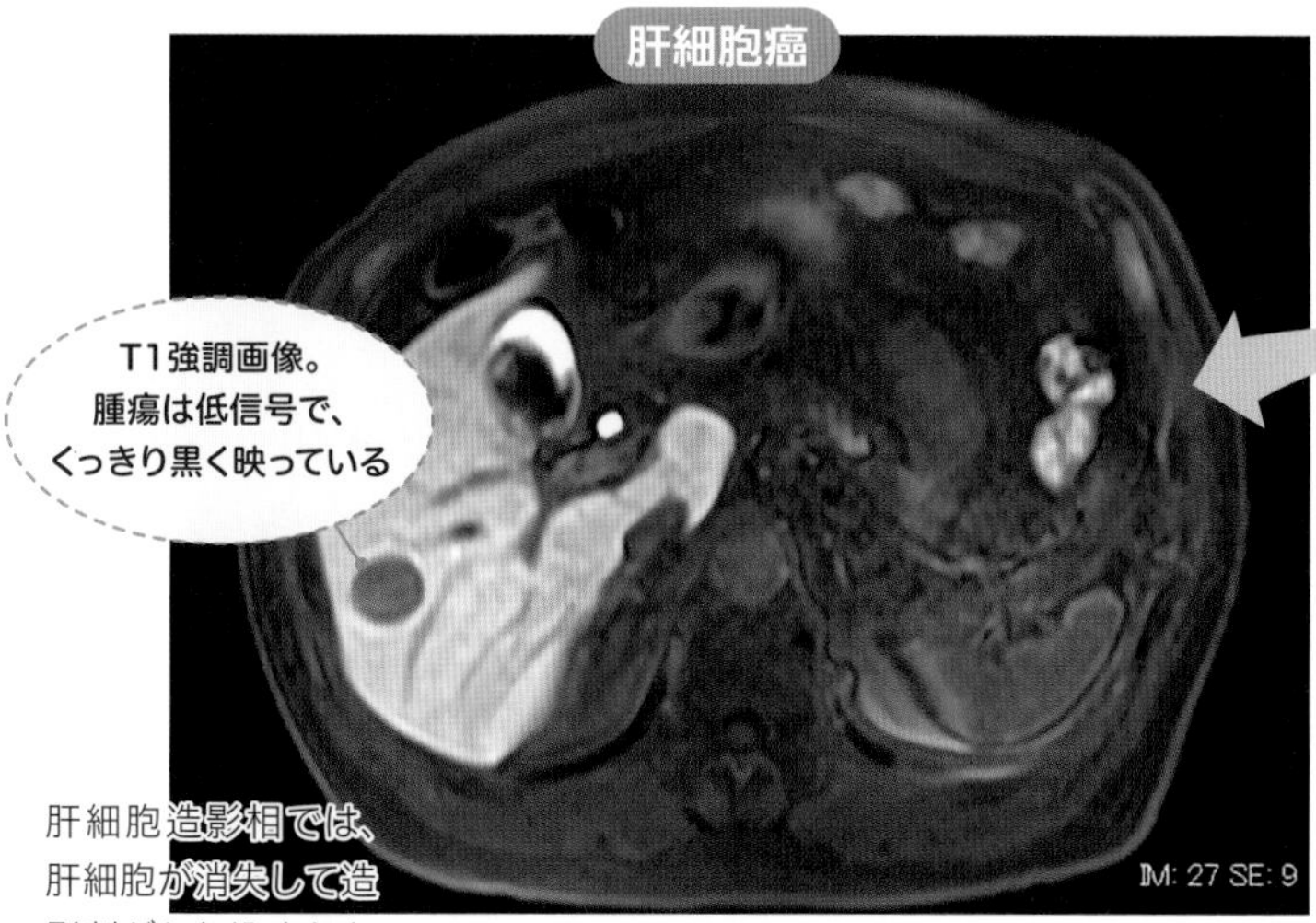

肝細胞造影相では、肝細胞が消失して造影剤がとり込まれない癌組織の存在が鮮明に映し出される。

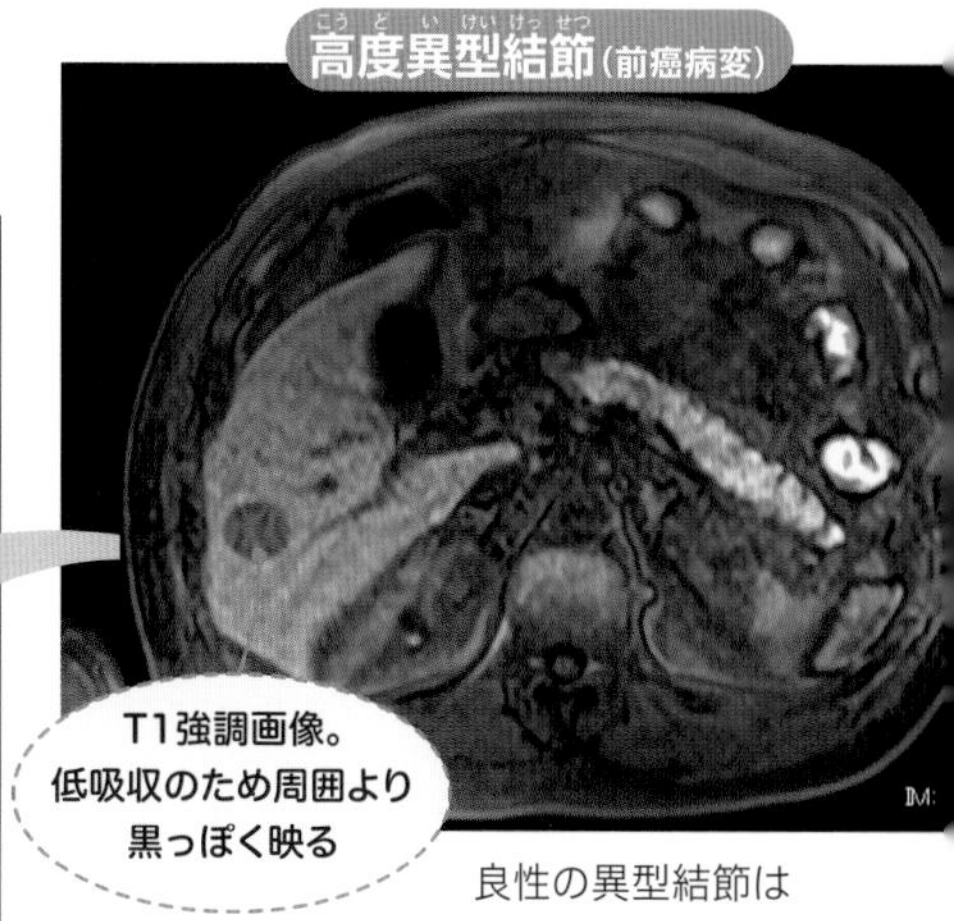

良性の異型結節は高信号を示すが、血流が少なく低信号の結節は癌が疑われる。

ダイナミック検査で血管相もチェック

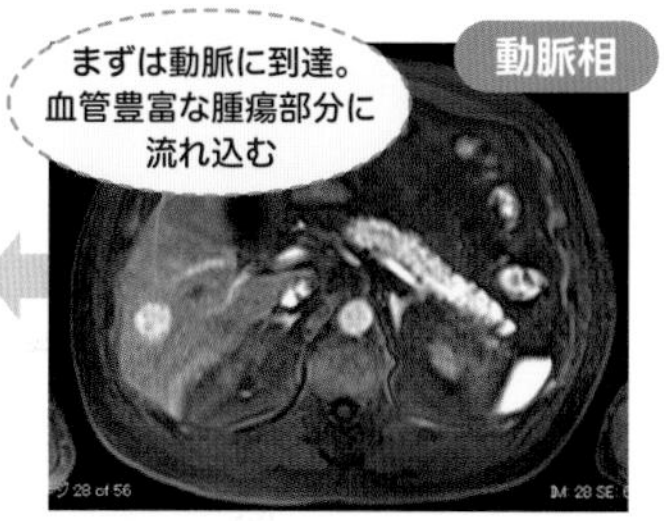

造影剤投与後20～35秒後の動脈を撮影して、造影剤の流れを見る。

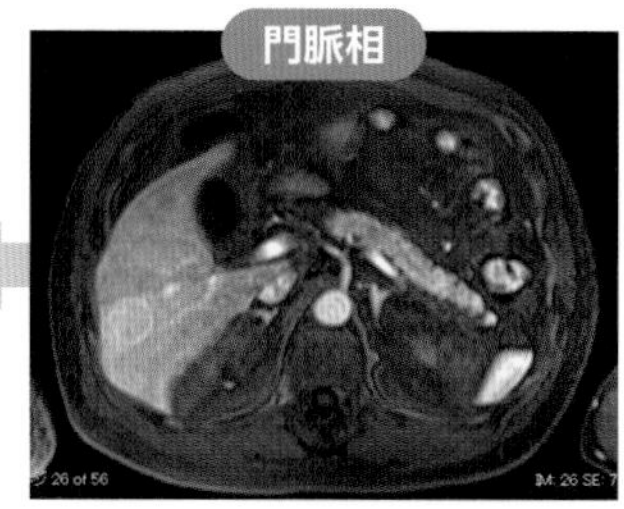

投与後70～90秒後に、造影剤が門脈を経過した際の画像。

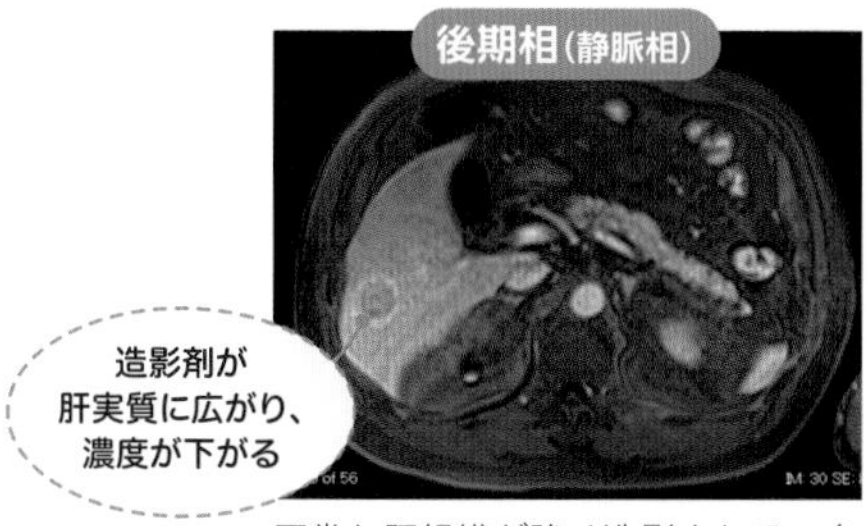

正常な肝組織が強く造影される。各相のデータを総合的に解析して診断。

EOB造影MRIは肝細胞癌検査の第一選択

MRI《エムアールアイ》**(核磁気共鳴画像)検査**は、体に高周波の磁気を与えて体内の水素原子に共鳴現象を起こし、その信号を画像化する検査法である。骨や空気の影響を受けずに撮影でき、多彩な撮影法があるため、それを組み合わせることで、さまざまな情報を得ることができる。磁場の操りかたによる撮影法には、脂肪肝(↓P154)や脂肪を含む腫瘍の診断に有効な**T1**《ティーワン》**強調像**、囊胞《のうほう》や肝血管腫などに有効な**T2**《ティーツー》**強調像**、悪性《あくせい》腫瘍《しゅよう》を検出しやすい**拡散強調像**などがある。

肝細胞癌《かんさいぼうがん》(↓P158)の診断には、ガドリニウムという造影剤を使用した造影T1強調像を用いるが、これまで早期診断はむずかしかった。しかし現在は、**EOB**という造影剤を使用した**EOB**《イーオービー》**造影MRI**が、早期の検査法として確立している。EOBは、肝細胞に特異的にとり込まれるため、肝細胞が消失した病変との鑑別ができる。EOBは肝細胞にとり込まれた後、胆汁《たんじゅう》として排泄されるため、肝内の血流評価もでき、診断上重要なデータとなる。

悪性腫瘍の病期、再発の診断がおもな目的

PET検査は放射性薬剤を利用した画像検査で、早期胃癌をのぞく消化器癌のスクリーニング、病期や再発の診断などに広く活用されている。

放射性薬剤「FDG」が腫瘍などに集まり、赤く映る

FDG《エフディージー》（ブドウ糖類似物質）を用いた「FDG-PET《ペット》検査」が一般的。

PET検査の方法

放射性薬剤を投与しておこなう

- **前処置** 4時間以上の絶食／FDGの静脈投与
- **撮像①** 約1時間後に早期相《そうきそう》撮影
- **撮像②** 後期相《こうきそう》（遅延相《ちえんそう》）撮影

FDGの投与後に撮像。撮像①の約2時間後に、必要に応じて撮像②をおこなう。

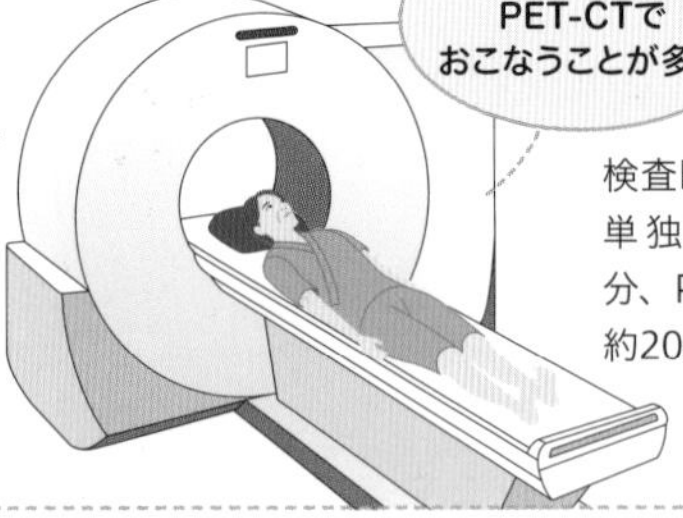

CT《シーティー》検査もできるPET-CTでおこなうことが多い

検査時間はPET単独で30～60分、PET／CTで約20分。

膵臓《すいぞう》のPET画像

膵癌《すいがん》①

膵頭《すいとう》に、周囲より高濃度の箇所がある

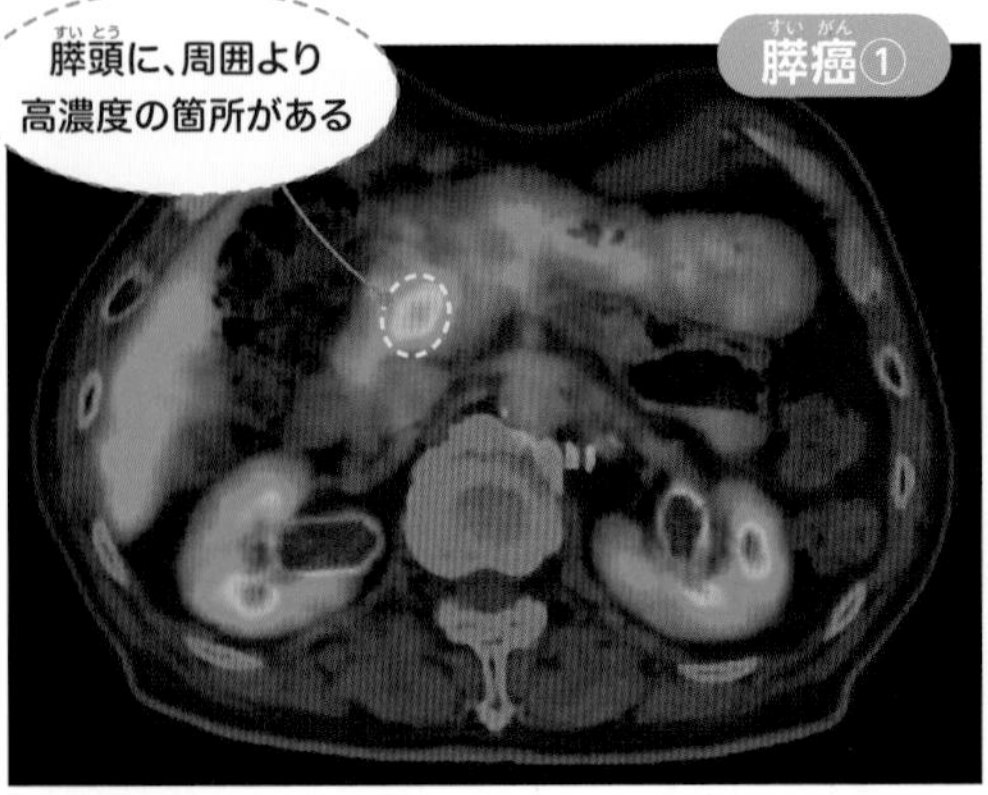

FDGが集積している部位は赤く映る。腎臓は正常でも集積しやすい。膵頭に癌《がん》と思われる赤よりの箇所が見える。

正常

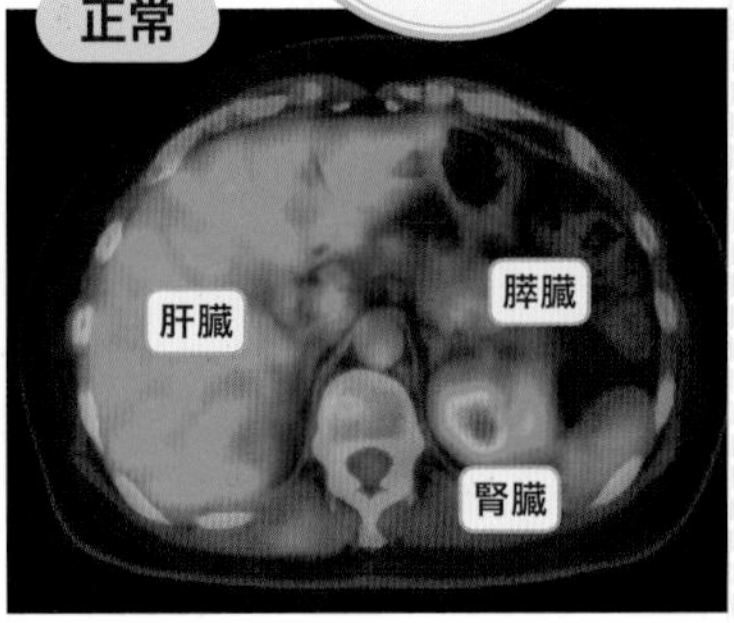

膵癌②

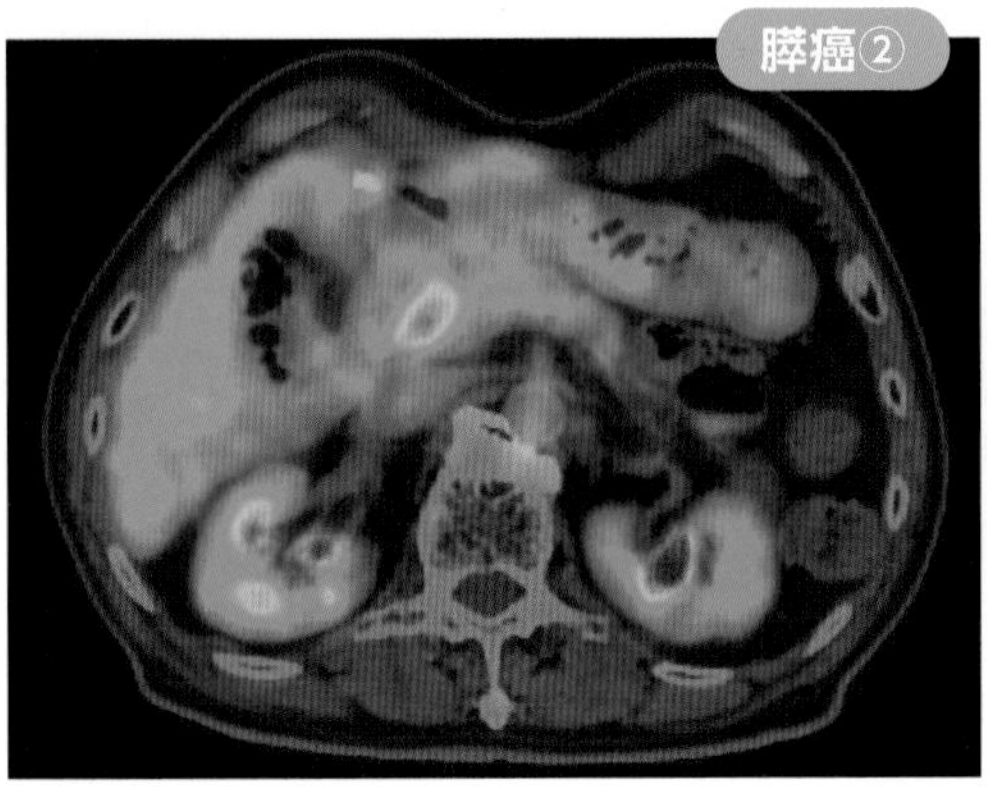

正常でも集積しやすい腎臓は赤く映っている。膵頭に集積部位があるが、炎症で赤く映ることもあり、鑑別が重要。

正常

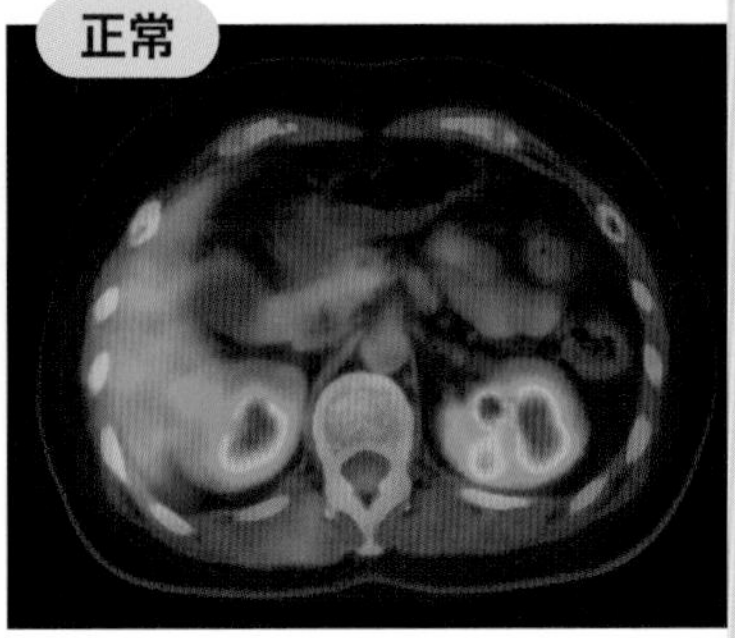

悪性腫瘍《あくせいしゅよう》の診断のコツ

- 印環細胞癌《いんかんさいぼうがん》
- 粘液癌
- 扁平型《へんぺいがた》の大腸癌《だいちょうがん》（→P144）
- 分化型の肝細胞癌《かんさいぼうがん》（→P158）

FDGの集積不十分で、診断しにくい癌もある

正常でも集積しやすい部位がある一方、細胞密度が低い腫瘍や平坦な腫瘍など、集積が乏しく、発見しにくい癌もあることに注意する。

胃癌をのぞく消化器癌、肝・胆・膵の腫瘍の診断に

PET《ペット》（ポジトロン断層撮影）検査では、陽電子を放出する薬剤を体内に注入し、その分布から組織を画像化する。代表的なのが、ブドウ糖類似物質の**FDG**《エフディージー》という薬品を用いた**FDG-PET検査**である。

異常な増殖を続ける癌《がん》細胞は、正常細胞に比べ、多くのグルコース（ブドウ糖）を必要とする。この点を癌検出に利用したのがFDG-PET検査で、癌があれば、その部位にFDGが集中する。FDGのとり込み量、集積部位の大きさや形などにより、癌のタイプや進行程度も評価できる。

最大の利点は、一度に全身を調べられる点だ。そのため臨床では、**癌の再発や転移**の有無を見るためにおこなうことが多い。

PETでは、同時にCT《シーティー》検査もできる**PET/CT機器**が普及しており、両者の検査データを総合しての、より正確な診断が可能になっている。ただ、胃は正常でもFDGが集積しやすく、早期胃癌《いがん》検査については保険適用されていない。また、血糖値の高い人では、検査精度が落ちる。

食道のPET画像

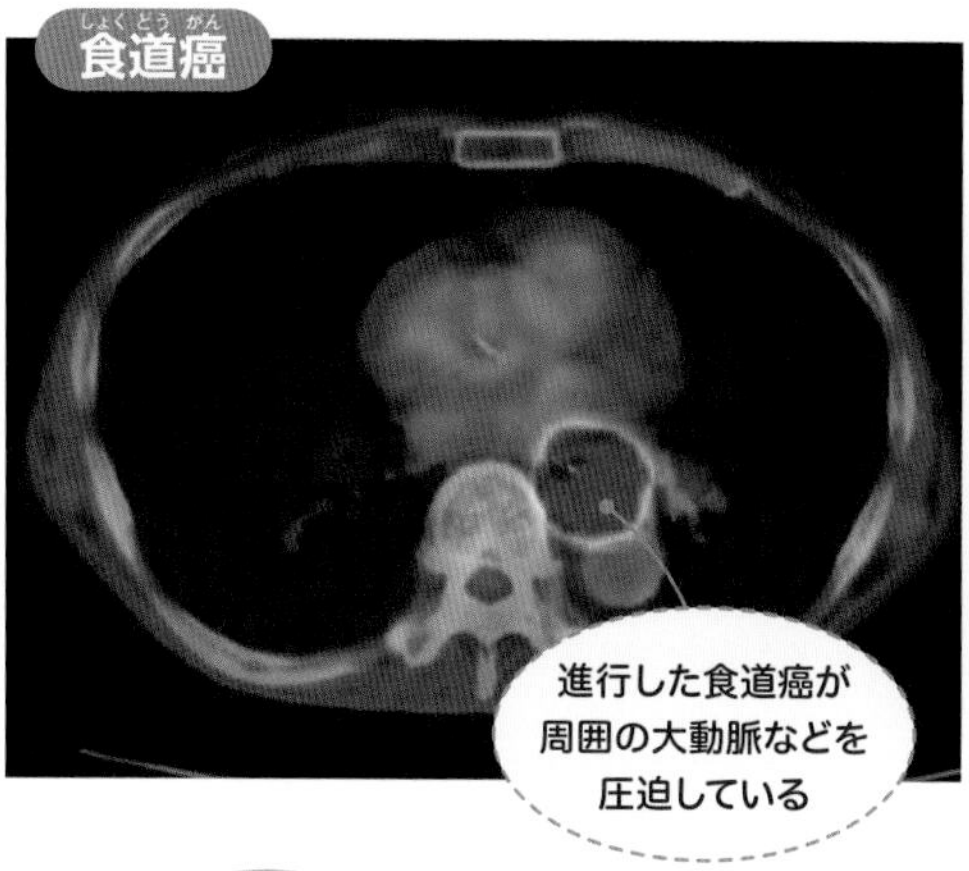

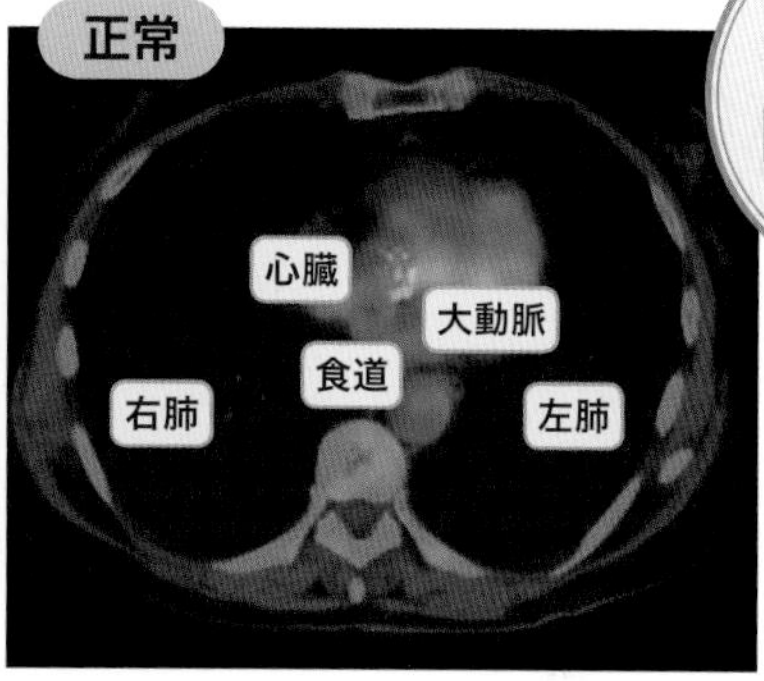

食道には生理的な集積がほとんどなく、癌を発見しやすい。ただし平坦に広がる早期食道癌（→P122）は見つけにくい。

大腸のPET画像

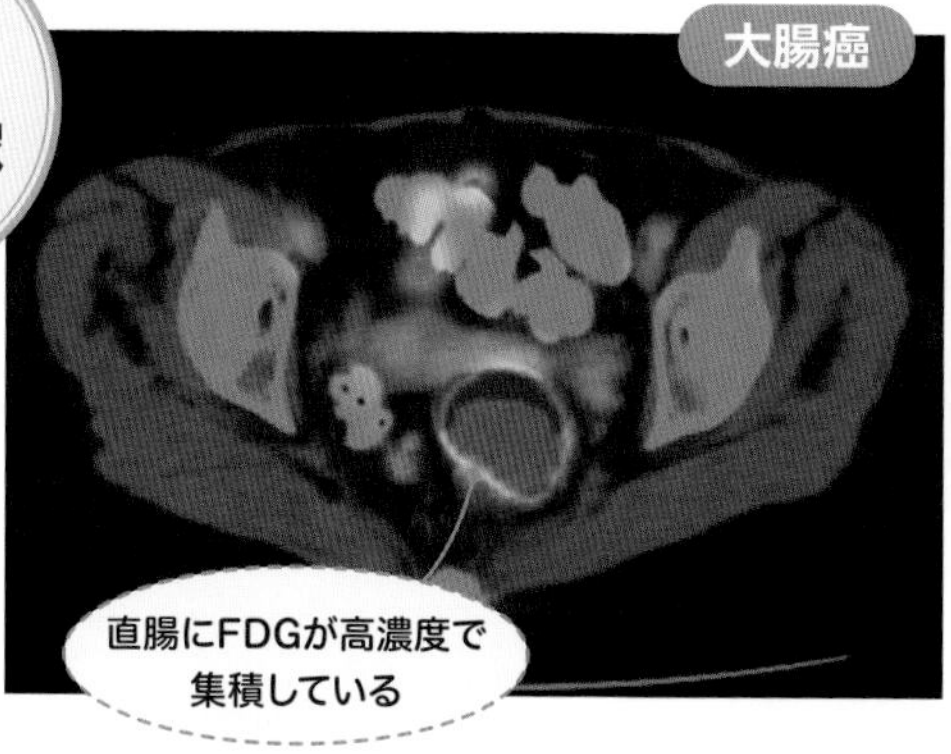

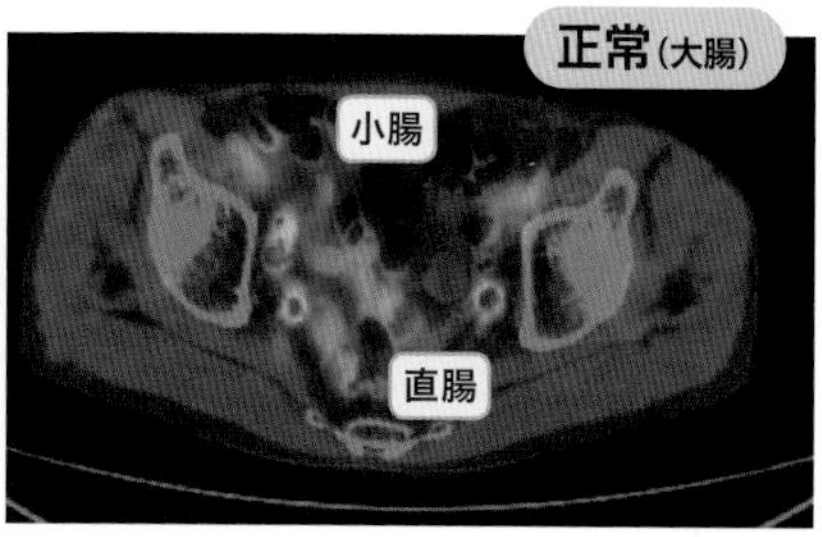

左画像では腸管での集積が明確だが、正常でも生理的に集積することがある。微妙な場合は後期相と照合して判断。

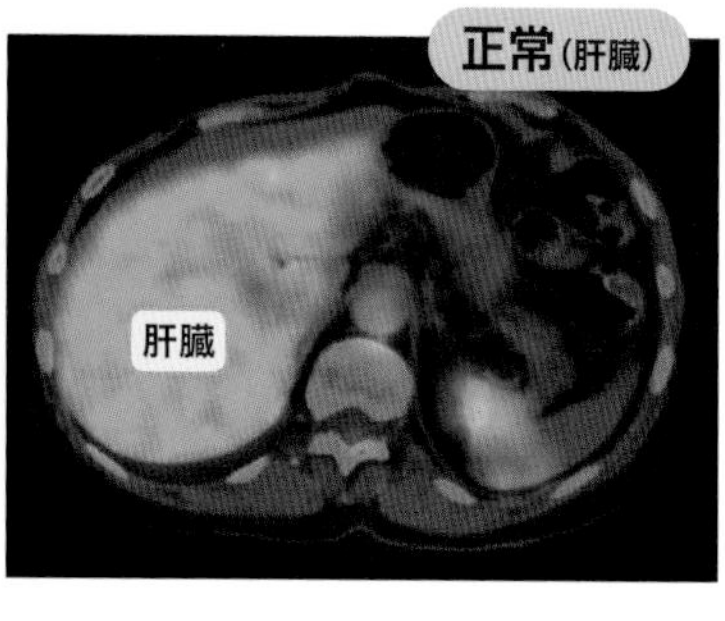

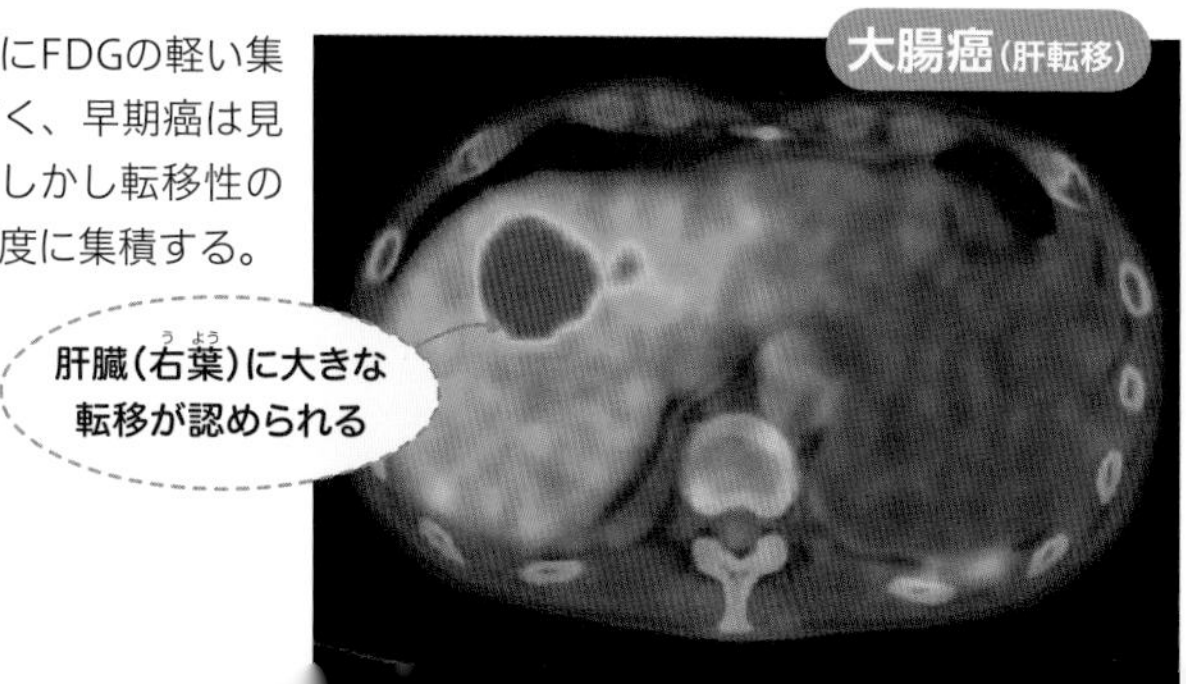

肝臓は生理的にFDGの軽い集積が起きやすく、早期癌は見つけにくい。しかし転移性の肝癌《かんがん》では高濃度に集積する。

EUS-FNA、肝生検などで確定診断をつける

画像検査は年々進化し、精密さを増している。しかし悪性腫瘍などの確定診断には、組織を直接調べる「病理学的検査」が不可欠である。

消化管や胆・膵の細胞は、内視鏡下で採取する

膵臓《すいぞう》や胆管《たんかん》、胆嚢《たんのう》なども、経皮的穿刺《けいひてきせんし》をせずに生検可能。

EUS-FNA《イーユーエス エフエヌエー》の方法

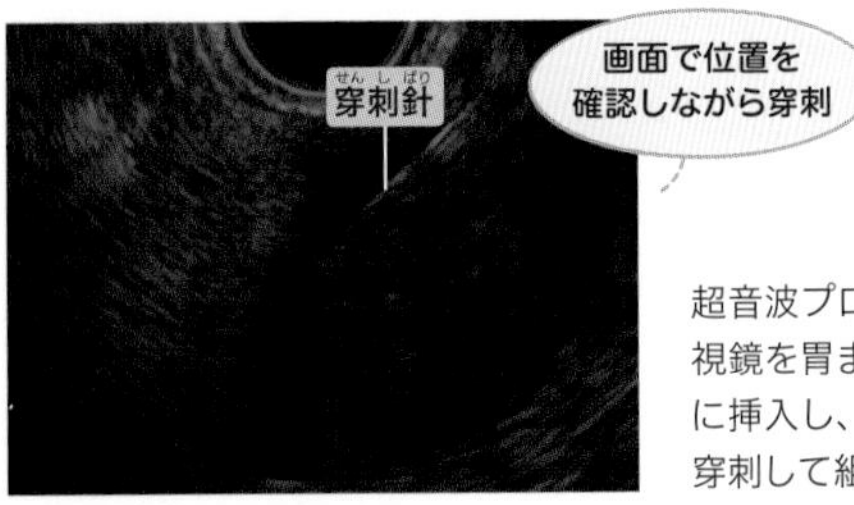

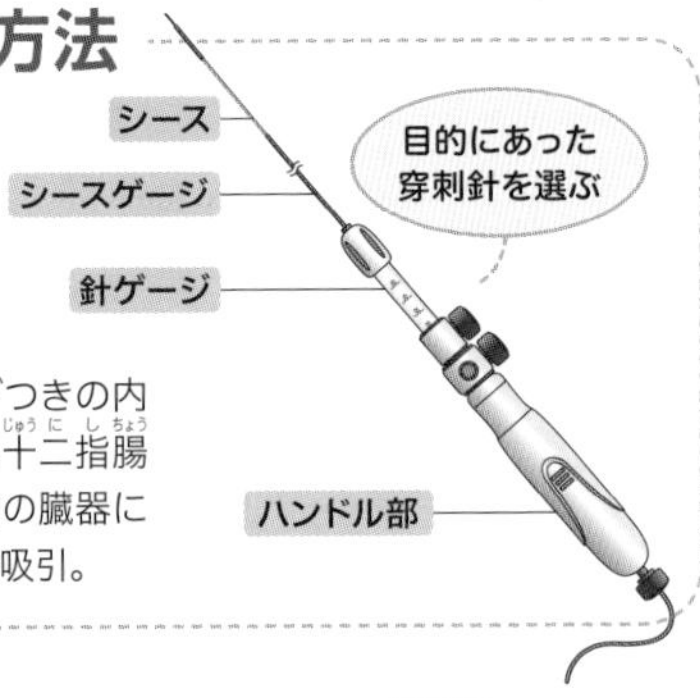

超音波プローブつきの内視鏡を胃または十二指腸《じゅうにしちょう》に挿入し、目的の臓器に穿刺して組織を吸引。

食道癌《しょくどうがん》の病理画像

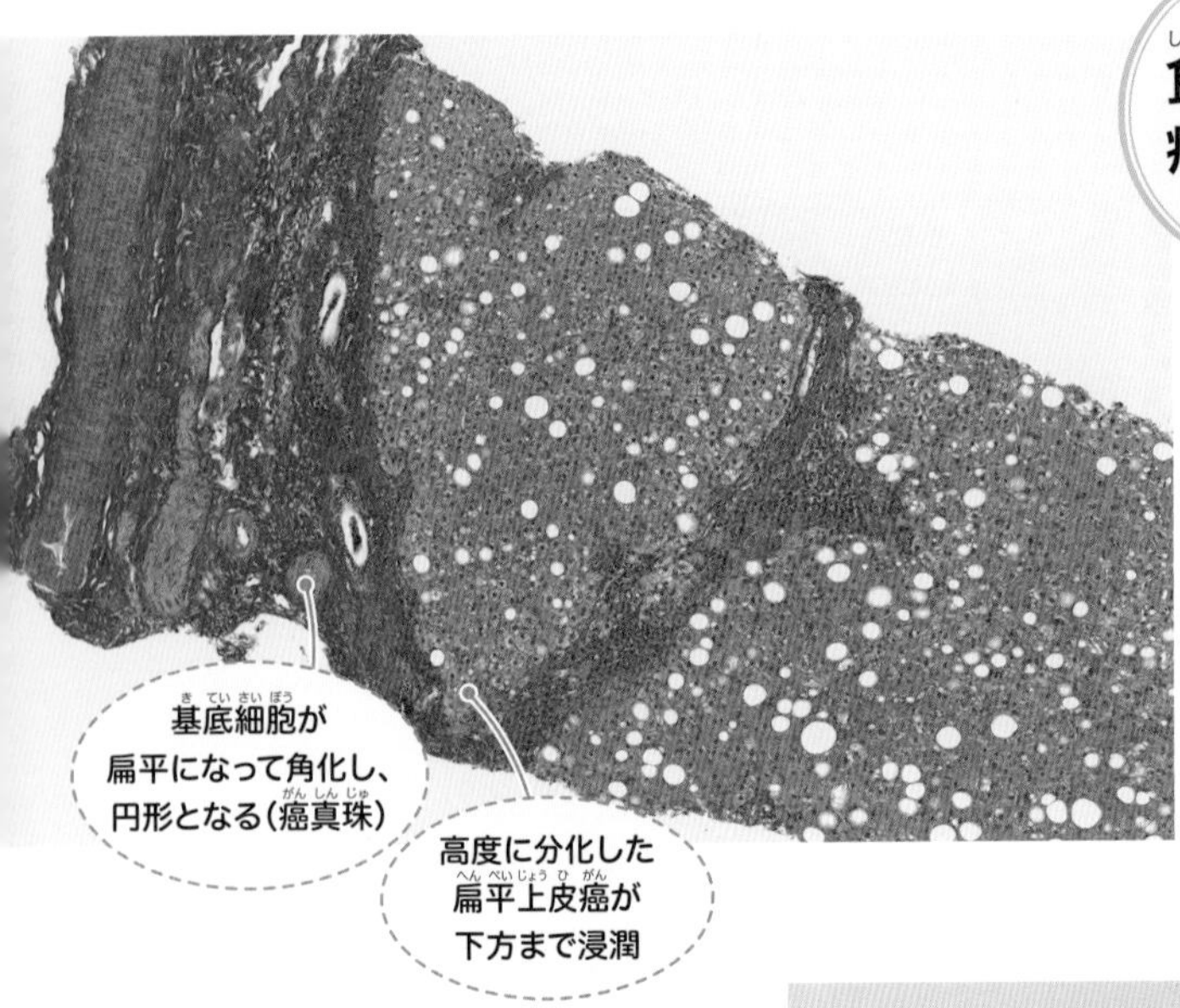

進行した食道癌（ステージⅣ →P122）。基底部〜表層の層構造の乱れや、表層部でも扁平化しない、組織や細胞の異常な角化が見られる。

胃癌《いがん》の病理画像

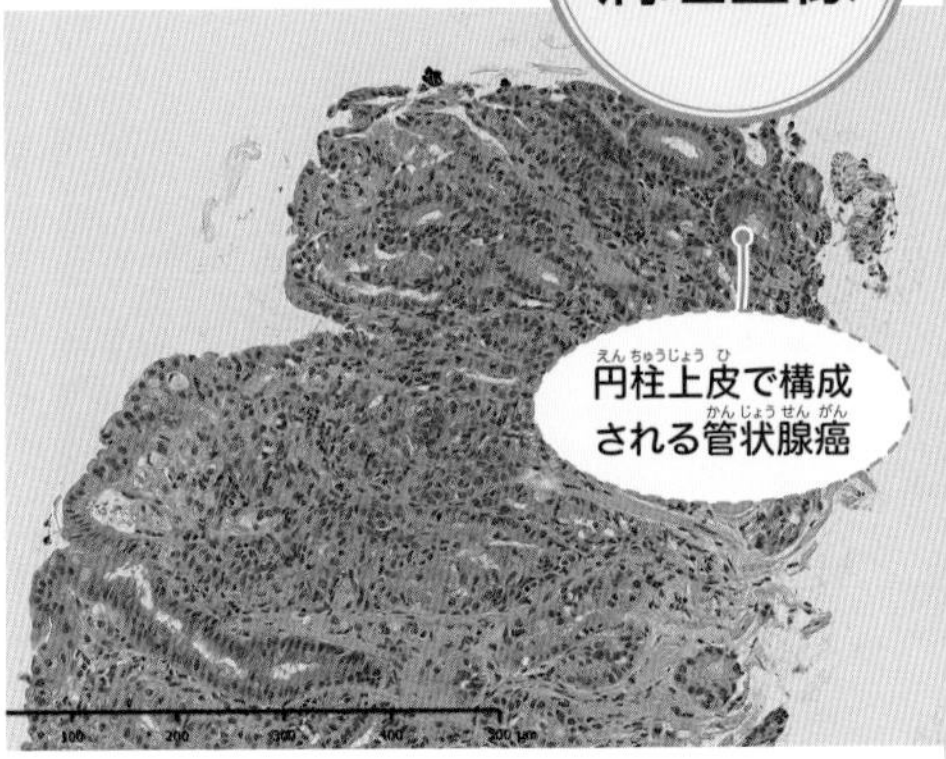

腺組織から発生した管状腺癌（→P124）。標本内の正常細胞と比較して異型度は高いが分化度は低く、早期と診断できる。

膵癌《すいがん》の病理画像

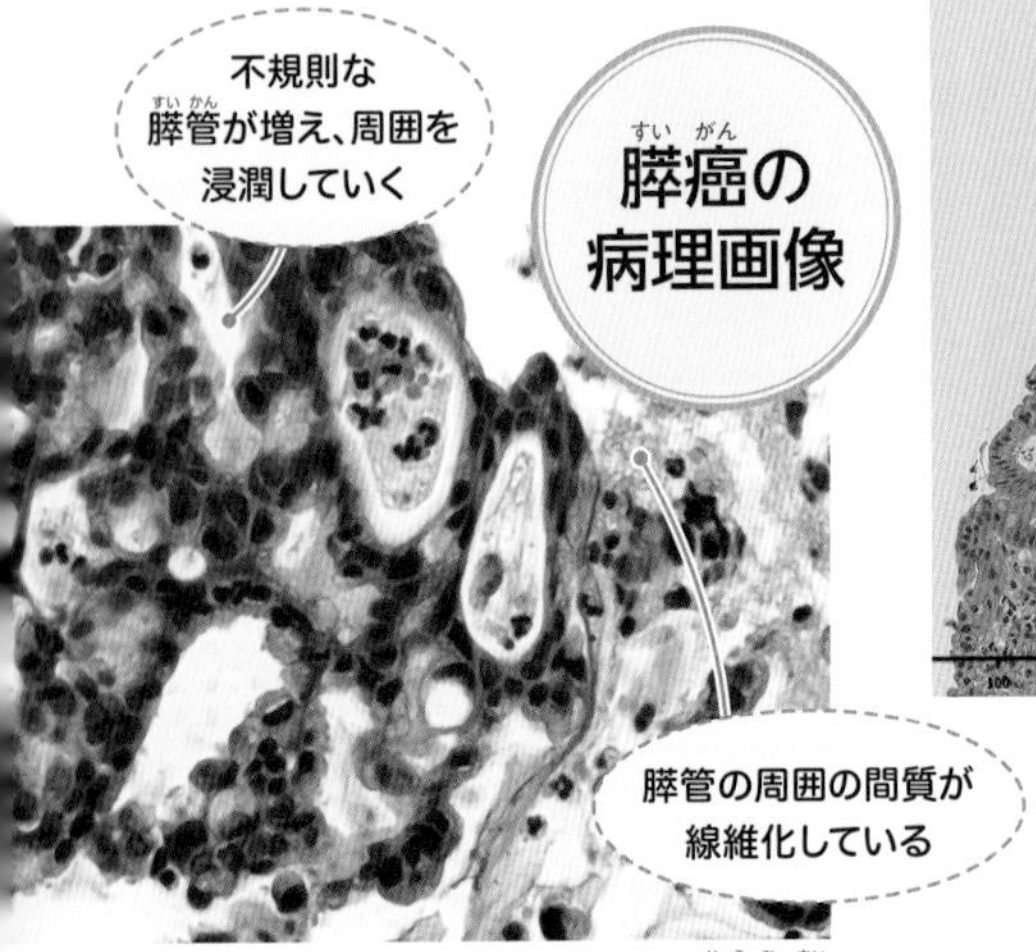

EUS-FNAによる生検。膵管の上皮細胞《じょうひさいぼう》の癌化（→ P164）では周囲の線維化が強く、高分化と低分化が混ざり合う。

肝生検は、エコーガイド下で経皮的におこなう

一部はEUS-FNAでも可能だが、主流は肝生検。肝癌《かんがん》(→P158)や肝硬変《かんこうへん》(→P148)などの診断に。

肝細胞癌の病理画像

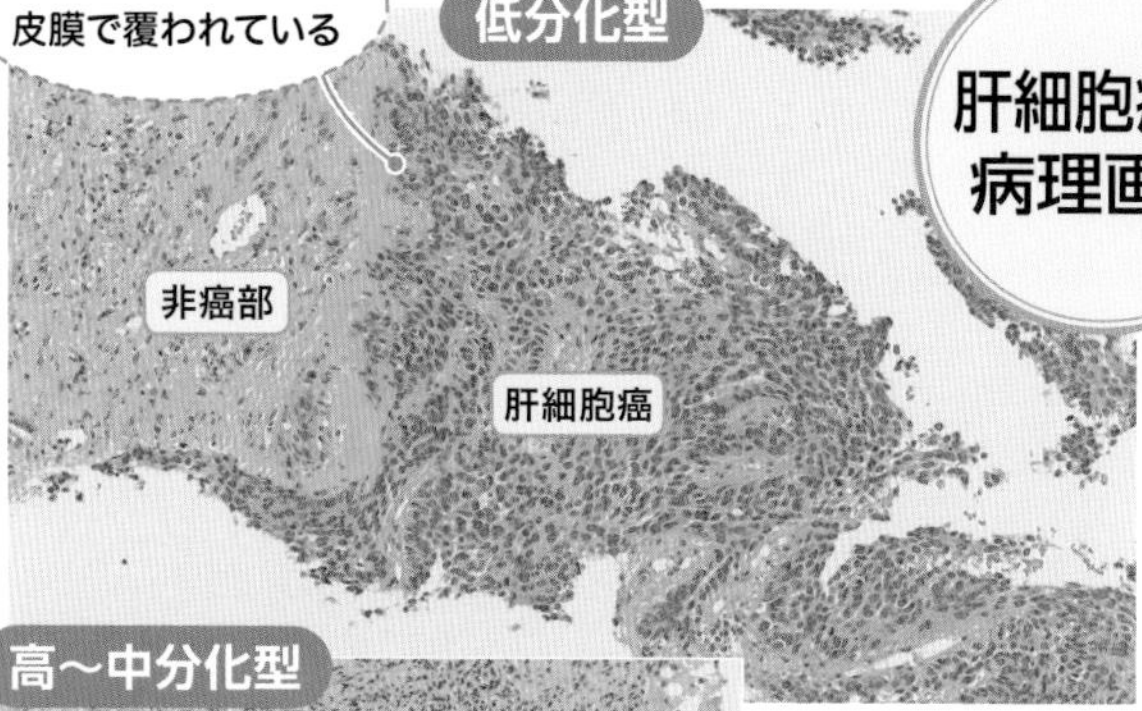

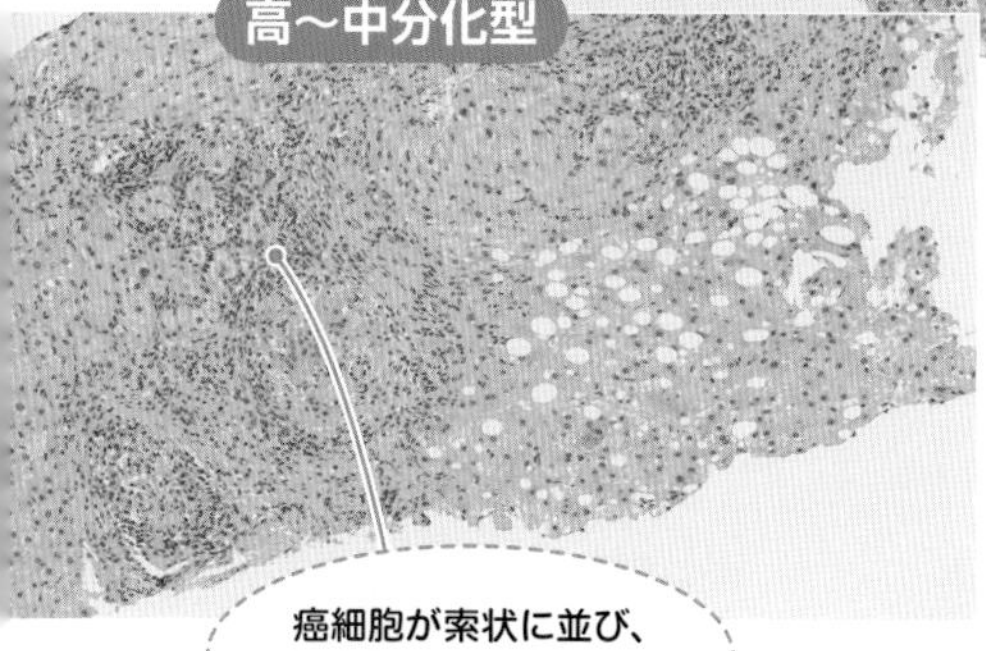

異型結節の中央に癌があり、結節は線維性被膜で覆われ、内部は細胞密度が高い。周囲の正常部位と比較すると、異常がわかりやすい。

肝生検の方法

超音波機器で体内の画像を見ながらおこなう。上腹部体表から、検査用の細い穿刺針を目的の部位に穿刺する。

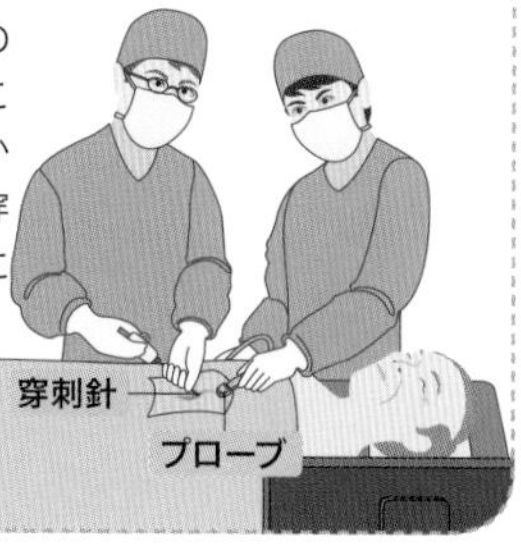

肝硬変

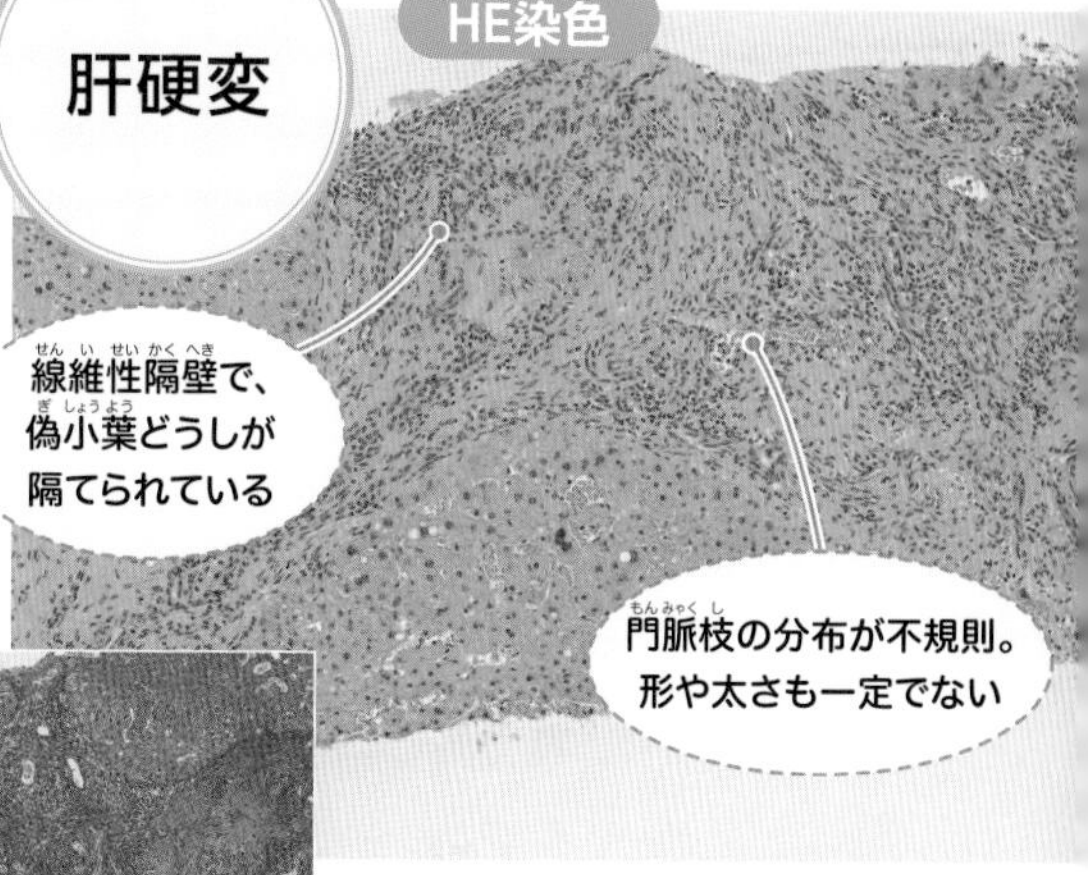

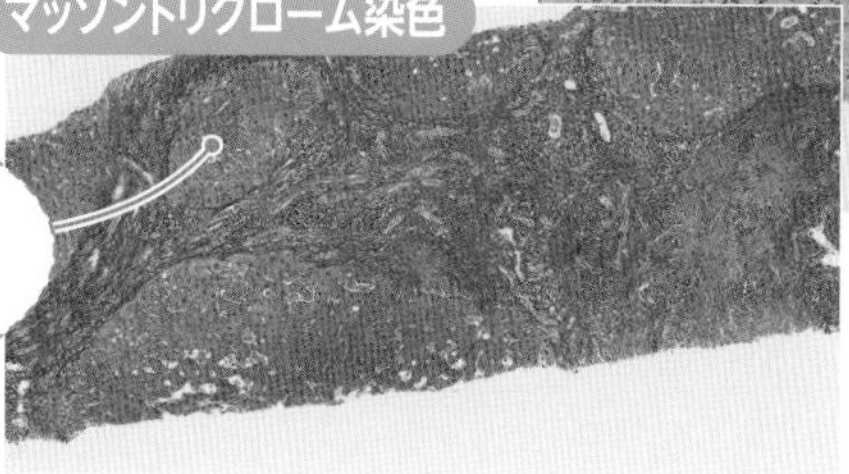

線維化によって分断され、機能を失った偽小葉が確認できる。マッソントリクローム染色は、線維を染める特殊な染色法。

悪性腫瘍などの確定診断には病理学的検査が必須

病理学的検査には、疑われる病変の一部を採取して顕微鏡などで調べる**組織診**（**生検**）と、痰や尿中などに排出された細胞を調べる**細胞診**がある。どちらも、**悪性腫瘍《あくせいしゅよう》**の確定診断に欠かせない検査である。臓器や組織の形を見る画像検査だけでは、最終的な診断はむずかしい。顕微鏡で実際に組織や細胞を見ることではじめて、診断がつく。腫瘍の悪性度やタイプもわかり、治療法選択の重要なデータにもなる。

消化管疾患の場合、内視鏡検査が発達しているため、生検は比較的おこないやすい。内視鏡検査の際、腫瘍と疑われる病変があれば、その場で一部を切除して採取する。近年は**EUS《イーユーエス》-FNA《エフエヌエー》**（**超音波内視鏡下穿刺吸引法《ちょうおんぱないしきょうかせんしきゅういんほう》**→P92）が普及し、十二指腸《じゅうにしちょう》まで挿入した内視鏡から穿刺針《せんしばり》を出し、膵臓《すいぞう》や胆管《たんかん》、胆嚢《たんのう》などの組織も採取できる。

肝臓の場合は**肝生検**をおこなう。**超音波検査**で内部を見ながら、体表から針を刺し、組織を採取する。より多くの組織が必要なら、**腹腔鏡《ふくくうきょう》**を使って全身麻酔下で採取する。

フィジカルアセスメント

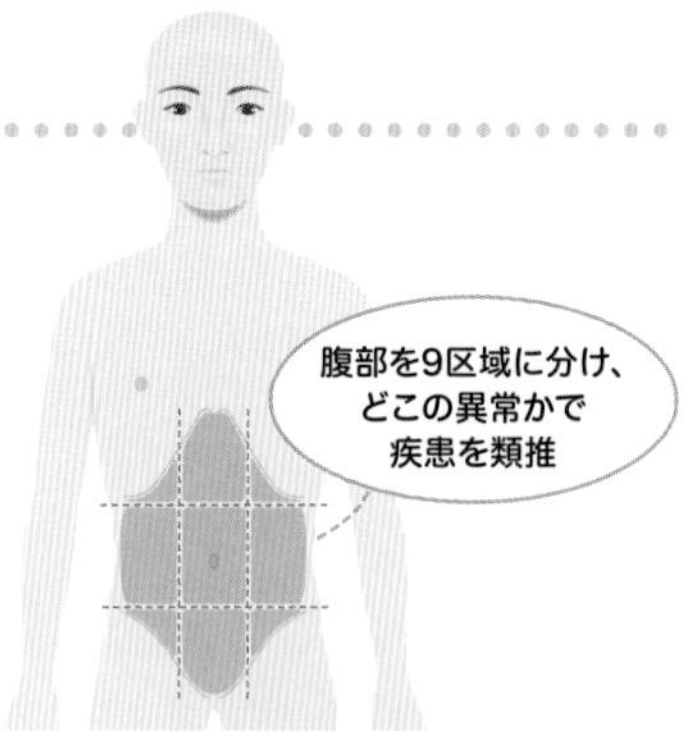

- **視診**では**腹《ふく》部《ぶ》膨《ぼう》隆《りゅう》**などの形態、**静《じょう》脈《みゃく》怒《ど》張《ちょう》**などの皮膚の異常を見る
- **聴診**では、**腸《ちょう》蠕《ぜん》動《どう》音《おん》**の異常、**血管性雑音**から消化器疾患を疑う
- **打診**では**鼓《こ》音《おん》**、**濁《だく》音《おん》**を、肝《かん》腫《しゅ》大《だい》を疑うときは**肝《かん》濁《だく》音《おん》界《かい》**もチェック
- **触診**では、浅い触診と深い触診に加え、**反《はん》跳《ちょう》痛《つう》**の有無も見る
- **直腸診**は、早期の**直《ちょく》腸《ちょう》癌《がん》**のスクリーニングに役立つ
- 腹部症状とバイタルサインの異常があれば、**急性腹症**が疑われる

血液検査

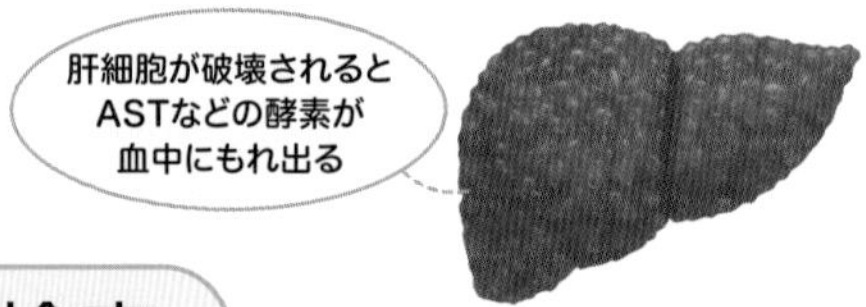

- **AST《エーエスティー》**、**ALT《エーエルティー》**などの**酵素**から、肝細胞壊《え》死《し》、変性の有無がわかる

便／尿検査

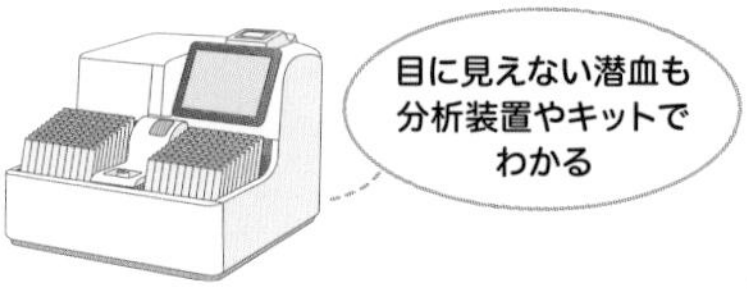

- **便潜血検査**が陽性なら、潰《かい》瘍《よう》性《せい》大《だい》腸《ちょう》炎《えん》、悪《あく》性《せい》腫《しゅ》瘍《よう》などが疑われる

細菌検査

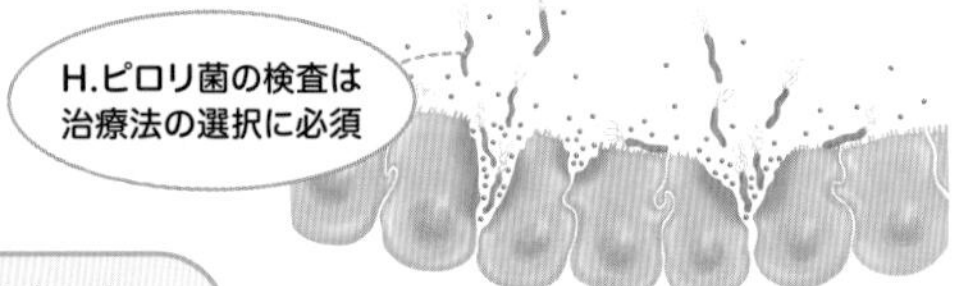

- **胃《い》・十《じゅう》二《に》指《し》腸《ちょう》潰《かい》瘍《よう》**などの疾患があれば、**H.ピロリ菌**の有無を見る

画像検査

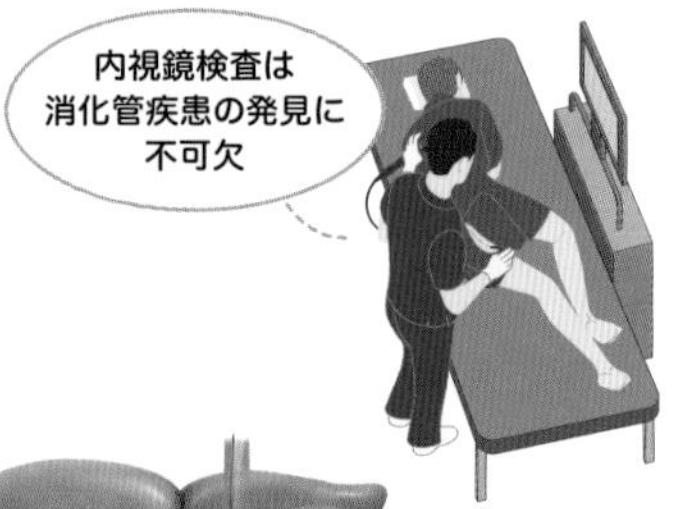

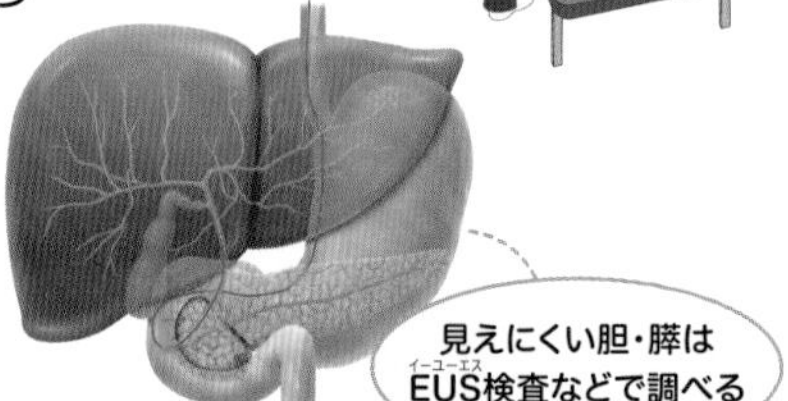

- 汎用性が高いのは**内視鏡検査**。**カプセル内視鏡**などもある
- 超音波検査、内視鏡検査を組み合わせた**EUS《イーユーエス》検査**も普及。早期の膵《すい》癌《がん》、胆《たん》道《どう》結《けっ》石《せき》、胆《たん》嚢《のう》癌《がん》などの膵・胆道疾患の診断に有用
- **ERCP《イーアールシービー》（内《ない》視《し》鏡《きょう》的《てき》逆《ぎゃっ》行《こう》性《せい》胆《たん》道《どう》膵《すい》管《かん》造《ぞう》影《えい》）**は、生検や治療をかねて実施
- **超音波検査**は健康診断でも用いられ、脂肪肝などの発見に役立つ
- **エラストグラフィ**は、肝・膵の線維化、膵疾患の診断に用いる
- 消化管の**X《エックス》線検査**では、造影剤を使用した**X線透視**が有効
- **CT《シーティー》検査**では、**CTコロノグラフィ**がとくに有用で、早期大《だい》腸《ちょう》癌《がん》のスクリーニングなどを目的におこなう
- 肝癌の診断には、造影剤を用いた**EOB《イーオービー》造影MRI《エムアールアイ》検査**が役立つ
- **PET《ペット》検査**は、消化器癌のスクリーニングに広く用いられている

病理学的検査

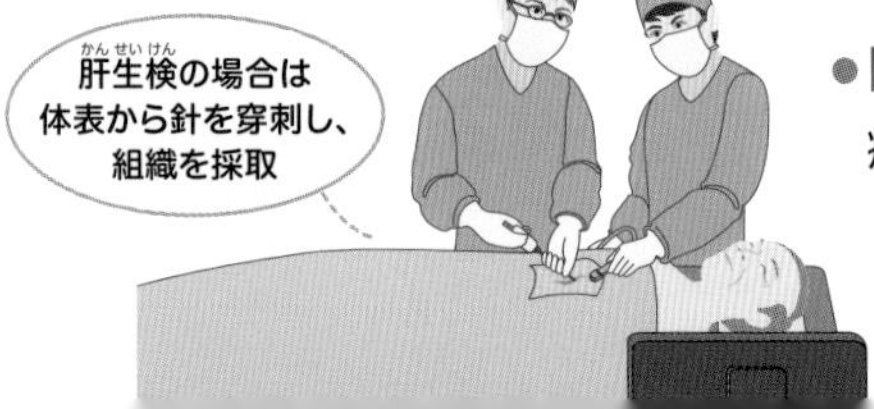

- **EUS-FNA《エフエヌエー》**などの内視鏡検査で病変を採取する**生検**と、痰や尿中に排出された細胞を調べる**細胞診**がある

Part 4

消化器疾患の病態と治療

消化管疾患では、器質的異常がないのに不快な腹部症状が出る
「機能性消化管疾患」が広く認知され、病態も解明されつつある。
肝疾患でも、治療の発展により、C型肝炎の完治が達成可能となった。
一方で、胆《たん》道《どう》癌《がん》、膵《すい》癌《がん》のように、治療に難渋しやすく
より有効な治療法が待たれている疾患も少なくない。

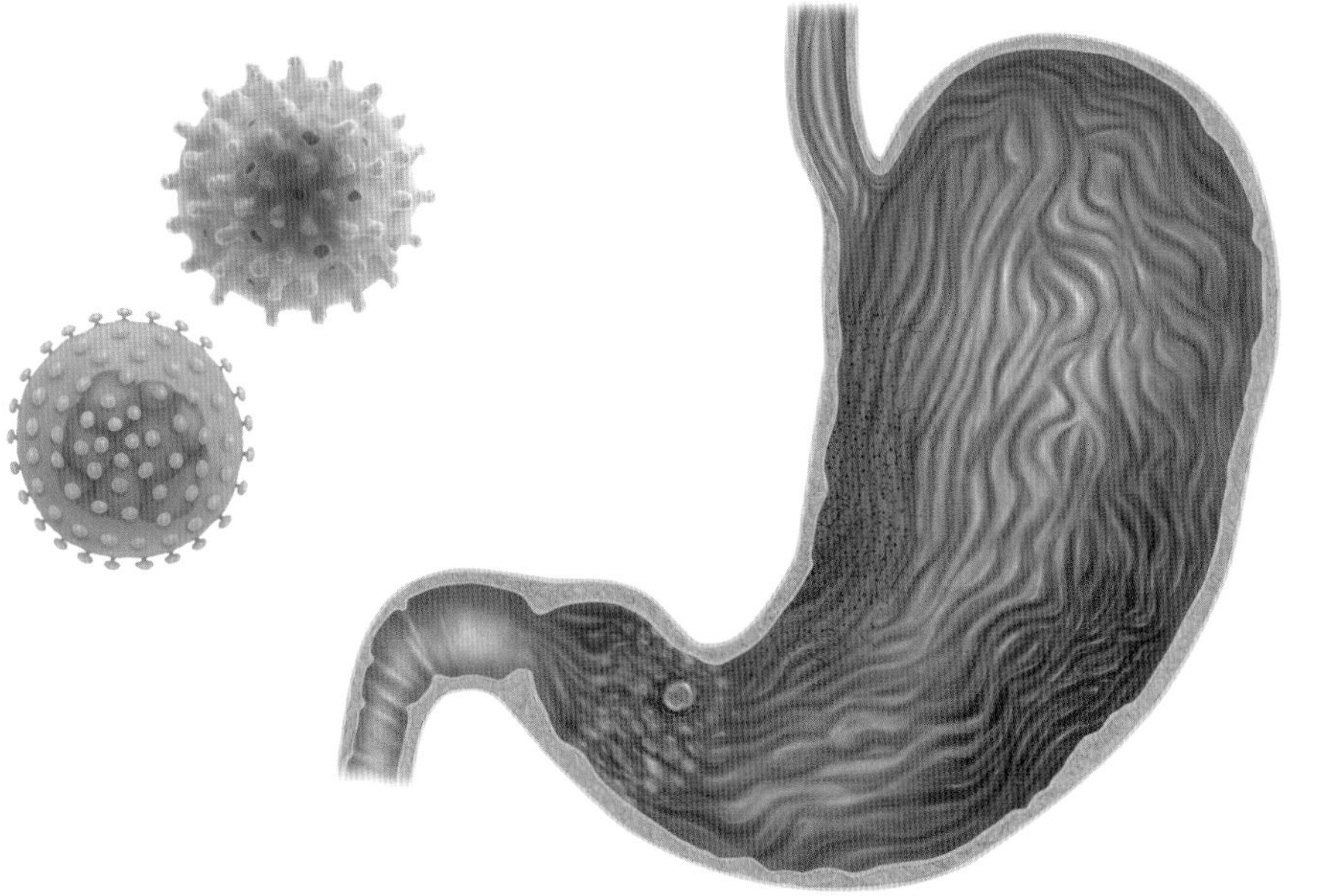

胃酸の逆流により、胸やけなどの症状が起きる

日常的にもっともよく見られる上部消化管疾患が、胃酸の逆流による食道炎だ。有病率も増加傾向にあり、10人に1人以上と報告されている。

炎症のある「GERD」、炎症のない「NERD」に分けられる

肉眼的異常があるものを「びらん性GERD」、ないものを「NERD」という。

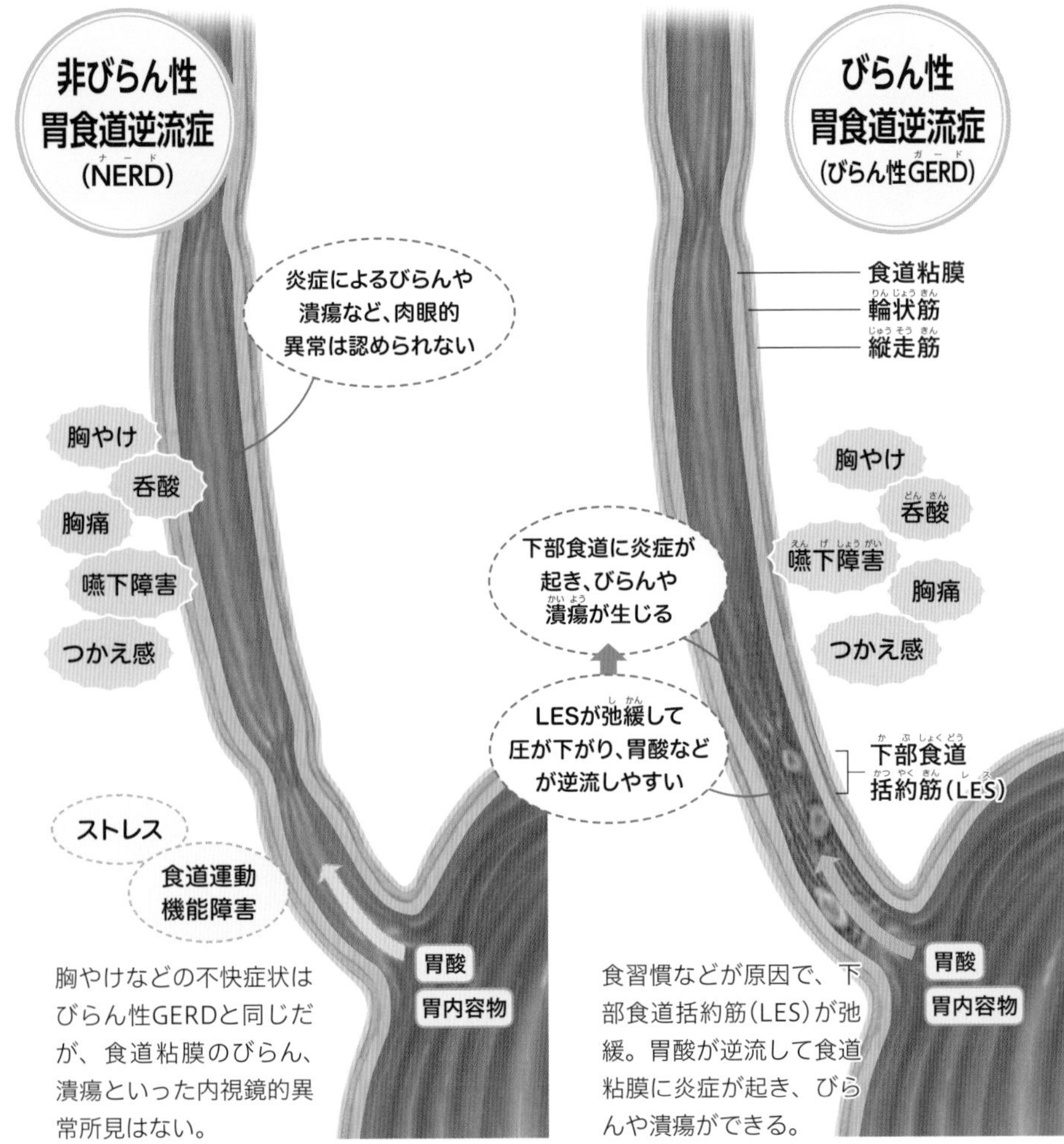

胸やけなどの不快症状はびらん性GERDと同じだが、食道粘膜のびらん、潰瘍といった内視鏡的異常所見はない。

食習慣などが原因で、下部食道括約筋(LES)が弛緩。胃酸が逆流して食道粘膜に炎症が起き、びらんや潰瘍ができる。

病態生理／症状

約10％と有病率が高く LES弛緩が原因となりやすい

GERD《ガード》（**胃食道逆流症**）は、胃内容物が食道に逆流し、**胃酸**で炎症を起こし、**胸やけ**などの症状を呈する病態である。食道粘膜傷害があるものが**びらん性胃食道逆流症**（**びらん性GERD**）で、そのほかは**非びらん性胃食道逆流症**（**NERD**《ナード》）とよぶ。

原因は、大食や高脂肪食、背骨の変形（亀背《きはい》）などで、下部食道括約筋《かぶしょくどうかつやくきん》（LES《レス》）が弛緩《しかん》することだ。食道裂孔《しょくどうれっこう》ヘルニアも、びらん性GERDの発症に関係している。

検査／診断

問診、内視鏡検査が重要。pHや食道内圧を調べることも

問診で胸やけなどを訴えるときは、**Ge**

内視鏡分類

自覚症状と粘膜傷害度を確認。治療はPPIが中心

問診票などで自覚症状を確認し、さらに内視鏡検査で重症度などを確かめる。

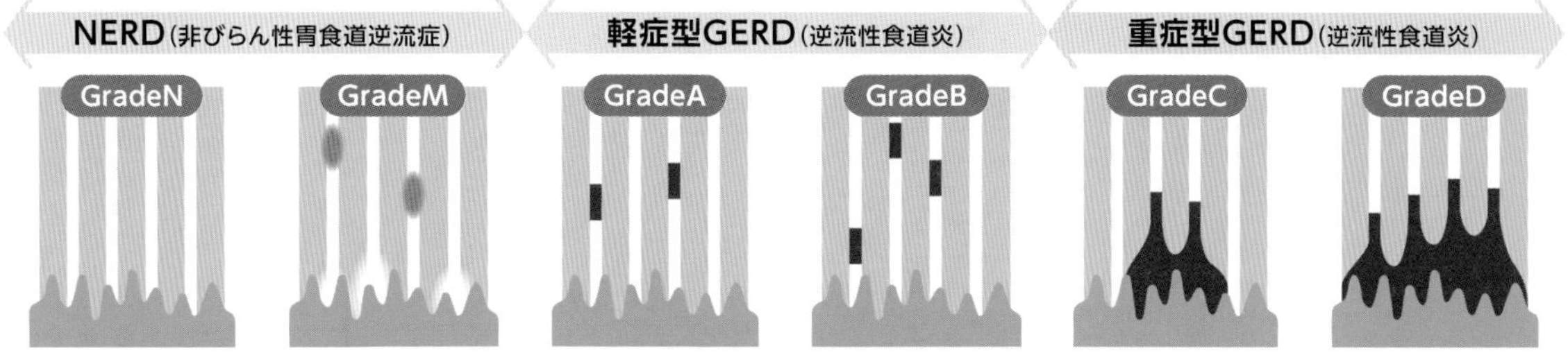

GradeN	GradeM	GradeA	GradeB	GradeC	GradeD
内視鏡検査で、食道粘膜傷害が認められない。	粘膜傷害はないが、下部食道の色調が変化。	5㎜以下の粘膜傷害で、傷害部位は粘膜ヒダのみ。	傷害が5㎜以上で、ほかの傷害と連続していない。	食道全周の75％未満に、連続した粘膜傷害がある。	食道全周の75％以上に、連続した粘膜傷害がある。

治療法

びらん性GERDの治療法

PPI《ピーピーアイ》　P《ピー》-CAB《キャブ》
＋　消化管運動機能改善薬

PPIかP-CABが第一選択。治療抵抗性なら、ほかのPPIへの変薬、消化管運動機能改善薬の追加などを検討する。

難治例では、「噴門形成術《ふんもんけいせいじゅつ》」などの手術も検討

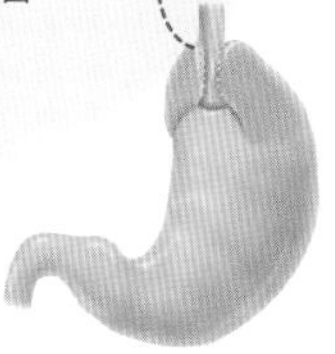

NERDの治療法

PPI　消化管運動機能改善薬
漢方薬　抗うつ薬・抗不安薬

GERDの半量のPPIが保険適用される。PPIに抵抗性があれば、消化管運動機能改善薬、粘膜保護薬などの薬も試す。食生活の改善なども重要。

自覚症状

【GerdQ問診票】

左から順に0～3点で計算(3、4は逆転項目)。
計8点以上はGERDと考えられる。

	全くない	1日	2~3日	4~7日
1 胸やけ(胸骨《きょうこつ》の後ろが焼けるような感じ)はどのくらいありましたか。	□	□	□	□
2 胃に入っているもの(液体または食物)が喉や口の方まで上がってきたこと(逆流)はどのくらいありましたか。	□	□	□	□
3 上腹部中央の痛みはどのくらいありましたか。	□	□	□	□
4 吐き気はどのくらいありましたか。	□	□	□	□
5 胸やけや逆流のために、夜、快眠が得られなかったことはどのくらいありましたか。	□	□	□	□
6 胸やけや逆流のために医師から指示された以外の薬(市販の胃薬など)を服用したことはどのくらいありましたか。	□	□	□	□

(「GERDの診断と治療」鈴木秀和・平田賢郎・日比紀文, Medicina vol.48(7)：1292-1295, 2011より引用)

rdQ問診票などを活用し、疑わしければ**上部内視鏡検査**をおこなう。**粘膜傷害**の有無で、びらん性GERDかNERDか、鑑別ができる。このときびらんや潰瘍《かいよう》の状態、数、発赤や浮腫《ふしゅ》の程度などをよく観察することは、原因推定にも有用だ。また、胃・食道接合部から離れた部位に炎症があるときは、ほかの疾患を考え、さらに精査する。

通常治療に反応しないときは、食道内のpH《ピーエイチ》を測る**24時間食道内pHモニタリング**や、**食道内圧検査**をおこなうこともある。

治療／予後

胃酸の分泌を抑えるPPIが第一選択

症状を改善し、QOL《キューオーエル》を高めるためには、胃酸分泌を抑制する**PPI《ピーピーアイ》(プロトンポンプ阻害薬《そがいやく》)**、または**P《ピー》-CAB《キャブ》(カリウムイオン競合型アシッドブロッカー)**が有効だ。

なおPPIは、腎疾患などの他臓器への影響も懸念され、漫然と長期使用することは避ける。NERDでは多因子の関与を考え、**漢方薬**、**抗うつ薬**などを追加することもある。あわせて、胃酸逆流をきたしにくい食事・生活指導もおこなう。

食物抗原などが原因。アレルギー疾患に準じた治療を

好酸球性食道炎は、難病に指定されている消化管疾患だ。食道にアレルギー様反応が起き、嚥下障害、胸痛などの症状を引き起こす。

好酸球性消化管疾患は「EoE」「EGE」に分けられる

同じ機序で、食道に炎症が起きる場合と胃腸に起きる場合がある。

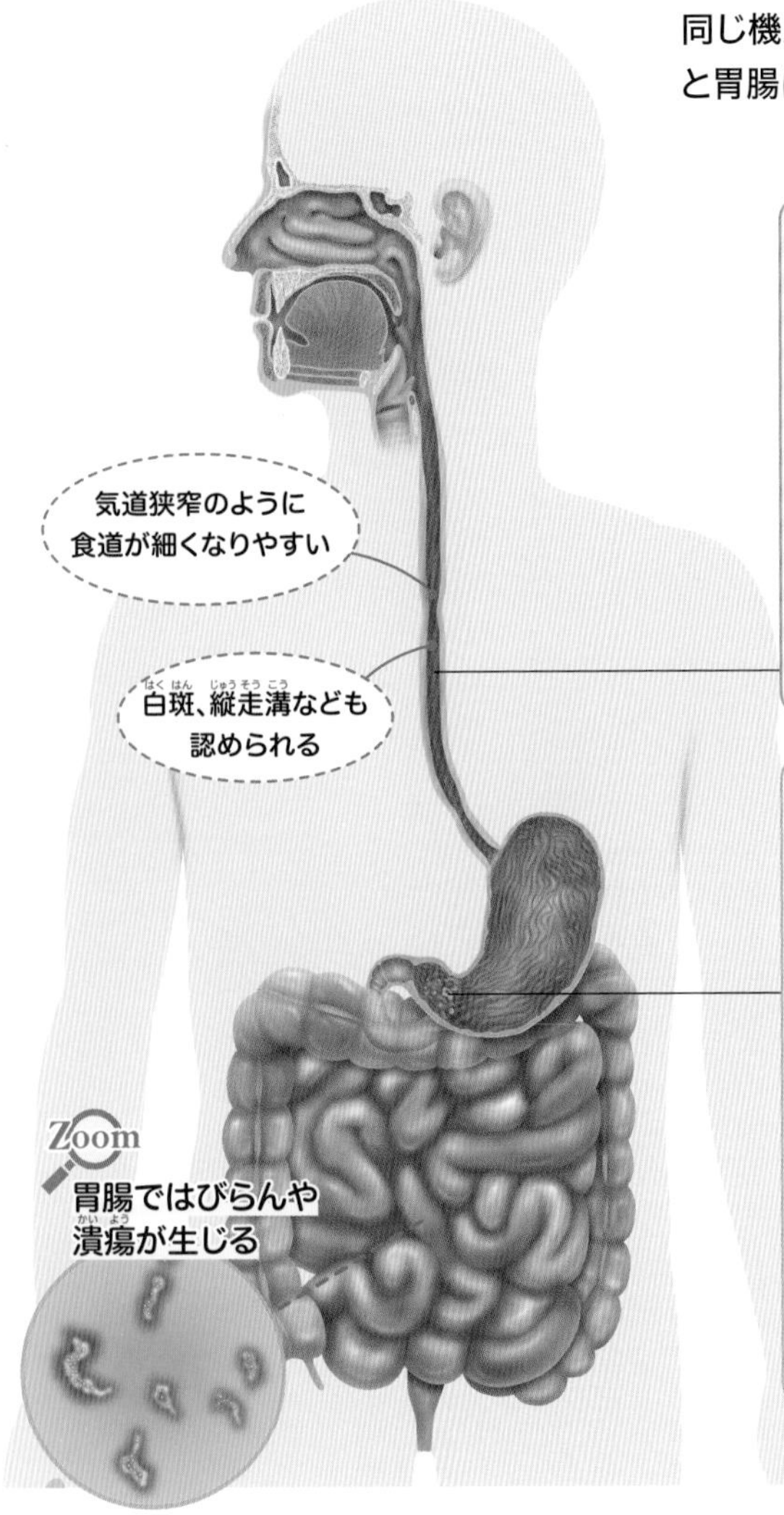

好酸球性食道炎《こうさんきゅうせいしょくどうえん》

＼おもな症状／

嚥下障害《えんげしょうがい》　胸痛　胸やけ　胸のつかえ感　呑酸《どんさん》

食物中の成分などが抗原《こうげん》となり、好酸球が食道粘膜上皮《しょくどうねんまくじょうひ》内に多数浸潤し、慢性的な炎症が生じる。長期罹患例、重症例では食道狭窄《しょくどうきょうさく》が認められることも。

好酸球性胃腸炎

＼おもな症状／

- 胃の障害　消化不良　腹痛
- 小腸の障害　吸収障害　下痢　低蛋白血症《ていたんぱくけっしょう》
- 大腸の障害　下痢　血便

胃や小腸、大腸などの粘膜上皮内に好酸球が浸潤し、慢性的な炎症が生じる。患部となる消化管によって症状が異なる。日本では好酸球性食道炎より多い。

病態生理／症状

サイトカインが大量に出てアレルギー反応が起きる

白血球《はっけっきゅう》の一種で、アレルギー反応に関与する好酸球《こうさんきゅう》により、食道に炎症が起こるのが**好酸球性食道炎（EoE《イーオーイー》）**だ。胃腸に起こる場合は**好酸球性胃腸炎（EGE《イージーイー》）**という。

食物などが抗原《こうげん》となり、炎症性サイトカインが大量に放出され、好酸球が増加することが原因と考えられるが、抗原が明確でない場合もあり、詳細な原因は不明である。EoEでは、胸のつかえ感や胸痛、呑酸《どんさん》、EGEでは消化不良などの症状が現れる。

検査／診断

内視鏡で肉眼的異常を見て、さらに生検もおこなう

血液検査で炎症や免疫関連の値を見ると

消化管症状や検査所見から、重症度を判断する

EOE《イーオーイー》、EGE《イージーイー》ともに使える重症度判定のスコア。症状最盛期の自覚症状で判断する。

症状スコア
［Pediatric EGID Activity Index］

下部消化管を代表する症状(2) 血便

3 少量の血が混じる程度　月に1回以上
6 明らかな血便　月に1回以上
9 連日、大量の血便

検査所見(最小値)

3 3.0≦Alb<3.5
6 2.0≦Alb<3.0
9 Alb<2.0

末梢血《まっしょうけつ》好《こう》酸《さん》球《きゅう》割《わり》合《あい》(最大値)

3 5%以上10%未満
6 10%以上20%未満
9 20%以上

これまでに以下のいずれかの重大事象があったか

0 ない
5 ある

EGID《イージーアイディー》*の合併症(穿孔、狭窄など)**を解除するために手術を行った**

EGIDの治療目的で過去1年間にステロイド、免疫抑制薬などの副作用が懸念される薬剤を使用したか

0 使用していない
5 使用した

上部消化管を代表する症状(1) 嘔吐

3 嘔気あり(嘔吐なし)
5 1回／日の嘔吐　月に4日以上
7 2～5回／日の嘔吐　月に4日以上
9 6回／日以上の嘔吐　月1日以上

上部消化管を代表する症状(2) 嚥下障害

6 いつも飲み込みにくく苦労する
9 食物圧入または内視鏡による摘出を経験した

上部消化管を代表する症状(3) 食欲不振

6 食欲はいつもない
9 食欲はほとんどなく、経管栄養などを必要とする

腹痛

3 軽度、短時間で、活動を制限しない
6 中等度、連日で長く続いたり、就眠後に起こる
9 重度、鎮痛剤の使用を必要とする痛みが常にある

下部消化管を代表する症状(1) 下痢

3 2～5回の水様便　月に4日以上
6 6回以上の水様便　月に4日以上
9 脱水を起こした

症状だけでなく
好酸球の量も確認

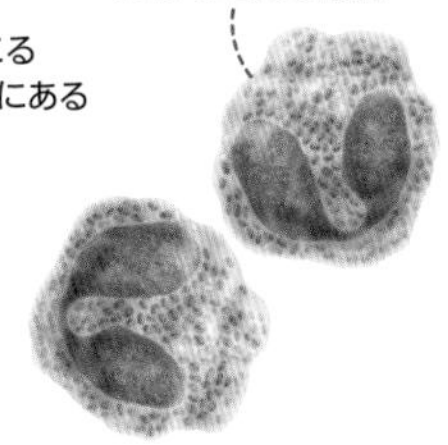

軽症 14点以下

QOL《キュー オー エル》の低下がなく、多くは薬で改善

少量の血便が続くなど、症状による生活の支障はさほど強くない。

中等症 15～39点

嘔気や腹痛などで生活に支障をきたす

症状がやや強く、仕事や勉強、家事などの日常生活に問題が生じる。

重症 40点以上

食事摂取が困難なら、入院も考慮

食道・胃腸の狭窄、閉塞などの重度障害、治療薬の副作用が強いなど。

＊EGID…好酸球性炎症症候群。EoE、EGEのほか、新生児～乳児に見られる食物蛋白誘発胃腸炎も含む。
(「消化管を主座とする好酸球性炎症症候群の診断治療法開発、疫学、病態解明に関する研究」野村伊知郎ほか、厚生労働省研究事業／難病情報センターHP「好酸球性消化管疾患(指定難病98)」より引用)

ともに、**内視鏡検査**で実際に食道粘膜を観察する。ＥｏＥでは、**縦走溝《じゅうそうこう》**（粘膜を縦に走る溝）、それに沿って生じる**白斑《はくはん》**（点状の白い小隆起）、**食道の狭窄《きょうさく》**などが認められる。

ＥｏＥを疑うときは、検査と同時に複数の組織を採取して生検をおこなう。組織を観察する際、上皮《じょうひ》内の好酸球が1視野に20個以上あることが、診断のめやすのひとつだ。ＥＧＥで腹水《ふくすい》があれば、腹水中の好酸球の有無も評価する。重症度の判断は、上記の**症状スコア**なども活用しておこなう。

治療／予後

食道炎ではPPI、胃腸炎ではステロイドが第一選択

ＥｏＥでは、胃酸分泌を抑える**PPI《ピーピーアイ》**（**プロトンポンプ阻《そ》害薬《がいやく》**）で治療する。ＥＧＥではアレルギー性疾患をもつ例も多く、**ステロイド**の内服薬が第一選択だ。ＥｏＥでも、ＰＰＩで反応がなければ、ステロイドを用いる。抗原となる食材を除去する**食事療法**が有効な例もある。

再発があった場合は、維持療法として、抗アレルギー薬、免疫抑制薬、ステロイドの吸入薬などでコントロールする。

胃の器質的異常がないのに、胃もたれなどの症状が続く

器質的異常がない「機能性消化管疾患」のうち、代表的なのが機能性ディスペプシア（ＦＤ）で、心理社会的要因も大きく影響している。

心理的因子を含め、多様な要因から発症する

器質的原因がないのに、ディスペプシア症状によりQOL《キューオーエル》が低下する。

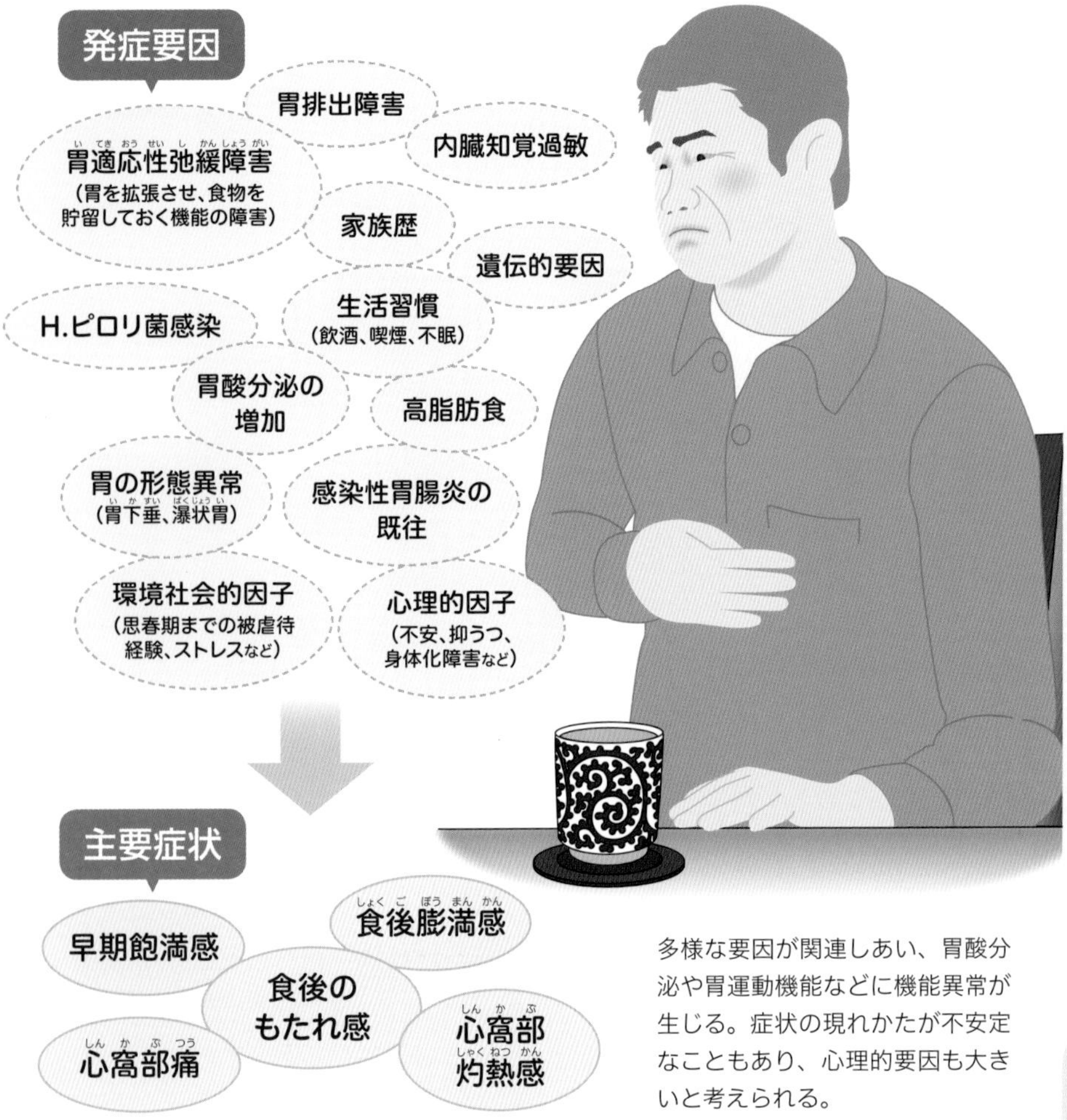

多様な要因が関連しあい、胃酸分泌や胃運動機能などに機能異常が生じる。症状の現れかたが不安定なこともあり、心理的要因も大きいと考えられる。

病態生理／症状

代表的な機能性消化管疾患。健診受診者の1割以上が罹患

心窩部《しんかぶ》（みぞおち）を中心とした上腹部に現れる、胃もたれや痛み、食後膨満感《しょくごぼうまんかん》などの不快症状を、**ディスペプシア**という。**機能性ディスペプシア（ＦＤ《エフディー》）**は、症状の原因となる器質的、全身性・代謝性疾患がないのに、慢性的にディスペプシアを呈する病態をさす。健診受診者の10％以上に見られる、けっして少なくない疾患である。

発症要因は、遺伝的要因や家族歴、喫煙やアルコールなどの生活習慣、食生活、腸管感染症、Ｈ・ピロリ菌感染など、じつに多様だ。これらが消化管の知覚過敏を起こし、症状をまねくと見られている。また、症状が不安定に経過する場合は、ストレスや不安なども大きく影響している。

診断要件は「器質的異常のなさ」と「慢性的な腹部症状」

自覚症状が診断指標の中心。除外検査で器質的原因がなければＦＤ《エフディー》と診断。

診断基準

	日本消化器病学会ガイドライン(2014)	Rome《ローマ》Ⅳ基準(2016)
症状／除外条件	●心窩部痛や胃もたれなどの腹部症状 ●原因となる器質的疾患、全身性疾患、代謝性疾患がないにもかかわらずこれらの症状を呈する	①心窩部痛　②心窩部灼熱感 ③食後のもたれ感　④早期飽満感 ➡ 器質的疾患がないのに1つ以上の症状があり、生活するうえでつらく感じている
分類	――	食後《しょくご》愁訴《しゅうそ》症候群《しょうこうぐん》(PDS《ピーディーエス》) 食後のもたれ感、早期飽満感のいずれかがあり、少なくとも週に3日、1つか2つを満たす 心窩部痛症候群(EPS《イーピーエス》) 心窩部痛、心窩部灼熱感のいずれかがあり、少なくとも週に1日、1つか2つを満たす
病悩期間	慢性的	6か月前から始まり、直近3か月間で持続

(『機能性消化管疾患診療ガイドライン2014―機能性ディスペプシア(FD)』一般財団法人 日本消化器病学会、南江堂、2014／「Gastroduodenal Disorders」Stanghellini V et.al., Gastroenterology vol.150(6)：1380-1392, 2016より作成)

ガイドラインでは「慢性的な腹部症状」と定義。国際的なRomeⅣ基準では、4症状のうち1つ以上が必須要件。

検査／診断
自覚症状の訴えが重要。器質的異常の有無も確かめる

ＦＤの診断要件は、自覚症状が中心となる。問診でＦＤが疑われたら、まず身体所見や血液検査の結果に異常がないことを確認する。さらに「体重減少」「くり返す嘔吐」「嚥下《えんげ》困難」などの**アラームサイン**がある、または生活改善で改善しない場合は、**内視鏡検査**を実施。食道炎や消化性潰瘍《しょうかせいかいよう》、胃癌《いがん》などの器質的な疾患を除外する。必要なら超音波検査やＣＴ《シーティー》検査を実施し、器質的疾患が除外されれば、ＦＤと診断できる。

治療／予後
食事や生活指導とともに薬物治療を継続

薬物治療の第一選択は、**H_2《エイチツー》ブロッカー**や**ＰＰＩ《ピーピーアイ》（プロトンポンプ阻害薬《そがいやく》）**などの胃酸分泌抑制薬、消化管運動機能改善薬だ。ただし薬だけでは改善しにくく、患者‐医師関係も治療効果に影響する。診察で十分に話を聞くことも、治療の一環といえる。

症状を抑え、ＱＯＬ《キューオーエル》を高めるには、生活指導も重要だ。**ストレス**や**睡眠不足**を極力避け、摂食のスピード、不規則な食事時間、飲酒習慣などもできるだけ見直す。

診断確定後、PPIなどの治療を開始

初期治療以降では、薬物療法とともに、食事などの生活改善も併行しておこなう。

内視鏡検査／その他の画像検査

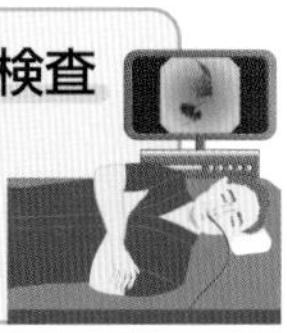

胃にびらんや潰瘍《かいよう》などがないか確認
食道を検査して、びらんなどの食道炎の所見、悪性腫瘍《あくせいしゅよう》などの可能性を除外。

↓

H.ピロリ菌検査&除菌治療

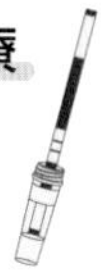

陽性であれば、先に除菌をおこなう
H.ピロリ菌の検査(→P88)をおこない、陽性なら除菌。変化があるか見る。

(→P88)

↓

機能性ディスペプシア(FD)確定

↓

初期治療

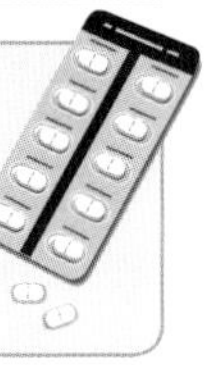

PPI《ピーピーアイ》や運動機能改善薬が第一選択
PPIや消化管運動機能改善薬で治療を開始。そのうえで生活指導もおこなう。

↓

二次治療

漢方薬、抗不安薬、抗うつ薬も効果的
4週間続けても効果がない場合は、漢方薬、抗不安薬、抗うつ薬などを試す。

↓

専門治療

認知行動療法などをおこなうことも
それでも効果不十分なら、心理社会的要因も考慮しつつ、専門医に紹介。

H・ピロリ菌感染などにより、炎症から潰瘍に至る

かつてはストレスや刺激物などで生じると考えられていた疾患だが、多くはH・ピロリ菌が原因とわかり、治療効果が高まっている。

病態生理／症状

慢性胃炎も潰瘍も、多くはH・ピロリ菌が原因

潰瘍《かいよう》とは、粘膜筋板《ねんまくきんばん》を超えて、消化管壁《しょうかかんへき》の組織が欠損した病態である。**びらん**はそれより浅く、欠損が粘膜上皮《ねんまくじょうひ》にとどまる欠損をさす。胃と十二指腸におけるこれらの組織欠損を総称し、**胃《い》・十二指腸《じゅうにしちょう》潰瘍《かいよう》**という。

多くは**H・ピロリ菌感染**（↓P88）が原因で、胃潰瘍では約70％、十二指腸潰瘍では約90％がH・ピロリ菌に起因する。感染により慢性的な炎症が続き、粘膜が萎縮。びらん、潰瘍が形成される。

もうひとつの主要な原因に、**NSAIDs《エヌセイズ》（非ステロイド性抗炎症薬）の長期使用**がある。NSAIDs潰瘍では、心窩部痛《しんかぶつう》などの自覚症状がないこともあり、突然の吐血や下血での発症に注意を要する。

H.ピロリ潰瘍のほか、NSAIDsによる潰瘍もある

原因の多くは、胃や十二指腸にH.ピロリ菌が棲みつくこと。

H.ピロリ潰瘍《かいよう》

潰瘍が深く、再発をくり返しやすい

感染で粘膜のバリア機能が破綻。小弯部《しょうわんぶ》からの感染が多く、腸粘膜と同様の構造に変性する「腸上皮化生」が見られる。幽門部《ゆうもんぶ》～前庭部《ぜんていぶ》に炎症、萎縮が広がり、潰瘍ができやすい。

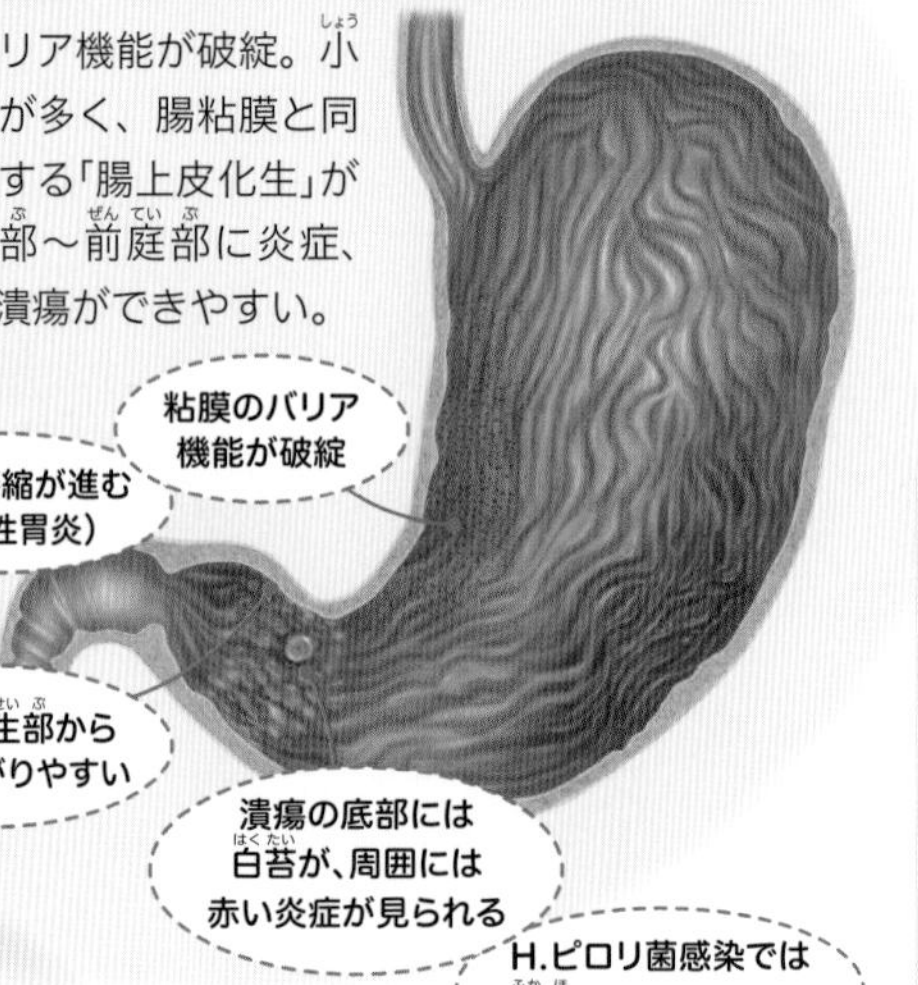

改変Forrest《フォレスト》分類

Ⅰ	活動性出血 a. 噴出性出血《ふんしゅつせいしゅっけつ》 b. 湧出性出血《ゆうしゅつせいしゅっけつ》
Ⅱ	出血の痕跡を認める潰瘍 a. 非出血性露出血管 b. 血餅《けっぺい》付着 c. 黒色潰瘍底《こくしょくかいようてい》
Ⅲ	きれいな潰瘍底

（「Upper GI-bleeding――value and Cosequences of emergency endoscopy and endoscopic treatment」Kohler B, J.F.Riemann, Hepatogastroenterology vol.38(3)：198-200, 1991より引用）

NSAIDs《エヌセイズ》潰瘍

関節炎などの治療が原因となる

右のグラフのように、関節リウマチの治療などでNSAIDsを長期使用すると、炎症、潰瘍が生じやすい。比較的浅い潰瘍が多発しやすく、自覚症状なく進行することがある。

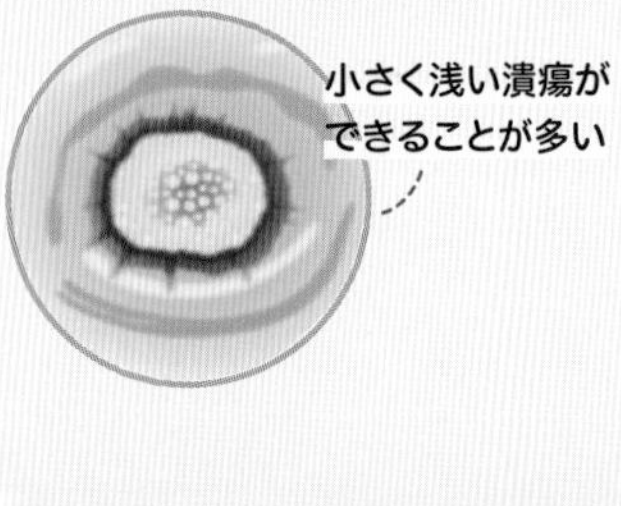

NSAIDsによる胃炎、胃潰瘍の頻度

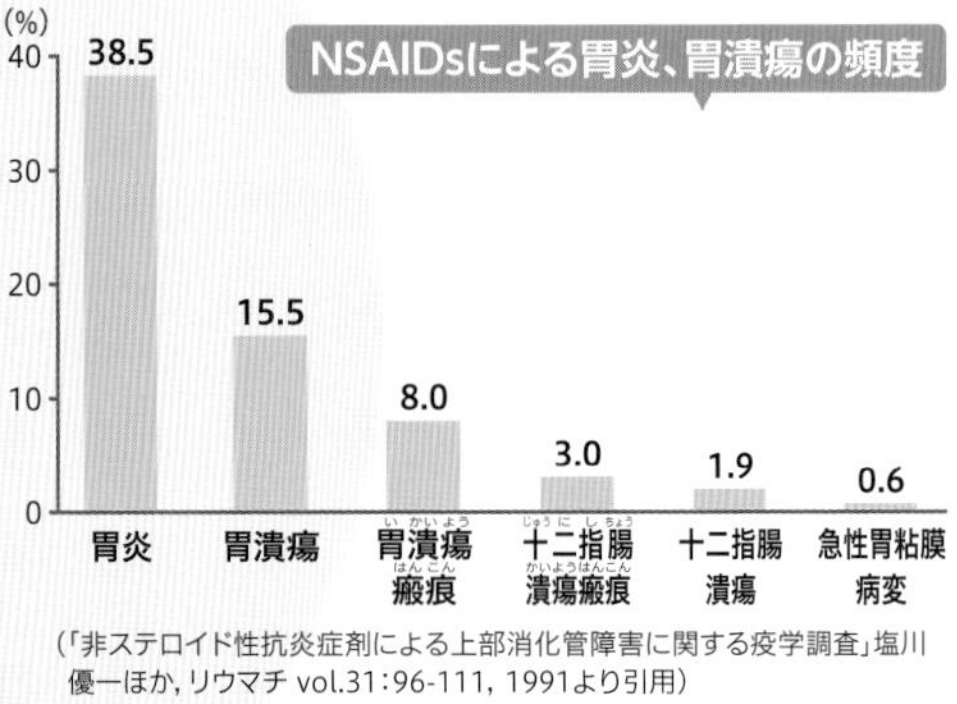

（「非ステロイド性抗炎症剤による上部消化管障害に関する疫学調査」塩川優一ほか, リウマチ vol.31：96-111, 1991より引用）

H.ピロリ潰瘍では、除菌療法を必ずおこなう

多くはH.ピロリ菌が原因のため、H.ピロリ菌の検査と除菌療法は欠かせない。

鑑別診断

内視鏡検査&病理学的検査で胃癌との鑑別もおこなう

H.ピロリ菌検査は2種類実施することで、信頼性が高まる。さらに内視鏡検査をおこない、病変を観察。採取した組織から胃癌《いがん》などとの鑑別もおこなう。

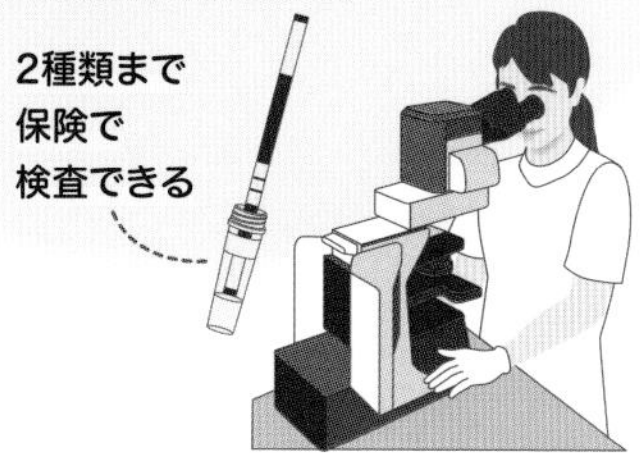

H.ピロリ除菌療法

一次除菌
- PPI《ピーピーアイ》（またはP-CAB《ピーキャブ》）
- アモキシシリン（AMPC）
- クラリスロマイシン（CAM）

二次除菌
- PPI（またはP-CAB）
- アモキシシリン（AMPC）
- メトロニダゾール（MNZ）

PPIと抗菌剤の計3剤を、1週間服用

保険診療では、PPIかP-CAB、抗菌薬2剤の計3剤を、1週間投与する。PPIは通常量の2倍を使用。一次除菌で効果が見られない場合は、抗菌薬を他剤に変えて、7～10日間服用。

効果判定

尿素呼気試験《にょうそこきしけん》で2.5%未満なら、除菌成功

除菌後は尿素呼気試験法で効果判定することが多く、カットオフ値は2.5%。除菌に成功すれば、右図のように胃癌の発症率が低下する。予後改善のため、無症状でも除菌治療をすることが重要。

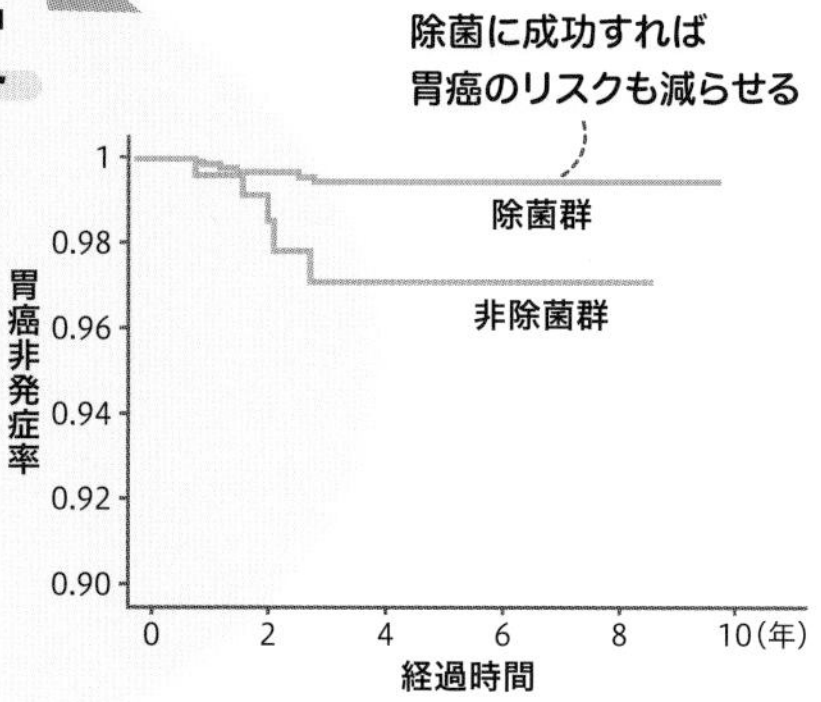

（「Helicobacter pylori infection and the development of gastric cancer」Uemura N et al., New England Journal of Medicine vol.345(11):784-789, 2001より作成）

検査／診断

H・ピロリ菌感染の検査と潰瘍病変の生検、両方を実施

潰瘍があるかどうかは、**内視鏡検査**だけで確定できるので、さらに原因を知るための検査が重要になる。

NSAIDs使用の有無を確認するとともに、H・ピロリ菌の検査も欠かせない。**尿素呼気試験《にょうそこきしけん》**、**血中抗体測定《けっちゅうこうたいそくてい》**（↓P89）などの非侵襲的検査法に加え、内視鏡検査時に組織の一部を採取しての**生検**も実施する。悪性腫瘍《あくせいしゅよう》や自己免疫性胃炎など、ほかの疾患との鑑別のためにも、生検は重要である。

治療／予後

多くは除菌治療で改善。ただし耐性菌も増えている

潰瘍部に出血があれば、検査時に内視鏡的に止血し、その後原因別に治療を進める。

H・ピロリ菌感染があれば、**PPI《ピーピーアイ》（プロトンポンプ阻害薬《そがいやく》）**、または**P-CAB《ピーキャブ》（カリウムイオン競合型アシッドブロッカー）**と、**抗菌薬**の併用による**除菌治療**が最優先だ。除菌できれば潰瘍も改善するが、耐性菌もあり、100％除菌できるとはかぎらない。NSAIDs潰瘍の場合は、薬を中止して他剤に変えると改善される。

H・ピロリ菌感染もNSAIDs使用もない場合は、PPIやP-CABなどで胃酸分泌を抑える。胃癌《いがん》への進展を防ぐため、治癒後もH_2ブロッカーなどを継続する。

肝硬変などで門脈圧が亢進。静脈瘤が形成される

肝硬変があると、肝臓へとつながる門脈内の圧が高まり、静脈瘤ができる。破裂すると命の危険にさらされるため、早急な治療を要する。

門脈系全体の圧が高まり、血行動態が変化する

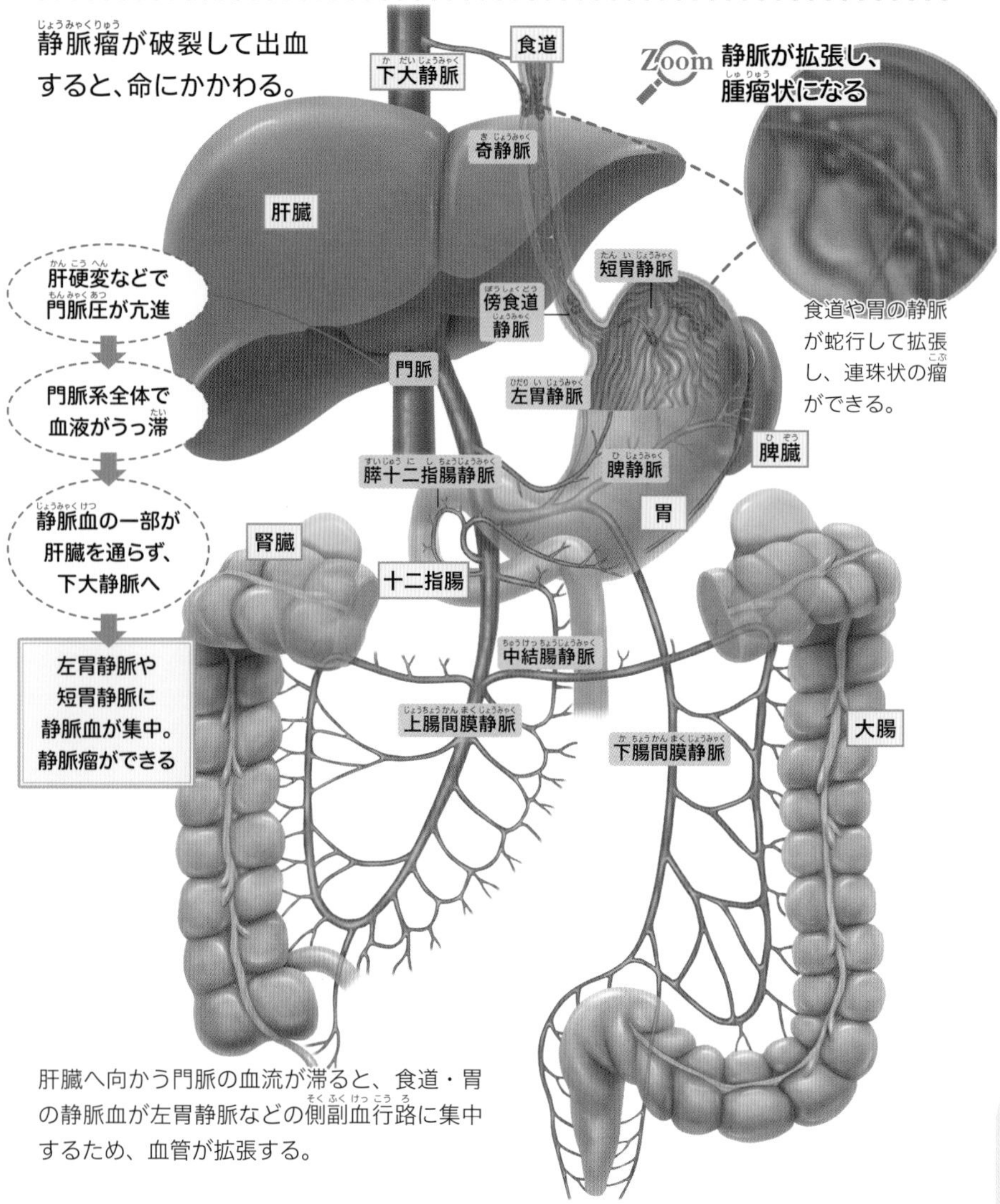

肝臓へ向かう門脈の血流が滞ると、食道・胃の静脈血が左胃静脈などの側副血行路《そくふくけっこうろ》に集中するため、血管が拡張する。

病態生理／症状

食道や胃上部の静脈が拡張。腫瘤が破裂し、出血しやすくなる

食道・胃静脈は、食道、胃上部の粘膜下《ねんまくか》層《そう》を走る血管である。これが腫瘤《しゅりゅう》状に拡張した状態を**食道《しょくどう》・胃静脈瘤《いじょうみゃくりゅう》**という。放置すると破裂して大出血し、半数が命を落とす。

原因の多くは、肝臓へと流れる**門脈**の圧力が高まる**門脈圧亢進症《もんみゃくあつこうしんしょう》**だ。食道・胃静脈血は通常、まず門脈へと流れ、肝臓を経由して心臓に戻る。ところが肝臓への血流が悪くなり門脈圧が亢進すると、静脈血《じょうみゃくけつ》が門脈へ流入しにくく、左胃静脈《ひだりいじょうみゃく》、後胃静脈《こういじょうみゃく》などの側副血行路《そくふくけっこうろ》に集中する。その結果、食道や胃の静脈が拡張して、**腫瘤**が形成される。

門脈圧亢進症は、慢性膵炎《まんせいすいえん》などでも起こりえるが、原因のほとんどは**肝硬変《かんこうへん》**（↓P148）である。

出血の有無によって、治療方針が大きく異なる

出血があれば大至急治療。ない場合は肝細胞癌の有無、肝障害の程度を見たうえで、内視鏡的に治療。肝細胞癌があり、門脈への侵襲度も高ければ経過観察とする。

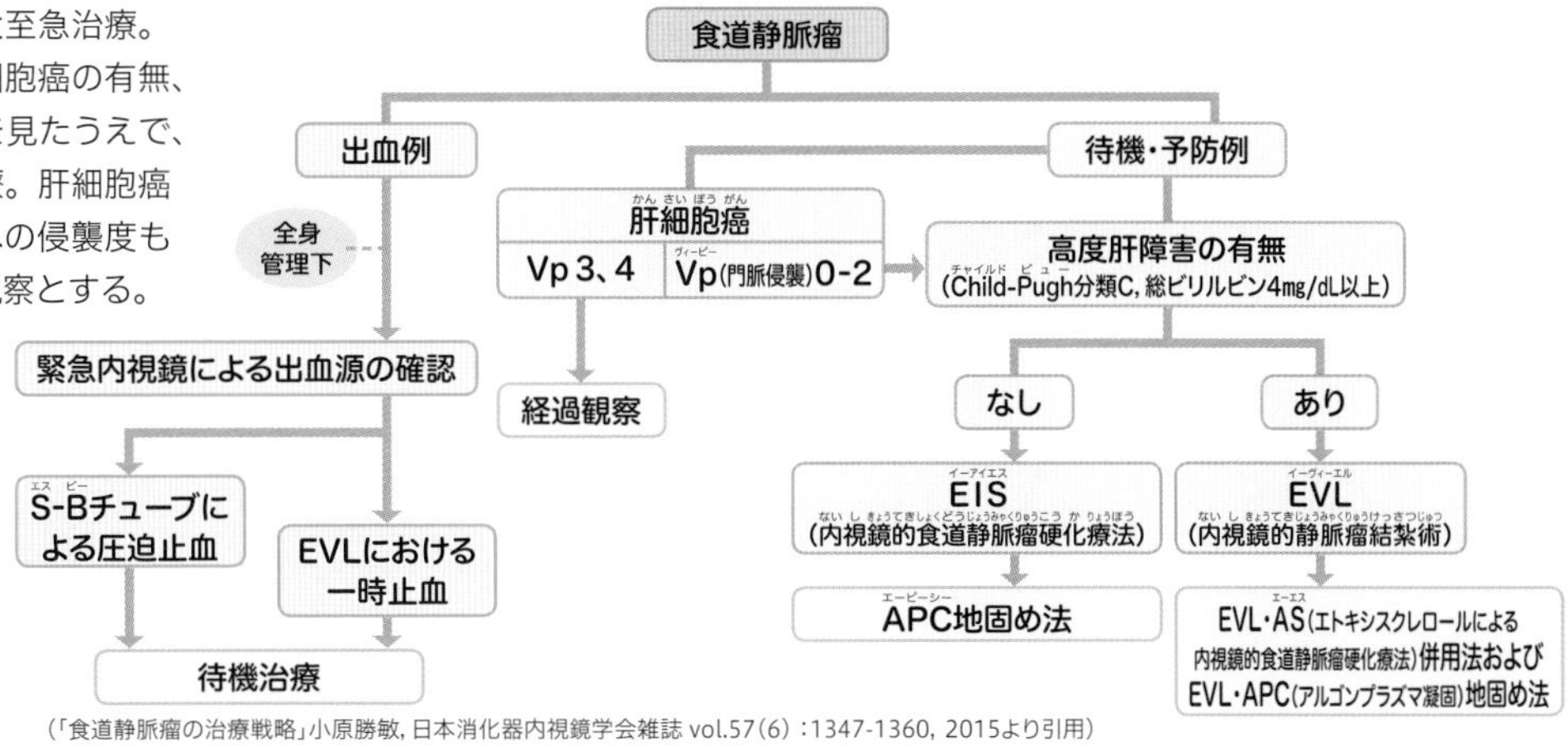

(「食道静脈瘤の治療戦略」小原勝敏, 日本消化器内視鏡学会雑誌 vol.57(6):1347-1360, 2015より引用)

検査／診断
超音波検査やCT検査で基礎疾患の確定診断を

静脈瘤ができても、自覚症状がほとんどなく、多くは**出血**が起きてはじめてわかる。血小板《けっしょうばん》の減少、脾臓《ひぞう》の腫れ、腹水《ふくすい》などがあれば静脈瘤が疑われるが、確定診断には、**内視鏡検査**が不可欠である。**超音波検査**や**CT《シーティー》検査**がおこなわれることもある。

静脈瘤が確認できたら、原因となる**肝硬変**などの重症度を確かめる。現段階で生じていなくても、肝硬変のようなハイリスク疾患があれば、定期検査は不可欠である。

治療／予後
EISやEVLなどの内視鏡的治療が有効

出血時は、内視鏡で静脈瘤に細い針を刺し、硬化剤《こうかざい》を注入して瘤《こぶ》を固める**内視鏡的食道静脈瘤硬化療法**《ないしきょうてきしょくどうじょうみゃくりゅうこうかりょうほう》(**EIS**《イーアイエス》)や、静脈瘤の根元を結んで破裂出血を防ぐ**内視鏡的静脈瘤結紮術**《ないしきょうてきじょうみゃくりゅうけっさつじゅつ》(**EVL**《イーヴィーエル》)、**食道地固め法**(**A**《エー》**S**《エス》**法**、**APC**《エーピーシー》)などの内視鏡的治療をおこなう。未出血の静脈瘤に対する予防的治療としても有効だ。出血が多い場合などに、門脈圧を下げる**薬物療法**や、**バルーンタンポナーデ**で一時的処置をすることもある。

内視鏡的治療が困難なときはバルーンタンポナーデも選択肢

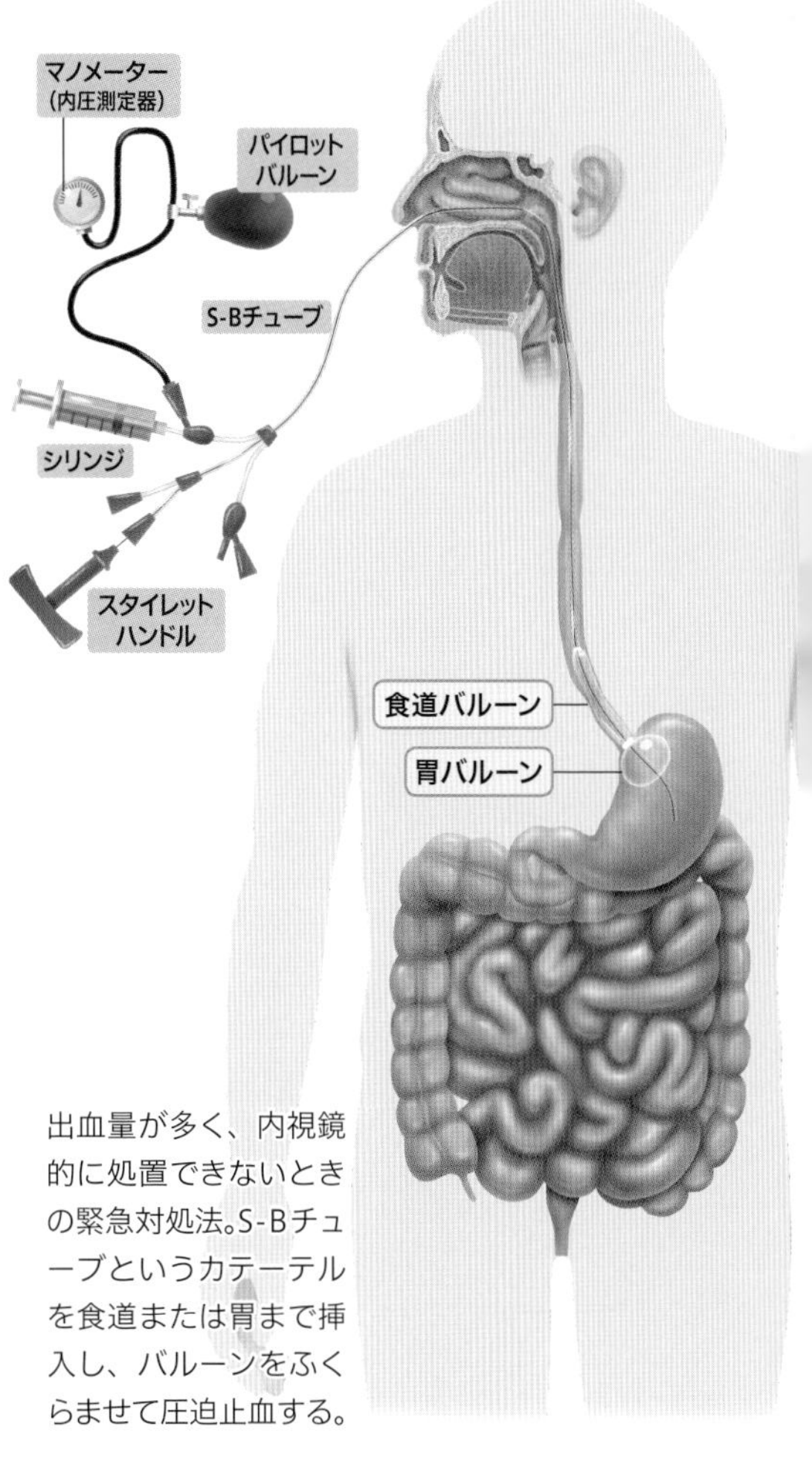

出血量が多く、内視鏡的に処置できないときの緊急対処法。S-Bチューブというカテーテルを食道または胃まで挿入し、バルーンをふくらませて圧迫止血する。

飲酒や喫煙などが原因。早期では内視鏡的に切除

食道癌は飲酒・喫煙などの生活習慣のほか、胃食道逆流症などの基礎疾患によっても起きる。周囲に重要臓器が多く、転移が問題となりやすい。

病態生理／症状

男性に多い癌で生活習慣とも密接に関連

食道癌《しょくどうがん》には、粘膜組織に発生する**食道扁平上皮癌《しょくどうへんぺいじょうひがん》**と、腺組織《せんそしき》に生じる**食道腺癌《しょくどうせんがん》**というふたつのタイプがある。食道癌の90％は、扁平上皮癌である。そして日本人の場合は、食道の中央付近から始まることが多い。

リスク因子はタイプによって異なる。扁平上皮癌には、飲酒・喫煙習慣が関与。腺癌では**胃食道逆流症**（↓P112）による**バレット食道**が大きなリスクとなる。食道下部の粘膜が胃粘膜に置き換わる病態だ。

両者とも初期にはほとんど症状がなく、進行すると、嚥下《えんげ》時の**痛み**や**灼熱感《しゃくねつかん》**、**のどのつかえ感**、**嚥下障害《えんげしょうがい》**などが現れてくる。気管・食道間を走る反回神経《はんかいしんけい》に癌が浸潤すると、声がかすれるなどの症状も出る。

2つのタイプのうち、扁平上皮癌が約90％を占める

扁平上皮癌と腺癌があり、リスク因子や好発部位がそれぞれ異なる。

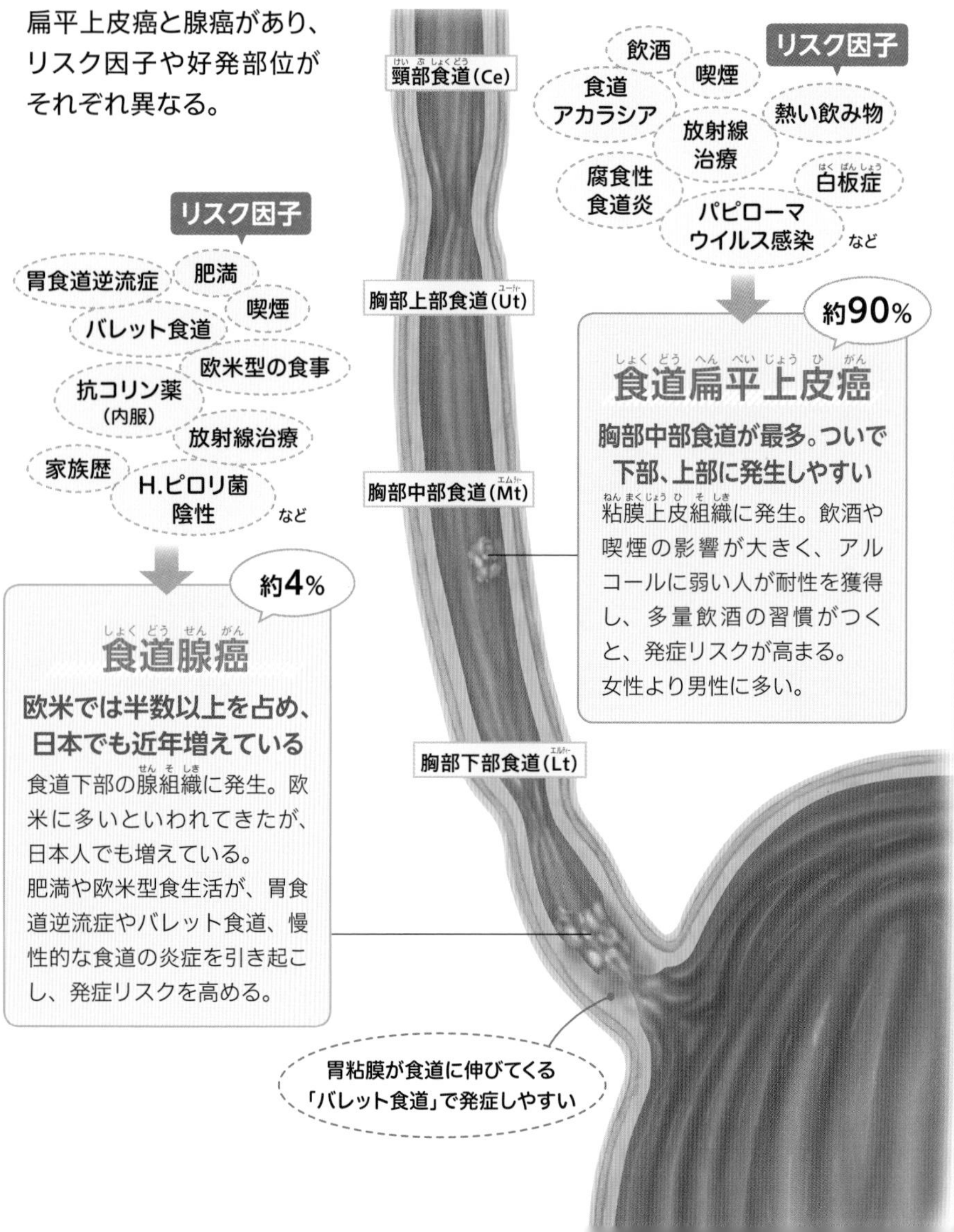

粘膜下層上部までの癌は、内視鏡下で治療できる

以下の壁深達度に加え、リンパ節や遠隔臓器への転移も見て治療方針を決める。

診断
〈壁深達度《へきしんたつど》〉

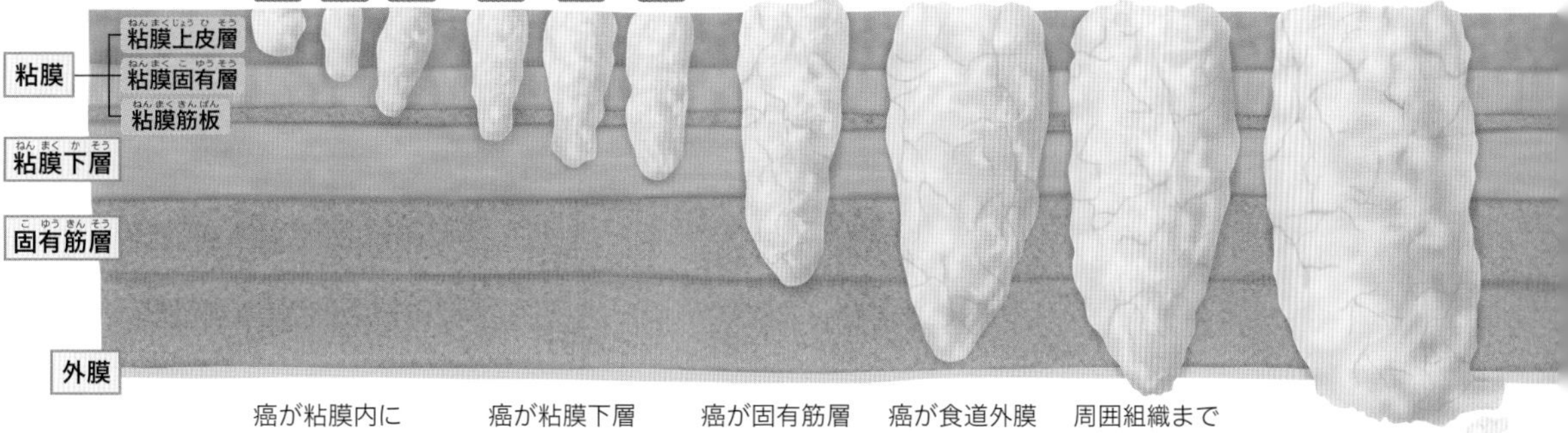

- T1a（EP・LPM・MM）：癌が粘膜内にとどまっている。→ 適応
- T1b（SM1）：癌が粘膜下層内にとどまっている。→ 相対適応
- T2：癌が固有筋層内にとどまっている。
- T3：癌が食道外膜にまで広がっている。
- T4a：周囲組織まで広がっているが切除可能。

（T1b〜T4a）全身状態がよければ適応

（T4a）全身状態がよくなければ適応

- T4b：切除できない組織にまで広がっている。→ 切除困難

治療

内視鏡治療

EMR《イーエムアール》またはESD《イーエスディー》で切除する

EMRの方法

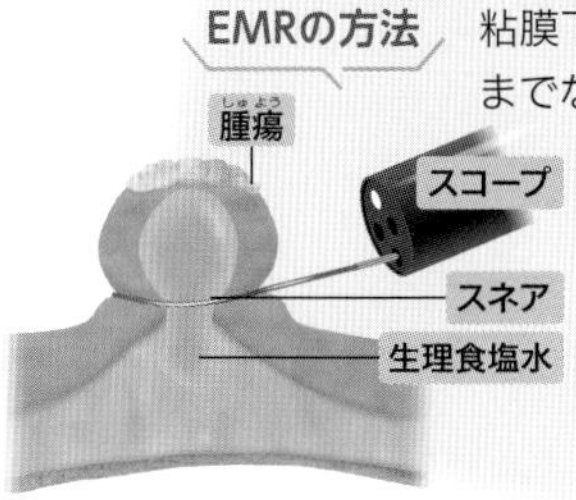

粘膜下層への浸潤が200㎛までなら、スネアで焼いて切り取る「EMR」、それ以上ならナイフで剥離《はくり》する「ESD」（→P125）が適応。

外科手術

リンパ節郭清《せつかくせい》もおこない、再発を防ぐ

頸部食道癌《けいぶしょくどうがん》では頸部食道切除とともに、空腸《くうちょう》を使った「食道再建術」を検討。胸部食道癌では、胸部食道に加え、周囲の広範なリンパ節郭清（D2以上）が必須。

薬物治療／放射線治療

FP《エフピー》療法か、免疫チェックポイント阻害薬《そがいやく》で治療

5-FU（フルオロウラシル）とCDDP（シスプラチン）を併用する「FP療法」、免疫チェックポイント阻害薬のニボルマブなどが適応となる。

検査／診断

壁深達度と転移の有無で4つのステージに分けられる

食道は重要臓器と隣接し、リンパ節も多い。**X《エックス》線造影検査**や**内視鏡検査**に加え、**C《シー》T《ティー》検査**なども必要だ。食道壁《しょくどうへき》に対する癌の深達度や、転移の有無、程度を確認しておく。

壁深達度《へきしんたつど》（T）、**リンパ節転移（N）**、**遠隔転移（M）**の3つをもとにした**TNM《ティーエヌエム》分類**で、ステージⅠ〜Ⅳの診断をつける。

治療／予後

早期では内視鏡的治療、進行例では手術が基本

病巣が粘膜下層《ねんまくかそう》にとどまる**ステージⅠ**では、**内視鏡的治療**の適応となる。固有筋層《こゆうきんそう》まで浸潤しているが転移がない、または粘膜下層までで一部リンパ節転移がある**ステージⅡ**、それ以上の壁深達と転移がある**ステージⅢ**では、リンパ節郭清《せっかくせい》を含む**外科手術**を要する。遠隔臓器に転移した**ステージⅣ**では**薬物治療**や**放射線療法**が主となる。

罹患率、死亡率ともに男性で高く、ステージⅣでの5年生存率は50％弱である。

男性では最多の癌。ESDや手術で完治をめざす

減少・横ばい傾向にはあるものの、いまだ日本人に多く、死亡率も高いのが胃癌である。とくにスキルス胃癌では、治療に難渋しやすい。

粘膜下層までなら早期。それ以上なら進行期と診断

粘膜下層までの表在型（早期癌）と、さらに深く浸潤した進行型（進行癌）に大別される。

表在型の亜分類

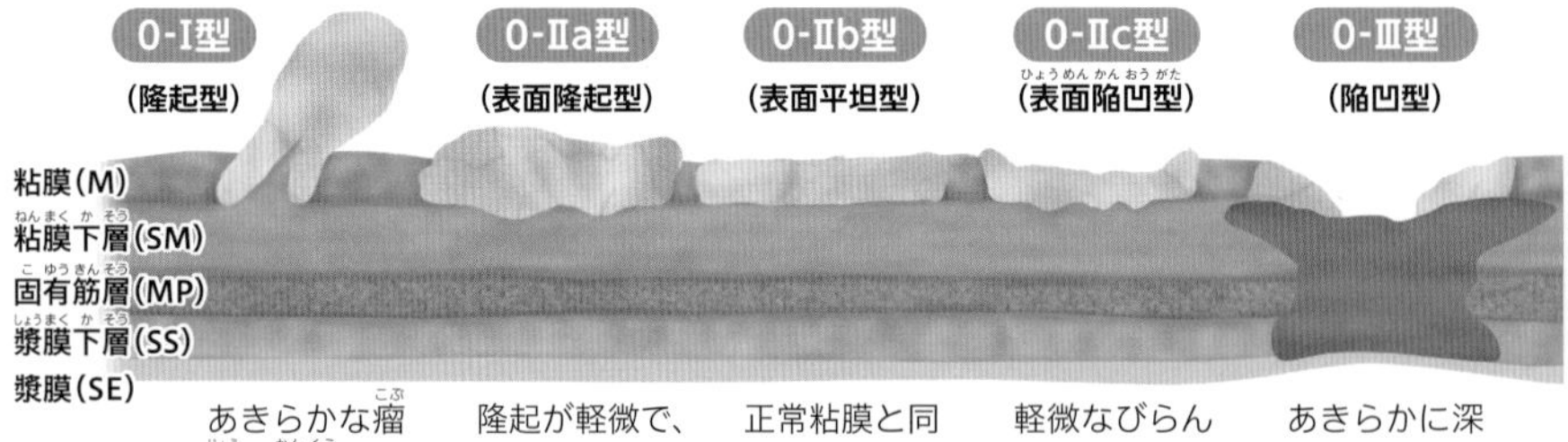

0-Ⅰ型：あきらかな瘤《こぶ》状《じょう》で管腔《かんくう》側に隆起している。

0-Ⅱa型：隆起が軽微で、高さ2～3㎜以内。

0-Ⅱb型：正常粘膜と同程度の隆起・陥凹《かんおう》しかない。

0-Ⅱc型：軽微なびらんや浅い陥凹が認められる。

0-Ⅲ型：あきらかに深い陥凹が認められる。

進行型の肉眼分類

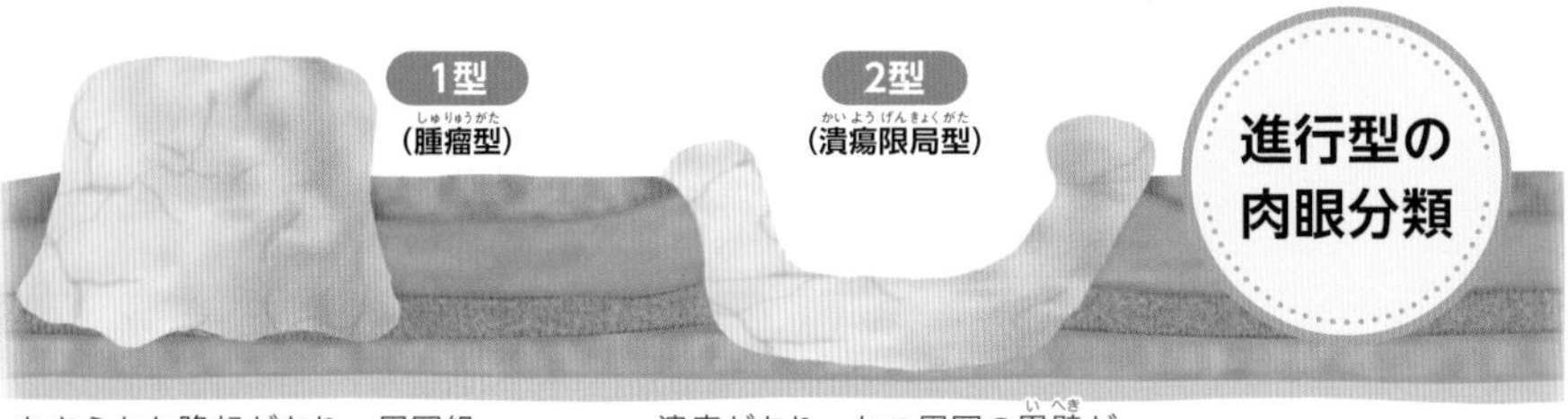

1型：あきらかな隆起があり、周囲組織との境界が明確。

2型：潰瘍があり、かつ周囲の胃壁《いへき》が肥厚している。境界は明確。

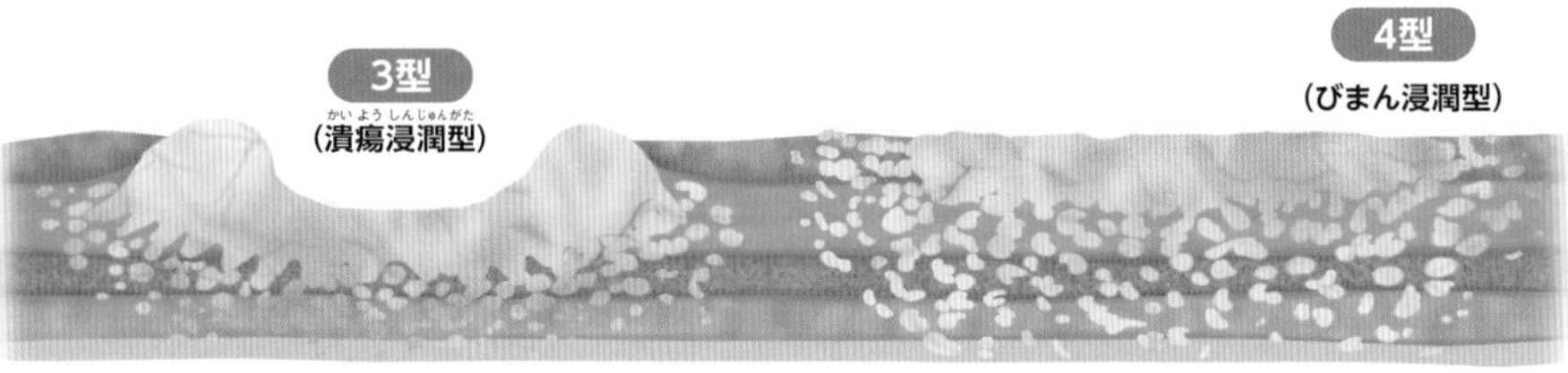

3型：Ⅱ型と同様だが、境界不明瞭な状態で周囲組織に浸潤。

4型：明確な潰瘍、隆起がないまま広がり、胃壁が肥厚・硬化する。

病態生理／症状

分化型か、未分化型かで進行速度が異なる

胃《い》癌《がん》のほとんどが、粘膜上皮《ねんまくじょうひ》の腺組織《せんそしき》に生じる**腺癌**《せんがん》だ。粘膜本来の構造を残す**分化型**、不明瞭に広がる**未分化型**に分かれ、一般に後者の進行は速い。上図4型の**スキルス胃癌**も多くが後者で、治療にも難渋する。

H・ピロリ菌感染や喫煙、塩分摂取過多などが危険因子だが、胃癌検診普及により、半数が症状のない早期に発見されている。進行すると、心窩部痛《しんかぶつう》や違和感、貧血、出血、嘔吐、タール便などの症状が現れる。

検査／診断

内視鏡での生検のほか、PET-CTなどで転移を見る

確定診断には、内視鏡検査での**生検**が必

2〜3㎝以下の癌は内視鏡、それ以上は手術が基本

可能なら手術での切除が基本。そのうえで、ステージ分類に沿った標準治療が推奨されている。

Ⅰ 内視鏡治療

2㎝以下は絶対適応。3㎝以下は相対適応

粘膜内にとどまる2㎝以下の分化型癌は、内視鏡治療の絶対適応。それ以上でも、年齢や合併症などを考慮して、内視鏡治療を選択することができる(相対適応)。

ESD《イーエスディー》(内視鏡的粘膜下層剥離術《ないしきょうてきねんまくかそうはくりじゅつ》)　EMR《イーエムアール》(内視鏡的粘膜切除術《ないしきょうてきねんまくせつじょじゅつ》)

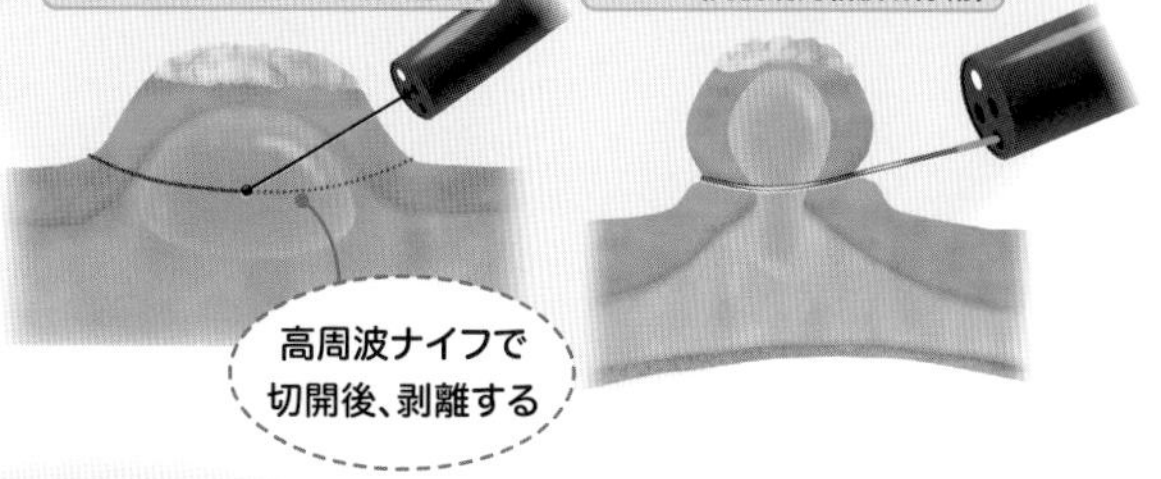

Ⅱ 外科手術

胃の⅔以上を切除。幽門《ゆうもん》を残す方法もある

胃の⅔以上の切除とリンパ節郭清《せつかくせい》が基本。多くは幽門側胃切除術か胃全摘《いぜんてき》だが、噴門《ふんもん》・幽門から一定の距離がある癌は、幽門を残す「幽門保存胃切除術」も可能。

幽門側胃切除術《ゆうもんそくいせつじょじゅつ》　幽門保存胃切除術

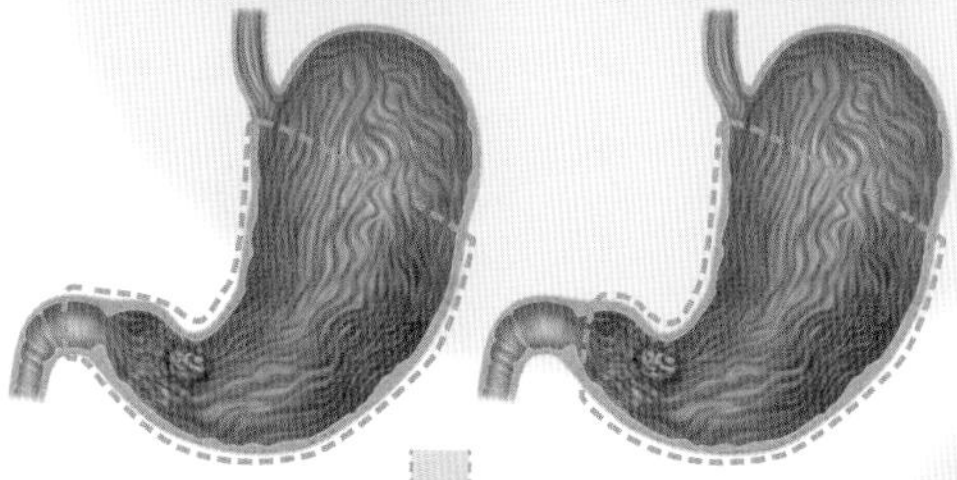

「胃切除症候群」には食事療法、薬物療法で対応

術後は、冷や汗や動悸などが生じる「ダンピング症候群」、胃食道逆流症などでQOL《キューオーエル》が低下しやすい。食事摂取の工夫、薬物治療で不快症状の予防・緩和を。

Ⅲ 薬物治療

切除不能の進行癌、再発例で推奨される

一次化学療法からスタートし、効果が低下したり、副作用のため継続できない場合は、二次化学療法、三次化学療法を試みる。

一次化学療法

HER2《ハーツー》 遺伝子(−)の場合

- S-1(テガフール・ギメラシル・オテラシルカリウム)＋CDDP(シスプラチン)
- Cape《ケイプ》(カペシタビン)＋CDDP
- S-1＋OHP(オキサリプラチン)
- Cape＋OHP
- FOLFOX《フォルフォックス》(5-フルオロウラシル＋レボホリナートカルシウム＋OHP併用)

HER2遺伝子(＋)の場合

- Cape＋CDDP＋T-mab(トラスツズマブ)
- S-1＋CDDP＋T-mab

二次化学療法

- wPTX(パクリタキセル毎週投与法)＋ラムシルマブ

三次化学療法

- ニボルマブ
- イリノテカン

要である。**PET《ペット》／CT《シーティー》検査**、**MRI《エムアールアイ》検査**などで、リンパ節転移、遠隔転移の有無も見る。これにより**壁深達度《へきしんたつど》(T)**、**リンパ節転移(N)**、**遠隔転移(M)**がわかり、ステージ分類(→P123)が可能となる。

腹膜《ふくまく》に癌細胞が散らばる**腹膜播種《ふくまくはしゅ》**の疑いがあれば、腹腔鏡《ふくくうきょう》で細胞や腹水《ふくすい》を採取して調べる**審査腹腔鏡検査**も必要だ。

治療／予後

腹腔鏡下でのロボット支援手術も普及している

早期で転移のない**ステージⅠ**では、内視鏡下での切除が可能で、**EMR《イーエムアール》**、**ESD《イーエスディー》**のいずれかで切除する。壁深達度がT2でリンパ節転移が15個以内か、T3で一部リンパ節に転移した**ステージⅡ**では外科手術で切除する。それ以上の深達、転移があれば**ステージT3**で、同じく手術が必要となる。

手術では、**幽門側胃切除《ゆうもんそくいせつじょ》**か**胃全摘《いぜんてき》**で胃の⅔以上を切除し、**リンパ節郭清《せつかくせい》**もおこなう。近年は、侵襲の少ない**腹腔鏡下手術《ふくくうきょうかしゅじゅつ》**が増え、**ロボット支援手術**も普及している。

切除困難なステージⅣでは一次〜三次の**薬物治療**をおこない、症状緩和にも努める。

病原微生物が原因。腸管安静が治療の基本

感染性腸炎は、誰もがかかりうる一方、伝染性の強いものもある。病原微生物ごとの特性を理解し、原因微生物を想定して、治療にあたる必要がある。

病態生理／症状

「下痢」「発熱」「腹痛」「嘔吐」が感染性腸炎の4大症状

感染性腸炎は、**病原微生物**が腸管に侵入して増殖し、炎症を起こす病態の総称である。原因となる微生物には、細菌、ウイルス、原虫、寄生虫などがある。

多くは、微生物に汚染された水や食品を口に入れて発症する、いわゆる**食中毒**である。食中毒は**ノロウイルス腸炎**がもっとも多く、ついで**カンピロバクター腸炎**、**サルモネラ腸炎**などが続く。ヒトどうしやペットから感染しうるノロウイルスのように、接触感染する微生物もある。

典型的な症状は、下痢、発熱、腹痛、嘔吐だが、大腸に炎症が生じる**大腸型**では、血便が見られる。**小腸型**では、血便はほとんどなく、嘔吐症状がはげしい。

検査／診断

便検査に加え、画像検査をおこなうこともある

急性の**下痢**はほぼ必発だが、それ以外の症状は、原因となる微生物により異なる。

たとえば、サルモネラ属菌は高熱、腸炎ビブリオは強い腹痛、ウェルシュ菌は腹痛と下痢のみが現れやすい。カンピロバクターは鶏肉、腸管出血性大腸菌は生肉や水というように、**感染源**も異なる。ノロウイルスは冬季発症が多いなど、時期の特徴もある。

したがって問診で、症状、経過、食事や旅行などの生活背景などをくわしく聞き、原因微生物をある程度予想しておく。そのうえで便の**培養検査**《ばいようけんさ》をおこない、原因微生物を同定する。炎症腸管の同定や、ほかの腸疾患との鑑別のため、**超音波検査**や**腹部造影検査**などを加えることもある。

おもな病原微生物の感染状況、症状を知っておく

それぞれの特徴を知っておくと、症状や生活歴から原因微生物を推測しやすい。

	病原微生物	感染源／状況	潜伏期	特徴的な症状	炎症／形態異常
3類	腸管出血性大腸菌(EHEC)	生肉、水／二次感染	4～8日	血性下痢、腹痛	上行結腸《じょうこうけっちょう》の炎症／縦走潰瘍《じゅうそうかいよう》
	赤痢菌《せきりきん》	食品、水／二次感染	1～5日	膿粘血便《のうねんけつべん》、しぶり腹	下部大腸の炎症
5類	サルモネラ属菌	鶏肉、鶏卵、ペット／海外	8～48時間	38～40℃の高熱	上行結腸の深掘《ふかほ》れ潰瘍《かいよう》／小腸の炎症
	黄色《おうしょく》ブドウ球菌《きゅうきん》	調理者の手	1～5時間	下痢、嘔吐、腹痛	――
	腸炎ビブリオ	魚介類(夏季)	1日以内	強い腹痛	回盲弁《かいもうべん》のびらん
	カンピロバクター	鶏肉	2～10日	血便、下痢、腹痛、発熱	回盲弁の潰瘍
	エルシニア	犬、猫、ブタ、ネズミ	3～7日	右下腹部痛《みぎかふくぶつう》	回盲部、パイエル板《ばん》の潰瘍
	ウェルシュ菌	食肉調理品	8～14時間	腹痛、下痢のみ	――
	ノロウイルス	二枚貝	3～4時間	下痢、嘔吐、腹痛	――
	ロタウイルス	便	2～3日	下痢、嘔吐、腹痛	――

病原微生物の同定とともに、腸管安静で改善をはかる

治療は腸管安静が原則。抗菌薬は、原因微生物を同定したうえで使用を検討。

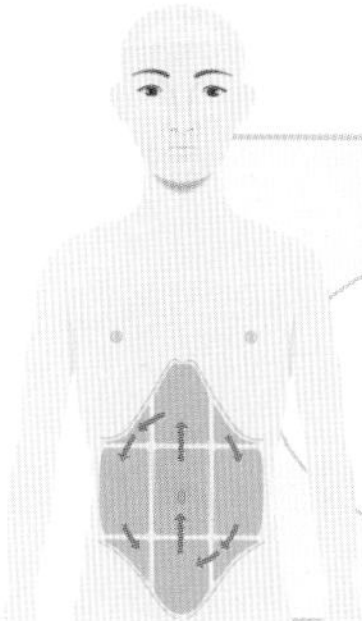

Ⅰ 診察

腹部所見

圧痛《あっつう》のある部位、反跳痛《はんちょうつう》の有無を見る

圧痛部から炎症腸管を推定。反跳痛が強ければ、大腸憩室症《だいちょうけいしつしょう》、虫垂炎《ちゅうすいえん》などと鑑別。

⇒P78

問診

食事や海外渡航歴から原因を探る

生の食品の摂取、海外渡航歴などのほか、周囲に同じ症状の人がいないかも確認。

⇒P72

Ⅱ 検査

大腸内視鏡検査

負荷はかかるが、炎症部位の形態を見られる

感染性腸炎に特異的な所見はないが、どの部位で、どの程度の炎症を起こしているかがわかる。

⇒P90

腹部超音波／腹部CT《シーティー》検査

炎症部位の同定や鑑別のためにおこなう

大腸憩室症、虫垂炎、虚血性腸《きょけつせいちょう》炎《えん》(→P138)など、他疾患を除外。炎症部位の同定にも有用。

⇒P96,102

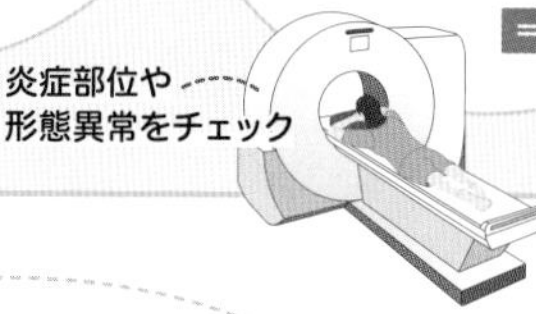

血液検査

白血球数《はっけっきゅうすう》、CRP《シーアールピー》などは炎症の強さの重要な指標

白血球数やCRPが高値なら、炎症が強いといえる。下痢による電解質異常の有無なども確認する。

⇒P84

便検査

原因微生物を同定したうえで抗菌薬を検討

培養検査《ばいようけんさ》に数日かかるため、安静にして経過を見ながら結果を待つ。その間に改善することも多い。

⇒P86

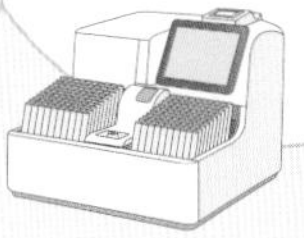

輸液

下痢による脱水、電解質異常を改善

はげしい下痢で脱水をきたしていれば、輸液で水分やナトリウムを補い、電解質バランスを補正する。

腸管安静

自然に改善するケースが多い

腸管に負荷をかけないことが治療の基本。止痢薬《しりやく》などは悪化の危険があり、原則使用しない。

抗菌薬

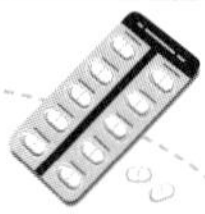

赤痢菌など、一部の細菌で適応となる

赤痢菌など、伝染性の強い特定の病原微生物の場合、腸管安静で改善しない例などにかぎり使用する。

治療／予後

抗菌薬、止痢薬などをむやみに使わず、安静を保つ

感染性腸炎は自然治癒することが多く、すぐには薬物療法をおこなわない。とくに止痢薬《しりやく》は腸の蠕動運動《ぜんどううんどう》を抑え、炎症を悪化させる危険があり、原則禁忌である。

まずは、腸管に刺激を与えないようにすることが第一である。**絶食**、**輸液**で対処することもある。それでも下痢や腹痛が続く場合は、**抗菌薬**の使用を検討する。血圧低下や悪寒などがあり、敗血症《はいけつしょう》が疑われる場合、高齢者など合併症リスクが高い場合なども、早期に薬物療法を開始する。

なお、**チフス菌**、**赤痢菌《せきりきん》**、**コレラ菌**など、届出が必要な**指定感染症**は重症化しやすく、周囲への感染予防のためにも、すぐに薬物治療を始める。便検査の結果が出るまで数日かかるため、まずはニューキノロン系抗菌薬を用い、原因菌が判明した時点で、その菌に感受性のある薬に切り替える。

抗菌薬の使用にあたっては、**耐性菌**を増やさないよう、抗菌スペクトラムが広すぎない薬を短期間で使うことが重要だ。

虫垂の炎症で右下腹部が痛む。手術か抗菌薬で治療

発症率が高く、生涯有病率は7～12%とされる。かつては緊急開腹手術が原則とされていたが、近年では負担の少ない選択肢が広がっている。

右下腹部、とくにMcBurney点などが痛む

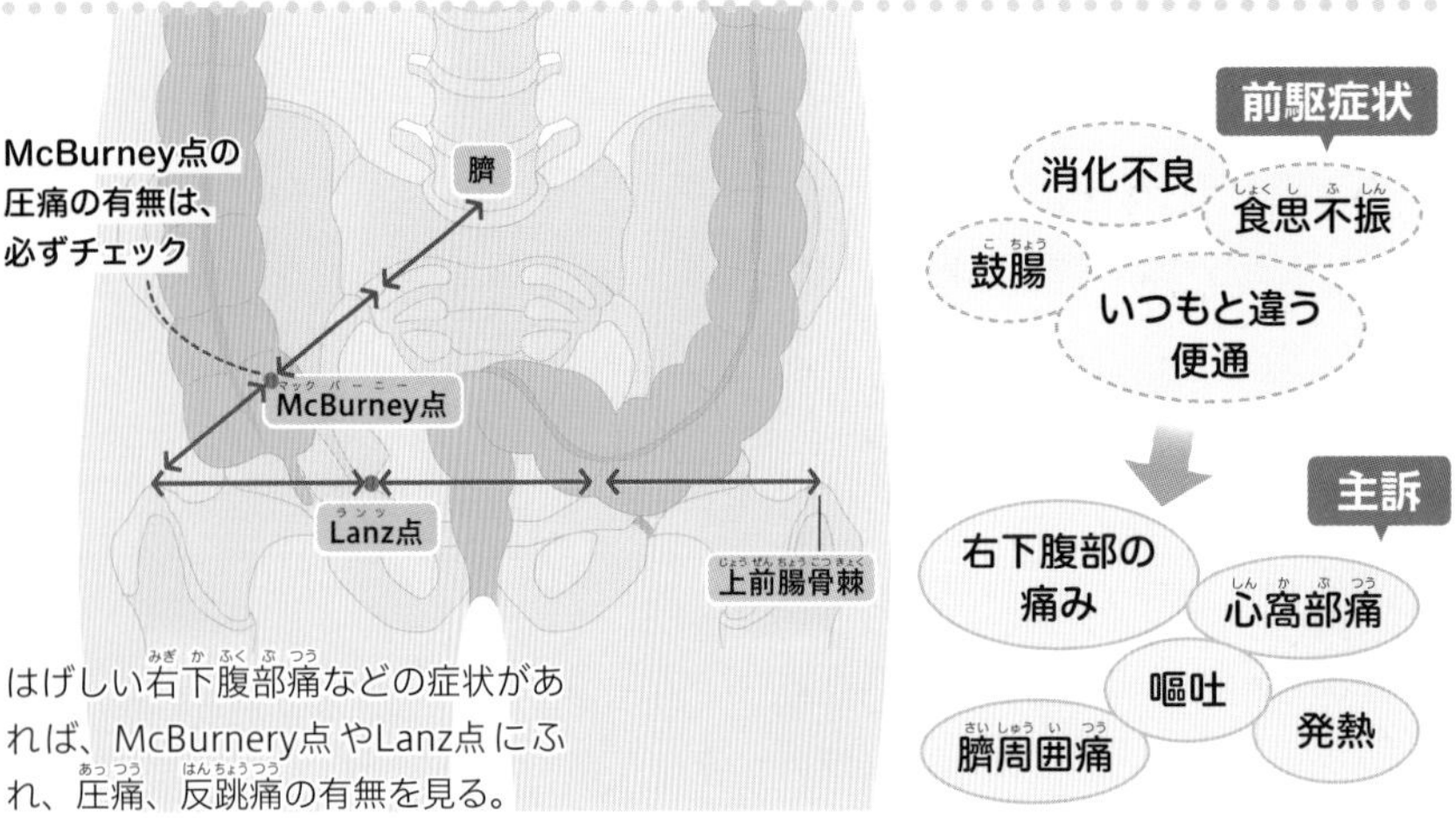

はげしい右下腹部痛《みぎかふくぶつう》などの症状があれば、McBurnery点やLanz点にふれ、圧痛《あっつう》、反跳痛《はんちょうつう》の有無を見る。

病態生理／症状
多くは急性虫垂炎だが再発・再燃する慢性のものもある

虫垂炎《ちゅうすいえん》は、盲腸に付属する突起物である虫垂に起こる炎症である。一生のうちに7～12%が罹患するコモンな疾患であり、緊急手術対象のうち、もっとも頻度が高い疾患のひとつでもある。

炎症の原因は、腸内に長く滞留した便が硬くなったもの（糞石《ふんせき》）や、異物、粘膜《ねんまく》の炎症などで、虫垂が閉塞することだ。血流が悪化して粘膜防御機構が破綻すると、常在菌で感染を起こしたり、外部から細菌が侵入しやすくなり、炎症に拍車がかかる。

結核菌による結核性虫垂炎などの一部を除き、ほとんどが明確な原因を特定できない**急性虫垂炎**である。再発・再燃をくり返す場合は、**慢性虫垂炎**とよぶことがある。

検査／診断
超音波やCTで炎症を確認。腸疾患などの鑑別も重要

放置すると炎症が広がり、**腹膜炎**《ふくまくえん》を起こす危険がある。緊急手術が必要なことも多く、**問診**と**身体診察**、**血液検査**、簡便な**画像検査**によるすみやかな判断が求められる。

症状としては、初期に**心窩部痛**《しんかぶつう》が生じ、痛む部位が中央から右下に移動していくことが多い。これに合致すれば、虫垂炎を疑って診断を進める。痛み以外の症状、経過では、**食思不振**《しょくしふしん》に始まり、**悪心**、**嘔吐**、**発熱**、**白血球数**《はっけっきゅうすう》**の上昇**へと続くのが典型的だ。この経過でない場合は、ほかの疾患も疑って精査する。

炎症の程度を見たり、他疾患と鑑別するには、**超音波検査**や**CT**《シーティー》**検査**などが有効である。糞石の存在なども画像で確認できる。

緊急手術のほかに、保存的治療なども選択肢となる

治療法の選択肢は3つ。合併症の有無のほか、年齢やリスクを考慮して選択する。

選択肢1 緊急開腹手術

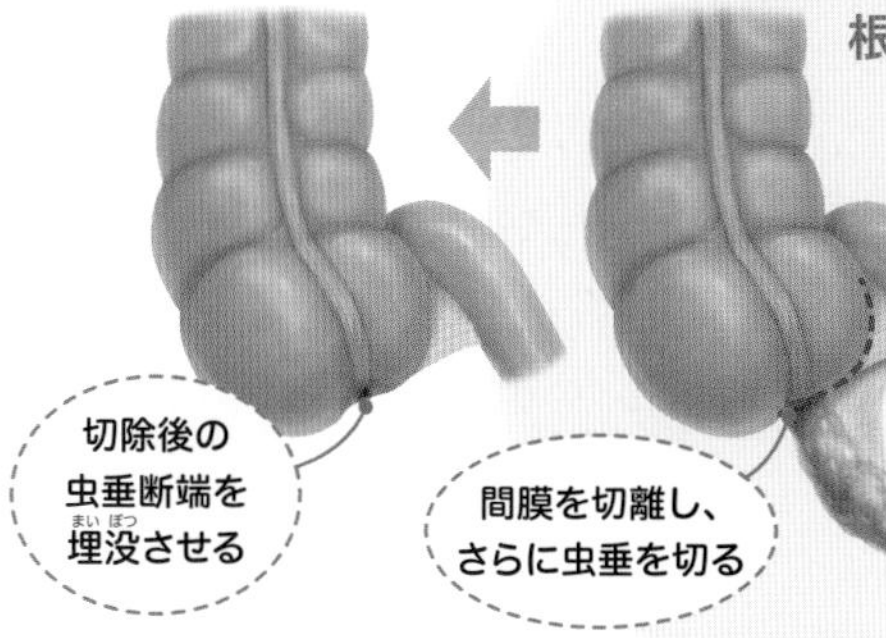

根本的治療として、もっとも広くおこなわれている

炎症を起こして腫脹《しゅちょう》した虫垂を、開腹または腹腔鏡下手術《ふくくうきょうかしゅじゅつ》で間膜ごと切除する。炎症が広範囲なら、盲腸や腸の一部などを切除することもある。

診断基準

(Alvarado score《アルバラード スコア》)

- 発熱(1点)
- 悪心(1点)
- 食思不振(1点)
- 嘔吐(1点)
- 右下腹部に移動する腹痛(1点)
- 右下腹部反跳痛(1点)
- 白血球核《はっけっきゅうかく》の左方移動(1点)
- 右下腹部圧痛(2点)
- 白血球数増加(2点)

合併症の有無

膿瘍《のうよう》　穿孔《せんこう》　敗血症《はいけつしょう》　など

Alvarado score7点以上なら画像検査で確定診断を。さらに合併症があれば、緊急開腹手術は必須。

選択肢2 保存的治療

グラム陰性桿菌《いんせいかんきん》、嫌気性菌《けんきせいきん》をターゲットに治療

穿孔などの合併症がなければ、抗菌薬で経過を見るという選択肢もある。再発リスクはあるが、海外の大規模スタディでも、右図のような有効性が示されている。

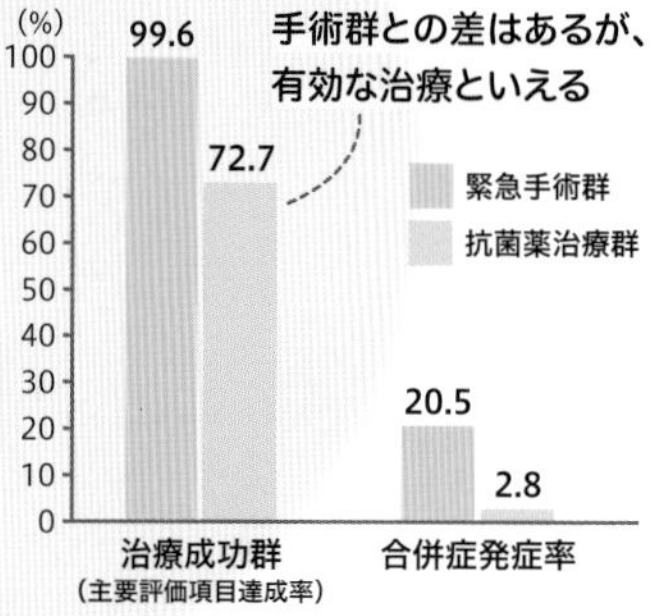

(「Five-Year Follow-up of Antibiotic Therapy for Uncomplicated Acute Appendicitis in the APPAC Randomized Clinical Trial」Salminen P et al., JAMA vol.320(12):1259-1265, 2018より引用)

選択肢3 Interval appendectomy

(間欠的腹腔鏡下手術《かんけつてきふくくうきょうかしゅじゅつ》)

腫瘤形成性虫垂炎《しゅりゅうけいせいせいちゅうすいえん》では、薬物治療後に虫垂を切除

炎症によって虫垂内に腫瘤ができる「腫瘤形成性虫垂炎」での有力な選択肢。抗菌薬などでの症状改善後、本人の都合も考慮し、タイミングのよいときに腹腔鏡下手術を実施。

IA《アイエー》の流れ

抗菌薬治療（腫瘤ドレナージ）
↓
待機期間(2〜5か月)
↓
虫垂切除

治療／予後

膿瘍や穿孔などがなければ抗菌薬での治療も可能

炎症が進行すると、虫垂に孔があく**穿孔**《せんこう》や、その孔から出た膿《うみ》が周囲にたまる**膿瘍**《のうよう》**形成性虫垂炎**《けいせいせいちゅうすいえん》を起こす。このような場合は、**緊急開腹手術**での治療が基本だ。

しかし合併症がなければ、入院あるいは外来で、**抗菌薬**による**保存的治療**も可能である。第一選択は、グラム陰性桿菌《いんせいかんきん》や嫌気《けんき》性菌《せいきん》をターゲットにした第2世代または第3世代セフェム系抗菌薬だが、炎症の程度などによってはカルバペネム系なども用いる。

虫垂炎を発症して数日すると、周囲の組織が癒着《ゆちゃく》し、腫瘤《しゅりゅう》を形成することがある。近年、このような**腫瘤形成性虫垂炎**《しゅりゅうけいせいせいちゅうすいえん》に対しては、薬物療法と手術療法を組み合わせた**Interval appendectomy**（**IA**《アイエー》　**間欠的**《かんけつてき》**腹腔鏡下手術**《ふくくうきょうかしゅじゅつ》）がおこなわれるようになってきた。小児ではとくに有力な選択肢で、抗菌薬投与で炎症を抑え、2〜5か月後に切除手術をおこなう。膿瘍形成性虫垂炎でも、抗菌薬と排膿《はいのう》を先行させてのＩＡを実施することがある。

術後の腸管の癒着などで、腸管が閉塞・狭窄する

腸管どうしが癒着するなどして、内容物が通過できなくなるのが腸閉塞だ。血流障害で腸管が壊死する危険もあり、早急な治療を要する。

病態生理／症状

内容物が滞ってしまい、強い腹痛などが起きる

腸閉塞《ちょうへいそく》は、腸管が何らかの機械的要因で詰まり、腸の内容物が物理的に通過できなくなる病態である。便やガスの停滞による強い**腹痛**、**腹部膨満感**《ふくぶぼうまんかん》、**嘔吐**などの症状が現れ、緊急手術を要することが多い。

通過障害の原因は、術後の**腸管の癒着**《ゆちゃく》がもっとも多く、これは**小腸**で起きやすい。

大腸閉塞の原因で多いのは、**腫瘍**《しゅよう》が大きくなり、腸管を塞ぐことだ。この場合、強い腹痛の前に、体重減少や血便、便柱の細小化などが認められる。そのほか、腸管がねじれる**腸軸捻転**《ちょうじくねんてん》、腸管が腹壁《ふくへき》からとび出す**腹壁ヘルニア**、腸管の腹腔《ふくくう》内への**嵌入**《かんにゅう》や、腸管壁の一部が肛門側の腸管内腔《ないくう》に引き込まれる**腸重積**《ちょうじゅうせき》なども原因となる。

検査／診断

腹部CT検査で絞扼の有無を確かめる

手術既往を確認し、腹部だけでなく、鼠《そ》径《けい》部《ぶ》まで必ず診察する。**圧痛**《あっつう》に加えて、**打診痛**や**反跳痛**《はんちょうつう》もある場合は、**腸管壊死**《ちょうかんえし》や**腹**《ふく》**膜炎**《まくえん》を起こして重症化している危険があり、注意が必要だ。

癒着で腸管が屈曲したり、腫瘍などで塞がれて血流が完全に途絶した**絞扼性腸閉塞**《こうやくせいちょうへいそく》では、やがて腸管が壊死し、**敗血症**《はいけつしょう》を起こして死に至る危険も高い。そのため腸閉塞の疑いがあるときは、絞扼性か否かを画像検査で確認する。**単純CT**《シーティー》**検査**と**造影CT検査**の両方をおこない、その画像を比較して判断するのが一般的である。

直腸の腫瘤《しゅりゅう》や癌性腹膜炎《がんせいふくまくえん》の疑いがある場合などは、診察時に**直腸診**も実施する。

器質的異常が認められない、大腸の異常もある

物理的な狭窄《きょうさく》や閉塞がない通過障害（イレウス）との鑑別も重要。

偽性腸閉塞《ぎせいちょうへいそく》

腸閉塞に似た症状が、急性／慢性に起こる

大腸の一部が急に拡張し、腸閉塞様症状《ちょうへいそくようしょうじょう》が出る急性偽性腸閉塞と、類似症状が小腸で続く慢性偽性腸閉塞（CIPO《シーアイピーオー》）がある。

慢性偽性腸閉塞の診断基準

- 6か月前からの腸閉塞症状
- うち12週は腹部膨満をともなう
- 画像検査で腸管拡張か鏡面像《きょうめんぞう》を認める
- 器質的狭窄、閉塞は除外できる

イレウス

腸管の麻痺で、蠕動運動《ぜんどううんどう》が低下する

術後などに腸管が麻痺し、通過障害が起こる。「機能性腸閉塞」ともよばれるが、最近は用語を厳密に使い分ける傾向にある。

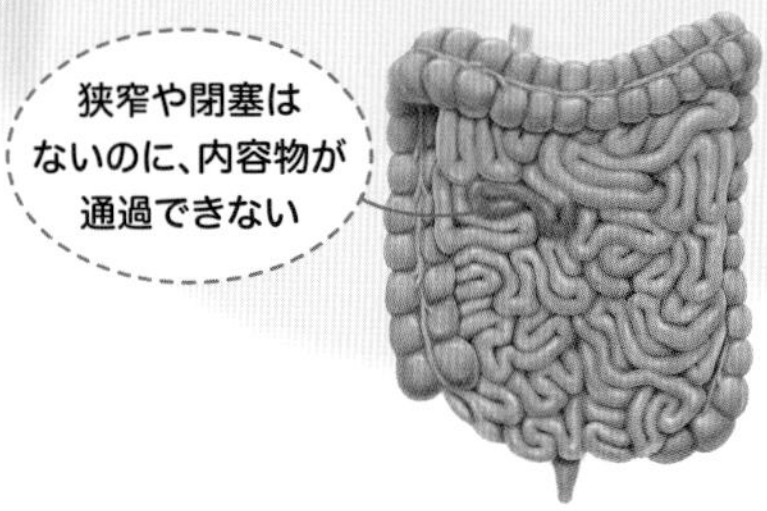

絞扼か癒着かによって、緊急度も治療法も異なる

手術既往と画像検査の結果から、原因、病態を特定し、
緊急手術が必要か否かを迅速に判断する。

病態

腹痛、腹部膨満感《ふくぶぼうまんかん》、嘔吐などが生じるのは、どちらのタイプも同じ。ただし絞扼性のほうが急激に発症し、はげしい痛みが生じる。

原因

手術既往あり

術後の癒《ゆ》着《ちゃく》 が原因

大腸癌《だいちょうがん》などの手術後に、腸管どうしが癒着して通過障害が起きるケースが最多。

手術既往なし

大腸癌 ⇒144
腹腔間隙《ふくくうかんげき》への腸管の嵌入《かんにゅう》
腸軸捻転《ちょうじくねんてん》
腹壁《ふくへき》ヘルニア
などが原因

原因はさまざま。手術既往があっても、これらの原因で発症することもある。

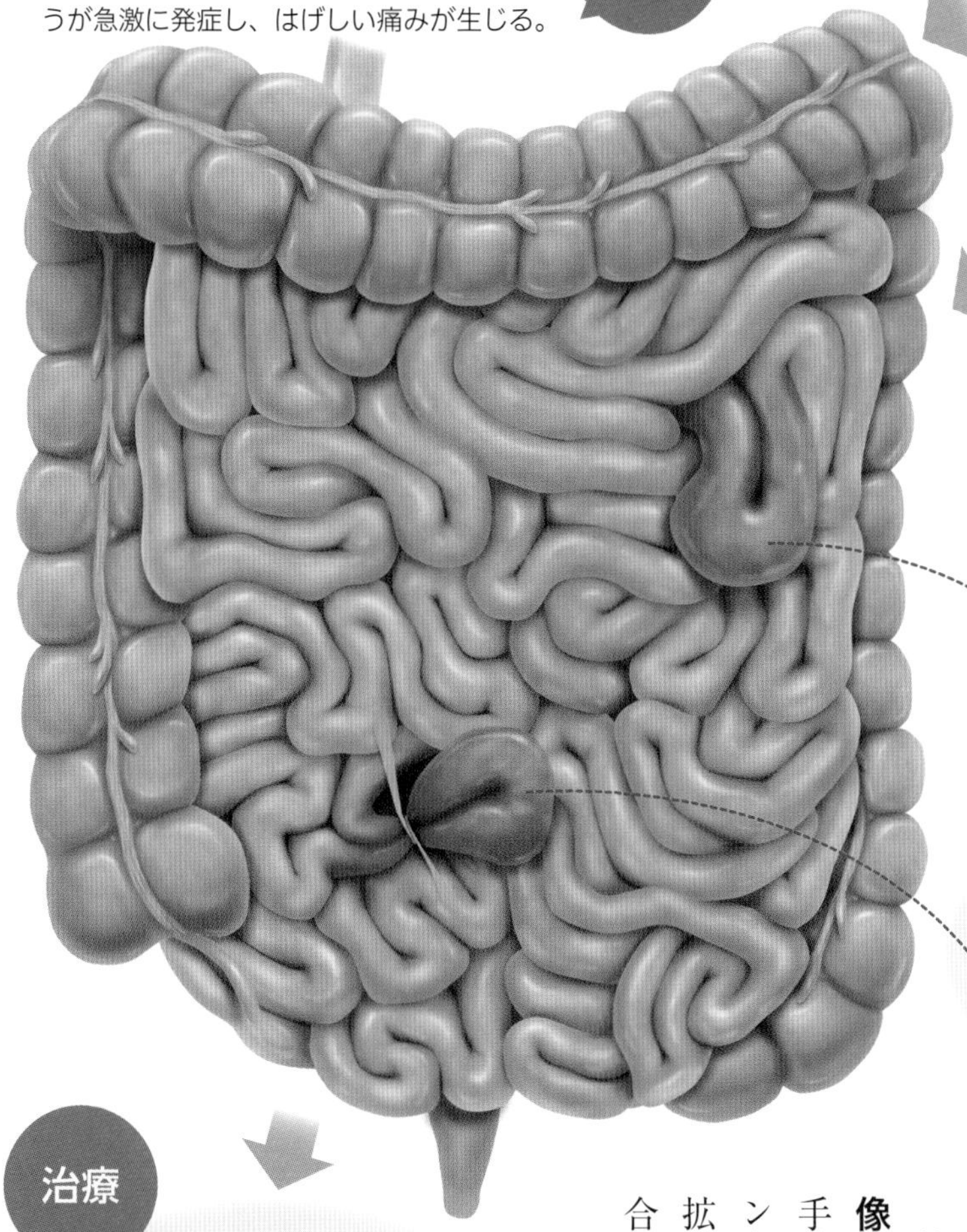

癒着性

腸管壁《ちょうかんへき》どうしや、腸管と腹壁などの一部が癒着。その結果、腸がねじれるなどして、腸管内腔《ないくう》が狭窄・閉塞する。

絞《こう》扼《やく》性《せい》

大網《だいもう》(腸管を覆う網状の膜)の一部など、何らかの索状物《さくじょうぶつ》で縛られたり、ねじれて結ばれたりして、血流障害が起きる。

治療

緊急手術

絞扼をすみやかに解除し、腸管循環を正常化

絞扼性では、手術で絞扼を解除する。腸の嵌頓《かんとん》や嵌入時も同様。癒着性では開腹でなく、腹腔鏡下《ふくくうきょうか》での治療が多い。

IVR《アイヴィーアール》(画像下治療)

バルーンと注腸用造影剤で、狭窄部を広げる

超音波やCT《シーティー》の画像を見ながらカテーテルを挿入。造影剤を注入してバルーンをふくらませ、狭窄部を拡張させる。

治療／予後

腸管虚血が認められたらすぐ緊急手術をおこなう

治療法は、病態によって異なる。血液ガス検査でアシドーシスを認める場合は、絞扼による腸管の**虚血**を疑い、**緊急手術**が必要と考える。時間が経過した嵌入がある場合も、原則的に手術をおこなう。

絞扼のない癒着性腸閉塞は、**IVR**《アイヴィーアール》（**画像下治療**）で改善することがある。狭窄部《きょうさくぶ》手前まで**イレウス管**を送り、先端のバルーンをふくらませ、造影剤を流して狭窄部を拡張させる方法だ。腹壁に癒着している場合は、**腹腔鏡下**《ふくくうきょうか》**手術**《しゅじゅつ》などで癒着を解除する。

機能性疾患の代表。腹痛と便通異常をくり返す

内視鏡検査などであきらかな異常がないのに、症状が持続する「機能性消化管疾患」のひとつ。腹痛や下痢、便秘の症状により、QOLが低下する。

「脳腸相関」によって、腸の運動、知覚に異常をきたす

腸から脳への知覚の伝達、脳の知覚処理異常などで、IBSの症状が生じる。

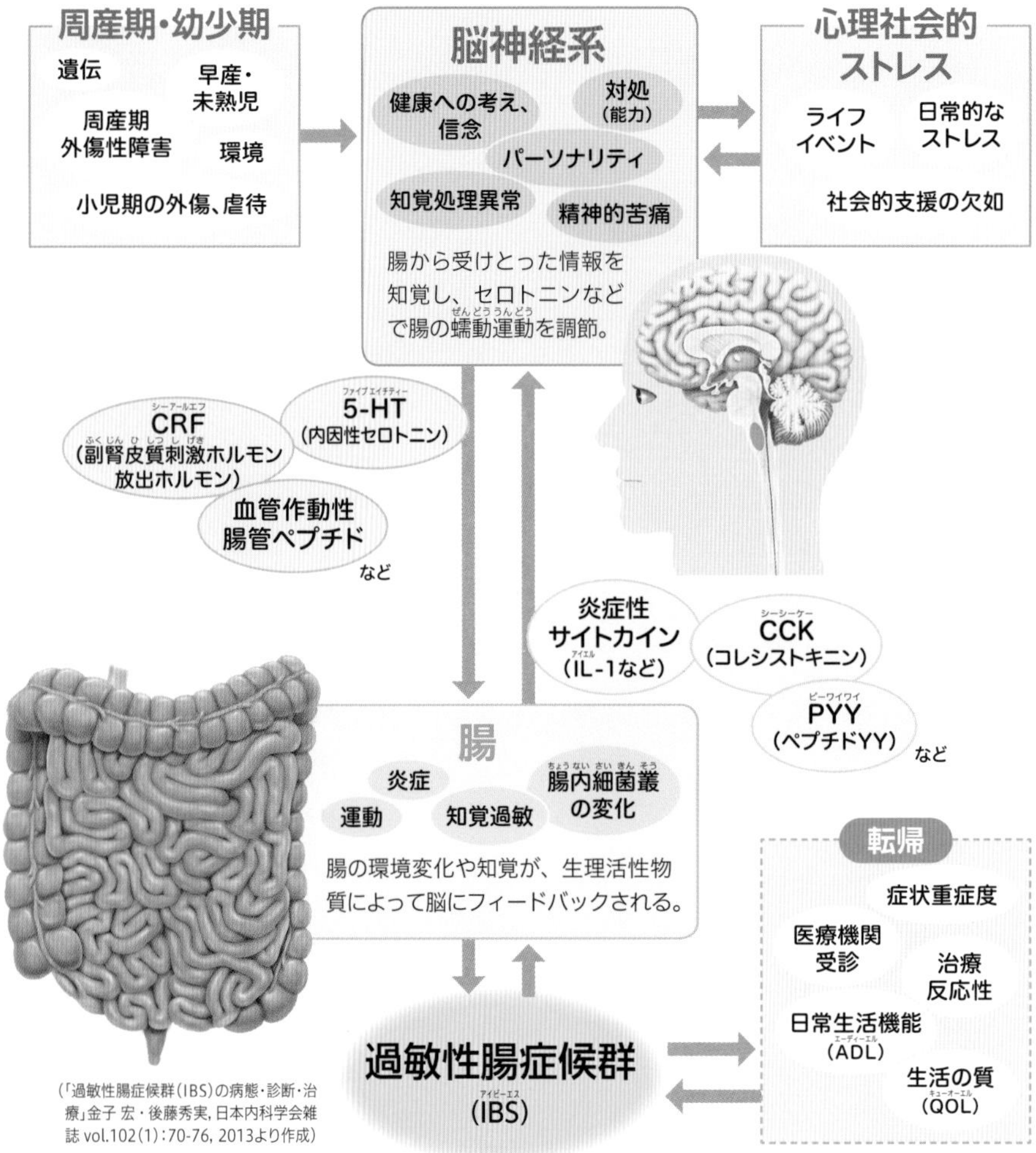

（「過敏性腸症候群（IBS）の病態・診断・治療」金子 宏・後藤秀実, 日本内科学会雑誌 vol.102（1）：70-76, 2013より作成）

病態生理／症状

ストレスなどが関与して発症。有病率は10％を超える

過敏性腸症候群（**IBS**《アイビーエス》）は、**腹痛**や**下痢・便秘**などの便通異常をくり返し、生活に支障をきたす疾患である。有病率は10％を超え、**下痢型**と**便秘型**、その**混合型**がある。

背景には、脳と腸管の相互関係「**脳腸相関**」がある。ＩＢＳでは、肉眼的異常がなくとも、腸管上皮《ちょうかんじょうひ》の透過性が亢進《こうしん》し、外界からの侵入物による微細な炎症が起きている。通常は脳で知覚されない異常だが、ＩＢＳでは内臓の**感覚刺激**を受けとる脳神経系が活性化し、脳に痛み刺激などが伝わる。これが腹痛の原因だ。症状発現には、**セロトニン**も強く関与する。ストレスなどで腸《ちょう》内細菌叢《ないさいきんそう》が変化すると、セロトニンの増加による下痢、減少による便秘が起きる。

4つのタイプごとに、適した治療薬を使う

便の性状とその割合で4タイプに分類し、適した治療薬を選ぶ。

BSS《ビーエスエス》（ブリストル便形状スケール）

Type7	Type6	Type5	Type4	Type3	Type2	Type1
水様便《すいようべん》	泥状便《でいじょうべん》	やや軟らかい便	普通便	やや硬い便	硬い便	コロコロ便
固形物を含まない、液体状の便。	不定形で、辺縁不整の崩れた便。	小塊の辺縁が鋭く切れた軟便。通過容易。	平滑で軟らかい、バナナ状の便。	表面に亀裂のある、バナナ状の便。	小塊が集合してかたまりとなった硬便。	小塊が分離した兎糞《とふん》状の硬便。通過困難。

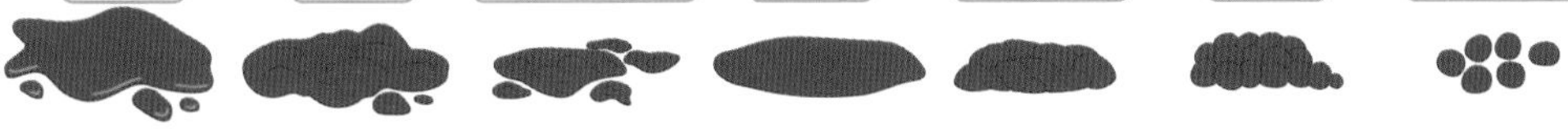

IBSの分類

分類不能型IBS（IBS-U）
便の性状が、右の「C」「M」「D」のいずれにもあてはまらないもの。

下痢型IBS（IBS-D）
泥状便や水様便が25％以上、硬い便やコロコロ便が25％未満を占める。

混合型IBS（IBS-M）
硬い便やコロコロ便が25％以上で、泥状便や水様便も25％以上見られる。

便秘型IBS（IBS-C）
コロコロ便や硬い便が25％以上、水様便または泥状便が25％未満を占める。

治療薬

プロバイオティクス
オリゴ糖類や食物繊維の摂取により、腸内細菌叢のバランスを改善する。

高分子重合体
消化管内での水分保持作用、内容物輸送作用があり、便秘にも下痢にも有効。

消化管機能調節薬（＋抗コリン薬）
蠕動運動を調整。便の回数、形状や、腹部症状を改善。

5-HT3《ファイブエイチティースリー》拮抗薬《きっこうやく》（男性）（＋止痢薬《しりやく》）
セロトニン受容体に作用し、腸管運動の亢進《こうしん》を抑制。

消化管機能調節薬（＋抗コリン薬）
蠕動運動を調整。便の回数、形状や、腹痛も改善する。

粘膜上皮機能変容薬《ねんまくじょうひきのうへんようやく》（＋下剤）
小腸での腸液分泌を高め、便を柔軟化。便秘型に有効。

検査／診断

週1日以上の腹痛と、排便との関連などが診断要件

内視鏡検査をしても器質的異常がなく、過去3か月間、週1回以上の腹痛があることが前提だ。そのうえで、「①排便によって症状が軽減」「②排便頻度の変化と関連」「③便形状の変化と関連」のうちふたつ以上にあてはまり、6か月以上前から症状が出現していれば、IBSと診断できる。

治療／予後

食事と生活改善、薬物治療でQOLの向上をめざす

機能性疾患の治療では、ていねいな問診で患者・医師間の信頼関係を構築したうえで、治療を始めることが重要だ。

食事内容やストレスで症状が誘発されることが多く、まずは**食事・生活改善**の指導をおこなう。薬物療法では、**消化管機能調節薬**、**粘膜上皮機能変容薬《ねんまくじょうひきのうへんようやく》**、**高分子重合体**などを、タイプ別に使い分ける。精神的影響が強いようなら、抗うつ薬、抗不安薬も使用し、必要なら心理療法の実施も考える。

潰瘍性大腸炎、クローン病ともに炎症による腹部症状が続く

炎症性腸疾患として代表的なのは、潰瘍性大腸炎、クローン病の2疾患だ。いずれも特定の原因は解明されておらず、難病指定されている。

病態生理／症状

腹痛、下痢、血便が代表的。寛解と再燃をくり返す

炎症性腸疾患（**IBD**《アイビーディー》）は、腸の炎症が慢性的に見られたり、炎症の再発・再燃をくり返す疾患の総称で、おもに**潰瘍性大腸炎**《かいようせいだいちょうえん》（**UC**《ユーシー》）と**クローン病**（**CD**《シーディー》）をさす。

潰瘍性大腸炎は、大腸に**びらん**や**潰瘍**を生じるもので、炎症は肛門近くに始まり、上行結腸《じょうこうけっちょう》へと連続的に広がることが多い。

クローン病では、口腔《こうくう》から肛門まですべての消化管で、炎症による**潰瘍**や**狭窄**《きょうさく》が生じうるが、多発部位は小腸と大腸、とくに回盲部《かいもうぶ》である。

どちらも原因不明の難治性疾患で、**腹痛**や頻回な**下痢**、**血便**などの症状により、生活に支障をきたす。また長期的に炎症が継続していると、大腸癌《だいちょうがん》のリスクも高くなる。

原因不明の炎症性疾患。それぞれ3つのタイプがある

病態は異なるが、危険因子の多くが共通している。

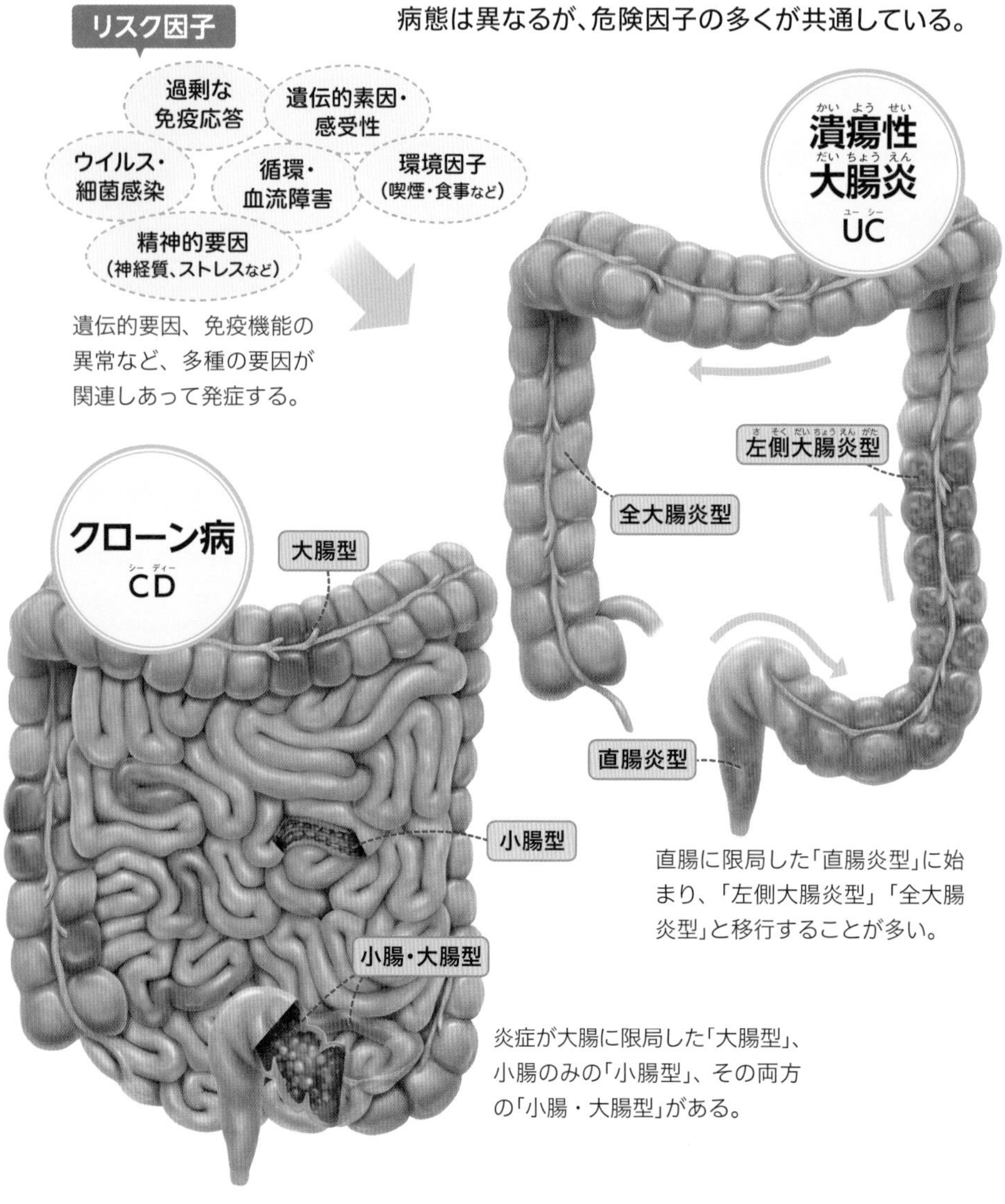

遺伝的要因、免疫機能の異常など、多種の要因が関連しあって発症する。

直腸に限局した「直腸炎型」に始まり、「左側大腸炎型」「全大腸炎型」と移行することが多い。

炎症が大腸に限局した「大腸型」、小腸のみの「小腸型」、その両方の「小腸・大腸型」がある。

生物学的製剤の進歩で、治療効果が高まっている

根治療法はなく、重症度に応じて薬を選択し、長期寛解維持をめざす。

重症度分類

クローン病 CD

	CDAI（クローン病活動性指標）	合併症	炎症（CRP値）	治療反応
軽症	150〜220	なし	わずかな上昇	——
中等症	220〜450	明らかな腸閉塞《ちょうへいそく》などなし	明らかな上昇	軽症治療に反応しない
重症	450<	腸閉塞、膿瘍《のうよう》など	高度上昇	治療反応不良

潰瘍性大腸炎 UC

	重症	中等症	軽症
1）排便回数	6回以上	重症と軽症との中間	4回以下
2）顕血便《けんけつべん》	（+++）		（+）〜（−）
3）発熱	37.5℃以上		（−）
4）頻脈《ひんみゃく》	90回/分以上		（−）
5）貧血	Hb《エイチビー》10g/dL以下		（−）
6）赤沈《せきちん》またはCRP《シーアールピー》	30㎜/時間以上 3.0㎎/dL以上		正常 正常

（「潰瘍性大腸炎・クローン病 診断基準・治療指針」厚生労働科学研究費補助金 難治性疾患等政策研究事業「難治性炎症性腸管障害に関する調査研究」（鈴木班）、令和元年度分担研究報告書より引用）

治療

クローン病 CD

寛解導入療法

- 軽症〜中等症：●ステロイド経口 ●5-ASA製剤
- 中等症〜重症：●ステロイド経口 ●抗菌薬
- 重症：●ステロイド経口または静注 ●抗TNF-α抗体 ●抗$\alpha_4\beta_7$インテグリン抗体 ●抗IL-12/23p《ピー》40抗体

＋ 栄養療法（経腸栄養が基本）

寛解維持療法

●5-ASA製剤 ●免疫調整剤 ●抗TNF-α抗体
●抗$\alpha_4\beta_7$インテグリン抗体 ●抗IL-12/23p40抗体

＋ 在宅経腸栄養療法

潰瘍性大腸炎と同様に炎症を抑える薬、抗体製剤を使用。重症例、寛解維持期には、腸管への負荷を減らす栄養療法も併用。

潰瘍性大腸炎 UC

寛解導入療法

直腸炎型

- ●経口剤：5《ファイブ》-ASA《エーエスエー》製剤
- ●坐剤：5-ASA坐剤、ステロイド坐剤
- ●注腸剤：5-ASA注腸、ステロイド注腸

左側大腸炎型 **全大腸炎型**

- 軽症〜中等症：●経口剤：5-ASA製剤 ●注腸剤：5-ASA注腸、ステロイド注腸
- ↓
- 重症：●ステロイド点滴静注
- ↓
- 難治例：●免疫調整剤 ●血球成分除去療法 ●抗《こう》TNF《ティーエヌエフ》-α《アルファ》抗体《こうたい》 ●JAK《ジェイエーケー》阻害薬《そがいやく》 ●抗α《アルファ》$_4\beta$《ベータ》$_7$インテグリン抗体 ●抗IL《アイエル》-12/23p40抗体

寛解維持療法

- 非難治例：●5-ASA製剤（経口剤・注腸剤・坐剤）
- 難治例：●免疫調整剤 ●抗TNF-α抗体 ●抗$\alpha_4\beta_7$インテグリン抗体

炎症を抑える5-ASA製剤、ステロイドが基本だが、新たな抗体製剤が続々と登場し、難治例でもコントロール可能となった。

検査／診断

大腸内視鏡検査、MRエンテログラフィなどで診断

大腸内視鏡検査で病変を確認するほか、感染性腸炎など、他疾患を除外するための検査をおこなう。**クローン病**では、小腸と大腸、とくに好発部である回盲部までよく確認する必要があり、**MR《エムアール》エンテログラフィ検査**などの小腸検査もあわせておこなう。

治療／予後

寛解導入療法から始め、維持療法で安定をはかる

いずれも根治的な治療法は確立しておらず、治療目的は、症状のない寛解状態を長期に維持し、QOL《キューオーエル》を保つことにある。

難治性の狭窄、穿孔《せんこう》、大出血などがあれば手術対象となるが、基本は**薬物療法**だ。まず**5《ファイブ》-ASA《エーエスエー》製剤**や**ステロイド**を使用して炎症を鎮め、寛解後はステロイド以外の薬に切り替える。現在は炎症の原因となる抗《こう》体《たい》に作用する**抗TNF《ティーエヌエフ》-α《アルファ》抗体**、**抗α《アルファ》$_4\beta$《ベータ》$_7$インテグリン抗体**などが次々に登場し、長期の症状コントロールが可能になっている。

生命予後にも影響する。適切な薬剤選択で治療を

便秘を「腹部の不快症状のひとつ」と軽視すると、全身症状の悪化につながる。現在は、ガイドラインに沿った適切な治療が推奨されている。

3つのタイプがあり、いずれも生命予後に影響している

慢性便秘症があると、重大疾患の発症率が高まる。

便秘症の定義

罹患率14％ **慢性便秘症**

排便回数の減少 かつ／または 排便困難を認める

週3回未満の排便しかない状態、または排便困難による怒責《どせき》、残便感、頻回便が6か月以上続く。

慢性便秘症の分類

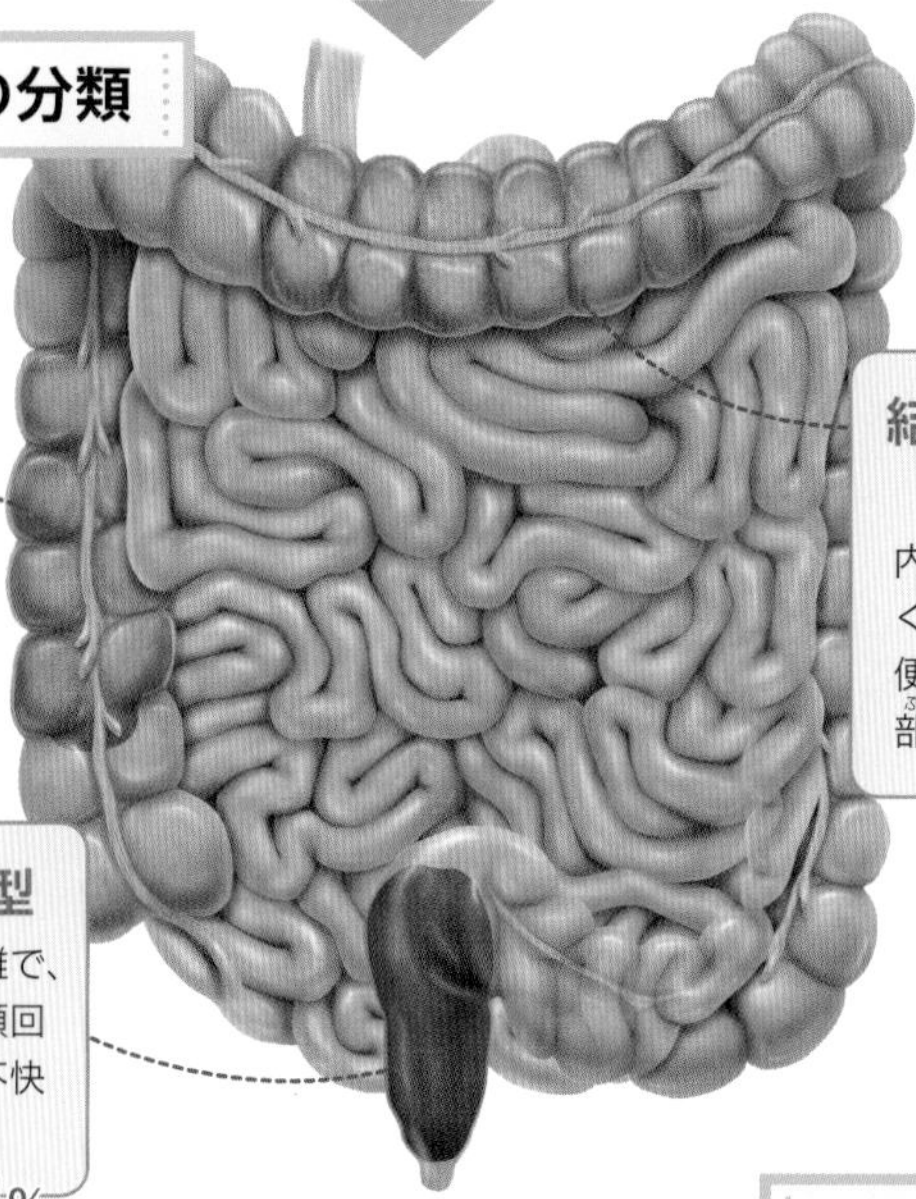

I 結腸通過時間正常型

便秘症の半数以上を占める。蠕動運《ぜんどううん》動《どう》も、内容物の結腸通過時間も正常。

59％

II 結腸通過時間遅延型

内容物の通過が遅く、硬便による排便困難、腹痛、腹《ふく》部膨満感《ぶぼうまんかん》が生じる。

13％

III 便排出障害型

軟便でも排便困難で、怒責、残便感、頻回便やそれによる不快感がある。

25％

影響／予後

血管障害や糖尿病、腎臓病などとも関連が深く、発作や疾患の増悪をまねく原因となる。

- サルコペニア／フレイル
- 糖尿病性神経障害
- 脳血管疾患
- CKD《シーケーディー》（慢性腎臓病）の増悪
- QOL《キューオーエル》の低下
- 心血管疾患

病態生理／症状

排便が週に3回未満か、怒責、残便感などがある

便秘症は、「本来体外へ排出すべき糞便《ふんべん》を十分量かつ快適に排出できない状態」と定義される。**排便回数の減少**（週3回未満）、または**排便困難**が主症状だ。

具体的な症状としては、排便回数が減ることで起こる**腹痛**や**腹部膨満感**《ふくぶぼうまんかん》など、硬便による**排便困難**や過度の**怒責**《どせき》（**いきみ**）などがあげられる。便は軟便でも、排出しにくいことから起こる過度の怒責や残便感なども、慢性便秘症の症状である。

過度の怒責は血圧の上昇をまねき、脳血管疾患、心血管疾患の発症要因になっている。CKD《シーケーディー》（慢性腎臓病）の増悪原因でもあり、慢性便秘症は「ただの不快症状」ではなく、生命予後にかかわる疾患といえる。

酸化マグネシウムのほか、便を軟化させる薬なども有効

酸化マグネシウムをはじめ、腸管内の水分量を調整する薬を中心に使う。

生活改善

食習慣
水分・食物繊維の摂取、プロバイオティクス食品の摂取など。

睡眠・運動習慣
十分な睡眠、運動とその後の休息により、蠕動運動が活発になる。

排便習慣
排便時は、上体と大腿部の角度が35°になるよう、前傾姿勢をとる。

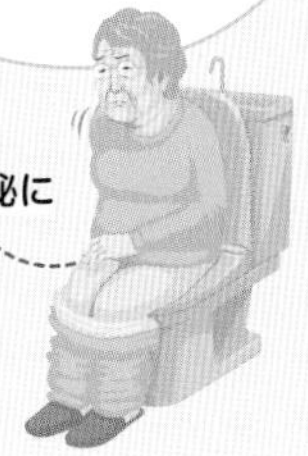

排便時の姿勢も便秘につながる

薬物治療

1st line

酸化マグネシウム
浸透圧の調整で腸管内に水分を引き込み、便を適度にやわらかくする。

多量の水で飲むように指導

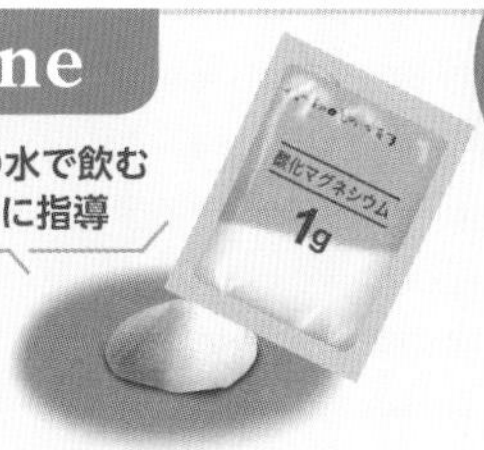

2nd line

リナクロチド
腸管内の水分量を増やし、痛覚過敏による腹痛なども改善。

エロビキシバット
胆汁酸《たんじゅうさん》量を増やして便を軟化させ、腸の蠕動運動も促進する。

ルビプロストン
小腸粘膜上皮《しょうちょうねんまくじょうひ》のクロライドイオン受容体に作用し、水分量を増やす。

漢方薬
大黄甘草湯《だいおうかんぞうとう》など。大黄の含有量が多い薬ほど、作用が強い。

ラクツロース
水分量を増やすほか、プロバイオティクス効果も期待できる。

PEG《ペグ》製剤
水分子と結合し、便中水分量を増やす。硬さの調整もしやすい。

3rd line

長期に使わず頓用で！

刺激性下剤
腸管刺激作用が高いが、耐性がつきやすく、長期使用は厳禁。

酸化マグネシウム
2nd lineでも効果がない場合に、併用薬として使う。

（『なぜ？ どうする？ がわかる！ 便秘症の診かたと治しかた』中島 淳、南江堂、2019より作成）

検査／診断
大腸癌や炎症性腸疾患との鑑別を必ずおこなう

診断で重要なのは、**大腸癌**《だいちょうがん》（↓P144）や**炎症性腸疾患**（↓P134）などで腸管が閉塞・狭窄《きょうさく》するといった、器質的原因の排除である。多少でも可能性があれば、**直腸診**や**大腸内視鏡検査**をおこなう。異常がなければ、問診で便秘症のタイプを同定する。

治療／予後
刺激性下剤を漫然と使うことは避ける

患者満足度を高めるためにも、すみやかに効果が得られる**薬物療法**、長期的な改善のための**生活指導**を並行しておこなう。

薬物療法での第一選択は、古くからある**酸化マグネシウム**である。効果がなければ、同じく浸透圧性の、新規薬剤群から選ぶ。

注意すべきは、刺激性下剤を漫然と使用しないことだ。連続して使用していると、耐性がついて難治性便秘に陥りやすく、その後の治療に難渋する。即効性を期待するときのみ、頓服として使用するよう心がける。

腸管の血流障害で腹痛、下痢、血便が生じる

腸管への血流が阻害され、虚血による腹痛下痢、血便などの症状が現れるのが虚血性大腸炎だ。多くは一過性だが、腸管閉塞が持続する例もある。

病態生理／症状

「腹痛」「下痢」「血便」が虚血性腸炎の3大徴候

虚血性腸炎は、腸管の血流障害によって炎症を生じる疾患の総称である。まれに小腸でも起きるが、多くは大腸炎であり、大半が**下行結腸**《かこうけっちょう》と**S状結腸**《エスじょうけっちょう》で生じる。

特徴は、**腹痛**と**下痢**、**血便**の3大症状が突然現れることだ。前駆症状はないが、発症前に便秘が続いていた例も多い。腹痛は左下腹部に生じることが多く、悪心や嘔吐をともなう。その後すぐ下痢を起こし、やがて鮮血便となる。数日で軽快することが多いが、5～10％で再発が認められる。

明確な原因は不明だが、高血圧や動脈硬《どうみゃくこう》化《か》などの血管側の要因と、便秘や大腸内視鏡検査経験など腸管側の要因の双方で、腸管の虚血が起こると考えられている。

検査／診断

上腸間膜動脈血栓症など、致死的疾患との鑑別を

下部消化管内視鏡検査をおこなうと、特徴的な所見が見られる。急性期には、結腸ヒモに沿って潰瘍《かいよう》が生じる**縦走潰瘍**《じゅうそうかいよう》、**浮腫**《ふしゅ》や**発赤**、**びらん**などが、慢性期には潰瘍後の瘢痕《はんこん》が認められる。縦走潰瘍はX《エックス》線検査でも確認できる。生検をおこなうと、粘膜上皮の変性や脱落・壊死《えし》などの特徴も見られる。

鑑別診断も重要である。大腸の血管を支配している上腸間膜動脈《じょうちょうかんまくどうみゃく》が血栓などで閉塞していると、大腸も虚血状態となる。症状は似ているが、**上腸間膜動脈血栓症**は致死率が高いため、**CT**《シーティー》**検査**などですみやかに鑑別を進める。感染性腸炎などを除外するため、便の**培養検査**の実施や、抗菌薬使用の有無の確認も必須である。

治療／予後

多くは保存的治療だが、壊死性では手術をおこなう

症状や血液検査、内視鏡検査などから重症度を判断して、治療方針をたてる。

一過性や**狭窄型**《きょうさくがた》は、絶食や輸液による保存療法で、**腸管安静**を保つことが基本である。軽症であれば入院を必要としないが、高齢者や持病がある場合は、軽症でも入院治療が望ましい。発熱例、重症例では、感染予防のため抗菌薬を投与することもある。

症状が持続してしまう場合は、中心静脈栄養や鎮痛薬投与をおこなう。狭窄型が進行して、強度の狭窄や閉塞を起こした場合には、手術が必要になる。

まれだが、血流障害のために腸管が壊死し、発症時から症状が重篤なことがある。この**壊死型**では、緊急手術が必要になる。

多くは「一過性型」「狭窄型」だが、壊死に至る例もある

虚血による症状の多くは一時的だが、腸管の狭窄が持続したり、腸管が壊死《えし》する例もある。

病態

リスクファクター

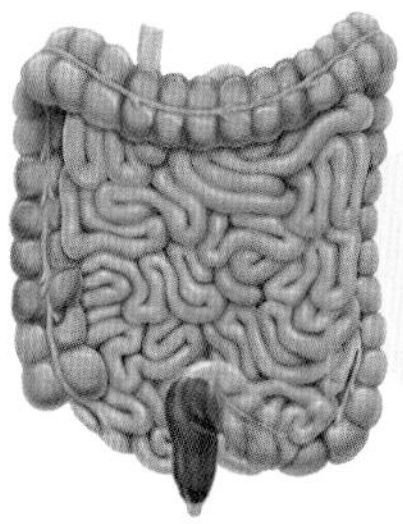

腸管側因子

便秘のほか、内視鏡検査、浣腸などによる腸管内圧の上昇、蠕動運《ぜんどううん》動《どう》の亢進《こうしん》が発症の引き金に。

血管側因子

高血圧、動脈硬化性疾患《どうみゃくこうかせいしっかん》、狭心症・心筋梗塞などの虚血性心疾患、不整脈などの基礎疾患が関係。

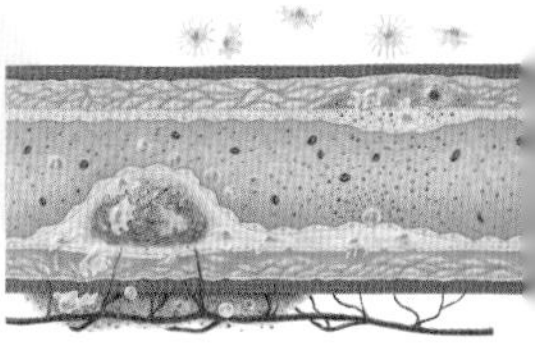

診断基準と分類

壊死型　約10%

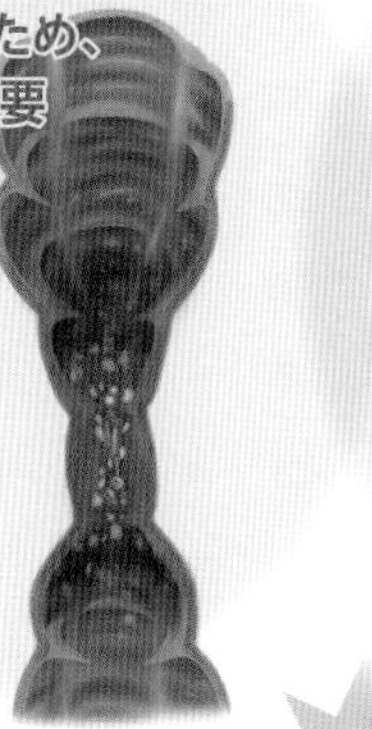

不可逆的変化のため、緊急手術が必要

血流不足のため腸管が壊死したり、穿孔《せんこう》が生じたりする重症例。自然治癒することなく、緊急手術などを必要とする。

狭窄型《きょうさくがた》　約35%

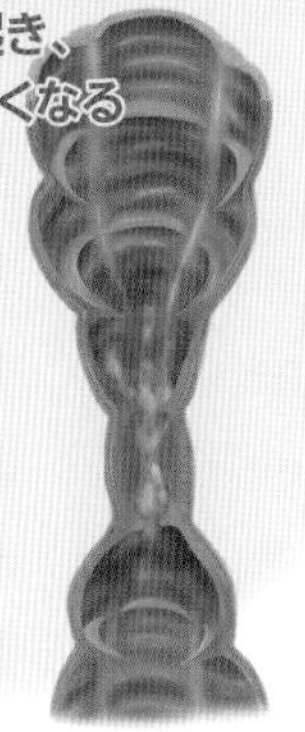

血流障害が起き、内腔《ないくう》が一部せまくなる

一過性型に比べ、基礎疾患や腹部手術歴をもつ人に多い。一過性より炎症、症状ともに重い。高度狭窄では手術も検討する。

一過性型　約65%

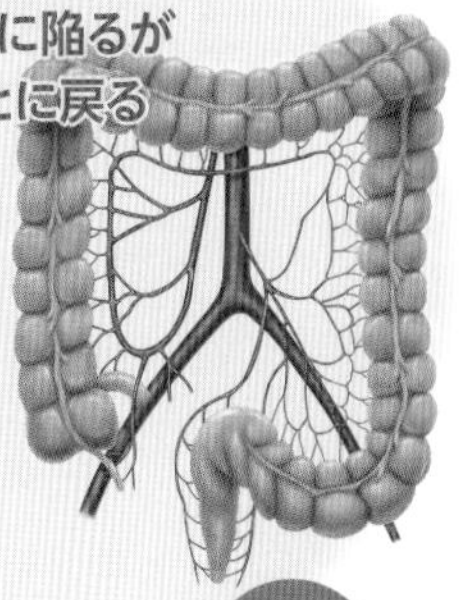

一時的に虚血に陥るが短時間でもとに戻る

器質的異常はなく、虚血が短時間で改善、症状も数日内に自然軽快。大量の食事摂取後などに起こりやすい。

診断基準

1 腹痛と下血で急激に発症

2 直腸を除く左側結腸《さそくけっちょう》に発生

3 抗生物質の未使用

4 糞便《ふんべん》あるいは生検組織の細菌培養が陰性

5 特徴的な内視鏡像とその経時的変化
急性期：発赤、浮腫《ふしゅ》、出血、縦走潰瘍《じゅうそうかいよう》
慢性期：正常～縦走潰瘍瘢痕《じゅうそうかいようはんこん》（一過性型）
管腔狭小化《かんくうきょうしょうか》、縦走潰瘍瘢痕（狭窄型）

6 特徴的なX《エックス》線像とその経時的変化
急性期：母指圧痕像《ぼしあっこんぞう》、縦走潰瘍
慢性期：正常～縦走潰瘍瘢痕（一過性型）
管腔狭小化、縦走潰瘍瘢痕、
嚢《のう》形成（狭窄型）

7 特徴的な生検組織像
急性期：粘膜上皮《ねんまくじょうひ》の変性・脱落・壊死、再生、
出血、水腫《すいしゅ》、蛋白成分に富む滲出物
慢性期：担鉄細胞《たんてつさいぼう》

3、4の必須項目に該当し、特徴的な経緯であること、他疾患を除外できることが要件。

（「虚血性腸病変の臨床像：虚血性大腸炎の再評価と問題点を中心に」飯田三雄，胃と腸 vol.28(9):899-912，1993より引用）

治療

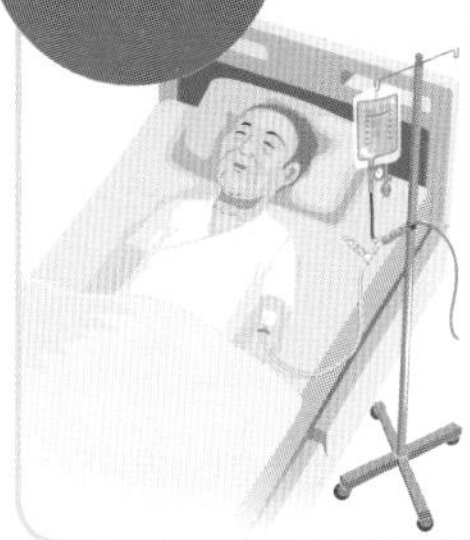

保存的治療

補液　安静　絶食

中心静脈栄養（症状が高度で持続する場合）

絶食と輸液で腸管の安静を保つ。軽症なら入院せず、在宅での腸管安静で治癒することも多い。

手術療法

頻度としては低いが、壊死した腸管の切除が必要になる例もある。

内視鏡的治療

内視鏡的バルーン拡張術などで、狭窄した腸管を広げ、虚血を解除。

薬物治療

痛みには鎮痛薬、鎮痙薬《ちんけいやく》、二次感染予防として抗菌薬を使用することも。

中年男性に多く、肥満などがリスクとなる

大腸壁の一部が漿膜側に突出するのが「大腸憩室」で、ここに炎症や出血などの病変が生じ、腹痛などを起こすものを「大腸憩室症」という。

病態生理／症状

大腸壁の一部が漿膜側に突出。炎症や出血を起こしやすい

消化管壁《しょうかかんへき》の一部が、外側に突出してできる袋状のふくらみを**憩室《けいしつ》**という。ほかの消化管にもできるが、大腸でとりわけ生じやすい。大腸憩室の発生頻度は年齢とともに増加し、憩室の数も増えていく。

憩室自体は無症状だが、憩室に糞便《ふんべん》や残《ざん》渣《さ》物《ぶつ》が入り込み、化膿性の炎症を生じると、腹痛などが現れる。この状態を、**大腸憩室炎**という。日本では右側の**上行結腸《じょうこうけっちょう》**に起きやすかったが、近年は左側の**下行結腸《かこうけっちょう》**や**S《エス》状結腸《じょうけっちょう》**での発症例が増えている。これは、欧米型食生活に関係すると考えられている。

憩室炎が進展して大腸壁が損傷されると、憩室から出血することもある（**大腸憩室出血**）。この場合、**血便**の症状が突然現れる。

憩室に炎症、出血が生じると、急性腹症を起こす

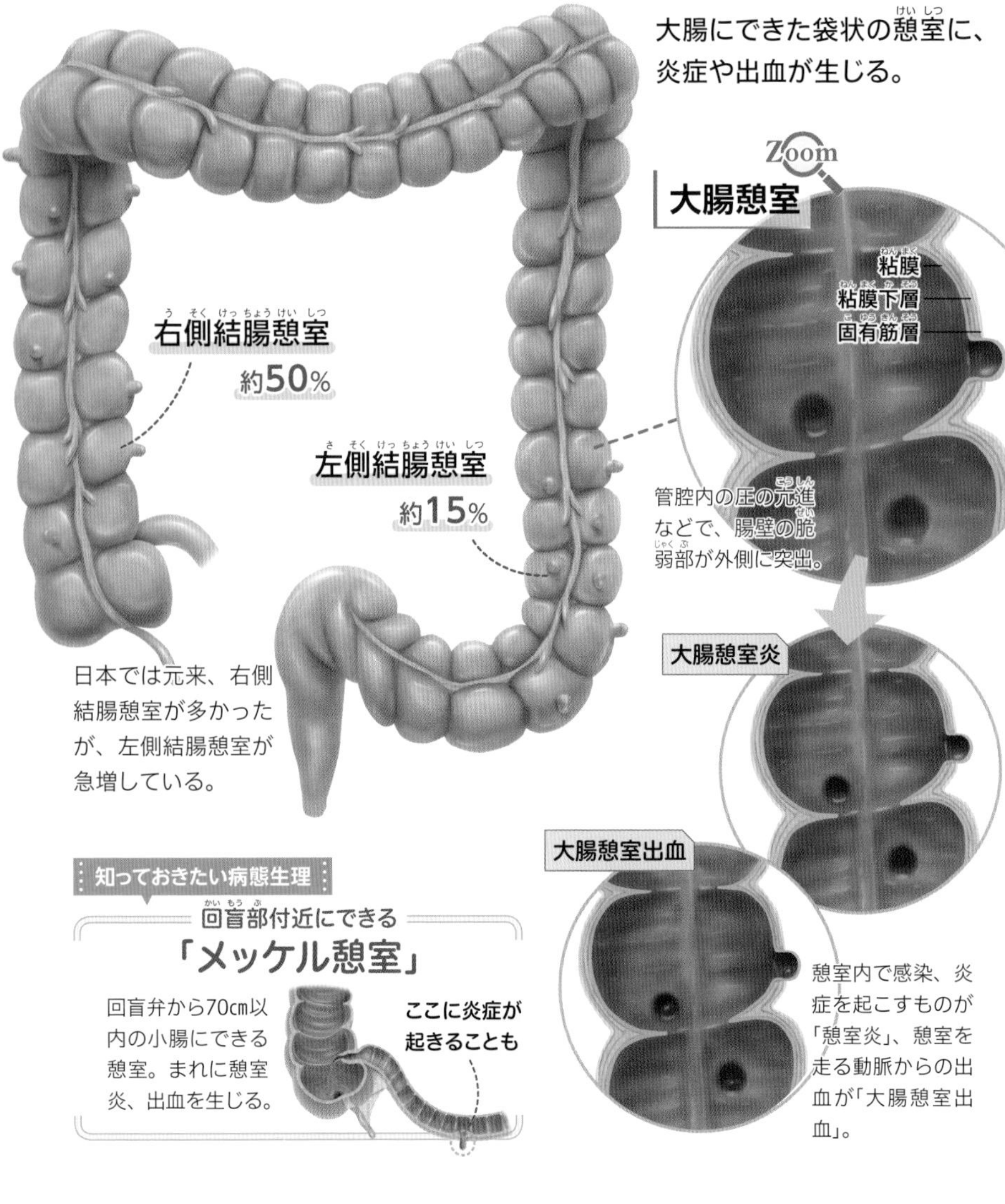

膿瘍、瘻孔がなければ抗菌薬治療、あれば手術も検討

膿瘍や穿孔の有無、およびその程度により、治療法が異なってくる。

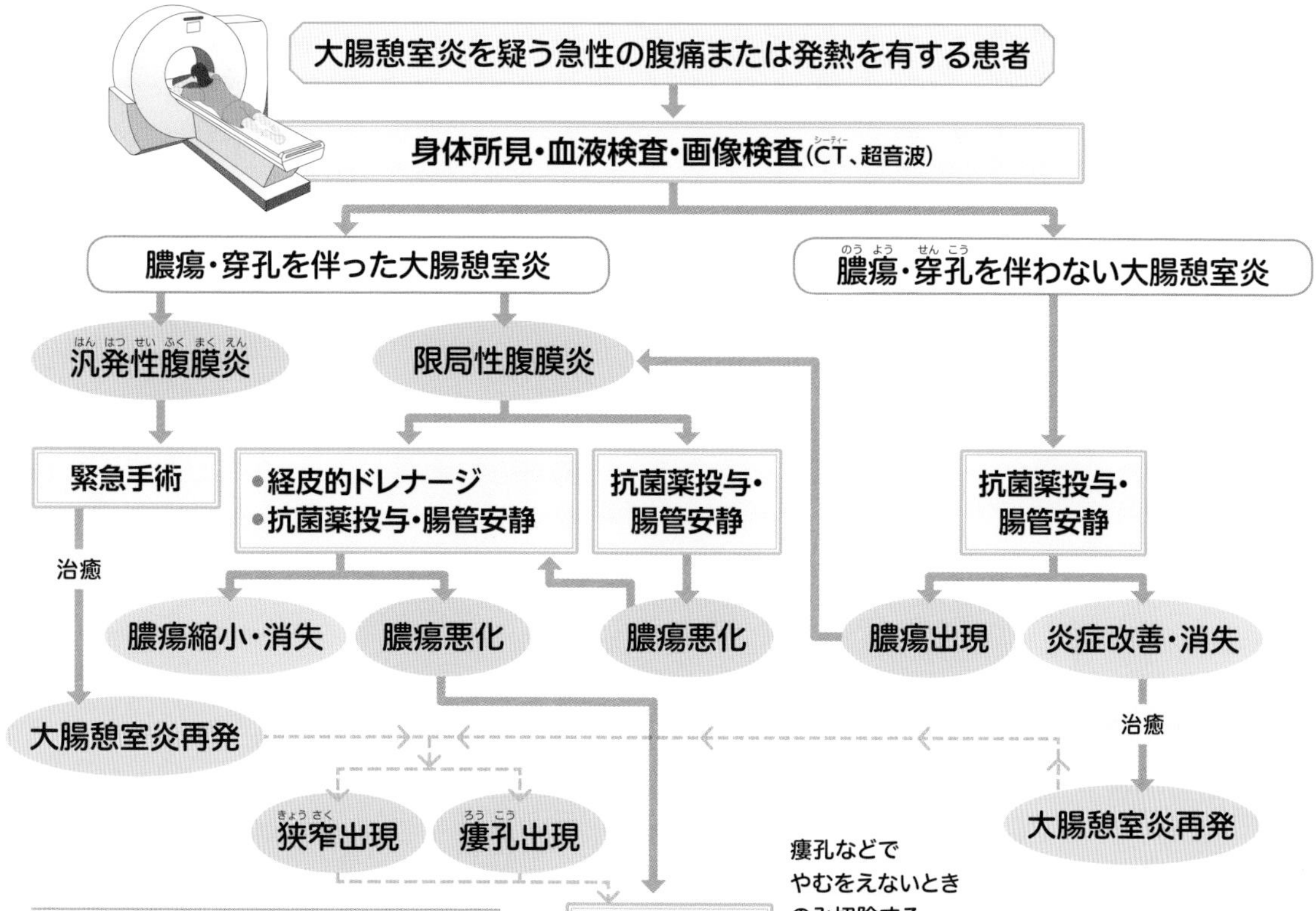

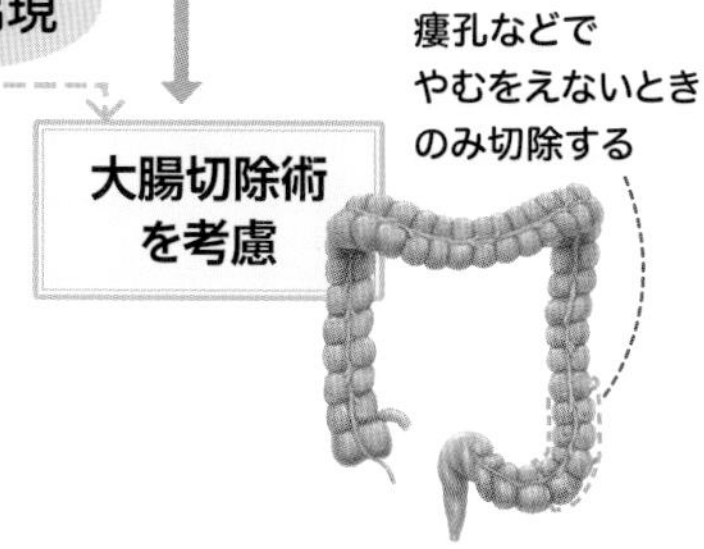

膿瘍や穿孔がなければ抗菌薬治療、腸管安静が基本。膿瘍、穿孔があり腹膜炎を起こしている場合は、膿瘍のドレナージ、手術による腸管切除なども検討。

（「大腸憩室症（憩室出血・憩室炎）ガイドライン」一般財団法人日本消化管学会，日本消化管学会雑誌 vol.1（Supplement）：1-52，2017より引用）

大腸憩室出血では内視鏡的に止血する

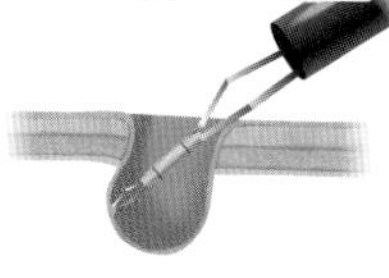

スコープ先端から出したクリップで血管をはさんで止血するか、高張食塩水エピネフリンなどの止血剤を注入する。

検査／診断

CTや超音波検査で診断。とくに膿瘍や穿孔の有無が重要

発熱、悪心、嘔吐などの症状、腹部の反《はん》跳痛《ちょうつう》、腹膜刺激症状《ふくまくしげきしょうじょう》などがあれば、憩室炎を疑って**CT《シーティー》検査**をおこない、膿瘍《のうよう》や穿孔《せんこう》、腹膜炎《ふくまくえん》などの合併症の有無も確認する。近年は、マルチスライスCTデータをもとに三次元画像を表示する**CTコロノグラフィ**が普及し、病状をよりくわしく確認できる。

治療／予後

炎症、出血をくり返す再発例では、重症化しやすい

膿瘍や穿孔がない**大腸憩室炎**では、腸管の安静と食事制限、抗菌薬などで対処する。膿瘍が小さな場合も、**保存療法**の対象だ。大きな膿瘍や穿孔がある場合、炎症をくり返す場合は、病変部の**腸管切除**を検討する。**大腸憩室出血**の場合、内視鏡検査で出血源が同定できれば、クリップなどでそのまま止血する。止血困難なとき、出血源不明のときは、出血した動脈を人工的に閉塞させる**動脈塞栓術**《どうみゃくそくせんじゅつ》や、腸管切除などを考慮する。

6㎜以上のポリープは内視鏡的に切除する

大腸検診などで頻繁に見つかる大腸ポリープは、良性・悪性を問わないが、やがて癌化する可能性があり、一定以上の大きさなら切除が勧められる。

単発のポリープのほか、多発性の「ポリポーシス」もある

大腸ポリープでもっとも多いのは通常型《つうじょうがた》腺腫《せんしゅ》で、癌化の可能性がある。

大腸ポリープ

大きな腺腫《せんしゅ》ほど、癌化《がんか》の可能性が高い

粘膜が隆起してできた「低異型度腺腫《ていいけいどせんしゅ》」が「高異型度腺腫」となり、癌病巣に進展。この過程にはAPC《エーピーシー》、KRAS《ケーラス》などの遺伝子の変異が関与する。

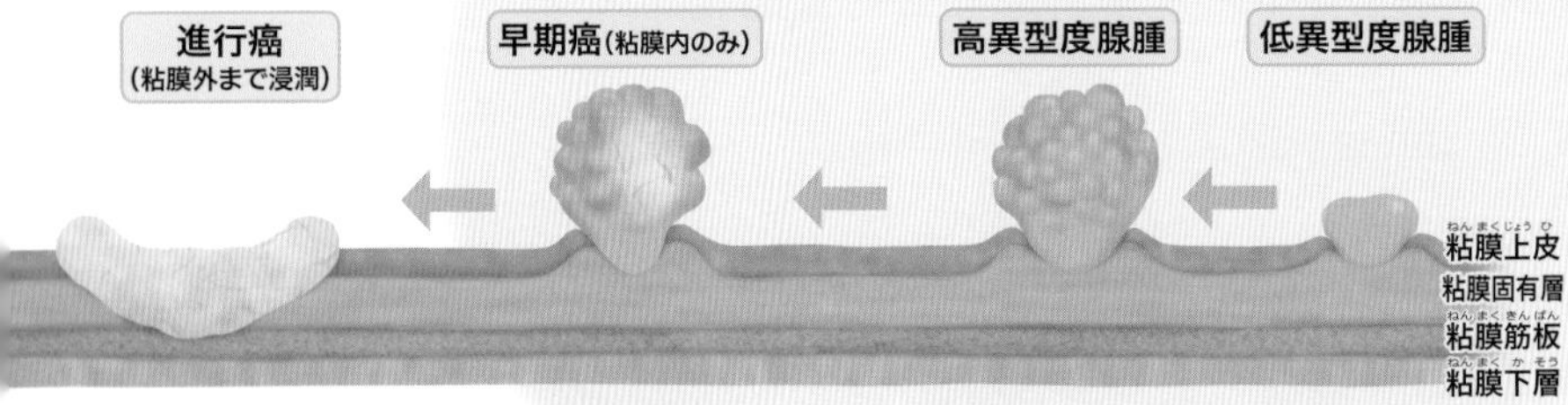

大腸ポリポーシス

遺伝的要因などで大腸内にポリープが多発

同じ組織型のポリープが多発。「家族性ポリポーシス(FAP《エーエフピー》)」「Peutz-Jeghers《ポイツジェガース》症候群(PJS《ピージェーエス》)」「若年性ポリポーシス(JPS《ジェーピーエス》)」などで見られ、FAPでは大腸内に100個以上もの腺腫を認める。

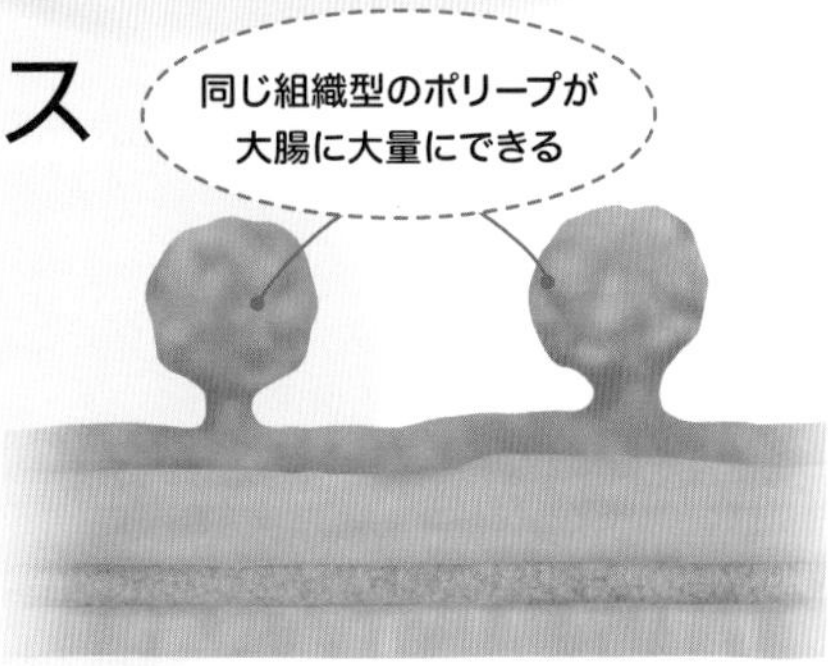

病態生理/症状

前癌病変である「腺腫」がもっとも多い

大腸ポリープは、良悪性を問わず、大腸内腔に向かって限局的に隆起する病変をさす。

組織学的な分類でもっとも多いのが、腺《せん》組織《そしき》の上皮細胞《じょうひさいぼう》から生じる**通常型腺腫《つうじょうがたせんしゅ》**だ。「**管状腺腫《かんじょうせんしゅ》**」「**管状絨毛腺腫《かんじょうじゅうもうせんしゅ》**」「**絨毛腺腫**」「**平坦腺腫《へいたんせんしゅ》**」の4種があり、いずれも最初は良性であっても、やがて癌化《がんか》する可能性がある。癌化の予測にとくに役立つのは、腺腫の大きさだ。管状腺腫・管状絨毛腺腫では、径10㎜未満で癌化率15%、径10～20㎜未満で39%、20㎜以上で65・9%の癌化率と報告されている。

このほかにも、「**鋸歯状《きょしじょう》ポリープ**」「**ポリポイド腺癌《せんがん》**」などのポリープで、癌化のリスクがあることが報告されている。

大きさごとに手技を選択。ポリポーシスでは手術を考慮

径6㎜以上のポリープは内視鏡下で切除。形や大きさによって、適した手技を選ぶ。

ポリープの治療

ESD《イーエスディー》（内視鏡的粘膜下層剥離術《ないしきょうてきねんまくかそうはくりじゅつ》）

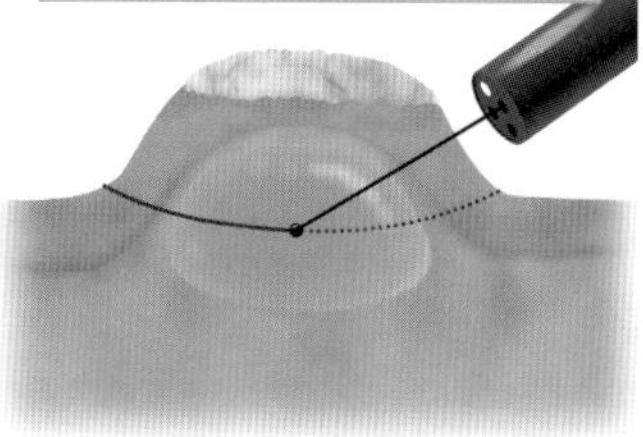

スネアでの切除が困難な大きな病変は、ナイフを使って剥離する。

EMR《イーエムアール》（内視鏡的粘膜切除術《ないしきょうてきねんまくせつじょじゅつ》）

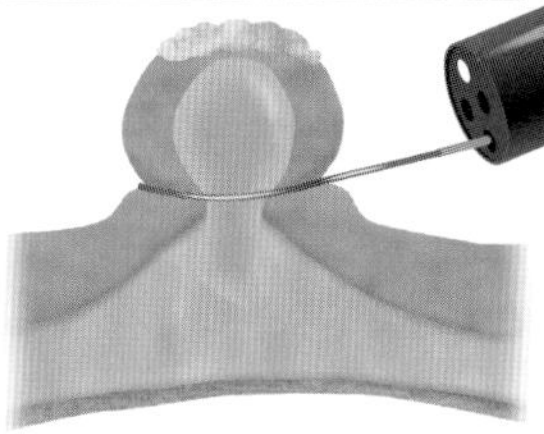

平坦な病変は生理食塩水などで隆起させてから、スネアで切除。

ポリペクトミー

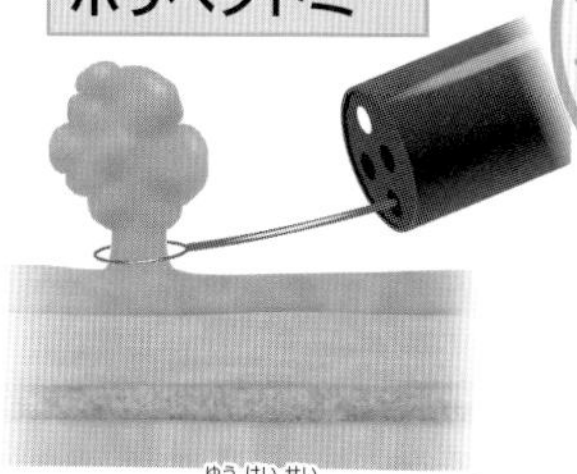

径20㎜以下の有茎性《ゆうけいせい》ポリープが対象。金属製の輪（スネア）を引っかけ、電流で焼ききる。

ポリポーシスの治療

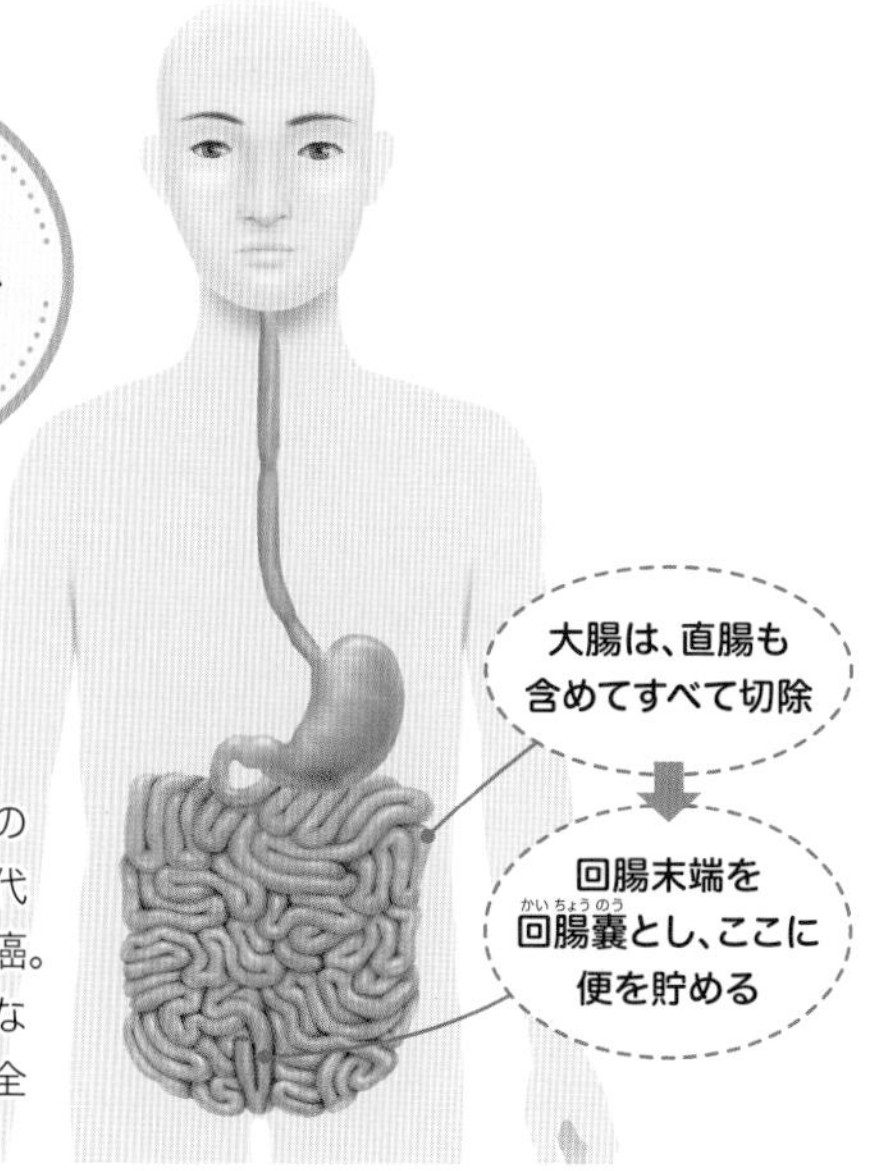

FAPでは大腸癌の危険が高く、40代までに半数が発癌。20代での予防的な大腸全摘、結腸全摘が推奨される。

検査／診断

内視鏡検査で大きさや性状を確かめる

ポリープの発見・治療には、**下部内視鏡検査**が最適である。癌化するおそれの高い腺腫か否か、すでに癌化していないかを確認するため、色素で病変部を見やすくする**色素コントラスト法**などで観察する。

早期癌との鑑別はとくに重要で、大きさ、表面の性状、出血のしやすさ、陥凹《かんおう》や光沢の有無などが、判断材料となる。

粘膜を超えて浸潤したポリープの場合は、緊満感があって硬く、形がより不整形であることが、癌を疑う特徴だ。内視鏡で切除可能か否かの判断には、超音波内視鏡（E《イー》US《ユーエス》）検査などで、粘膜外のどのあたりまで浸潤しているかの**壁深達度**《へきしんたつど》を見る。

治療／予後

6㎜以上は切除し、3年以内にサーベイランスを

6㎜以上ある腺腫は、癌化する危険性が高く、**内視鏡的切除**の対象となる。ただしそれより小さくても、癌の可能性がある鋸歯状病変、表面陥凹型（→P144）の病変、あるいは癌との鑑別が困難な病変は、癌化の危険性があり、切除が勧められる。

一方、6㎜未満の小さな隆起型病変、比較的癌化しにくい過誤腫性《かごしゅせい》ポリープなどは、経過観察とし、6㎜を超えたとき、癌化を疑う徴候が見られたときに切除する。

切除法には**ポリペクトミー**、**EMR**《イーエムアール》、**E**《イー》**SD**《エスディー》があり、大きさと形状で使い分ける。切除後は3年以内に内視鏡検査をして、癌化がないか見る**サーベイランス**をおこなう。

直腸癌、S状結腸癌が多くを占める

大腸癌は本来欧米に多かったが、日本でも増加し、最多の癌となりつつある。早期なら内視鏡的切除、進行例では外科的切除によって、根治をめざす。

ステージIb以上では、手術が推奨される

進行例ではリンパ節《せつ》郭《かく》清《せい》を含めた外科的切除で、再発を予防する。

ステージ0

表面型の「デノボ癌《がん》」は、より悪性度が高い

粘膜《ねんまく》固有層《こゆうそう》のみにとどまる、壁深達度《へきしんたつど》「Tis」の早期癌。大腸ポリープと同様の隆起型と、表面型がある。後者は粘膜下層への浸潤が速く、悪性度が高い。

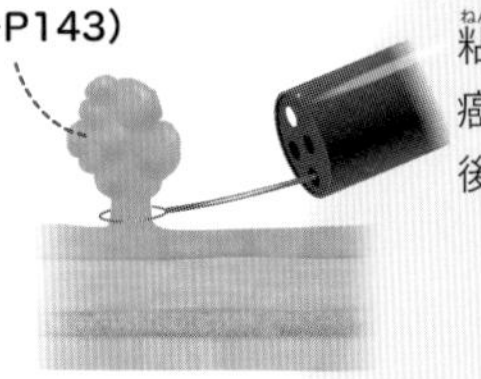

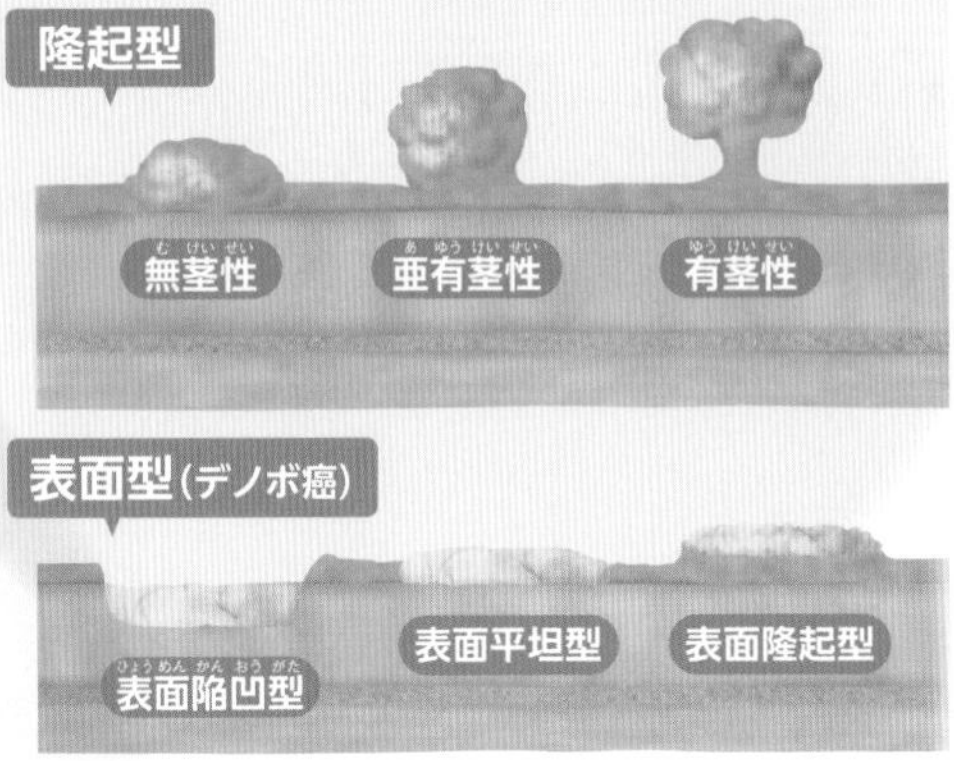

ステージⅠ

T1までは内視鏡でも治療可能。T2なら手術で切除する

粘膜下層まで浸潤した「T1」はステージⅠaで、可能なら内視鏡的に治療。固有筋層までの「T2」はステージⅠbでリンパ節郭清を含めた手術で治療。

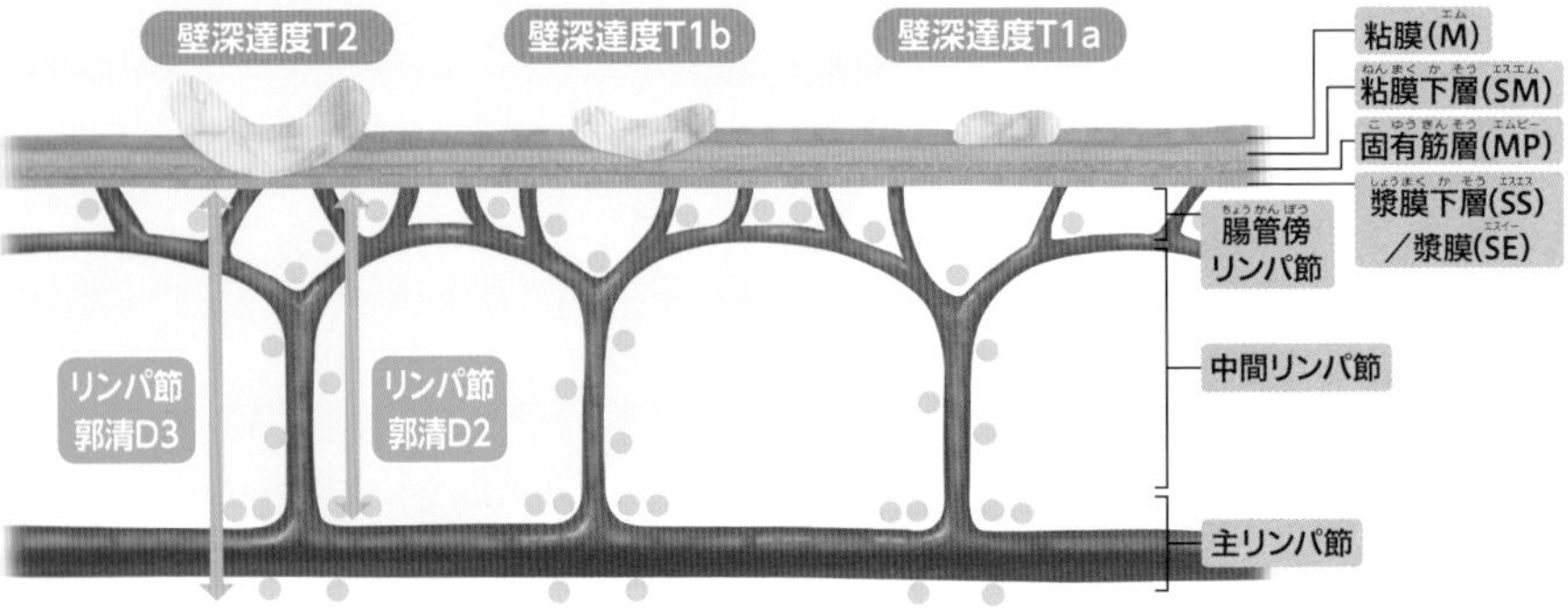

病態生理／症状

進行すると、下血や便柱の細小化などの症状が出る

早期大腸癌《だいちょうがん》には、低異型度腺腫《ていいけいどせんしゅ》から高異型度腺腫へと進展していく**隆起型**と、粘膜が最初から癌化《がんか》する**表面型**がある。症状はほぼなく、検診などで発見される。

癌病巣が大きくなって粘膜を超え、固有筋《こゆうきん》層《そう》以上に深く浸潤したものは**進行癌**で、下血やしぶり腹、便の細小化などが見られる。

発症には**欧米型食生活**や**家族歴**が関与し、最近ではフソバクテリウムなどの**腸内細菌**の影響にも注目が集まっている。

検査／診断

スクリーニングには便潜血、診断には内視鏡が有効

スクリーニングには**便潜血検査**が有効だ

ステージⅣ

転移巣も含めた手術か、集学的治療を検討

遠隔転移がある段階。1臓器ならⅣA、2臓器以上はⅣB、腹膜転移があればⅣC。遠隔転移巣も切除可能なら手術を考慮、不可能なら薬物治療を開始する。

一次治療
殺細胞性薬《さつさいぼうせいやく》と、遺伝子検査で変異が確認できれば分子標的薬も使用。

二次治療
薬に反応しなくなったとき、副作用で継続困難な場合は別の薬に変更。

三～五次治療
効果がなければ、未使用の殺細胞性薬、分子標的薬に変更していく。

免疫チェックポイント阻害薬《そがいやく》を使うことも

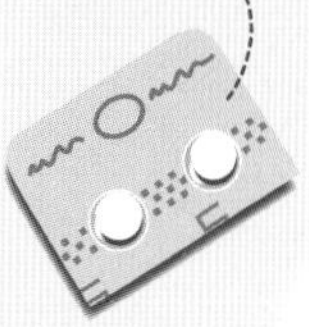

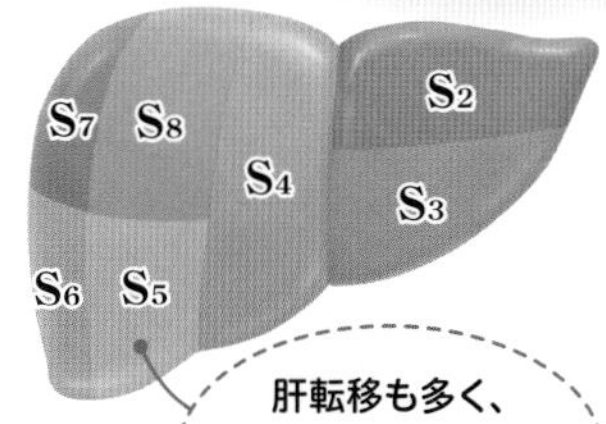

肝転移も多く、可能なら部分切除か区域切除

ステージⅡ

T3、T4では手術が必須。直腸癌ではロボット支援手術も有用

漿膜下層までの「T3」はステージⅡA、臓側腹膜《ぞうそくふくまく》を貫通した「T4a」はⅡB、他臓器に浸潤したT4bではⅡC。転移はない。手術適応で、多数の神経が走る直腸手術ではロボット支援手術も有効。

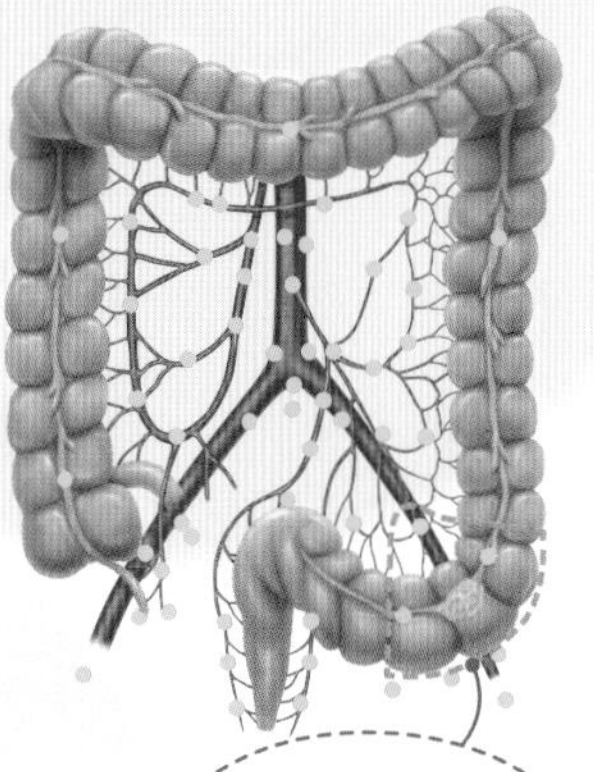

左右10㎝分の腸管と、血管に沿ったリンパ節を切除

ステージⅢ

術後の補助化学療法で、再発を防ぐ

壁深達度がT1～T4bで、周囲のリンパ節に転移が生じている段階。リンパ節郭清を含めた手術をおこない、術後は下記の補助化学療法を実施。

術後化学療法のレジメン

CAPOX《カポックス》療法 ●カペシタビン(Cape) ●オキサリプラチン(OX)	FOLFOX《フォルフォックス》療法 ●フルオロウラシル(5-FU) ●レボホリナートカルシウム(l-LV) ●オキサリプラチン(OX)
FL《エフエル》療法 ●フルオロウラシル(5-FU) ●レボホリナートカルシウム(l-LV)	Cape《ケイプ》療法 ●カペシタビン(Cape)
S-1単独療法 ●テガフール・ギメラシル・オテラシルカリウム配合(S-1)	UFT《ユーエフティー》/LV《エルヴィー》療法 ●テガフール・ウラシル(UFT) ●ホリナートカルシウム(LV)

が、確実な拾い上げと診断には、**内視鏡検査**が欠かせない。**色素内視鏡**、**拡大内視鏡**、NBI《エヌビーアイ》などの**画像強調内視鏡**などで形状をよく観察し、組織採取もおこなう。壁深《へきしん》達度《たつど》の診断には**超音波内視鏡検査**が役立つ。

さらに**CT《シーティー》検査**や**MRI《エムアールアイ》検査**で、リンパ節転移、遠隔転移を確認し、TNM《ティーエヌエム》分類（→P123）に則って進行度を判断する。

治療／予後

5年生存率は高く、ステージⅢまでなら80％以上

内視鏡的治療が可能なのは、0期の早期癌と、Ⅰ期で浸潤が軽度な場合だ。それ以降は手術が必要で、結腸癌《けっちょうがん》では病巣の左右10㎝の腸管と腸管傍《ちょうかんぼう》リンパ節を切除し、残った腸管を吻合《ふんごう》する。直腸癌手術では、可能なら**内肛門括約筋切除術《ないこうもんかつやくきんせつじょじゅつ》**（**ISR《アイエスアール》**）などで、再発予防と機能温存をめざす。温存困難なら、肛門まで切除して**人工肛門**を造設する。Ⅳ期で転移巣の切除が不可能な場合は、**薬物療法**や**放射線療法**の適応となる。

ほかの消化器癌に比べて治癒率は高く、0期やⅠ期なら5年生存率は90％以上、Ⅱ期でも80％以上と報告されている。

慢性ではB型・C型、急性ではE型肝炎などに注意

急性肝炎では、肝炎ウイルスが急激に増殖し、黄疸などの症状をきたす。このうち一部は慢性化し、肝硬変や肝癌を発症する危険がある。

急性肝炎を発症するほか、一部は劇症肝炎に

急性肝炎の症状が見られたら、生活歴や輸血歴なども確認し、検査につなげる。

肝炎ウイルス別の特徴

	A型肝炎	B型肝炎	C型肝炎	D型肝炎	E型肝炎
原因ウイルスと大きさ	HAV《エイチエーヴィー》、27nm	HBV《エイチビーヴィー》、42nm	HCV《エイチシーヴィー》、60nm	HDV《エイチディーヴィー》、37nm	HEV《エイチイーヴィー》、34nm
ウイルスの特徴	RNA《アールエヌエー》、7.5kb、linear《リニア》、ss、＋《プラス》鎖《さ》	DNA《ディーエヌエー》、3.2kb、circular《サーキュラー》、ss/ds	RNA、10kb、linear、ss、＋鎖	RNA、1.7kb、circular、ss、－《マイナス》鎖《さ》	RNA、7.6kb、linear、ss、＋鎖
感染様式	経口（便）	経皮（血液） 母児感染	経皮（血液） 母児感染	経皮（血液） 母児感染	経口（便）
潜伏期	4週	1～6か月	1～3か月	1～6か月	40日
好発年齢	60歳以下	青年	青年、壮年	青年	不定
流行発生	あり	なし	なし	なし	あり
感染形態	急性	急性、慢性	急性、慢性	急性、慢性	急性
肝細胞癌《かんさいぼうがん》	なし	あり	あり	あり	なし
劇症肝炎	まれ	あり	まれ	あり	あり （妊婦に多い）
予防	HA《エイチエー》ワクチン ヒト免疫 グロブリン	HBワクチン HBs《エイチビーエス》抗体《こうたい》含有 ヒト免疫グロブリン（HBIG《エイチビーアイジー》）	なし	HBVワクチン	なし

（『研修ノートシリーズ　消化器研修ノート 改訂第2版』永井良三総監修、中島 淳責任編集、五十嵐良典・榎本信幸・穂苅量太、診断と治療社、2016より引用）

B・C型では慢性化、B型では劇症肝炎の危険がある。D型はまれでB型との同時感染でのみ発症。

急性ウイルス性肝炎の特徴

黄疸《おうだん》

感冒様《かんぼうよう》症状（発熱、咽頭痛《いんとうつう》、頭痛など）

全身倦怠感《ぜんしんけんたいかん》

嘔気・嘔吐

褐色尿《かっしょくにょう》

腹痛

など

感冒様症状を前駆症状とし、その後、黄疸や嘔気・嘔吐、腹痛などを発症。

劇症肝炎の症状

意識障害

意識レベルの低下や、見当識障害など。

肝性脳症

アンモニアなどが脳に毒性を及ぼす。

羽《は》ばたき振戦《しんせん》

手関節の背屈《はいくつ》を保てず震えるように動く。

など

病態生理／症状

AからEまで5タイプあり、B、Cが慢性化しやすい

肝細胞で増殖する**肝炎ウイルス**は、A～Eまで5種類ある。いずれも**急性肝炎**として発症し、全身倦怠感《ぜんしんけんたいかん》、嘔気・嘔吐などの症状をきたす。**A型**、**E型**は**汚染食品や水**が感染経路で、かつては少なかったE型も、ジビエ料理などからの感染例が増えている。**B**、**C**、**D型**は**血液感染**が主で、輸血、針刺し事故、性行為などがリスクとなる。

このうちB型、C型は**慢性化**し、**肝硬変《かんこうへん》**、**肝癌《かんがん》**に至る危険がある。とくにC型肝炎は慢性化率が高く、約7割で感染が持続。「**高齢**」「**線維化進展例**」「**男性**」では発癌リスクがより高い。B型肝炎では1～6か月の潜伏期間を経て発症し、10～20％が慢性化する。

慢性肝炎の治療薬が進歩し、ほとんどは治癒できる

とくにC型肝炎の治癒率は劇的に向上し、現在ではほとんどの例でウイルス排除が可能。

B型 慢性肝炎

治療開始基準
- HBV DNA　2000IU/mL≧
- ALT《エーエルティー》　31U/L≧

核酸アナログ
- ETV ●TDF ●TAF
（単剤または併用）

効果あり、その後再燃

1 核酸アナログ（ETV、TDF、TAF 単剤または併用）
2 Peg-IFNまたはIFN

Peg-IFN（ペグインターフェロン）

効果なし

核酸アナログ
- ETV（エンテカビル）
- TDF（テノホビル）
- TAF（テノホビル アラフェナミド）

効果あり、その後再燃

1 Peg-IFNまたはIFN
2 核酸アナログ（ETV、TDF、TAF 単剤または併用）

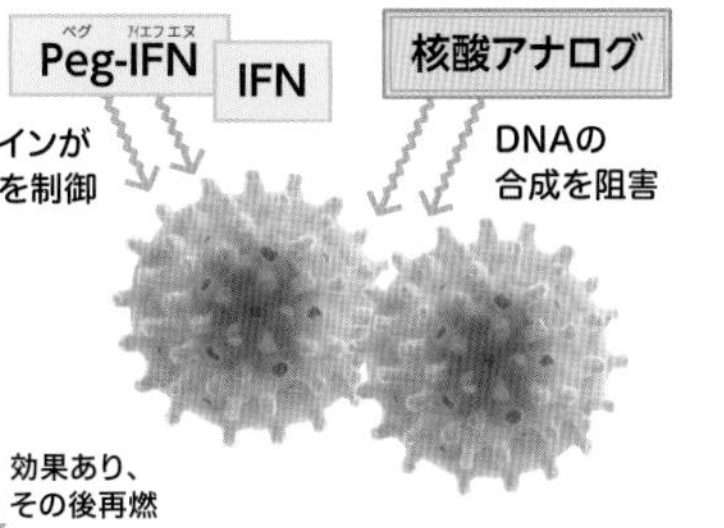

ウイルスが一定量を超えたら、治療を開始

ウイルスの活動が活発になった時点で、ペグインターフェロンや核酸アナログを用いて、ウイルスの増殖を抑制。肝硬変《かんこうへん》への移行、肝癌《かんがん》を防ぐ。

C型 慢性肝炎

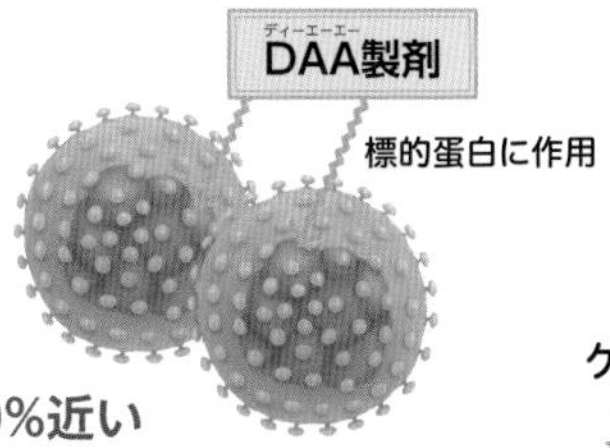

DAA製剤で、100%近いウイルス排除率に

HCVに直接作用する、インターフェロンフリーのDAA製剤を、ゲノタイプに合わせて使用。現在では100%近いウイルス排除率が達成されている。

治療前の検査項目

HCVゲノタイプ　肝癌の有無　HCV RNA量　薬剤耐性

ゲノタイプ1型
- SOF/LDV（ソホスブビル／レジパスビル合剤）
- EBR/GZR（エルバスビル／グラゾプレビル合剤）
- GLE/PIB（グレカプレビル／ピブレンタスビル合剤）

ゲノタイプ2型
- SOF+RBV（ソホスブビル+リバビリン）
- GLE/PIB（グレカプレビル／ピブレンタスビル合剤）
- SOF/LDV（ソホスブビル／レジパスビル合剤）

不成功

- GLE/PIB（グレカプレビル／ピブレンタスビル合剤）　12週
- SOF/VEL+RBV（ソホスブビル／ベルパタスビル合剤+リバビリン）　24週

検査／診断

ウイルス量、ゲノタイプなどを治療前に確認しておく

血液検査の**ALT《エーエルティー》値**や**AST《エーエスティー》値**で、肝機能障害の有無を確認する。次に抗体《こうたい》や抗原《こうげん》など、A～E型それぞれの**肝炎ウイルスマーカー**を調べ、感染ウイルスを同定。さらに治療方針や治療薬を決めるため、ウイルスの量や**ゲノタイプ（遺伝子型）**も確認する。

治療／予後

B型では核酸アナログなど、C型ではDAA製剤で治療

急性肝炎は自然治癒することが多いが、黄疸《おうだん》がある場合は入院して安静を保つ。

B型慢性肝炎では、ウイルスの増殖を抑える**核酸アナログ**か、免疫細胞を活性化する**ペグインターフェロン**で、ウイルス量を減らす。すでに肝硬変に至っている場合も、線維化の進展、非代償性肝硬変への移行を防ぐことが重要だ。C型慢性肝炎では近年、インターフェロンを用いない、**DAA《ディーエーエー》（経口直接作用型抗ウイルス薬）**が開発され、ウイルスを確実に排除できるようになった。

肝性脳症、腹水などの合併症にも対処する

肝疾患による慢性的な炎症で、肝障害が進んだ状態が肝硬変だ。多くはウイルス性肝炎が原因だが、NAFLDなどによる発症も増えている。

黄疸などの症状に加え、全身の合併症も起きやすい

正常な肝細胞が機能を代償しきれなくなると、下のような合併症が生じる。

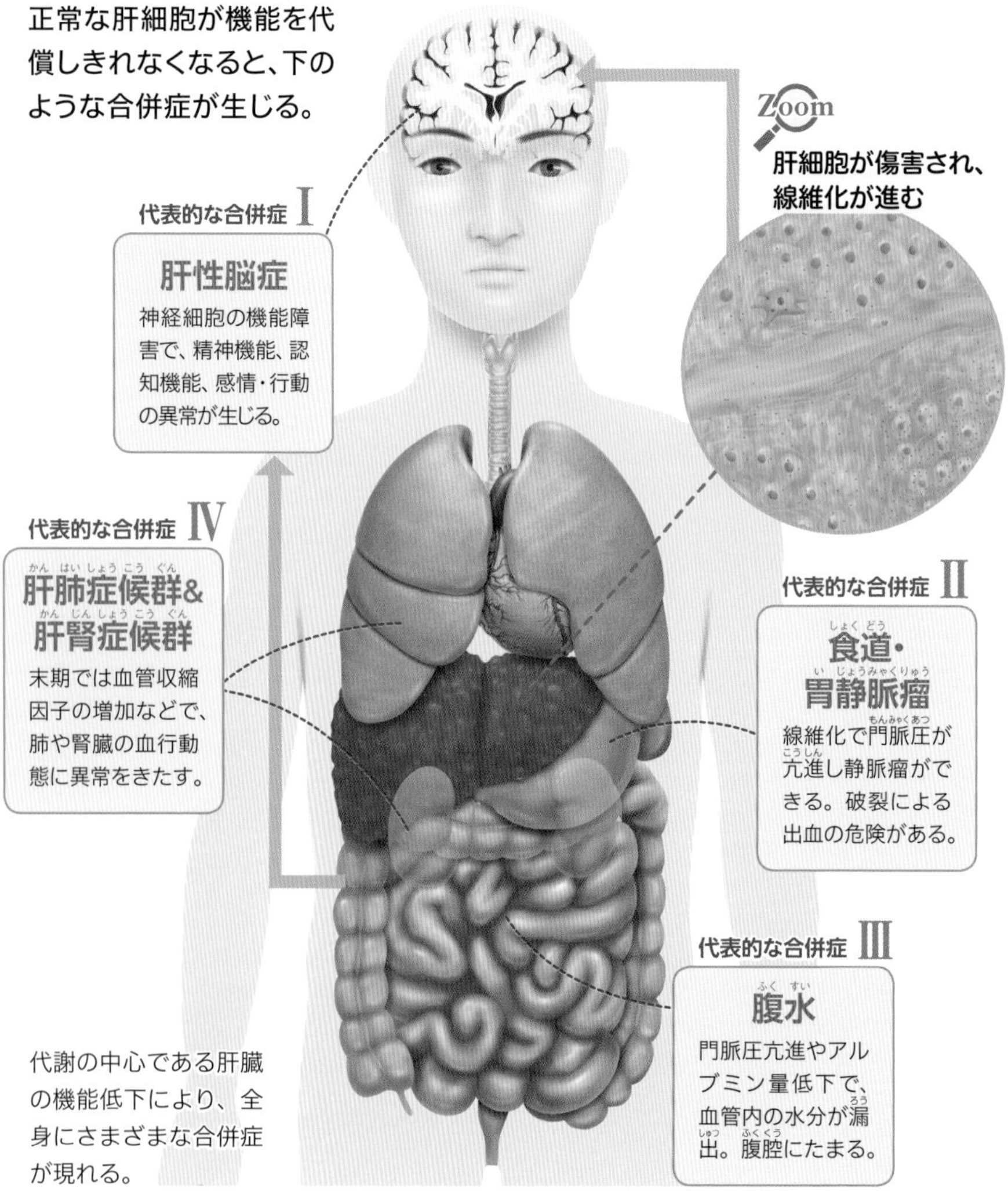

代謝の中心である肝臓の機能低下により、全身にさまざまな合併症が現れる。

病態生理／症状

NAFLDやウイルスなどで肝障害が進んだ状態

肝硬変《かんこうへん》は、肝臓の慢性的な炎症により、**線維性隔壁《せんいせいかくへき》**に囲まれた**再生結節《さいせいけっせつ》**が形成され、正常な肝細胞が減った状態である。もっとも多い原因は**B型・C型慢性肝炎**だが、そのほか**アルコール性肝炎**、**非アルコール性脂肪性肝疾患（NAFLD《ナッフルディー》）**、**原発性硬化《げんぱつせいこうか》性胆管炎《せいたんかんえん》（PSC《ピーエスシー》）**、**原発性胆汁性胆管炎《げんぱつせいたんじゅうせいたんかんえん》（PBC《ピービーシー》）**なども発症要因として重要だ。

肝硬変に至っても、残された細胞が機能するため、初期には自覚症状が出にくい。しかし残された細胞で代償しきれなくなると、**黄疸《おうだん》**、**腹水《ふくすい》**、**肝性脳症**などの肝不全症状を生じる。機能的分類として、これらの症状を認めない段階を**代償性肝硬変**、認めるものを**非代償性肝硬変**という。

合併症の有無と検査値から、肝予備能を見る

世界的に用いられている、肝硬変《かんこうへん》の重症度と予後の指標。合併症の有無・程度、血液検査の数値から、３段階に分類される。

項目　　ポイント	1点	2点	3点
脳症	ない	軽度	ときどき昏睡
腹水	ない	少量	中等量
血清《けっせい》ビリルビン値(mg /dL)	2.0>	2.0〜3.0	3.0<
血清アルブミン値(g/dL)	3.5<	2.8〜3.5	2.8>
プロトロンビン活性値(%)	70<	40〜70	40>

Child《チャイルド》-Pugh《ピュー》分類

A 5〜6点(軽度)　**B 7〜9点(中等度)**　**C 10〜15点(重度)**

検査／診断
基本の画像検査のほか、エラストグラフィで硬さを見る

線維化の進展状況と、**肝予備能**の評価が、検査の重要なポイントだ。線維化については**生検**がもっとも確実だが、非侵襲的に肝臓の硬さを計測できる**超音波エラストグラフィ検査**も有用である。

肝機能の評価については、アルブミン値、ビリルビン値、プロトロンビン活性値などの血液検査が基本になる。血液検査値に症状の有無を加えた**Child《チャイルド》-Pugh《ピュー》分類**などのスコアで、重症度と予後を判断する。

治療／予後
非代償性への移行、肝細胞癌の発症を防ぐ

血清アルブミン値が３・５g／dL未満では、それ以上の場合より生命予後が悪い。まずは栄養療法で**低栄養状態**を改善する。

炎症が残存している場合は、**抗ウイルス療法**などで、原因疾患の治療、管理をおこなう。そのうえで、腹水や浮腫《ふしゅ》などの合併症をコントロールしてQOL《キューオーエル》を高めつつ、非代償性肝硬変への移行や、肝細胞癌《かんさいぼうがん》発症を防ぐ。

実施例は限られるが、非代償性の根治的治療としては、**生体肝移植**も選択肢となる。

栄養療法と合併症の予防・改善で、QOLを保つ

栄養療法と合併症治療で肝臓死を防ぐ。

栄養療法
治療上必要な要素

エネルギー必要量　蛋白質必要量　脂質必要量　食塩　分割食

肝不全用経腸栄養剤、BCAA《ビーシーエーエー》（分岐鎖《ぶんきさ》アミノ酸製剤）の使用、就寝前補食(LES《エルイーエス》)などで、代謝異常による低栄養の予防・改善をはかる。

＋

合併症の治療

Ⅰ 肝性脳症の治療
アンモニアを産生する腸管内の細菌に作用する、抗菌薬のリファキシミンなどで、高アンモニア血症《けっしょう》を改善。

Ⅱ 食道・胃静脈瘤の治療
「内視鏡的静脈瘤硬化療法《ないしきょうてきじょうみゃくりゅうこうかりょうほう》(EIS《イーアイエス》)」か「内視鏡的静脈瘤結紮術《ないしきょうてきじょうみゃくりゅうけっさつじゅつ》(EVL《イーヴィーエル》)」をおこない、静脈瘤の破裂を防ぐ。

Ⅲ 腹水の治療
利尿薬《りにょうやく》のトルバプタンで水再吸収を防ぎ、自由水を排出。貯留をくり返すときは腹水穿刺《ふくすいせんし》で排液する。

Ⅳ 肝肺症候群&肝腎症候群の治療
肝肺症候群では、酸素投与で呼吸不全を予防。肝腎症候群にはアルブミン補充や血管収縮薬などを使用。

抗菌薬などが原因で肝機能が低下していく

薬物性肝障害は、抗菌薬や解熱鎮痛薬をはじめ、各種薬物で起こる肝障害だ。起因薬物を同定し、服用をすぐ中止することで、多くは改善する。

病態生理／症状

「肝細胞障害型」「胆汁うっ滞型」「混合型」がある

薬物性肝障害（**DILI**《ディーアイエルアイ》）は、薬が原因で起こる肝障害の総称で、医療用医薬品、一般用医薬品、健康食品などが原因となる。

病態は**中毒性**、**特異体質性**のふたつに大別される。前者は用量依存性に起こるのが特徴で、代表的な起因薬物として、解熱鎮痛薬の**アセトアミノフェン**があげられる。後者は**アレルギー性特異体質**によるもの、**代謝性特異体質**によるものがあり、とくに多いアレルギー性では、少量でも肝機能障害、かゆみ、発疹《ほっしん》などが起こる。

肝障害の現れかたとしては、肝細胞が直接傷害される**肝細胞障害型**、胆汁《たんじゅう》の輸送や分泌が障害される**胆汁うっ滞**《たい》**型**、両者ともに見られる**混合型**に分類できる。

アレルギー性特異体質による肝障害が、とくに多い

薬の解毒器官である肝臓は、代謝物質による障害などを受けやすい。

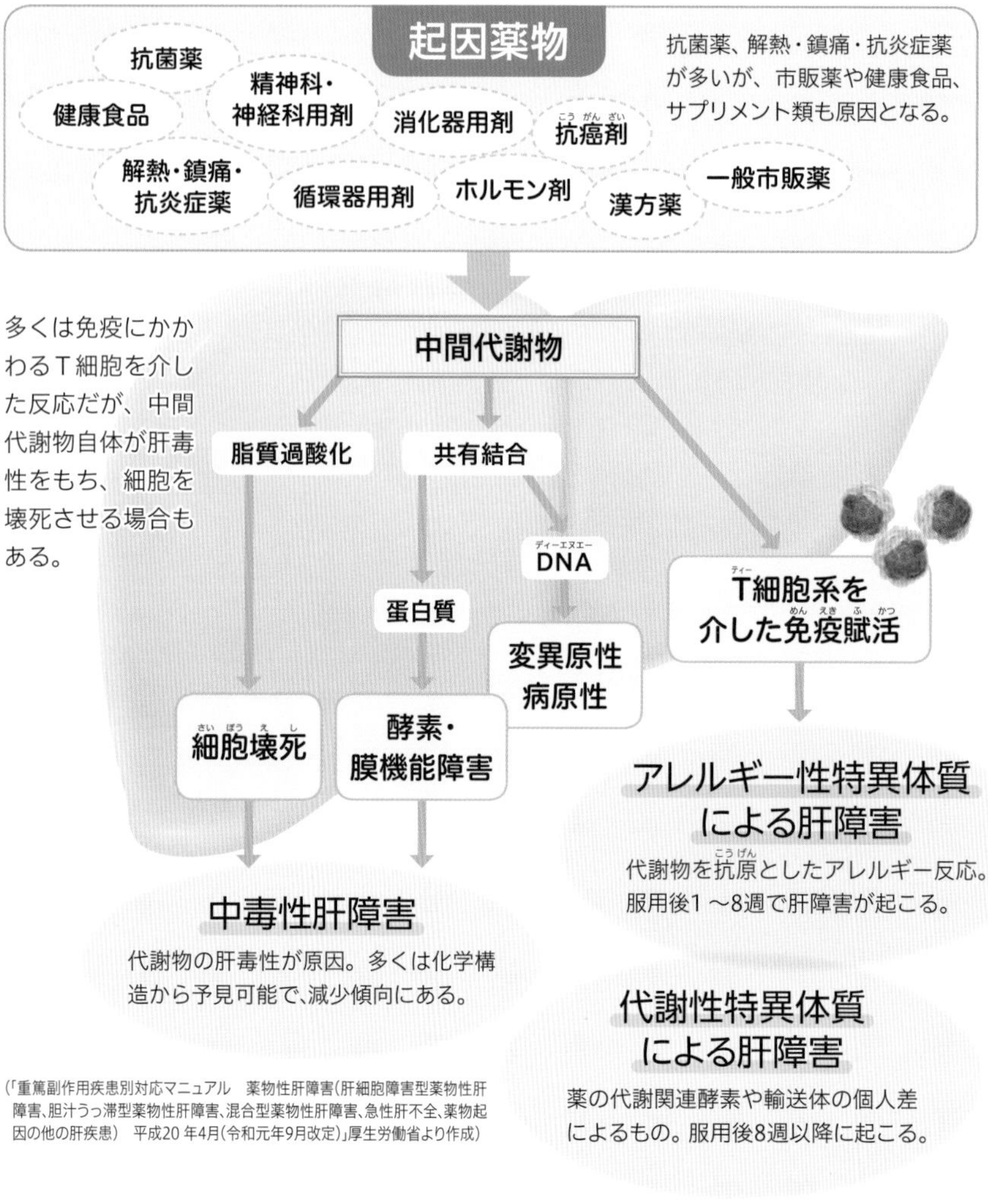

（「重篤副作用疾患別対応マニュアル　薬物性肝障害（肝細胞障害型薬物性肝障害、胆汁うっ滞型薬物性肝障害、混合型薬物性肝障害、急性肝不全、薬物起因の他の肝疾患）　平成20年4月（令和元年9月改定）」厚生労働省より作成）

スコアリングをもとに、肝障害のタイプを同定

	肝細胞障害型		胆汁《たんじゅう》うっ滞《たい》または混合型		スコア
1. 発症までの期間	初回投与	再投与	初回投与	再投与	
a. 投与中の発症の場合					
投与開始からの日数	5〜90日	1〜15日	5〜90日	1〜90日	+2
	<5日、>90日	>15日	<5日、>90日	>90日	+1
b. 投与中止後の発症の場合					
投与中止後の日数	15日以内	15日以内	30日以内	30日以内	+1
	>15日	>15日	>30日	>30日	0
2. 経過	ALT《エーエルティー》のピーク値と正常上限との差		ALP《エーエルピー》のピーク値と正常上限との差		
投与中止後のデータ	8日以内に50%以上の減少		(該当なし)		+3
	30日以内に50%以上の減少		180日以内に50%以上の減少		+2
	(該当なし)		180日以内に50%未満の減少		+1
	不明または30日以内に50%未満の減少		不変、上昇、不明		0
	30日後も50%未満の減少か再上昇		(該当なし)		−2
投与続行および不明					0
3. 危険因子	肝細胞障害型		胆汁うっ滞または混合型		
	飲酒あり		飲酒または妊娠あり		+1
	飲酒なし		飲酒、妊娠なし		0
4. 薬物以外の原因の有無	カテゴリー1、2がすべて除外				+2
カテゴリー1:HAV、HBV、HCV、胆道疾患(US)、アルコール、ショック肝	カテゴリー1で6項目すべて除外				+1
カテゴリー2:サイトメガロウイルス感染、EBウイルス感染	カテゴリー1で4つか5つが除外				0
	カテゴリー1の除外が3つ以下				−2
	薬物以外の原因が濃厚				−3
5. 過去の肝障害の報告					
過去の報告あり、もしくは添付文書に記載あり					+1
なし					0
6. 好酸球《こうさんきゅう》増多(6%以上)					
あり					+1
なし					0
7. DLST《ディーエルエスティー》					
陽性					+2
擬陽性					+1
陰性および未施行					0
8. 偶然の再投与が行われたときの反応	肝細胞障害型		胆汁うっ滞または混合型		
単独再投与	ALT倍増		ALP(T.Bil)倍増		+3
初回肝障害時の併用薬とともに再投与	ALT倍増		ALT(T.Bil)倍増		+1
初回肝障害時と同じ条件で再投与	ALT増加するも正常域		ALP(T.Bil)増加するも正常域		−2
偶然の再投与なし、または判断不能					0

DDW-J（日本消化器関連学会機構）2004年のワークショップで提唱された基準。
計5点以上は可能性が高い、3、4点は可能性あり、2点以下は可能性が低いと判断。

（「DDW-J 2004ワークショップ薬物性肝障害診断基準の提案」滝川 一ほか, 肝臓 vol.46(2)：85-90, 2005より引用）

検査／診断

血液検査のほか、リンパ球刺激テストなども有用

薬物服用と肝障害が時間的に関連するか否かと、ほかの肝障害との鑑別が、診断のポイントになる。血液検査の肝機能関連値、経過、危険因子などをもとにした**診断基準スコアリング**を利用して、確定診断をおこなう。アレルギー性を疑うときは、**リンパ球刺激テスト**（**ＤＬＳＴ**《ディーエルエスティー》）を実施することもある。

治療／予後

起因薬物を中止。中等度以上なら入院が必要

起因薬物の同定、**服用中止**が先決で、軽度であればそれだけで改善する。ＡＬＴ《エーエルティー》３００Ｕ／Ｌ、総ビリルビン５㎎／dL以上の**肝障害**や**黄疸**《おうだん》がある場合は、劇症肝炎に留意しながら**入院加療**する。肝細胞障害型では、**強力ネオミノファーゲンシー**の静注などでＡＬＴ値の改善に努める。

アセトアミノフェンの大量服用で急性の肝不全を起こしているときは、服用直後であれば**胃洗浄**で早急に処置する。

飲酒習慣が原因で脂肪肝、肝炎、肝硬変に至る

アルコールの大量摂取を続けていると、肝細胞の炎症、線維化などが進み、やがて肝硬変に至る。薬物療法での改善は困難で、治療には断酒が必須だ。

多因子が影響しあい、サイトカインが放出される

エタノールの代謝産物どうしのクロストークで、細胞を傷つける物質が発生。

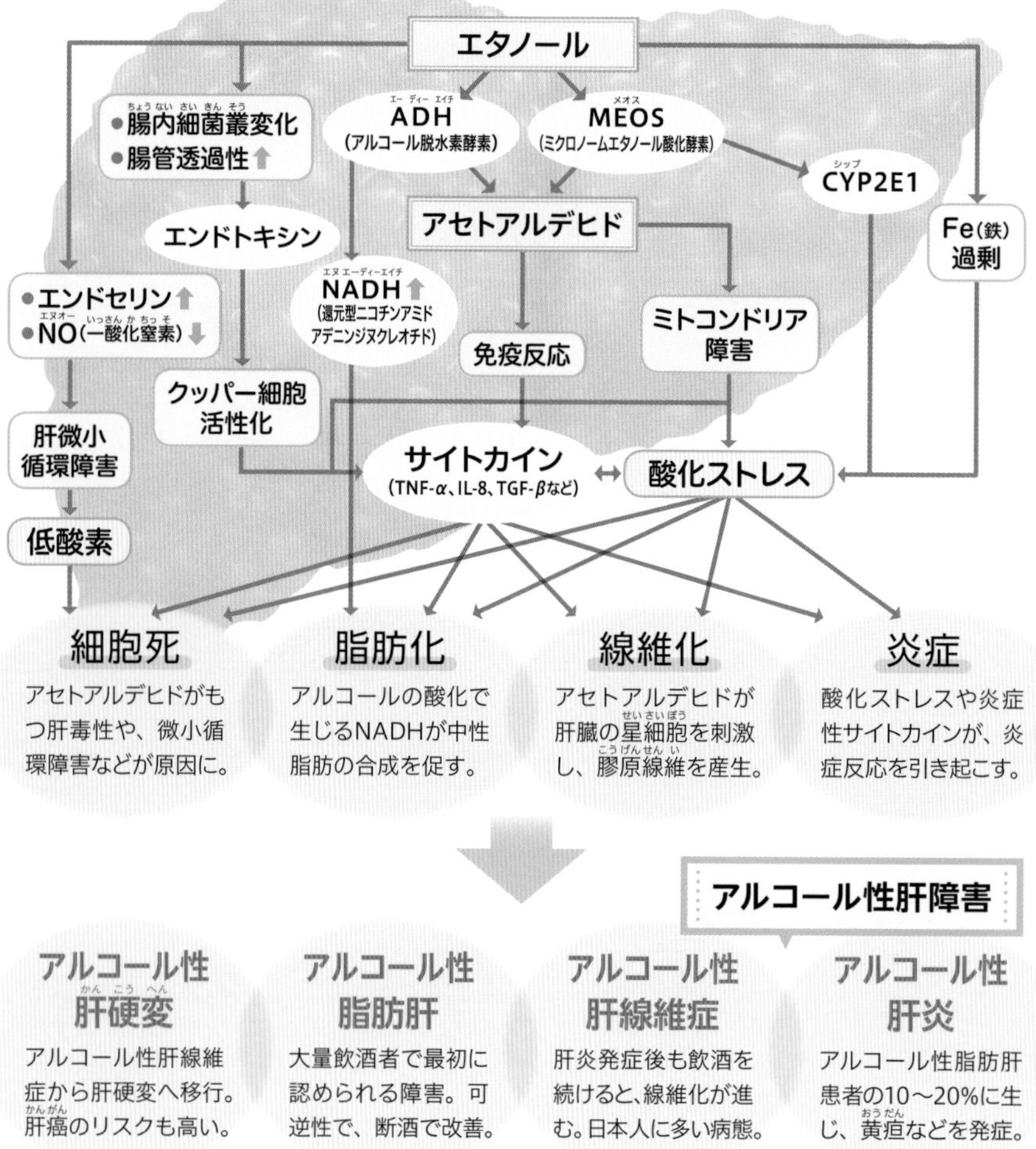

(「アルコール性肝障害の研究史」竹井謙之, 肝臓 vol.59(7)：305-311, 2018より作成)

病態生理／症状

5年以上の長期飲酒で発症。肝癌のリスクも高い

大量飲酒を5年以上続けている人に生じる肝障害で、禁酒で改善するものを**アルコール性肝障害**という。大量飲酒の基準は1日平均純エタノール60g（日本酒3合分）で、**脂肪肝**や**肝炎**、**線維化**、**肝細胞死**が起こる。

発症には**アルコール代謝産物**の**MEOS**《メオス》、**ADH**《エーディーエイチ》などの物質が関与する。肝細胞を直接傷害したり、**酸化ストレス**や**炎症性サイトカイン**の増加をまねくなど、多因子がからみあう。近年では、クロストリダイディスなどの腸内細菌の影響も指摘されている。

日本では炎症や壊死《えし》を経由せず、線維化から**肝硬変**《かんこうへん》へと進む例も多い。また、女性はホルモンの影響などもあり、1日40g程度の飲酒でも発症し、肝硬変への移行も速い。

炎症の強さや栄養状態を見て、治療方針を決定

原因であるアルコールを断つことが最大の治療法。低栄養であれば栄養療法も不可欠。

アルコール性肝炎の重症度分類

スコア	1	2	3
白血球数《はっけっきゅうすう》(/μL)	<10,000	10,000≦	20,000≦
血清クレアチニン(mg/dL)	≦1.5	1.5<	3≦
プロトロンビン時間(INR)	≦1.8	1.8<	2≦
総ビリルビン(mg/dL)	<5	5≦	10≦
消化管出血ないしDIC《ディーアイシー》	−	+	
年齢(歳)	<50	50≦	

合計スコア7点未満は軽度、8～9点が中等度。10点以上は重度に分類され、肝不全に準じた治療が必要。

(「本邦におけるアルコール性肝炎の重症度判定のための新しいスコア」堀江義則ほか, 肝臓 vol.53(7):429-431, 2012より引用)

診断基準

「アルコール性」とは、長期(通常は5年以上)にわたる過剰の飲酒が肝障害の主な原因と考えられる病態で、以下の条件を満たすものをさす。

1 過剰の飲酒とは、1日平均純エタノール60g以上の飲酒(常習飲酒家)をいう。ただし女性やALDH2《エーエルディーエイチ》活性欠損者では、1日40g程度の飲酒でもアルコール性肝障害を起こしうる。

2 禁酒により、血清《けっせい》AST《エーエスティー》、ALT《エーエルティー》およびγ《ガンマ》-GTP《ジーティーピー》値が明らかに改善する。

3 肝炎ウイルスマーカー、抗ミトコンドリア抗《こう》体《たい》、抗《こう》核《かく》抗《こう》体《たい》がいずれも陰性である。

(「アルコール性肝障害診断基準 2011年度版」日本アルコール医学生物学研究会(JASBRA)より引用)

禁酒で検査値が改善すること、肝炎ウイルスなどを除外できることが必須要件。

治療

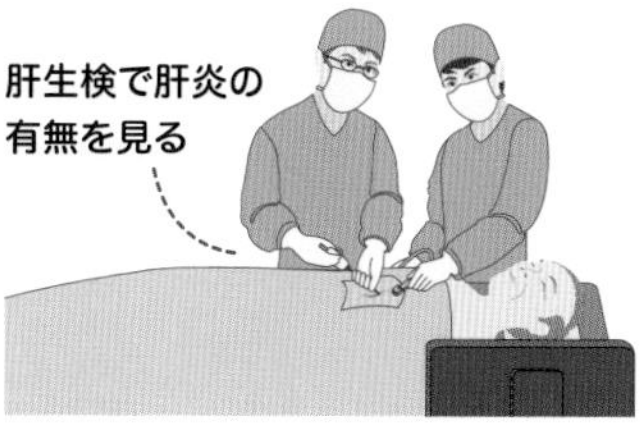

- 禁酒を指導 → 病型を診断 / 合併症の診断と対応
- 病型を診断 ⇔ 合併症の診断と対応
- 病型を診断 → 肝生検
- 肝生検 →
  - アルコール性脂肪肝 → 栄養状態を評価 → 栄養療法(過度のエネルギー摂取を控える) → 外来でのフォローアップ
  - アルコール性肝炎(重症型を否定) → 栄養状態を評価 → 栄養療法(PEM《ピーイーエム》是正、LES《エルイーエス》) → 外来でのフォローアップ
  - アルコール性線維症/肝硬変(進行する肝不全を伴わない) → 栄養状態を評価 → 栄養療法(PEM《ピーイーエム》是正、LES《エルイーエス》) → 外来でのフォローアップ

(第62回日本職業・災害医学会学術大会シンポジウム13、2014より引用)

禁酒を基本とし、肝炎、脂肪肝、線維症・肝硬変の分類診断にしたがい、それぞれの栄養状態を評価して是正する。

検査/診断

肝生検で細胞の炎症、線維化、脱落などを見る

禁酒により、血清のALT《エーエルティー》、AST《エーエスティー》、γ《ガンマ》-GTP《ジーティーピー》値があきらかに改善することが、診断上重要な点だ。アルコール性脂肪肝については、肝硬変や肝癌《かんがん》の診断を含めて、超音波検査などの画像検査が有効である。

肝炎や線維症、肝硬変の疑いがあるときは、**肝生検**での確定診断が推奨される。

治療/予後

断酒が治療の基本。過栄養・低栄養も是正する

肝炎や肝硬変に至る例はアルコール依存症のことも多く、**禁酒指導**が欠かせない。**脂肪肝**では**エネルギーの過剰摂取**、**肝炎**や**線維症**、**肝硬変**では**低栄養**が多く、それぞれに栄養療法を要する。低栄養例では経腸栄養製剤の就寝前投与(**LES**《エルイーエス》)などが有効だ。

軽度の肝炎では禁酒と栄養管理で回復可能だが、重症例では救命率50%と予後不良である。消化管潰瘍や腎不全など、悪化原因となる合併症に対する治療も必要である。

アルコール性以外の脂肪肝。NASHは肝障害に進展する

NAFLDとは、アルコール摂取が原因でない脂肪肝をさす。なかでも肝硬変、肝癌に移行するリスクが高い病態は、NASHとよばれる。

病態生理／症状

メタボリックシンドロームや遺伝的素因を背景に発症

肝臓に脂肪が過剰に蓄積した状態が**脂肪肝**で、このうちアルコール性以外のものを**NAFLD**《ナッフルディー》（**非アルコール性脂肪性肝疾患**）とよぶ。脂肪肝だけにとどまる**NAFL**《ナッフル》（**非アルコール性脂肪肝**）と、肝細胞障害をともない、肝硬変《かんこうへん》や肝癌《かんがん》へ進行する**NASH**《ナッシュ》（**非アルコール性脂肪肝炎**）がある。

発症の背景にあるのは、肥満とそれにともなう**インスリン抵抗性**や**脂質異常症**などである。脂肪組織で産生される炎症性サイトカインなどが、肝の正常な糖・脂質代謝を阻害すると考えられる。すなわち**メタボリックシンドローム**の肝臓での表現型が、NAFLDだといえる。進行性であるNASHには、遺伝的素因も関与している。

検査／診断

肝生検で、NAFLかNASHかなどを鑑別する

アルコールの影響に個人差はあるが、男性でおよそ1日30g、女性では20g以下の摂取であれば、アルコール性を除外できる。メタボリックシンドローム関連の危険因子のほか、**睡眠時無呼吸症候群**や**GERD**《ガード》（→P112）**甲状腺機能低下症**、**膵頭十二指腸切除**《すいとうじゅうにしちょうせつじょ》なども危険因子となるため、これらについての問診や診察も重要である。

脂肪蓄積の有無は、超音波検査での**肝腎**《かんじん》**コントラスト上昇**、CT《シーティー》検査での**肝脾**《かんひ》**コントラスト低下**などの所見でわかる。線維化の進行を見るには、超音波エラストグラフィが有効だ。NAFLかNASHかの鑑別には**肝生検**が必要だが、侵襲が大きいため、他疾患との鑑別困難な場合などに実施する。

治療／予後

減量が最良の治療法。進行例では合併症にも対処する

治療では**食事療法**と**運動療法**を積極的におこない、肥満を解消する。7％以上減量することで、肝機能および肝組織が改善されると報告されている。運動療法単独でも、肝脂肪化やインスリン抵抗性などに効果的だが、強度肥満者では運動器障害に注意する。

NASHと診断され、肥満以外にメタボリックシンドローム関連の基礎疾患があれば、**インスリン抵抗性改善薬**、**血糖降下薬**、**脂質異常症治療薬**などで治療する。

NASHは5～10年後に5～20％が肝硬変へ進む。脳梗塞や心筋梗塞なども起こしやすく、予後はよくない。生活指導とともに、定期的な**造影CT検査**、**造影MRI**《エムアールアイ》**検査**なども続け、肝癌発症の有無などを見る。

NASHは肝硬変に至りやすく、積極的治療が必要

NASHの約6割が、メタボリックシンドロームの診断基準を満たしている。

背景要因

メタボリックシンドローム

高血圧
NASH患者の約70%が高血圧を合併。線維化も進みやすい。

糖尿病
NAFLDのリスクは約2倍、NASHのリスクは約3倍に上昇。

脂質異常
脂質異常症でのNAFLD有病率は約40%という報告もある。

肥満
BMI《ビーエムアイ》>28で過半数が、>30で80％以上がNAFLD《ナッフルディー》を発症。

病態

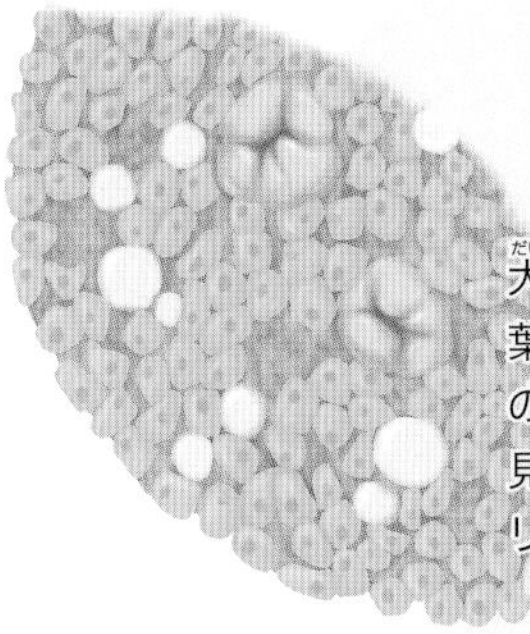

NASH《ナッシュ》

風船様変性細胞《ふうせんようへんせいさいぼう》や線維化のある脂肪肝

大滴《だいてき》の脂肪蓄積だけでなく、小葉中心性の風船様変性(肝細胞の膨化)、線維化、壊死《えし》などが見られる。炎症による好中球《こうちゅうきゅう》、リンパ球の浸潤も認められる。

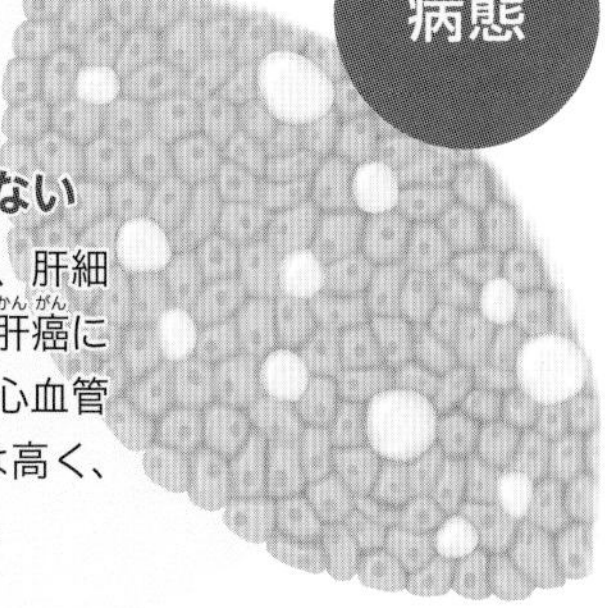

NAFL《ナッフル》

脂肪滴はあるが、細胞の変性・傷害はない

脂肪滴が蓄積しているが、肝細胞自体は正常。肝硬変《かんこうへん》や肝癌《かんがん》には進展しにくい。ただし心血管イベントなどのリスクは高く、全身疾患として見ていく。

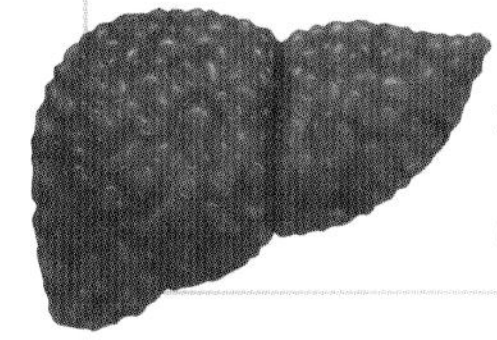

肝硬変／肝癌

治療せずにいると肝障害が進行して肝硬変となりやすく、肝癌の発症リスクも高まる。

病態

I 食事運動療法

7%以上の減量で、肝組織像も改善

急激な減量は望ましくない。適正エネルギー量の食事、果糖の摂取量制限などで理想体重に近づける。有酸素運動は会話できる程度のウォーキングなどが有効。

II 薬物療法

インスリン抵抗性改善薬などの使用を検討

糖尿病、高血圧などの基礎疾患をコントロールする。インスリン抵抗性改善薬のチアゾリジン誘導体には内臓脂肪抑制、肝組織像の改善効果も期待されている。

診断基準

1 肝細胞の脂肪化(程度は問わない)に加え、小葉《しょうよう》中心性の風船様変性やマロリー-デンク体《たい》を認めるもの

または

2 肝細胞の脂肪化に加え、小葉中心性の細胞周囲／類洞《るいどう》周囲の線維化または架橋《かきょう》形成を認めるもの

NAS《エヌエーエス》(NAFLD《ナッフルディー》 Activity《アクティビティ》 Score《スコア》)

項目	程度	点数
肝脂肪化	5%未満	0点
	5～33%	1点
	33～66%	2点
	66%以上	3点
小葉内炎症	病巣なし	0点
	200倍の視野で2か所以下の病巣	1点
	200倍の視野で2～4か所の病巣	2点
	200倍の視野で5か所以上の病巣	3点
肝細胞の風船様変化	なし	0点
	少数の風船様変性細胞	1点
	多数の風船様変性細胞	2点

診断
合計
0～2点 …… non-NASH
3～4点 …… Borderline NASH
5～8点 …… NASH

NASの線維化ステージ

1. 類洞または門脈周囲の線維化
 1A：軽度のzone3の類洞周囲の線維化
 1B：中等度のzone3の類洞周囲の線維化
 1C：門脈域あるいは門脈域周囲の線維化
2. 類洞に加えて門脈も線維化
3. 架橋形成
4. 肝硬変

スコアリングによる病理診断法の例。5点以上をNASH、2点以下をNASHでないと診断。線維化の進行は3期に分類する。

(「Pathologic criteria for nonalchoholic steatohepatitis interprotocol agreement and ability to predict liver-related mortality」Younossi ZM et al., Hepatology vol.53 (6)：1874-1882, 2011より引用)

自己抗体によって肝細胞が傷害される

自己免疫性肝炎とは、免疫システムのエラーで自己の肝細胞を攻撃し、肝炎を起こすものだ。ステロイドで炎症を抑え、肝硬変への移行を防ぐ。

活性化したT細胞から、サイトカインが放出される

機序は十分に解明されていないが、以下のような免疫反応が起きていると考えられる。

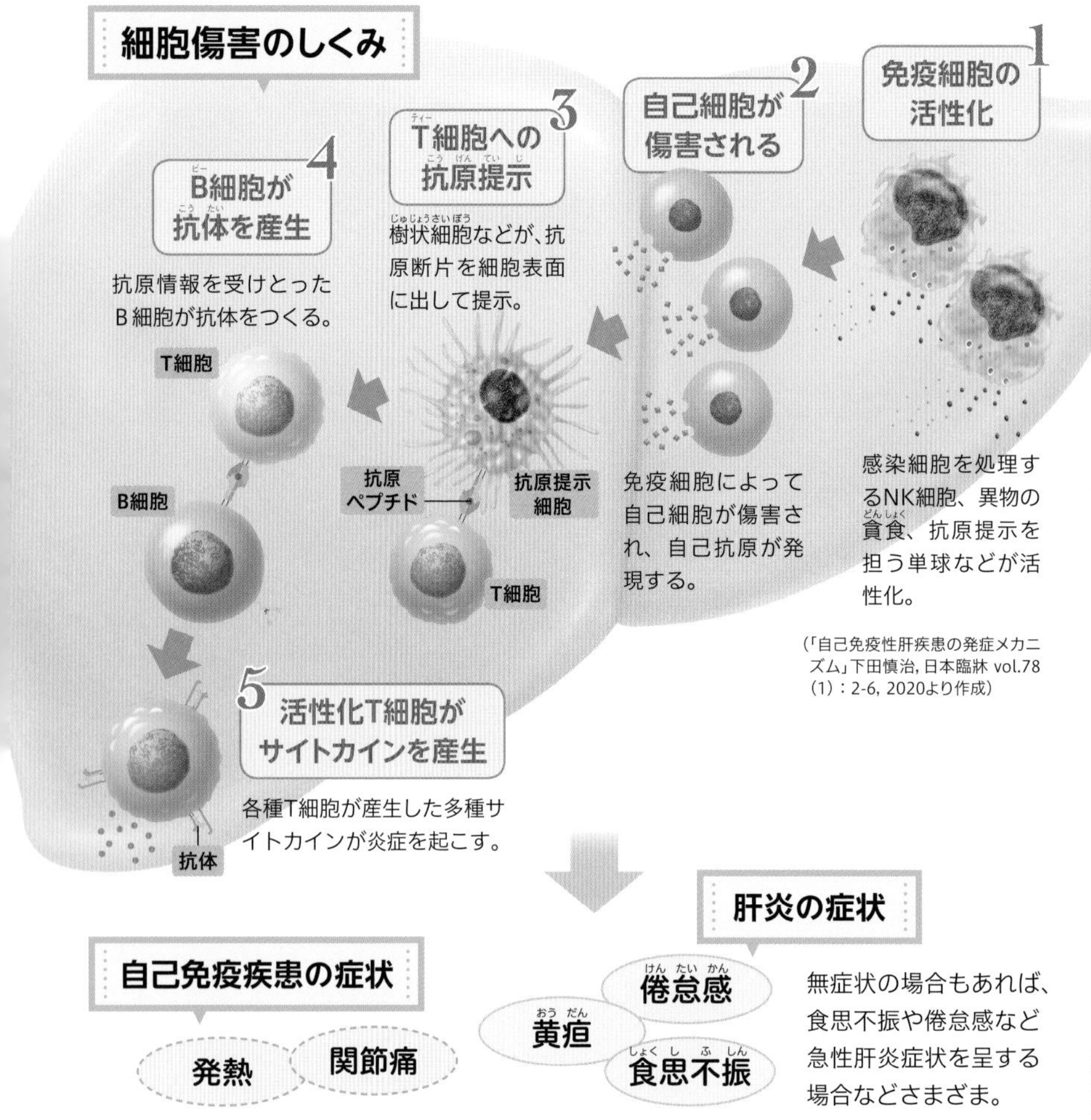

（「自己免疫性肝疾患の発症メカニズム」下田慎治, 日本臨牀 vol.78（1）：2-6, 2020より作成）

病態生理／症状

遺伝的要因と免疫学的要因が関与する

細菌やウイルスなどの病原体を排除する免疫機構は通常、非自己を認識して攻撃することでなりたつ。にもかかわらず自己への**免疫寛容**が破綻し、自己を抗原《こうげん》として攻撃してしまうのが、**自己免疫性疾患**である。肝臓は本来、自己免疫が起きにくい臓器だが、遺伝的素因に環境要因が加わって発症すると考えられている。環境要因としては、エンテロバクターやヘルペス、A型肝炎ウイルスなどの**ウイルス感染**、**薬物**などが関与する。

中年以降の女性に好発し、肝臓の慢性炎症が続く。ときに急性に発症し、短期間で肝不全に進むこともある。慢性甲状腺炎《まんせいこうじょうせんえん》、シェーグレン症候群、関節リウマチなど、ほかの自己免疫性疾患の合併も少なくない。

検査／診断

血液検査で抗体を調べ、さらに病理像も確認する

ほかの肝疾患が除外できたら、血液中の抗体を検出する。AIH《エーアイエイチ》では、肝細胞の核成分を抗原とする**抗核抗体**《こうかくこうたい》あるいは、**抗平滑筋抗体**《こうへいかつきんこうたい》が陽性、**IgG**《アイジージー》が高値となる。

生検での組織像では、門脈域《もんみゃくいき》の特徴的な炎症があるほか、肝細胞の巣状壊死《そうじょうえし》、架橋形成性壊死《かきょうけいせいせいえし》などの特徴が見られる。

治療／予後

ステロイドが第一選択。再燃例では免疫調整薬も検討

診断時に無症状で、**ALT**《エーエルティー》などの**血清**《けっせい》**トランスアミナーゼ値**の異常が軽度でも、放置すると肝硬変《かんこうへん》に至るため、治療を要する。

原則は、**ステロイド**による炎症抑制だ。血清トランスアミナーゼ値が改善したら、漸次投与量を減らす。長期間のステロイド使用例では、骨粗鬆症《こつそしょうしょう》や糖尿病などの副作用、合併症に注意して進める。副作用などでステロイドが使えない場合や再燃例では、**免疫調整薬**の**アザチオプリン**も有効だ。

スコアリングシステムも活用し、診断をつける

厚生労働省による診断基準や、国際スコアリングシステムで診断を進める。

スコアリングシステム

	スコア
女性	+2
ALP《エーエルピー》：AST《エーエスティー》またはALP《エーエルピー》：ALT《エーエルティー》	
<1.5	+2
1.5～3.0	0
>3.0	−2
血清《けっせい》グロブリンあるいはIgG（正常値上限との比）	
>2.0	+3
1.5～2.0	+2
1.0～1.5	+1
<1.0	0
抗核抗体、抗平滑筋抗体または肝腎マイクロソーム抗体-1	
>1:80	+3
1:80	+2
1:40	+1
<1:40	0
抗ミトコンドリア抗体陽性	−4
肝炎ウイルスマーカー	
陽性	−3
陰性	+3
薬物服用歴	
あり	−4
なし	+1
平均アルコール摂取量	
<25g/日	+2
>60g/日	−2
組織所見	
Interface hepatitis	+3
著しい形質細胞浸潤	+1
肝細胞のロゼット形成	+1
上記所見なし	−5
胆管《たんかん》病変あり	−3
その他の所見	−3
その他の自己免疫疾患の合併	+2
組織所見	
その他の自己抗体陽性	+2
HLA《エイチエルエー》-DR《ディーアール》3 or HLA-DR4陽性	+1
治療反応性：完全寛解	+2
治療反応性：再燃	+3

治療前　>15　：確診　10～15：疑診

治療後　>17　：確診　12～17：疑診

改訂版国際診断基準。簡易型診断基準もあり、適宜使い分ける。

診断基準

1 ほかの原因による肝障害が否定される

2 抗核抗体《こうかくこうたい》陽性あるいは抗平滑筋抗体《こうへいかつきんこうたい》陽性

3 IgG《アイジージー》高値（>基準上限値1.1倍）

4 組織学的にinterface hepatitisや形質細胞浸潤が見られる

5 副腎皮質《ふくじんひしつ》ステロイドが著効する

1は必須要件。さらに3項目以上にあてはまるのが「典型例」、2つ以下にあてはまるのが「非典型例」。

重症度分類

臨床徴候	臨床検査所見	画像検査所見
①肝性脳症あり	①AST《エーエスティー》またはALT《エーエルティー》>200U/L	①肝サイズ縮小
②肝濁音界《かんだくおんかい》縮小または消失	②ビリルビン>5㎎/dL	②肝実質の不均質化
	③プロトロンビン時間<60%	

重　症：次の1、2、3のいずれかが見られる
1. 臨床徴候：①または②
2. 臨床検査所見：③
3. 画像検査所見：①または②

中等症：臨床徴候：①②
臨床検査所見：③
画像検査所見：①②が見られず、臨床検査所見①または②が見られる

軽　症：臨床徴候：①②
臨床検査所見：①②③
画像検査所見：①②のいずれも見られない

症状、検査値、画像から重症度を3分類。重症例では、肝性脳症のような肝不全徴候が認められる。

（「自己免疫性肝炎（AIH）診療ガイドライン（2016年）」厚生労働省難治性疾患政策研究事業「難治性の肝・胆道疾患に関する調査研究」班，2017より引用）

肝障害を背景に発症。手術や局所療法で治療する

肝細胞癌は、長期の肝障害がある人で発症する。そのため治療の選択肢が限られたり、初回治療後も再発しやすく、5年生存率は30％強にとどまる。

肝予備能も含めた5因子で、治療方針が決まる

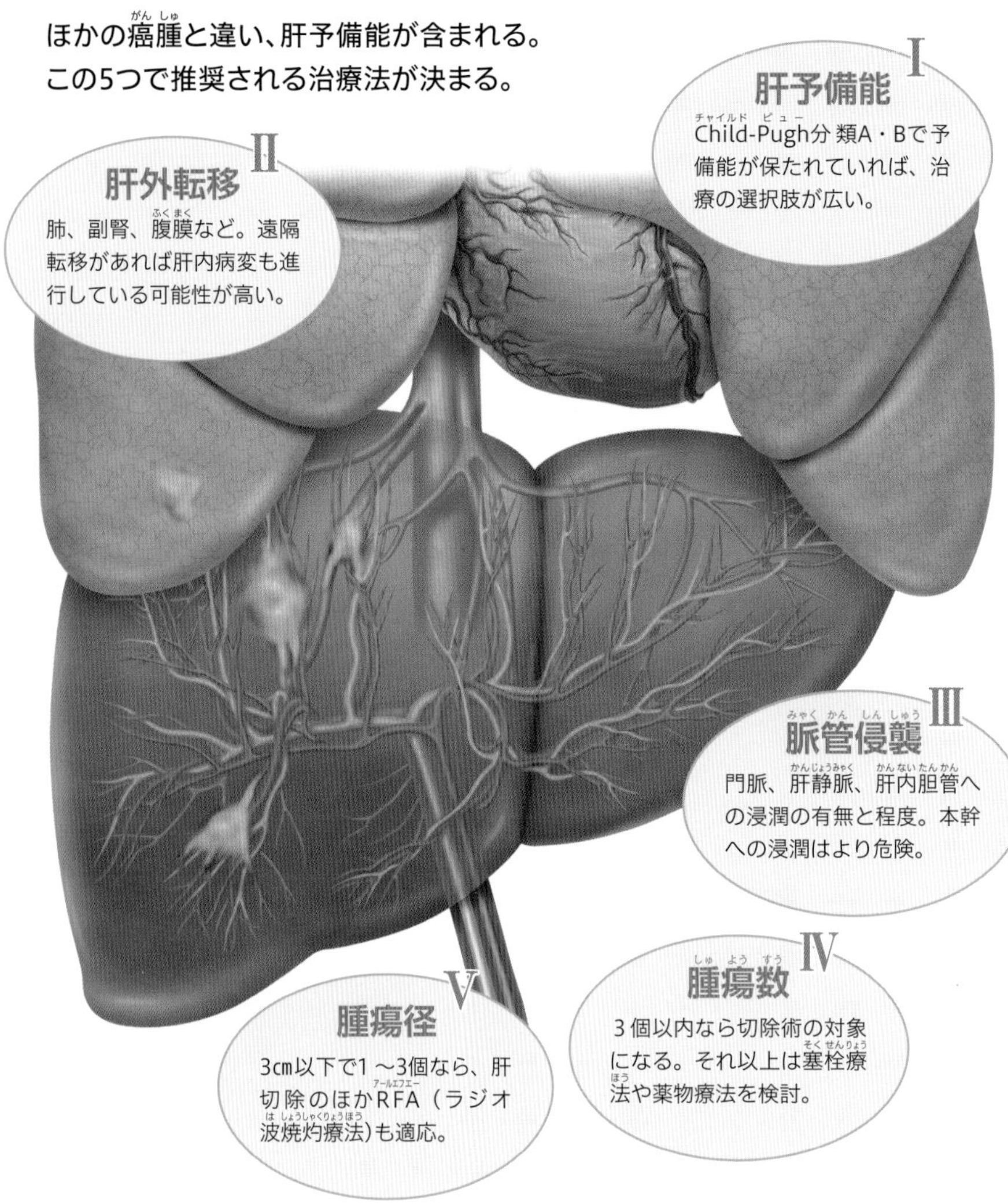

病態生理／症状

NASHなどが原因のNBNC肝癌が増えている

原発性肝癌《げんぱつせいかんがん》の95％が、**肝細胞癌《かんさいぼうがん》**（**HCC**《エイチシーシー》）である。肝細胞癌の特徴は、**肝炎ウイルス**の持続感染、**慢性肝炎**や**肝硬変《かんこうへん》**など、何らかの肝障害が背景にある点だ。慢性的な**炎症**と**線維化**が、発症の原因となる。

日本では原因疾患の大半が**B型・C型慢性肝炎**（→P146）だが、近年、新規発症は減少傾向だ。一方で生活習慣病は増加し、NASH《ナッシュ》（→P154）など、B型でもC型でもない**NBNC《エヌビーエヌシー》肝癌**が増えている。

検査／診断

超音波検査やCT検査に加え、腫瘍マーカーも調べる

B・C型肝炎、肝硬変は、肝細胞癌発症

切除のほか、局所療法や薬物療法も選択肢となる

ガイドラインに従い、右図の5因子をもとに適切な治療法を選択する。

1 外科的治療

腫瘍が1個のときの第一選択。門脈の領域に沿って切除する

腫瘍径などをもとに、「部分切除」「亜区域切除」「区域切除」から選択。門脈経由での肝内転移を防ぐため、癌のある門脈域《もんみゃくいき》全体を切除。

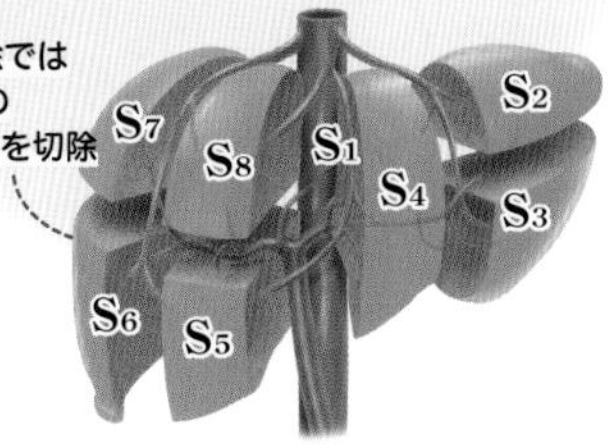

2 経《けい》皮《ひ》的《てき》局《きょく》所《しょ》療《りょう》法《ほう》 (RFA／PEIT《ピーイーアイティー》)

腫瘍径3㎝以下3個以内で肝機能が保たれている例に

RFAとPEIT(エタノール注入療法)が代表的。RFAは電極針を経皮的に穿刺《せんし》し、癌病巣を焼灼する方法。PEITも同様に体表から針を刺し、エタノールを注入して癌細胞と栄養血管を壊死《えし》させる。

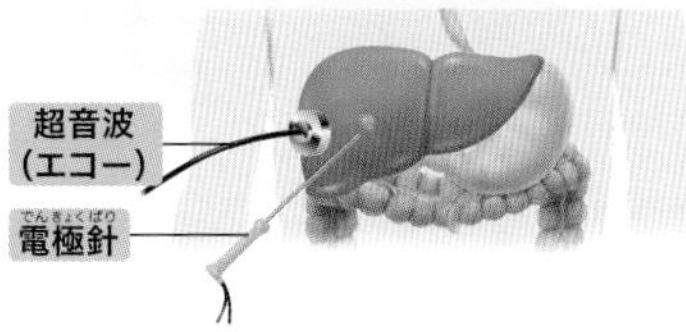

3 肝《かん》動《どう》脈《みゃく》化《か》学《がく》塞《そく》栓《せん》療《りょう》法《ほう》 (TACE《テイス》)

腫瘍径3㎝超・3個以内で肝機能が保たれている例に

鼠径部にリザーバーを留置して、カテーテル経由で肝動脈に塞栓物質を送る。癌に栄養を与える肝動脈を塞栓させ、癌細胞の増殖を抑える。

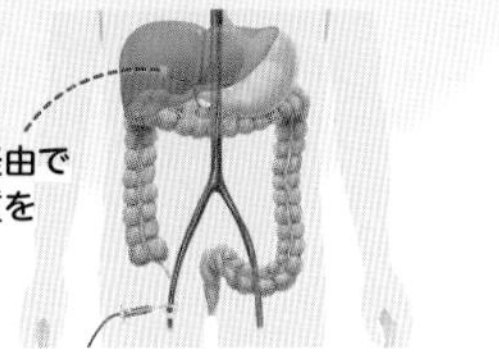

4 薬物療法

切除不能な場合は分子標的薬で治療を開始

切除などが不能な例で、Child-Pugh分類Aなら、分子標的薬で生存期間の延長をめざす。一次治療にはソラフェニブかレンバチニブを用いる。

分子標的薬
- ソラフェニブ
- レンバチニブ
- ラムシルマブ
- レゴラフェニブ
- カボザンチニブ

5 放射線療法

ほかの局所療法で不応なら体幹部定位放射線療法を検討

局所治療後の再発例などで選択肢となる。多方向から病巣に集中的に放射線を照射する「体幹部定位放射線療法(SBRT《エスビーアールティー》)」、コンピュータ制御によって集中的に照射する「強度変調放射線療法(IMRT《アイエムアールティー》)」などがより有効。

6 肝移植

「腫瘍径3㎝以下3個以内」「単発5㎝以下」が適応

日本では、健康なドナーの肝臓の一部を移植する「生体肝移植」がほとんど。効果的な実施のため、脈管侵襲と肝外転移がなく、「単発で5㎝以下」「3個以下・3㎝以下」という、ミラノ基準を満たす例などで推奨される。

の高危険群として、3〜6か月ごとの**画像検査**と**腫瘍《しゅよう》マーカー検査**が推奨されている。画像検査は**超音波検査**が中心だが、精査が必要なら、CT《シーティー》検査やMRI《エムアールアイ》検査もおこなう。代表的な腫瘍マーカーは、**AFP《エイエフピー》**、**AFP-L《エル》3分画**、**PIVKA《ピブカ》-II《ツー》**である。

TNM《ティーエヌエム》分類による病期診断では、消化管の癌と異なり、**脈管侵襲《みゃくかんしんしゅう》**の有無と程度、**腫瘍数**、**腫瘍径**で「T」が決まる。これにリンパ節転移の有無(N)、遠隔転移の有無(M)を加え、ⅠA〜ⅣB期までに分類される。

治療／予後

切除が望ましいが、化学塞栓療法なども選択肢

ほかの癌腫《がんしゅ》と同じく、根治的治療法となるのは**外科的切除**だ。ただし手術適応は「**Child-Pugh《チャイルドピュー》分類A・B**」「**肝外転移なし**」「**腫瘍数3個まで**」の例に限定される。脈管侵襲のないⅠ期で、3㎝以下・3個までの腫瘍なら**RFA《アールエフエー》(ラジオ波《は》焼灼《しょうしゃく》療法《りょうほう》)**、3㎝超・3個までなら**TACE《テイス》(肝《かん》動《どう》脈《みゃく》化《か》学《がく》塞《そく》栓《せん》療《りょう》法《ほう》)**も、有力な選択肢だ。

これらの治療法も困難な肝外転移例などでは、分子標的薬で治療する。

胆嚢結石が最多。胆嚢摘出か温存療法で治療

胆石は肥満や飲酒習慣から生じ、有病率は日本人で5%とされる。胆嚢内、胆管内にできた場合は通常、内視鏡的に治療できる。

胆嚢結石が約7割、ついで総胆管結石が多い

コレステロール結石《けっせき》を中心に、胆石症《たんせきしょう》の有病率は増加傾向にある。

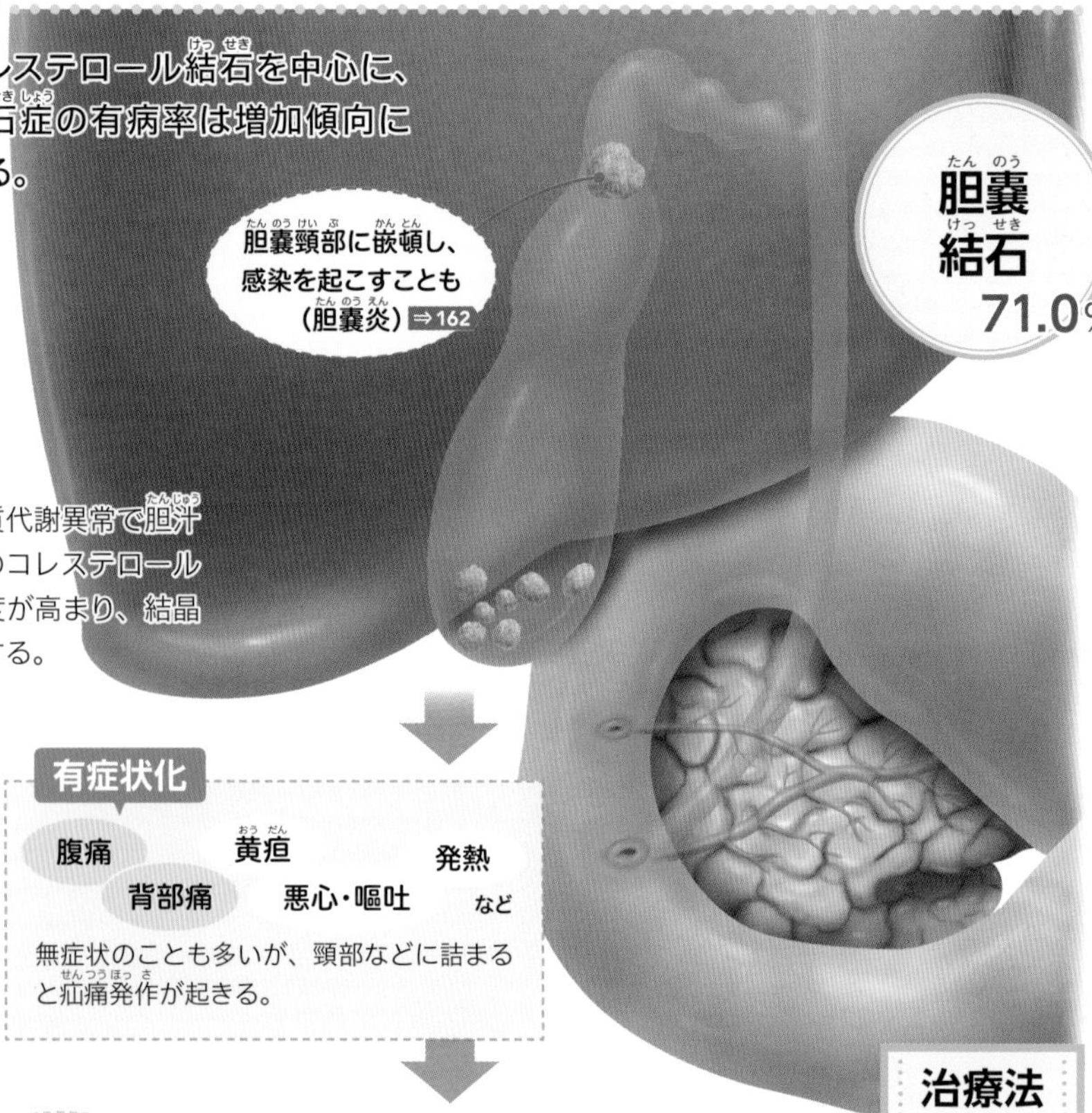

有症状化

腹痛　黄疸《おうだん》　発熱
背部痛　悪心・嘔吐　など

無症状のことも多いが、頸部などに詰まると疝痛発作《せんつうほっさ》が起きる。

治療法

胆嚢ドレナージ
胆嚢にチューブを挿入し、結石を含む胆汁を排出。感染を予防・治療する。

ESWL《イーエスダブリューエル》（体外衝撃波結石破砕療法《たいがいしょうげきはけっせきはさいりょうほう》）
胆嚢に衝撃波を当てて破砕。20㎜以下の純コレステロール結石の場合に最適。

胆石《たんせき》溶解療法《ようかいりょうほう》
浮遊する直径15㎜以下の多発結石なら、胆汁酸《たんじゅうさん》製剤2剤を併用して溶かす。

腹腔鏡下《ふくくうきょうか》胆嚢摘出術《たんのうてきしゅつじゅつ》
入院期間が短くすむため、開腹でなく腹腔鏡下で胆嚢を全摘。通称「ラパ胆」。

病態生理／症状
脂質代謝異常によるコレステロール結石が多い

胆石《たんせき》は胆汁《たんじゅう》成分が結晶化したもので、存在する場所により、**胆嚢結石《たんのうけっせき》**、**総胆管結石《そうたんかんけっせき》**、**肝内結石《かんないけっせき》**に分類される。とくに多いのは胆嚢結石で、肝内結石は数%とわずかである。

成分分類で最多なのは**コレステロール結石**で、そのほか、黒色石《こくしょくせき》やビリルビンカルシウムなどの**色素結石**がある。

無症状のことも多いが、胆嚢頸部《たんのうけいぶ》や下部総胆管などに嵌頓《かんとん》すると、急激な胆道《たんどう》内圧の上昇により、**胆石疝痛発作《たんせきせんつうほっさ》**を起こす。

検査／診断
超音波検査、超音波内視鏡検査で結石を確認

総胆管結石では肝機能異常をともなうこ

総胆管《そうたんかん》結石《けっせき》 14.1%

胆嚢や肝内胆管から落ちてきた結石を含め、総胆管から乳頭部までに存在する結石。胆管炎を発症しやすい。

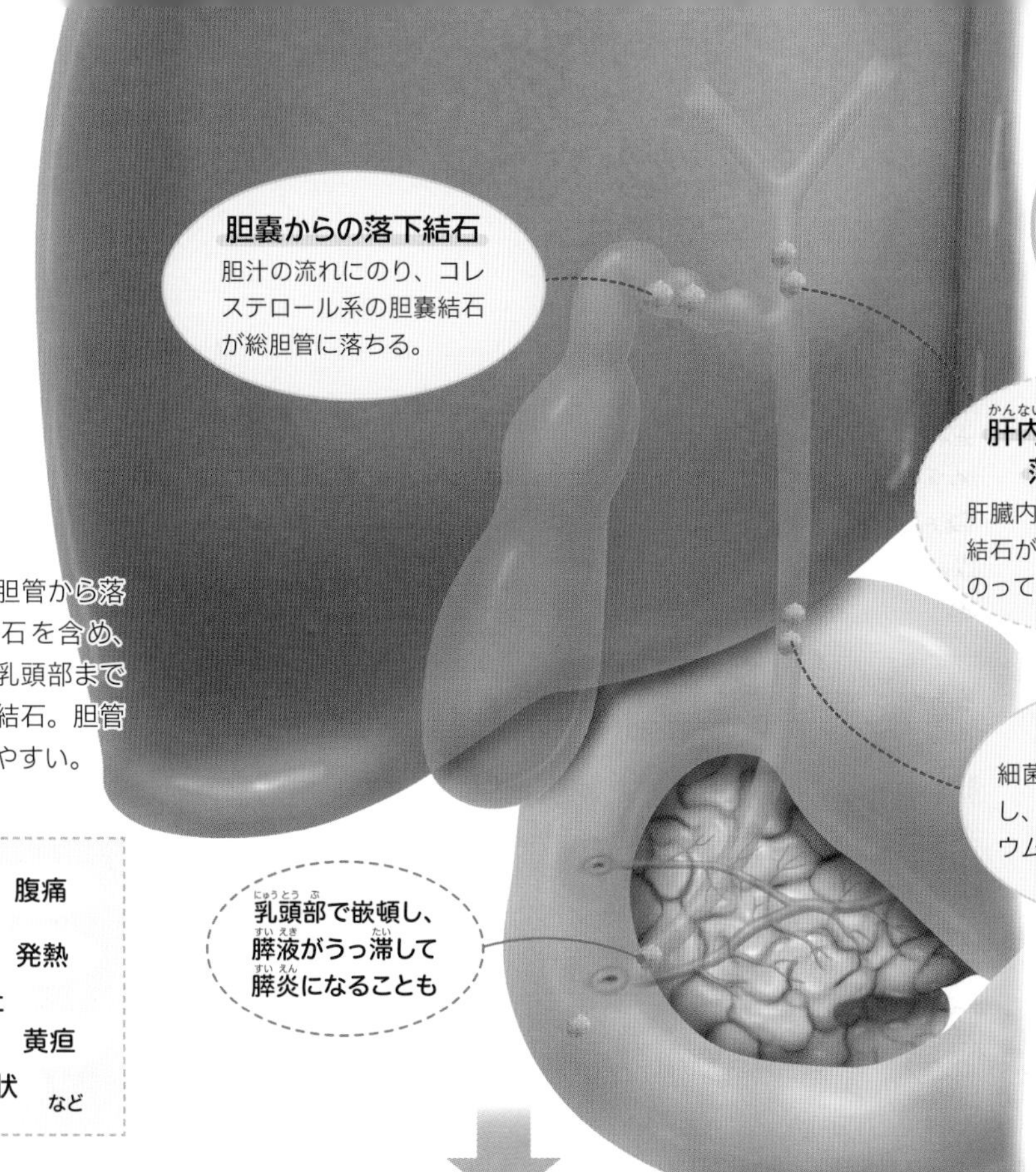

症状

腹痛
背部痛
発熱
悪心・嘔吐
黄疸
膵炎の症状
など

治療法

胆石性膵炎合併例

ERCP/ES《イーアールシーピー/イーエス》などの急性膵炎治療《きゅうせいすいえんちりょう》

ERCP（内視鏡的逆行性《ないしきょうてきぎゃっこうせい》胆道膵管造影《たんどうすいかんぞうえい》）下で乳頭切開する「ERCP/ES」で、胆汁や膵液の流れを改善。

外科的総胆管《げかてきそうたんかん》結石除去術《けっせきじょきょじゅつ》

開腹または腹腔鏡で総胆管を切開して、結石を除去する。切開時には胆道《たんどう》鏡《きょう》で結石の遺残《いざん》を確認。

内視鏡的総胆管《ないしきょうてきそうたんかん》結石除去術《けっせきじょきょじゅつ》(EST《イーエスティー》／EPBD《イーピービーディー》)

内視鏡で十二指腸乳頭部《じゅうにしちょうにゅうとうぶ》を切開したり、バルーンで胆管出口を広げて、詰まった結石を除去する。

胆道炎合併例

内視鏡的胆道《ないしきょうてきたんどう》ドレナージ(EBD《イービーディー》)

内視鏡でチューブを胆管内に挿入し、胆汁を排出する。ステントを留置することもある。

とが多く、**血液生化学検査**を実施する。

結石の有無は、**超音波検査**でほぼ確認できる。精査すべき場合は、**超音波内視鏡検査**が有効だ。ただ総胆管結石が疑われる場合、超音波では感度が低く、**CT《シーティー》検査**や**M《エム》RCP《アールシーピー》（MR《エムアール》胆管膵管造影《たんかんすいかんぞうえい》）**が望ましい。

治療／予後

症状発現時に結石を摘出。総胆管では、無症状でも治療を

無症状の胆嚢結石では経過観察にとどめることが多い。結石が胆嚢頸部などへ嵌頓して疝痛症状などがある場合は、くり返しやすく、治療を要する。**腹腔鏡下《ふくくうきょうか》胆嚢摘出《たんのうてきしゅつ》術《じゅつ》**が第一選択だが、小さなコレステロール結石なら、薬による**胆石溶解療法《たんせきようかいりょうほう》**も可能だ。

総胆管結石の場合は、**胆管炎**として発症することが多い。無症状でもいずれ胆管炎を起こす可能性が高いため、原則として全例、治療の対象になる。もっとも一般的な方法は、**内視鏡的結石除去術《ないしきょうてきけっせきじょきょじゅつ》**である。胆嚢結石が総胆管に落ちてきた例では、**胆嚢摘《たんのうてき》出術《しゅつじゅつ》**と組み合わせて腹腔鏡下でおこなう。

肝内結石では、胆管炎、肝内胆管癌《かんないたんかんがん》の合併率が高く、重症例、難治例も多い。

胆石症での発症が多い。胆管炎では抗菌薬で初期治療

急性胆嚢炎、胆管炎は、胆石などが原因で細菌感染を起こす病態だ。重度の胆管炎では細菌が血行にのり、臓器不全に至るおそれもある。

診断後の重症度判定で、治療の緊急性が変わる

重症例では臓器障害を起こし、死に至る危険もあり、緊急性の判断が重要だ。

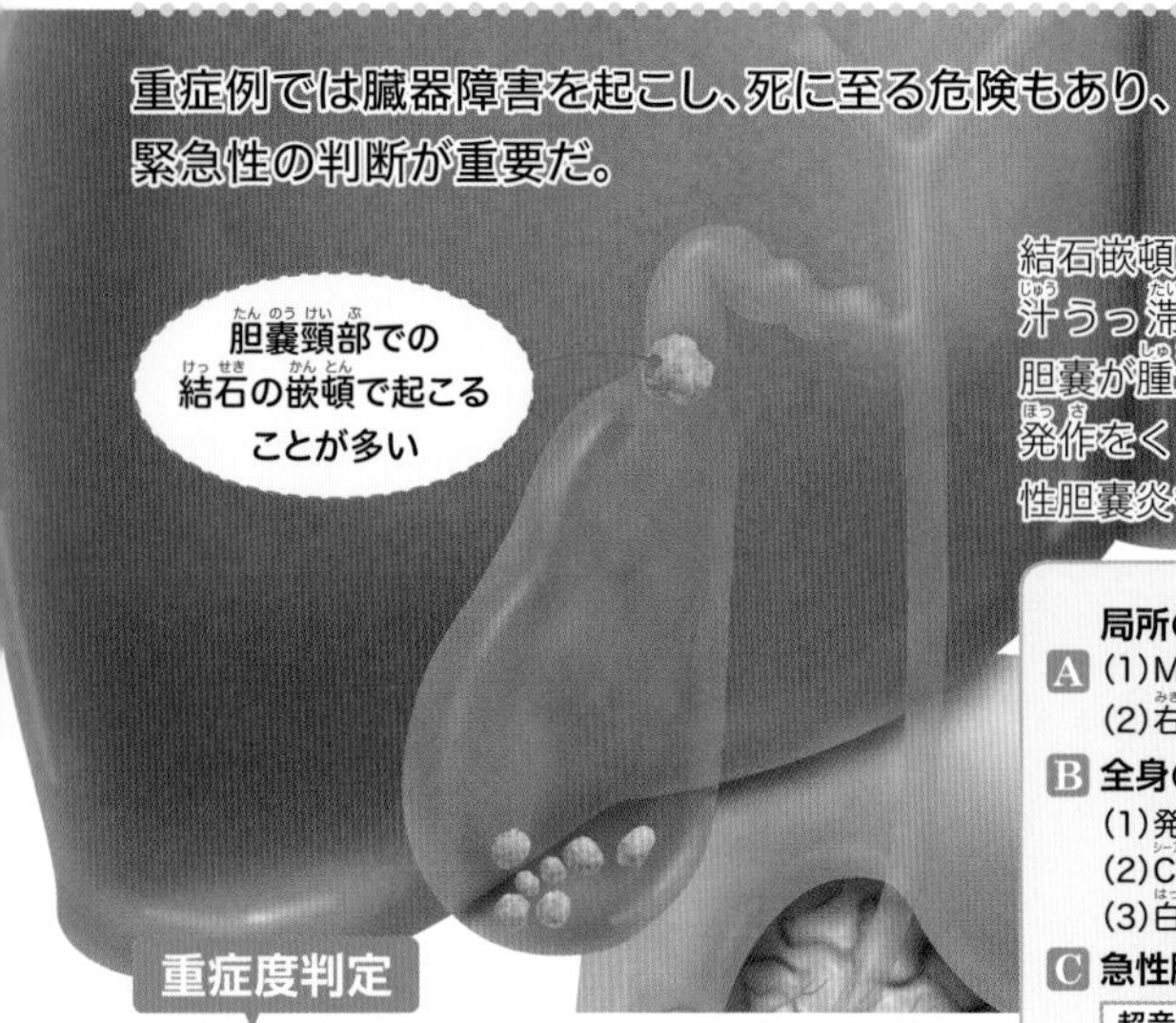

急性《きゅうせい》胆嚢炎《たんのうえん》

結石嵌頓による胆《たん》汁《じゅう》うっ滞《たい》などで、胆嚢が腫大《しゅだい》。疝痛《せんつう》発作《ほっさ》をくり返す慢性胆嚢炎もある。

診断基準

局所の臨床徴候

A
(1)Murphy《マーフィー》徴候
(2)右上腹部《みぎじょうふくぶ》の腫瘤触知《しゅりゅうしょくち》・自発痛・圧痛《あっつう》

B 全身の炎症所見
(1)発熱
(2)CRP《シーアールピー》値上昇
(3)白血球数《はっけっきゅうすう》上昇

C 急性胆嚢炎の特徴的画像検査所見

超音波検査
- 胆嚢腫大《たんのうしゅだい》(長軸>8㎝、短軸>4㎝)
- 胆嚢壁肥厚《たんのうへきひこう》>4㎜
- 嵌頓胆嚢結石《かんとんたんのうけっせき》
- デブリエコー(白と黒のまだらに見える泥状沈殿物)
- 胆嚢周囲の滲出液貯留
- 超音波でのMurphy徴候(プローブ圧迫による圧痛)
- 胆嚢壁sonolucent layer
(胆嚢壁内に見える一層の低エコー帯)
- 不整な多層構造を呈する低エコー帯
- ドプラシグナル

CT《シーティー》検査
- 胆嚢壁肥厚
- 胆嚢周囲の浸出液貯留
- 胆嚢腫大・胆嚢周囲脂肪織内の線状高吸収域

MRI《エムアールアイ》検査
- 胆嚢結石
- 胆嚢腫大
- 胆嚢壁肥厚
- pericholecystic high signal(胆嚢周囲の高信号)

疑診 Aのいずれか+Bのいずれかに該当
確診 Aのいずれか+Bのいずれか+Cのいずれかに該当

重症度判定

重症急性胆嚢炎(GradeⅢ)

急性胆嚢炎のうち、以下のいずれかをともなう場合は「重症」である
- 循環障害(ドパミン≧5μg /kg /分、もしくはノルアドレナリンの使用)
- 中枢神経障害(意識障害)
- 呼吸機能障害(PaO_2/FIO_2比<300)
- 腎機能障害(乏尿《ぼうにょう》、もしくはCr>2.0㎎/dL)
- 肝機能障害(PT-INR>1.5)
- 血液凝固異常(血小板数《けっしょうばんすう》<10万/$㎜^3$)

中等症急性胆嚢炎(GradeⅡ)

急性胆嚢炎のうち、以下のいずれかを伴う場合は「中等症」である
- 白血球数>18,000/$㎜^3$
- 右季肋部《みぎきろくぶ》の有痛性腫瘤触知《ゆうつうせいしゅりゅうしょくち》
- 症状出現後72時間以上の症状の持続
- 顕著な局所炎症所見(壊疽性胆嚢炎《えそせいたんのうえん》、胆嚢周囲膿瘍《たんのうしゅういのうよう》、肝膿瘍《かんのうよう》、胆汁性腹膜炎《たんじゅうせいふくまくえん》、気腫性胆嚢炎《きしゅせいたんのうえん》などを示唆する所見)

軽症急性胆嚢炎(GradeⅠ)

急性胆嚢炎のうち、「中等症」「重症」の基準を満たさないものを「軽症」とする

急性胆嚢炎の特徴的な症状や画像検査などで診断し、重症度判定に応じて治療を開始。

(「New diagnostic criteria and severity assessment of acute cholecystitis in revised Tokyo Guidelines」Yokoe M et al., Journal of Hepato-Biliary-Pancreatic Sciences vol.19(5) :578-585, 2012より引用)

病態生理／症状

胆石症による閉塞、胆汁うっ滞で起こることが多い

急性胆嚢炎《きゅうせいたんのうえん》は、胆嚢壁《たんのうへき》の感染や潰瘍などをともなう炎症である。多くは**胆嚢結石《たんのうけっせき》**による胆汁《たんじゅう》うっ滞《たい》が原因だが、胆嚢の血行障害、化学的な傷害など、発症要因は多彩だ。

急性胆管炎は、**間欠的発熱**、**右上腹部痛《みぎじょうふくぶつう》**、**黄疸《おうだん》**を三徴とし、嘔吐や意識障害が起こることもある。原因の多くは**総胆管結石《そうたんかんけっせき》**だ。結石が下部《かぶ》総胆管《そうたんかん》に嵌頓《かんとん》するなどして、胆汁の流れが閉塞したりうっ滞したりすると、細菌が異常繁殖して炎症が起きる。

検査／診断

超音波検査で胆嚢の腫大、胆管拡張などの所見を確認

胆嚢炎では局所的な疼痛《とうつう》があり、触診で

急性胆管炎

総胆管の閉塞で細菌が増殖。内圧が上昇し、細菌や、グラム陰性桿菌《いんせいかんきん》の構成物質であるエンドトキシンが血中やリンパに逆流して起こる。

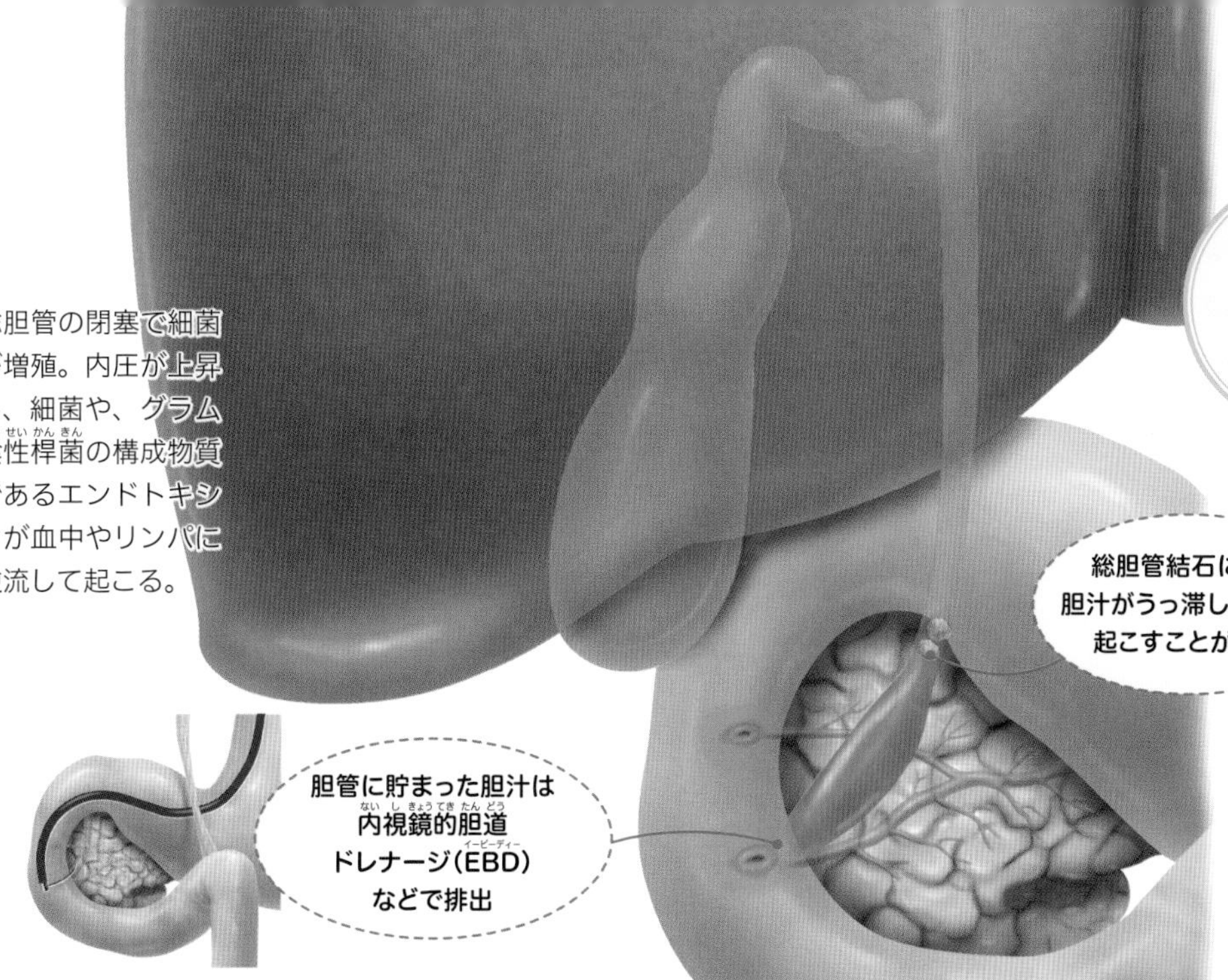

診断基準

A 全身の炎症所見
A-1. 発熱(悪寒戦慄《おかんせんりつ》をともなうこともある)
A-2. 血液検査:炎症反応所見

B 胆汁うっ滞所見
B-1. 黄疸《おうだん》
B-2. 血液検査:肝機能検査異常

C 胆管病変の画像所見
C-1. 胆管拡張
C-2. 胆管炎の成因:胆管狭窄《たんかんきょうさく》、胆管結石《たんかんけっせき》、ステント など

疑診 Aのいずれか＋B,Cのいずれかに該当
確診 Aのいずれか＋Bのいずれか＋Cのいずれかに該当

症状が重いと、敗血症で臓器不全に陥る危険がある。画像検査などでの確定診断後、緊急度のめやすになる重症度を迅速に判定。

重症度判定

重症急性胆管炎(GradeⅢ)

急性胆管炎のうち、以下のいずれかをともなう場合は「重症」である
- 循環障害(ドパミン≧5μg/kg/分、もしくはノルアドレナリンの使用)
- 中枢神経障害(意識障害)
- 呼吸機能障害(PaO_2/FIO_2比<300)
- 腎機能障害(乏尿、もしくはCr>2.0mg/dL)
- 肝機能障害(PT-INR>1.5)
- 血液凝固異常(血小板数<10万/mm^3)

中等症急性胆管炎(GradeⅡ)

初診時に、以下の5項目のうち2つ以上該当する場合は「中等症」とする
- 白血球数>12,000 または<4,000/mm^3
- 発熱(39°C以上)
- 年齢(75歳以上)
- 黄疸(総ビリルビン≧5mg/dL)
- アルブミン(<標準値下限×0.73g/dL)

上記項目に該当しないが、初期治療に反応しなかった場合も「中等症」とする

軽症急性胆管炎(GradeⅠ)

急性胆管炎のうち、「中等症」「重症」の基準を満たさないものを「軽症」とする

(「New diagnostic criteria and severity assessment of acute cholecystitis in revised Tokyo Guidelines」Yokoe M et al., Journal of Hepato-Biliary-Pancreatic Sciences vol.19(5):578-585, 2012より引用)

胆嚢の腫大を確認できる。**超音波検査**や**C《シー》T《ティー》検査**などの画像検査で確定診断をする。

胆管炎では、超音波検査で結石を確認するのは困難で、**MRCP《エムアールシーピー》**（**MR《エムアール》胆管膵管造影《たんかんすいかんぞうえい》**）や**超音波内視鏡検査**によって結石や胆管拡張の有無を見る。診断後はグレードⅠ～Ⅲの重症度を判定し、治療方針を決める。

治療／予後

胆嚢炎では胆嚢摘出、胆管炎では抗菌薬治療が基本

軽度の胆嚢炎なら、補液や抗菌薬投与後72時間以内に、**腹腔鏡下胆嚢摘出術《ふくくうきょうかたんのうてきしゅつじゅつ》**をおこなう。中等症では、炎症の長期化で癒着《ゆちゃく》が起きていることが多く、まずは標準的な**胆嚢ドレナージ**や、穿刺《せんし》して胆嚢内の胆汁を吸引する**経皮経肝胆嚢吸引穿刺法《けいひけいかんたんのうきゅういんせんしほう》**（**PTGBA《ピーティージービーエー》**）などで胆汁を排出する。そのうえで発症から96時間以内に摘出手術を実施する。重症の場合はドレナージも含めて全身管理をしつつ、時期を見て胆嚢を摘出する。

急性胆管炎の重症例は死の危険があり、気管挿管での**呼吸・循環管理**と、早急な**抗菌薬**の静注が必要だ。全身状態の安定後、すみやかに**胆管ドレナージ**をおこなう。

飲酒、胆石症が原因で発症。重症例では致死率が高い

アルコールや胆石が原因で急激な炎症が起き、膵臓が自己消化されるのが急性膵炎で、膵機能が徐々に低下していくのが慢性膵炎である。

病態生理／症状

急性では自己消化が、慢性では線維化が進む

急性膵炎《きゅうせいすいえん》は、自らが生成する消化液の活性化により自己消化を起こす疾患で、突然の強い**上腹部痛**で発症する。炎症の影響が周囲だけでなく遠隔臓器におよぶことがあり、重症例では致死率が20%に達する。

おもな原因は、**アルコール**と**胆石《たんせき》**である。アルコールの分解産物アセトアルデヒドが膵細胞《すいさいぼう》を直接傷害する、膵液《すいえき》分泌が過剰になり膵管《すいかん》内圧が上昇するなど、発症機序には多説あり、詳細は不明である。胆石性では、下部総胆管《かぶそうたんかん》の閉塞によって起こる。

慢性膵炎は、膵臓《すいぞう》内部に線維化や細胞浸潤などの変化が慢性的に生じ、膵臓の機能が低下していく病態である。アルコール性や胆石性のほか、原因不明の**特発性**も多い。

急性膵炎では、膵酵素活性化で自己消化が起きる

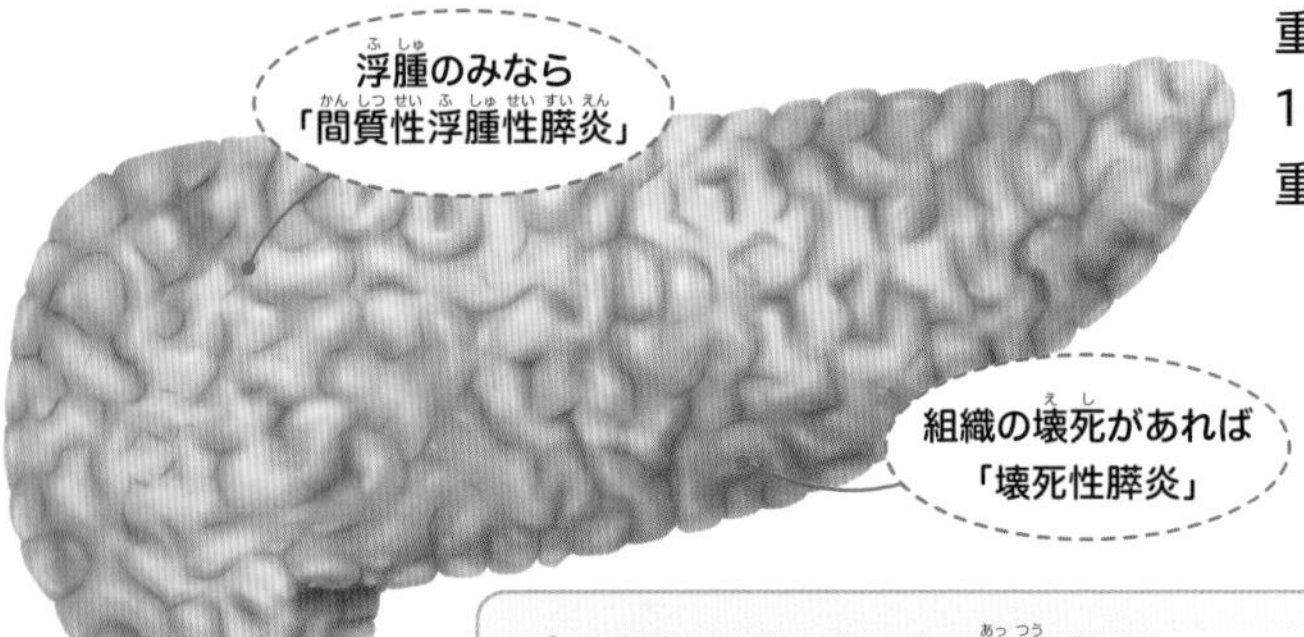

重症例での死亡率は10.1%。迅速な診断と重症度判定が必要。

診断基準

1 上腹部に急性腹痛発作と圧痛《あっつう》がある
2 血中または尿中に膵酵素《すいこうそ》の上昇がある
3 超音波、CT《シーティー》またはMRI《エムアールアイ》で膵に急性膵炎《きゅうせいすいえん》に伴う異常所見がある

上記3項目中2項目以上を満たし、他の膵疾患及び急性腹症を除外したものを急性膵炎と診断する。ただし、慢性膵炎の急性増悪は急性膵炎に含める

重症度判定

A 予後因子（予後因子は各1点とする）

①Base Excess≦−3mEq/L またはショック（収縮期血圧≦80mmHg）
②PaO_2≦60mmHg（room air）、または呼吸不全（人工呼吸管理が必要）
③BUN《ビーユーエヌ》≧40mg/dL（or Cr≧2mg/dL）、または乏尿《ぼうにょう》（輸液後も1日尿量が400mL以下）
④LDH《エルディーエイチ》≧基準値上限の2倍
⑤血小板数《けっしょうばんすう》≦10万/mm^3
⑥総Ca≦7.5mg/dL
⑦CRP《シーアールピー》≧15mg/dL
⑧SIRS診断基準*における陽性項目数≧3
⑨年齢≧70歳

*SIRS診断基準項目:
(1)体温>38℃または<36℃、(2)脈拍>90回/分、(3)呼吸数>20回/分または$PaCO_2$<32Torr、(4)白血球数《はっけっきゅうすう》>12,000/mm^3か<4,000mm^3または10%幼若球《ようじゃくきゅう》出現

B 造影CT Grade

①炎症の膵外進展度

前腎傍腔《ぜんじんぼうくう》	0点
結腸間膜根部《けっちょうかんまくこんぶ》	1点
腎下極以遠《じんかきょくいえん》	2点

②膵の造影不良域

膵を便宜的に3つの区域（膵頭部《すいとうぶ》、膵体部《すいたいぶ》、膵尾部《すいびぶ》）に分け判定する

各区域に限局している場合、または膵の周辺のみの場合	0点
2つの区域にかかる場合	1点
2つの区域全体を占める、またはそれ以上の場合	2点

①+②　合計スコア

0点以下	Grade1
2点	Grade2
3点以上	Grade3

① 予後因子が3点以上、または
② 造影CT Grade2以上の場合は重症とする

診断と同時に重症度も判定し、重症の場合は診断後3時間以内に適切な施設に搬送する。

（「急性膵炎の診断基準・重症度判定基準最終改訂案　厚生労働科学研究補助金難治性疾患克服研究事業難治性膵疾患に関する調査研究　平成17年度総括・分担研究報告書2006」武田和憲ほかより引用）

慢性膵炎は進行性。代償期での治療が重要

早期慢性膵炎から、膵機能保持の代償期、移行期、非代償期へと進む。

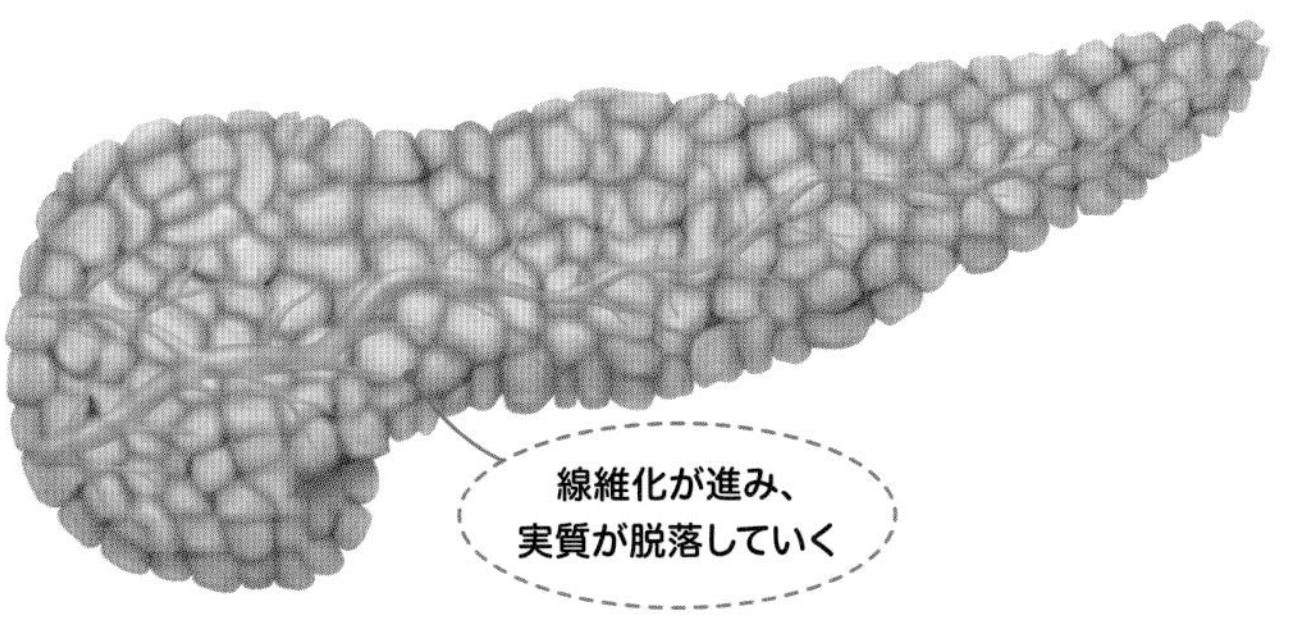

経過

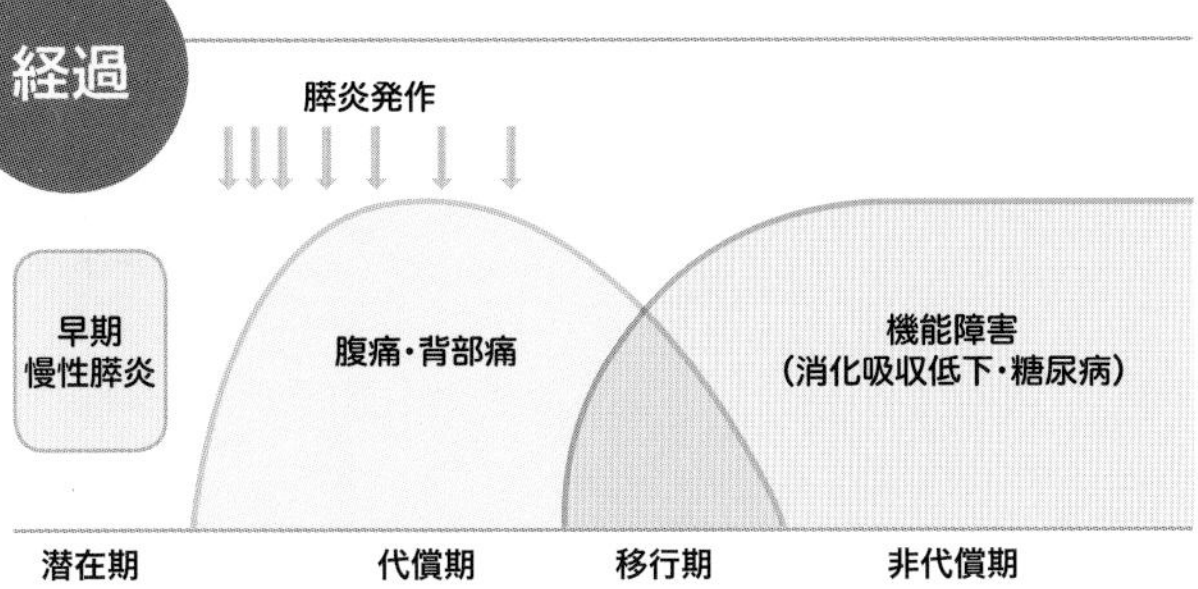

疼痛発作《とうつうほっさ》をくり返す代償期に確実に治療し、非代償期への移行を防ぐ。

（「慢性膵炎の治療指針の改訂について.厚生省特定疾患難治性膵疾患調査研究班 昭和62年度研究報告書」早川哲夫ほか, 1988より作成）

診断基準

慢性膵炎の診断項目

①特徴的な画像所見
（膵管内の結石、膵全体に分布する複数ないしびまん性の結石、ERCPで見られる主膵管の不整拡張　など）

②特徴的な組織所見
（おもに小葉間に見られる膵実質の脱落と線維化で、小葉が結節状　など）

③反復する上腹部痛発作

④血中または尿中膵酵素値の異常

⑤膵外分泌障害

⑥1日80g以上（純エタノール換算）の持続する飲酒歴

慢性膵炎確診

a、bのいずれかが認められる

a. ①または②の確診所見

b. ①または②の準確診所見と、③④⑤のうち2項目以上

慢性膵炎準確診

①または②の準確診所見が認められる

早期慢性膵炎：
③～⑥のいずれか2項目以上と
早期慢性膵炎の画像所見が認められる

①が認められず、③～⑥の2項目以上があれば、疑診例として3か月以内に画像診断することが推奨されている。

（「慢性膵炎臨床診断基準 2009」厚生労働省難治性膵疾患に関する調査研究班・日本膵臓学会・日本消化器病学会, 膵臓 vol.24：645-646, 2009より引用、一部改変）

治療法

膵切除術

膵管の狭窄《きょうさく》が強い部分を切除する。膵臓を全摘することもある。

膵《すい》管《かん》ドレナージ術

膵管が拡張していれば、膵《すい》液《えき》を排出して正常化し、膵機能を保つ。

薬物療法

消化酵素薬の大量投与や、高力《こうりき》価《か》消化《しょうか》酵素《こうそ》、蛋《たん》白分解《ぱくぶんかい》酵素《こうそ》阻《そ》害薬《がいやく》など。

生活改善

アルコール性では断酒。禁煙や栄養管理、刺激物の摂取制限も重要。

検査／診断

超音波などの画像所見、膵酵素などの検査値を見る

早急に**血液検査**や、**造影CT《シーティー》検査**などの**画像検査**をおこない、診断をつける。重症例ではICU《アイシーユー》などでの全身管理を要するため、重症度もすみやかに判定する。

慢性膵炎では、画像検査で**膵石**や**石灰化**などが認められることが診断要件となる。

治療／予後

急性では安静にして初期治療。慢性では断酒が最重要

重症の急性膵炎では、集中治療が必須だ。軽症であれば、**輸液**や**鎮痛薬・予防的抗菌薬**の投与などの**保存療法**を実施する。胆石症が原因で胆管炎も合併している場合、黄《おう》疸《だん》などの胆道通過障害が続く場合は、**ER《イーアール》CP《シーピー》／ES《イーエス》**（内視鏡的《ないしきょうてき》逆行性《ぎゃっこうせい》胆道《たんどう》膵管《すいかん》造影《ぞうえい》下での乳頭切開術）を早期におこなう。

アルコール性の慢性膵炎では、断酒を中心とした生活改善が基本である。膵機能が保たれている**代償期**には、膵炎発作に対する治療で、**非代償期**への移行を防ぐ。

胆管、胆嚢切除が第一選択。ただし早期には発見しにくい

胆道癌は、黄疸などのあきらかな異変が出るまで見つかりにくい。手術困難な例も多く、5年生存率は27・3％。治療に難渋しやすい癌のひとつだ。

「胆管癌」「胆嚢癌」「乳頭部癌」に分けられる

多くは胆管癌と胆嚢癌。乳頭部癌はまれだが、増加傾向にある。

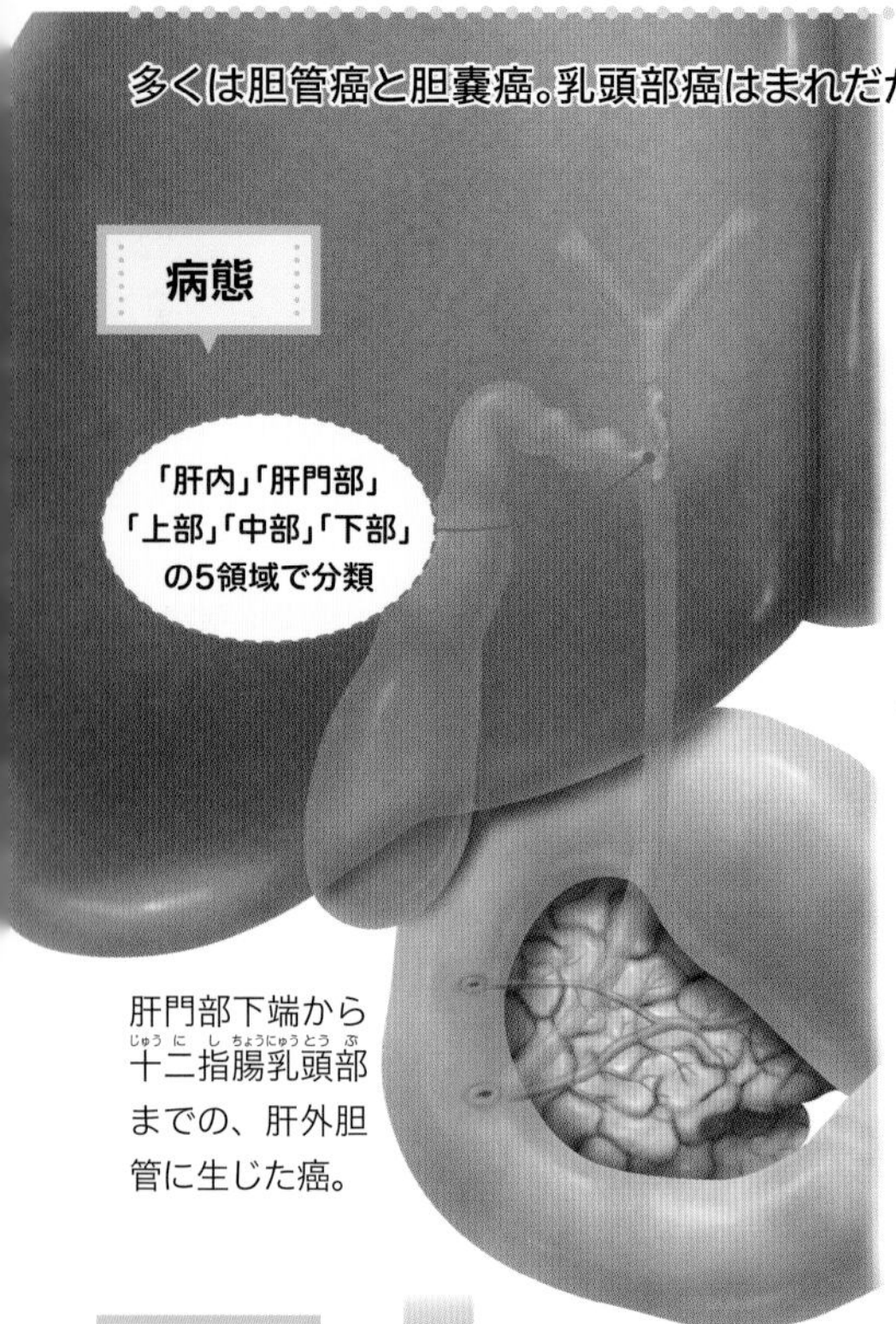

胆管癌《たんかんがん》

病態

「肝内」「肝門部」「上部」「中部」「下部」の5領域で分類

肝門部下端から十二指腸乳頭部《じゅうにしちょうにゅうとうぶ》までの、肝外胆管に生じた癌。

リスク因子

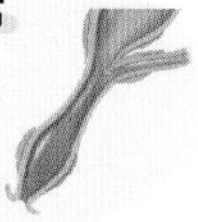

膵・胆管合流異常《すいたんかんごうりゅういじょう》

器質的異常で、胆管に逆流した膵液《すいえき》などが継続的に粘膜を刺激。

原発性胆汁性胆管炎《げんぱつせいたんじゅうせいたんかんえん》

胆管が狭窄《きょうさく》して胆汁《たんじゅう》がうっ滞《たい》、感染を起こす原因不明の疾患。

その他（化学物質など）

印刷業務に使うジクロロプロパンなどの化学物質も原因となる。

おもな症状

- 黄疸《おうだん》 10〜44％
- 悪心・嘔吐 15〜68％
- 体重減少 10〜72％
- 右上腹部痛《みぎじょうふくぶつう》 50〜80％

治療法

胆管《たんかん》ステント
胆道ドレナージ後にステントを留置して、胆汁を流出させる。

胆道《たんどう》ドレナージ
切除不能で閉塞《へいそく》性黄疸《せいおうだん》がある場合は、ドレナージを実施。

化学療法
ゲムシタビンとシスプラチンの併用療法（GC《ジーシー》療法）が第一選択。全身状態にもよるが外来での治療も可能。

外科手術（肝切除など含む）
肝門部やそれに近い部位の癌では肝切除も、膵臓や十二指腸寄りなら膵頭十二指腸切除もおこなう。

病態生理／症状

膵・胆管合流異常などがリスク。症状としては黄疸が多い

胆道癌《たんどうがん》には、**胆管癌《たんかんがん》**、**胆嚢癌《たんのうがん》**、**十二指腸《じゅうにしちょう》乳頭部癌《にゅうとうぶがん》**がある。このうち胆管癌と胆嚢癌に共通している危険因子が、**膵《すい》・胆管合流《たんかんごうりゅう》異常《いじょう》**である。通常は十二指腸壁内《じゅうにしちょうへきない》で合流する膵管と胆管が壁外で合流してしまうと、膵液《すいえき》が胆管に逆流し、活性化膵酵素《すいこうそ》や胆汁《たんじゅう》酸《さん》により慢性的に粘膜が傷害されたり、炎症が起きて、癌化を誘発してしまう。

十二指腸乳頭部癌は、**家族性《かぞくせい》ポリポーシス**などの**遺伝性疾患**との関連が深い。

検査／診断

生検や治療をかねてERCP、EUSなどを実施

胆道癌が疑われたら、**血液検査**と**超音波**

十二指腸《じゅうにしちょう》乳頭部癌《にゅうとうぶがん》

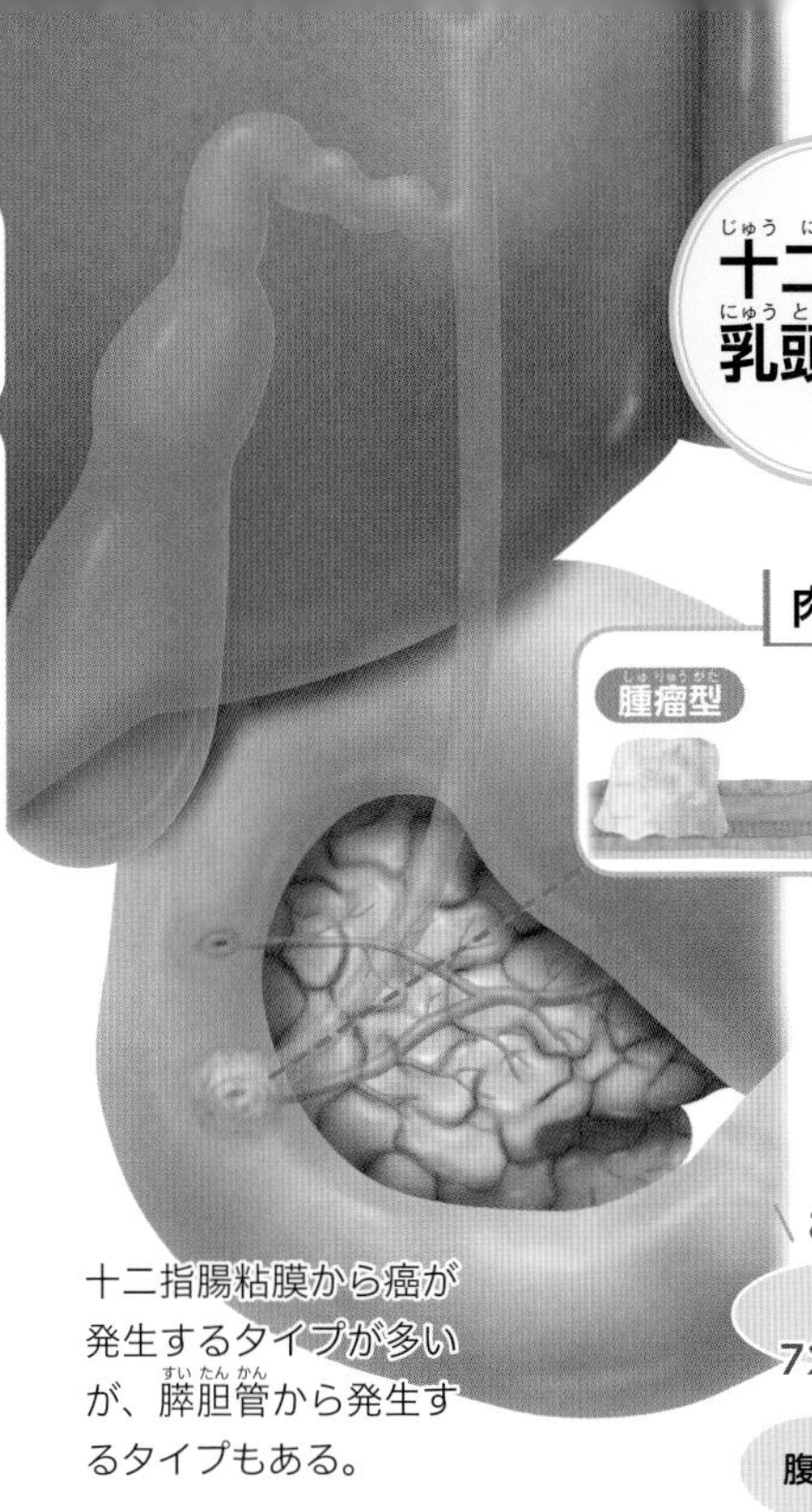

Zoom
肉眼型分類

腫瘤型　潰瘍型

十二指腸粘膜から癌が発生するタイプが多いが、膵胆管《すいたんかん》から発生するタイプもある。

＼おもな症状／
- 黄疸 72〜90%
- 発熱
- 腹痛

治療法

膵頭十二指腸切除術《すいとうじゅうにしちょうせつじょじゅつ》
リンパ節転移しやすいため、乳頭部だけでなく膵頭と十二指腸を切除。

化学療法
切除不能例ではゲムシタビンとシスプラチン併用療法を実施。

胆道ドレナージ
必要と判断される場合は、術前にドレナージをおこなう。

胆嚢癌《たんのうがん》

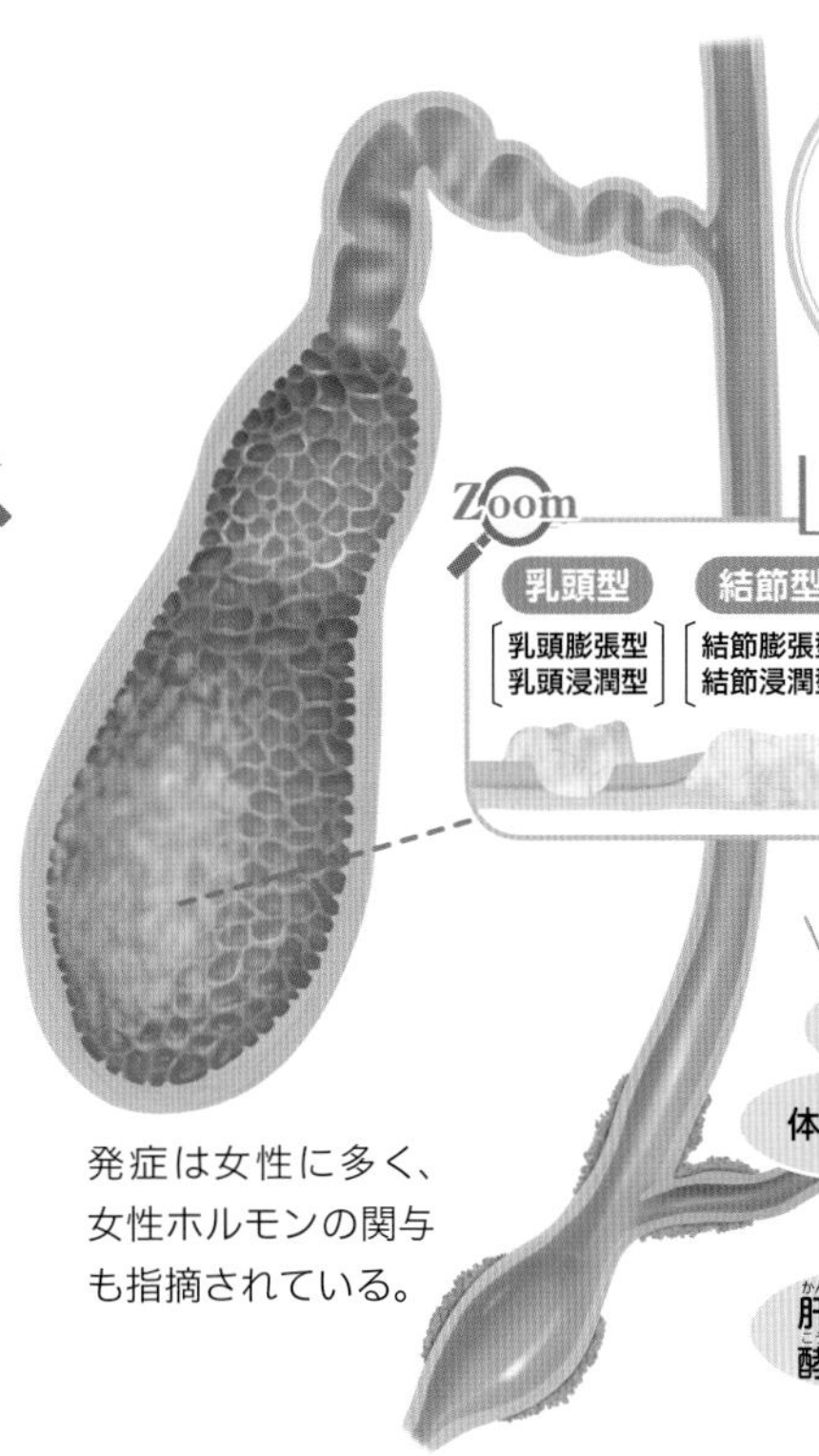

Zoom
肉眼型分類

乳頭型	結節型	平坦型
乳頭膨張型 乳頭浸潤型	結節膨張型 結節浸潤型	平坦膨張型《へいたんぼうちょうがた》 平坦浸潤型

発症は女性に多く、女性ホルモンの関与も指摘されている。

＼おもな症状／
- 黄疸 90%
- 体重減少 35%
- 腹痛 30%
- 肝胆道系《かんたんどうけい》酵素異常《こうそいじょう》

治療法

化学療法
切除不能例では、ゲムシタビンとシスプラチン併用療法で延命効果が期待できる。

開腹胆嚢摘出術《かいふくたんのうてきしゅつじゅつ》
10㎜以上の病変が肝臓側にある場合は、周囲への浸潤も考慮。必要に応じて肝切除も実施。

胆道ドレナージ
切除不能例で、症状緩和、肝不全・腎不全予防などを目的にドレナージを実施する。

検査で、胆管癌、胆嚢癌、乳頭部癌の判別をおこなう。胆管癌、胆嚢癌では、**CT《シーティー》検査**や**MRCP《エムアールシーピー》（MR胆管膵管造影《エムアールたんかんすいかんぞうえい》）**も実施し、病変や胆管狭窄部《たんかんきょうさくぶ》などの詳細な情報を得る。さらに、細胞診や生検をかねて**ERCP《イーアールシーピー》（内《ない》視鏡的逆行性胆道膵管造影《しきょうてきぎゃっこうせいたんどうすいかんぞうえい》）**や**超音波内視鏡検査**などをおこない、病期を確定する。

乳頭部癌は、**内視鏡検査**で肉眼的に病変を確認し、同時に生検もおこない、他の画像検査を加えて病期を診断する。

治療／予後
開腹での胆嚢摘出、胆管、乳頭部切除が基本

胆道癌は**開腹手術**での切除が基本で、唯一の退治療法である。早期の胆嚢癌は、腹腔鏡下《ふくくうきょうか》での摘出も可能ではあるが、癌細胞を含む胆汁が腹腔に散布される危険もある。

肝臓の一部切除が必要であったり、**胆管炎**、**閉塞性黄疸《へいそくせいおうだん》**を起こしている場合などは、術前に胆道ドレナージを実施する。

全身状態や肝予備能の問題で切除不能な例では、薬物治療をおこなう。分子標的薬、免疫チェックポイント阻害薬《そがいやく》などの適応はまだなく、従来型の殺細胞性薬《さつさいぼうせいやく》を用いる。

早期発見が困難で、切除不能な進行例が多い

進行後の発見が多く、消化器癌のなかでも死亡率が高いのが、膵癌だ。切除可能例でも再発しやすく、全体の5年生存率は9・8％と報告されている。

病態生理／症状

膵癌の前癌病変が癌化して周辺臓器にも転移

膵癌《すいがん》には、膵管内乳頭腺癌《すいかんないにゅうとうせんがん》や粘液性嚢胞《ねんえきせいのうほう》腺癌《せんがん》などもあるが、一般には膵管上皮《すいかんじょうひ》から発生する**浸潤性膵管癌**《しんじゅんせいすいかんがん》をさす。その多くが、５㎜未満の微小な膵管分枝《すいかんぶんし》で、**PanIN**《パニィン》という前癌病変から生じる。８割近くが膵《すい》頭部《とうぶ》に、残りが膵体尾部《すいたいびぶ》に発生する。

危険因子は、**糖尿病**、**肥満**などの生活習慣病、**慢性膵炎**《まんせいすいえん》などの膵疾患、飲酒・喫煙などのほか、**遺伝性膵癌症候群**があげられる。これは、特定の原因遺伝子により家系内で、遺伝性膵炎や遺伝性乳癌卵巣癌症候《いでんせいにゅうがんらんそうがんしょうこう》群《ぐん》などを生じる疾患群をさす。

膵癌の早期発見はむずかしく、**腹痛**や**黄**《おう》**疸**《だん》、**腰背部痛**、**体重減少**などで発見されたときにはすでに、進行癌であることが多い。

検査／診断

CTやPETで鑑別後、EUS-FNAなどで生検を実施

まずは侵襲性の低い**血液検査**と**超音波検査**を実施する。血液検査では、膵炎合併による**血清アミラーゼ**や**エラスターゼ**などの**膵酵素**《すいこうそ》の上昇を認める。**CA**《シーエー》**19-9**、**DU**《デュ》**PAN**《パン》**-2**などの腫瘍《しゅよう》マーカーも測定する。ただし早期では腫瘍マーカーの有用性は低く、超音波検査も感度が低い点に注意する。

これら検査で膵癌が疑われたら、**腹部造**《ぞう》**影**《えい》**CT**《シーティー》**検査**や**MRCP**《エムアールシーピー》（**MR胆管膵管造**《エムアールたんかんすいかんぞう》**影**《えい》）、**超音波内視鏡検査**、**PET**《ペット》**検査**などの画像検査で、質的診断や病期判定のための情報を得る。確定診断には、**EUS**《イーユーエス》**-F**《エフ》**NA**《エヌエー》（**超音波内視鏡下穿刺吸引法**《ちょうおんぱないしきょうかせんしきゅういんほう》）での生検や、**ERCP**《イーアールシーピー》（**内視鏡的逆行性胆道膵管**《ないしきょうてきぎゃっこうせいたんどうすいかん》**造影**《ぞうえい》）下での細胞診が必要である。

治療／予後

1㎝以下の早期膵癌なら5年生存率も高い

病期診断、および切除可能か否かの判定で、治療計画をたてる。切除判定基準は、「**切除可能**」「**切除可能境界**」「**切除不能**」の３つだ。残存癌細胞がなくなると判断される切除可能例では、膵頭部癌では、**膵頭**のほか、リンパ節のある**十二指腸**《じゅうにしちょう》、**胆嚢**《たんのう》、**肝外胆管**《かんがいたんかん》なども切除する。膵体尾部癌では膵尾部のほか、**脾臓**《ひぞう》も切除対象だ。１㎝以下の癌なら、５年生存率は80％以上と高い。

切除可能境界は、切除後も癌細胞が遺残《いざん》すると推定されるため、**薬物療法**で癌を縮小してから、手術またはほかの治療法を選択する。周囲への浸潤が高度であったり遠隔転移があれば切除不能とし、化学療法や化学放射線療法で**集学的治療**を進める。

膵頭部癌と膵体尾部癌がある。治療では「切除可能性」が重要

発見時に進行癌であることが多く、切除可能例は少ない。

リスク因子

生活歴
- 喫煙
- 大量飲酒 など

合併疾患
- 糖尿病
- 膵炎《すいえん》 ⇒164
- IPMN《アイピーエムエヌ》(膵管内乳頭粘液性腫瘍《すいかんないにゅうとうねんえきせいしゅよう》)
- 膵嚢胞《すいのうほう》
- 肥満 など

家族歴
- 膵癌《すいがん》の家族歴
- 遺伝性膵癌症候群
(家族性膵癌、遺伝性膵炎、
家族性ポリポーシス など)

遺伝的素因や糖尿病・肥満、飲酒・喫煙などが、危険因子になる。

病態

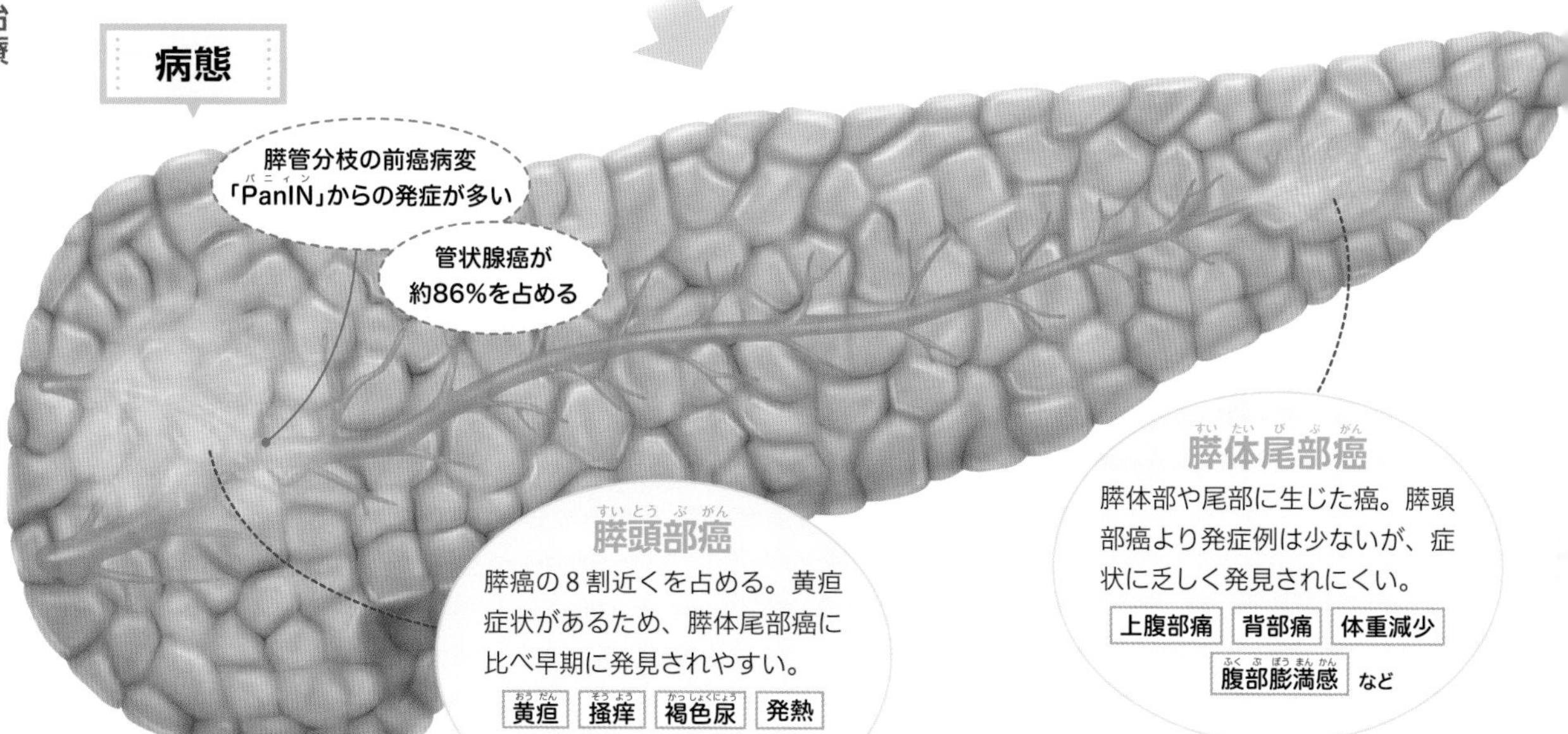

膵頭部癌《すいとうぶがん》
膵癌の8割近くを占める。黄疸症状があるため、膵体尾部癌に比べ早期に発見されやすい。

黄疸《おうだん》 掻痒《そうよう》 褐色尿《かっしょくにょう》 発熱 右季肋部痛《みぎきろくぶつう》 背部痛 など

膵体尾部癌《すいたいびぶがん》
膵体部や尾部に生じた癌。膵頭部癌より発症例は少ないが、症状に乏しく発見されにくい。

上腹部痛 背部痛 体重減少 腹部膨満感《ふくぶぼうまんかん》 など

評価分類

UR-M《エム》 切除不能(遠隔転移あり)
切除不能と評価されたもののうち、さらに遠隔転移がある。

UR-LA《ユーアールエルエー》 切除不能(局所進行)
標準的手術では、肉眼的に確認できる癌遺残があると判断。

BR《ビーアール》 切除可能境界
標準的手術では、組織学的に癌遺残があると判断される。

R《アール》 切除可能
標準的手術により、癌遺《がんい》残《ざん》ゼロをめざせると判断される。

治療法

化学療法
FOLFIRINOX《フォルフィリノックス》療法など併用療法の成績が向上

ゲムシタビン単独療法のほか、UR-LAではオキサリプラチンなどを併用するFOLFIRINOX療法が適応。

化学放射線療法
SBRT《エスビーアールティー》、IMRT《アイエムアールティー》などで放射線を集中的に照射する

ゲムシタビンによる化学療法に併行して、癌病巣に集中的に放射線を照射するSBRT、IMRT(→P159)などで効果を高める。

外科手術
幽門輪《ゆうもんりん》を温存する膵頭十二指腸切除術《すいとうじゅうにしちょうせつじょじゅつ》も増えている

膵頭部癌と接する器官も切除して再建する。胃の切除は避ける傾向。腹腔《ふくくう》内の血管に浸潤があれば合併切除。

上部消化管疾患

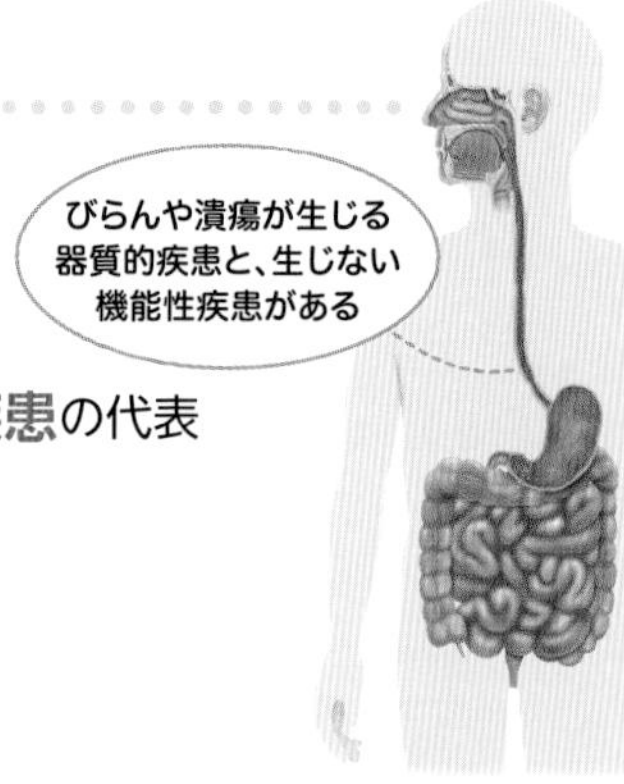

GERD《ガード》／NERD《ナード》 胃酸の逆流で、胸やけなどの腹部症状に悩まされる

好酸球性食道炎《こうさんきゅうせいしょくどうえん》 炎症反応により食道が狭窄《きょうさく》。嚥下障害《えんげしょうがい》などが起きる

機能性ディスペプシア(FD《エフディー》) 器質的異常がないのに腹部症状が出る機能性消化管疾患の代表

胃《い》・十二指腸潰瘍《じゅうにしちょうかいよう》 H.ピロリ潰瘍《かいよう》が最多。ほかにNSAIDs《エヌセイズ》潰瘍もある

食道《しょくどう》・胃静脈瘤《いじょうみゃくりゅう》 門脈圧亢進症《もんみゃくあつこうしんしょう》により静脈瘤ができる。出血時は危険

食道癌《しょくどうがん》 約9割は扁平上皮癌《へんぺいじょうひがん》。飲酒や喫煙などが原因で生じる

胃癌《いがん》 分化型と未分化型がある。スキルス胃癌は後者で、進行が速い

下部消化管疾患

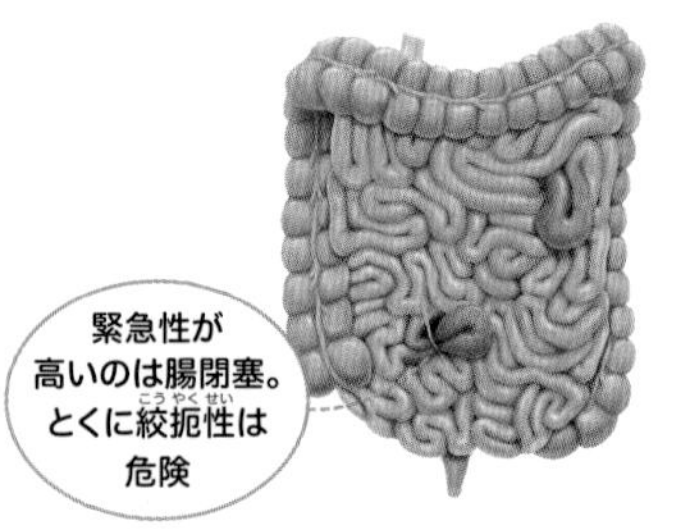

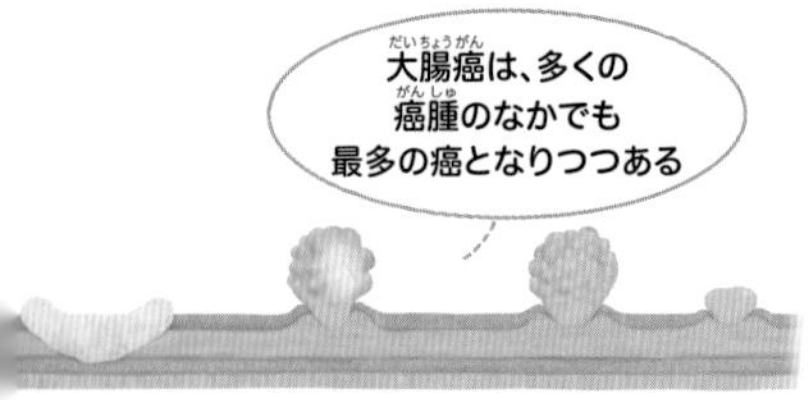

感染性腸炎 腸管内の感染で、下痢、発熱、腹痛、嘔吐の症状が出る

虫垂炎《ちゅうすいえん》 虫垂が炎症で腫れ、強い右下腹部痛《みぎかふくぶつう》が生じる。有病率は高い

腸閉塞《ちょうへいそく》 腸管が癒着《ゆちゃく》する癒着性、ねじれなどが見られる絞扼性がある

過敏性腸症候群(IBS《アイビーエス》) 腹痛と便通異常をくり返す、機能性疾患

炎症性腸疾患(IBD《アイビーディー》) 潰瘍性大腸炎《かいようせいだいちょうえん》とクローン病がある。
腸管に原因不明の炎症が起き、広がっていく

慢性便秘症 排便回数減少、排便困難が主症状。適切な薬剤選択が重要

虚血性腸炎 一過性型、狭窄型が多いが、腸管が壊死《えし》するケースもある

大腸憩室症《だいちょうけいしつしょう》 大腸壁の凸部（憩室）に、炎症や出血などの病変が生じる

大腸ポリープ 通常腺腫型《つうじょうせんしゅがた》が多く、大きなものほど癌化しやすい

大腸癌 早期は内視鏡、ステージⅠb、Ⅱ、Ⅲは外科手術の適応

肝疾患

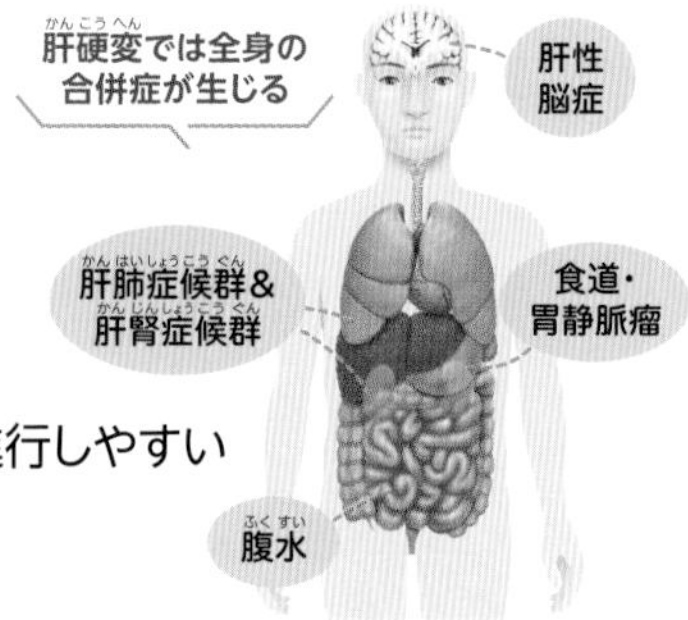

ウイルス性肝炎 A〜Eの肝炎ウイルスがあり、B、Cは慢性化しやすい

肝硬変／肝不全 慢性肝炎などで線維化が進み、肝機能が低下していく

薬物性肝障害(DILI《ディーアイエルアイ》) 抗菌薬や解熱鎮痛薬の使用で肝障害が起こる

アルコール性肝障害 5年以上の大量飲酒で、脂肪肝や肝硬変に至る

NAFLD《ナッフルディー》(非アルコール性脂肪性肝疾患) NASH《ナッシュ》では肝細胞が傷害され、肝硬変や肝癌《かんがん》に進行しやすい

自己免疫性肝炎(AIH《エーアイエイチ》) 自己免疫性疾患の一種。ステロイドが著効する

肝癌(肝細胞癌《かんさいぼうがん》) 慢性肝炎、肝硬変など、長期の肝障害例で発症する

胆《たん》・膵《すい》疾患

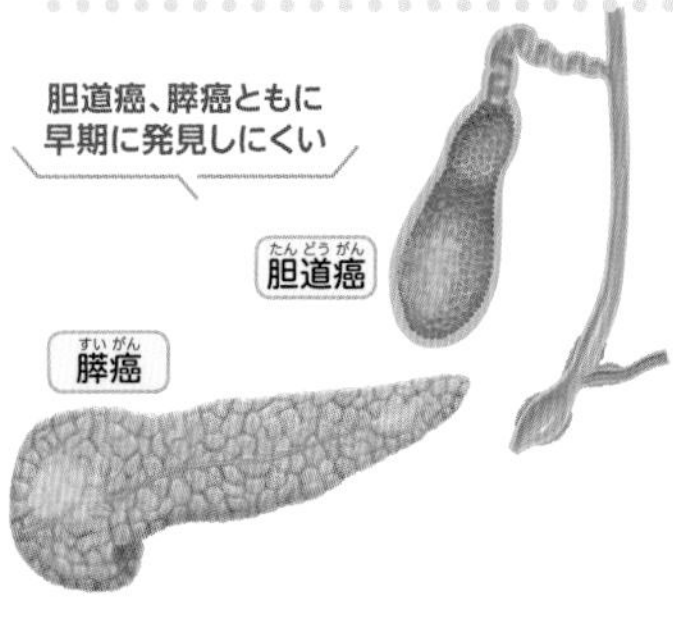

胆石症《たんせきしょう》 胆嚢《たんのう》や総胆管《そうたんかん》に、コレステロール結石《けっせき》、色素結石ができる

胆嚢炎／胆管炎 胆嚢結石、総胆管結石などが原因で細菌感染を起こす

急性膵炎／慢性膵炎 急性は飲酒や胆石が原因。重症例は致死率も高い

胆道癌 胆管癌《たんかんがん》、胆嚢癌《たんのうがん》が多いが、十二指腸乳頭部癌《じゅうにしちょうにゅうとうぶがん》も増加傾向にある

膵癌 発見時にはすでに進行し、切除不能なケースも多い

欧文さくいん

＊太字はとくにくわしく説明しているページです

和文さくいん

「食道静脈瘤の治療戦略」小原勝敏, 日本消化器内視鏡学会雑誌 vol. 57(6) :1347-1360, 2015
「食物と消化管癌研究の最前線」内山詩織ほか, 分子消化器病 vol.12(2) :159-164, 2015
『診察と手技がみえる vol.1 第2版』古谷伸之編、2007(メディックメディア)
「新時代を迎えた腸内常在菌研究～腸内常在菌データベースによる新しい健康管理法の確立～」辨野義巳, Animus vol.89:16-22, 2016
「身体診察法と異常所見の診方 III. 消化器系」石橋大海, 日本内科学会雑誌 vol.89(12) :2425-2434, 2000
『人体の構造と機能からみた　病態生理ビジュアルマップ[2] 消化器疾患』佐藤千史・井上智子編、2010(医学書院)
『新・病態生理できった内科学　8 消化器疾患 第2版』村川裕二総監修、矢久保修嗣編著、2009(医学教育出版社)
『新編 カラーアトラス 組織・細胞学』岩永敏彦ほか、2017(医歯薬出版)
『膵癌診療ガイドライン 2019年版 第5版』日本膵臓学会膵癌診療ガイドライン改訂委員会編、2019(金原出版)
「膵・胆管合流異常とその診断基準の改訂」神澤輝実・来間佐和子・田畑拓久・千葉和朗・岩崎 将, 日本消化器病学会雑誌 vol.111(4) :681-689, 2014
「膵・胆管合流異常の内視鏡診断」神澤輝実・宅間健介・糸井隆夫, 日本消化器内視鏡学会雑誌 vol.52(6) :1511-1521, 2010
「膵β細胞への分化誘導とそのメカニズム」野口洋文, 腎と透析 vol.75(2) :259-262, 2013
『正常画像と比べてわかる 病理アトラス 改訂版　全身がみえてくる！　118疾患1000画像』下 正宗・長嶋洋治編、2015(羊土社)
「摂食による消化管粘膜の増殖応答」土肥多恵子, 分子消化器病 vol.12(2) :135-139, 2015
「全国集計からみた膵・胆管合流異常」森根裕二・島田光生・石橋広樹, 日本消化器病学会雑誌 vol.111(4) :699-705, 2014
『専門医のための消化器病学 第2版』小俣政男・千葉 勉監修、下瀬川 徹ほか編、2013(医学書院)
「早期胃癌の内視鏡診断ガイドライン」日本消化器内視鏡学会雑誌 vol.61(6) :1283-1319, 2019
「早期肝細胞癌(肝癌多段階発癌)の画像診断」松井 修ほか, 肝臓 vol.52(7) :415-428, 2011
「大腸がんスクリーニングへ向けたCT colonography(CTC)の初期経験」満崎克彦ほか, 日本消化器がん検診学会雑誌 vol.49(1) :42-54, 2011
「大腸ESD/EMRガイドライン(第2版)」日本消化器内視鏡学会雑誌 vol.61(6) :1321-1344, 2019
『大腸癌治療ガイドライン 医師用 2019年版』大腸癌研究会編、2019(金原出版)
『大腸癌取扱い規約 第9版』大腸癌研究会編、2018(金原出版)
「大腸憩室および大腸憩室関連疾患の病理」江頭由太郎・芥川 寛・川上 研, 消化器内視鏡 vol.30(6) :699-708, 2018
「大腸憩室疾患の現況―予防から治療まで―」貝瀬 満・岩切勝彦, 日本内科学会雑誌107(3) :571-578, 2018
「大腸憩室症(憩室出血・憩室炎)ガイドライン」日本消化管学会 ガイドライン委員会編, 日本消化管学会雑誌 vol.1(Suppl), 2017
『大腸ポリープ診療ガイドライン2020 改訂第2版』一般財団法人 日本消化器病学会編、2020(南江堂)
『胆石症診療ガイドライン2016 改訂第2版』一般財団法人 日本消化器病学会編、2016(南江堂)
「胆石症に関する2013 年度全国調査結果報告」日本胆道学会学術委員会, 胆道 vol.28(4)612-617, 2014
「虫垂炎に対する保存的治療と再発予測因子について」小池勇樹ほか, 日本外科感染症学会雑誌 vol.12(1) :31-37, 2015
「超音波エラストグラフィ診療ガイドライン:肝臓」日本超音波医学会編, 2018
「腸管感染症」岩渕千太郎, Medical Practice vol.34(3) :423-428, 2017
「腸疾患における腸内細菌のかかわり」安藤 朗・藤本剛英・高橋憲一郎, 日本内科学会雑誌 vol.102(11) :2983-2989, 2013
「腸上皮機能と炎症性腸疾患」岡本隆一・渡辺 守, 日本臨床免疫学会会誌 vol. 39(6) :522-527, 2016
「腸内細菌叢が腎臓病に与える影響―正と負の両側面から―」三島英換・阿部高明, 日本腎臓学会誌 vol.59(4) :557-561, 2017
「腸内細菌叢研究の現状と展望」大野博司, ファルマシア vol. 53(11) :1059-1063, 2017
「腸内細菌叢と慢性腎臓病」岩田恭宜・和田隆志, 日本腎臓学会誌 vol.59(4) :545-551, 2017
「腸内細菌の種類と定着:その隠された臓器としての機能」安藤 朗, 日本内科学会雑誌 vol.104(1) :29-34, 2015
「低血糖性昏睡」島津 章, 日本内科学会雑誌 vol.105(4) :683-689, 2016
『―TG18新基準掲載―急性胆管炎・胆嚢炎診療ガイドライン2018』急性胆管炎・胆嚢炎診療ガイドライン改訂出版委員会、2018(医学図書出版)
「糖質の消化と吸収の分子機構」小島秀人・木村 博, 日本臨牀 vol.66(Suppel 3) :81-84, 2008
「糖質のはたらき」山田 悟, Nutrition Care vol.12(4) :330-336, 2019
「糖尿病における膵α細胞量調節とグルカゴン分泌制御」塩崎正嗣・藤本 啓, 糖尿病 vol.61(2) :42-44, 2018
「特殊な腸管上皮細胞, M細胞の生物学」大野博司, 生化学 vol.83(1) :13-22, 2011
『なぜ？どうする？がわかる！便秘症の診かたと治しかた』中島 淳編、2019(南江堂)
「NAFLD／NASHからの肝発癌と予後」徳重克年, 日本臨牀 vol.77(5) :763-767, 2019
『NAFLD/NASH診療ガイドライン2014』一般財団法人 日本消化器病学会、2014(南江堂)
『日常診療で遭遇する原因不明の消化管障害　消化管の機能性疾患診療マニュアル』稲森正彦ほか編、2015(診断と治療社)
「尿・便からわかること」菊池春人, 薬事 vol.58(9) :2103-2108, 2016
『B型肝炎治療ガイドライン(第3.2版)』日本肝臓学会肝炎診療ガイドライン作成委員会編、2020(日本肝臓学会)
「必要な栄養, ビタミン, 微量元素」藤山佳秀・佐々木雅也, 綜合臨牀 vol.58(増刊) :785-789, 2009
「非びらん性胃食道逆流症(NERD)の病態・診断・治療」古田賢司・木下芳一, 日本内科学会雑誌 vol.102(1) :55-62, 2013
『病理像+内視鏡・CT・MRIで一目でわかる！　臨床医が知っておきたい消化器病理の見かたのコツ』福嶋敬宜・太田雅弘・山本博徳編、2013(羊土社)
「フィブロスキャンとMRE」中島 淳, 肝臓クリニカルアップデート vol.4(2) :153-160, 2018
「腹部のフィジカルアセスメントテクニック:急性の腹部症状を訴える患者のフィジカルアセスメントの実際」総合消化器ケア vol.9(5) :85-97, 2004
『プリンシプル 消化器疾患の臨床1　食道・胃・十二指腸の診療アップデート』佐々木 裕総編集、木下芳一専門編集、2017(中山書店)
『プリンシプル 消化器疾患の臨床2　腸疾患診療の現在』佐々木 裕総編集、渡辺 守専門編集、2017(中山書店)
『プリンシプル 消化器疾患の臨床3　ここまできた肝臓病診療』佐々木 裕総編集・専門編集、2017(中山書店)
『プリンシプル 消化器疾患の臨床4　膵・胆道疾患診療の最前線』佐々木 裕総編集、下瀬川 徹専門編集、2018(中山書店)
『プロメテウス解剖学アトラス　頸部／胸部／腹部・骨盤部』坂井建雄・大谷 修監訳、2008(医学書院)
「β細胞量と糖尿病」税所芳史, PRACTICE vol.31(4) :409-411, 2014
「Helicobacter pylori 感染と内視鏡的胃炎―胃炎の京都分類―」鎌田智有ほか, 日本消化器病学会誌 vol.112(6) :982-993, 2015
「便検査は内視鏡の代わりになりうるか？」平岡佐規子・半井明日香・加藤 順, IBD Research vol.8(1) :22-29, 2014
『慢性膵炎診療ガイドライン2015 改訂第2版』一般財団法人 日本消化器病学会、2015(南江堂)
「見えてきた腸腎連関の存在」三島英換・阿部高明, 日本内科学会雑誌 vol.106(5) :919-925, 2017
『見て読んでわかる NASH/NAFLD診療―かかりつけ医と内科医のために』中島 淳監修、江口有一郎ほか編、2014(診断と治療社)
『臨床に活かす病理診断学―消化管・肝胆膵編 第3版』福嶋敬宜・二村 聡、2018(医学書院)
『臨床・病理 食道癌取扱い規約 第11版』日本食道学会編、2015(金原出版)
「我が国の急性膵炎の予後:全国調査から」菊田和宏ほか, 膵臓 vol.29(2) :151-156, 2014

参考文献

「IBDの記述疫学―臨床調査個人票データより―」朝倉敬子, IBD Research vol.3(4) :265-270, 2009
「新たな臓器としての腸内細菌叢」安藤 朗, 日本消化器病学会誌 vol.112(11) :1939-1946, 2015
「アルコール性肝障害ルネサンス」杉本和史・竹井謙之, 日本消化器病学会雑誌 vol.115(9) :788-796, 2018
「EST 診療ガイドライン」日本消化器内視鏡学会編, 日本消化器内視鏡学会雑誌 vol.57(12) :2721-2759, 2015
「EUS-FNA―パターン別　穿刺困難例を克服―」佐藤高光ほか, 胆と膵 vol.38(臨時増刊特大号) :983-989, 2017
『胃癌取扱い規約 第15版』日本胃癌学会編、2017(金原出版)
『胃癌治療ガイドライン 医師用 2018年1月改訂 第5版』日本胃癌学会編、2018(金原出版)
「胃癌に対するESD/EMR ガイドライン(第2版)」日本消化器内視鏡学会雑誌 vol. 62(2) :273-290, 2020
『胃食道逆流症(GERD)診療ガイドライン 2015(改訂第2版)』一般財団法人 日本消化器病学会編、2015(南江堂)
『胃と腸アトラス I 上部消化管 第2版』八尾恒良監修、「胃と腸」編集委員会編、2014(医学書院)
『イラストで見る　食道・大腸EMRと胃ESD』上西紀夫監修、松橋信行・藤城光弘・中島 淳編、2012(メジカルビュー社)
「インクレチン刺激による膵α, βおよびδ細胞間のクロストーク」石原寿光, 日本臨牀 vol.69(5) :795-800, 2011
「Interval appendectomyの有用性」内田恵一ほか, 小児外科 vol. 49(12) :1238-1241, 2017
『H.pylori感染の診断と治療のガイドライン 2016改訂版』日本ヘリコバクター学会ガイドライン作成委員会編、2016(先端医学社)
「栄養素に対する腸管内分泌細胞からのインクレチン分泌」原田範雄・稲垣暢也, 糖尿病 vol.61(3) :104-106, 2018
「栄養素の消化・吸収」中屋 豊, 臨床栄養 vol.131(4) :365-371, 2017
『エビデンスに基づいた　胆道癌診療ガイドライン　改訂第3版』日本肝胆膵外科学会 胆道癌診療ガイドライン作成委員会編、2019(医学図書出版)
『炎症性腸疾患(IBD)診療ガイドライン 2016』一般財団法人 日本消化器病学会編、2016(南江堂)
「GERDにおける日本語版GerdQ問診票の有用性」岡田佐和子ほか, Progress in Medicine vo1.32(3) :560-562, 2012
『改訂版　消化器外科手術のための解剖学　小腸・大腸, 肛門部疾患, 肝臓・胆嚢・胆道系, 膵臓・脾臓』松野正紀監修、畠山勝義・兼松隆之・佐々木 巌、2007(メジカルビュー社)
『改訂版　消化器疾患の臨床分類　一目でわかる分類95と内視鏡アトラス』松川正明監修、長浜隆司ほか編、2014(羊土社)
『解剖学 基礎と臨床に役立つ　II 胸部・腹部・骨盤と会陰』ベン・パンスキー, トーマス・R・ジェスト、海藤俊行訳、2016(西村書店)
「潰瘍性大腸炎・クローン病診断基準・治療指針厚生労働科学研究費補助金 難治性疾患等政策研究事業『難治性炎症性腸管障害に関する調査研究』(鈴木班) 令和元年度分担研究報告書」鈴木康夫ほか、2020
「過敏性腸症候群(IBS)の病態と診断」水上 健, 消化器内視鏡 vol.29 (10) :1874-1882, 2017
「過敏性腸症候群の病態―脳腸相関から考える―」奥村利勝, 日本消化器病学会雑誌 vol.111(7) :1334-1344, 2014
『カラー図解 症状の基礎からわかる病態生理 第2版』松尾 理監訳、2011(メディカル・サイエンス・インターナショナル)
『カラー図解 人体の正常構造と機能　III 消化管 第3版』河原克雅・佐々木克典、2017(日本医事新報社)
『カラー図解 人体の正常構造と機能　IV 肝・胆・膵 第3版』泉井 亮ほか、2017(日本医事新報社)
『肝癌診療ガイドライン 2017年版補訂版 第4版補訂版』一般社団法人 日本肝臓学会編、2020(金原出版)
「肝癌の疫学」秋田智之・田中純子, 日本臨牀 vol.76(2) :175-182, 2018
『肝硬変診療ガイドライン2015 改訂第2版』一般財団法人 日本消化器病学会編、2015(南江堂)
『看護がみえる vol.3 フィジカルアセスメント 第1版』医療情報科学研究所編、2019(メディックメディア)
「肝細胞癌サーベイランスの現状と課題」岡野淳一ほか, 日本消化器病学会雑誌 vol.114(7) :1255-1263, 2017
「肝細胞癌における成因の経年的変化―世界の状勢と本邦の動向―」西田直生志・工藤正俊, 肝胆膵 vol.73(6) :865-872, 2016
『肝臓専門医テキスト(改訂第2版)』一般社団法人 日本肝臓学会編、2016(南江堂)
『機能性消化管疾患診療ガイドライン2014―過敏性腸症候群(IBS)』一般財団法人 日本消化器病学会編、2014(南江堂)
『機能性消化管疾患診療ガイドライン2014―機能性ディスペプシア(FD)』一般財団法人日本消化器病学会編、2014(南江堂)
「機能性ディスペプシアの診断と治療」木下芳一, 日本内科学会雑誌 vol.105(9) :1611-1625, 2016
『急性膵炎診療ガイドライン 2015 第4版』急性膵炎診療ガイドライン2015改訂出版委員会編、2015(金原出版)
『急性腹症診療ガイドライン 2015』急性腹症診療ガイドライン出版委員会編、2015(医学書院)
『グラント解剖学図譜 第5版』Anne M.R.Agur, Arthur F.Dalley、坂井建雄監訳、2007(医学書院)
「グレリンの構造と機能」児島将康・寒川賢治, 生化学 vol.79(9) :853-867, 2007
『研修ノートシリーズ　消化器研修ノート 改訂第2版』永井良三総監修、中島 淳責任編集、五十嵐良典・榎本信幸・穂苅量太編、2016(診断と治療社)
「コンベックス型超音波内視鏡による胆膵疾患スクリーニングのコツ」北野雅之・坂本洋城・工藤正俊, 日本消化器内視鏡学会雑誌 vol.56 (2) : 296-308, 2014
『最新ガイドライン準拠　消化器疾患 診断・治療指針』佐々木 裕総編集、木下芳一・下瀬川 徹・渡辺 守編、2018(中山書店)
『最新・C型肝炎経口薬治療マニュアル』伊藤義人・中島 淳監修、今村道雄ほか編、2016(診断と治療社)
「The Natural Metabolite 4-Cresol Improves Glucose Homeostasis and Enhances β-Cell Function」Brial F, et al., Cell Reports vol.30 (7) :2306-2320, 2020
『C型肝炎治療ガイドライン(第8版)』日本肝臓学会肝炎診療ガイドライン作成委員会編、2020(日本肝臓学会)
「CT colonographyを用いた大腸憩室症の疫学的検討」浜本哲郎, 日本消化器病学会雑誌 vol.115(7) :633-642, 2018
「JAID/JSC 感染症治療ガイドライン2015―腸管感染症―」一般社団法人 日本感染症学会, 公益社団法人 日本化学療法学会　JAID/JSC感染症治療ガイド・ガイドライン作成委員会 腸管感染症ワーキンググループ, 日本化学療法学会雑誌 vol.64(1) :31-65, 2016
「自己免疫性肝疾患の発症メカニズム」下田慎治, 日本臨牀 vol.78(1) :2-6, 2020
「消化管栄養学の再興」西田淳史・安藤 朗, Annual Review 消化器:33-41, 2016
「消化管出血」徳田安春, 日本医事新報 No.4762:53-57, 2015
「消化管の運動および知覚機能障害」眞部紀明・畠 二郎・春間 賢, 日本内科学会雑誌 vol.102(1) :32-39, 2013
『消化器疾患最新の治療2019-2020』小池和彦・山本博徳・瀬戸泰之、2019(南江堂)
『消化器内科グリーンノート』木下芳一編、2016(中外医学社)
『消化器病診療 第2版』一般財団法人 日本消化器病学会監修、「消化器病診療(第2版)」編集委員会編、2014(医学書院)
「消化・吸収機能からのアプローチ」穂苅量太・三浦総一郎, 日本内科学会雑誌 vol.100(1) :126-132, 2011
「消化酵素分泌細胞における開口分泌機構の研究」福岡伸一, 日本農芸化学会誌 vol.72(1) :27-33, 1998
『消化性潰瘍診療ガイドライン2015(改訂第2版)』一般財団法人 日本消化器病学会編、2015(南江堂)
「小腸における糖代謝とその調節」合田敏尚, 日本臨牀 vol.66(Suppl 3) :309-313, 2008
『食道癌診療ガイドライン 2017年版 第4版』日本食道学会編、2017(金原出版)
「食道癌に対するESD/EMRガイドライン」日本消化器内視鏡学会雑誌 vol. 62(2) :221-271, 2020

【監修】
中島 淳（なかじま・あつし）
横浜市立大学大学院医学研究科 肝胆膵消化器病学教室主任教授

1989年大阪大学医学部卒業後、社会保険中央総合病院内科、茅ヶ崎市立病院内科勤務、東京大学第3内科助手、Harvard University Brigham and Women's Hospital客員研究員、横浜市立大学第3内科講師、Harvard Medical School客員准教授兼務などを経て、2008年より横浜市立大学付属病院消化器内科教授。2014年より現職。

日本消化器病学会「NASH/NAFLDの診療ガイドライン」作成委員メンバーなども兼務する。

『なぜ？ どうする？ がわかる！ 便秘症の診かたと治しかた』（南江堂）、『見て読んでわかる NASH/NAFLD診療―かかりつけ医と内科医のために』『研修ノートシリーズ 消化器研修ノート 改訂第2版』（診断と治療社）など、編著書・監修書多数。

STAFF
カバーイラスト …………………… くぬぎ太郎（TARO WORKS）
本文イラスト ……………………… くぬぎ太郎（TARO WORKS）、神藏孝思
本文デザイン ……………………… 八月朔日英子
校正 ………………………………… 田村理恵子
DTP ………………………………… 朝日メディアインターナショナル
編集制作 …………………………… 佐藤道子、オフィス２０１（川西雅子）

本書に関する正誤等の最新情報は下記の URL でご確認下さい。
http://www.seibidoshuppan.co.jp/support/

※上記 URL に記載されていない箇所で正誤についてお気づきの場合は、書名・発行日・質問事項（ページ数等）・氏名・郵便番号・住所・FAX 番号を明記の上、郵送か FAX で成美堂出版までお問い合わせ下さい。
※電話でのお問い合わせはお受けできません。
※ご質問到着確認後10日前後に回答を普通郵便またはFAXで発送いたします。

ぜんぶわかる消化器の事典

2021年1月1日発行

監　修　中島《なかじま》 淳《あつし》
発行者　深見公子
発行所　成美堂出版
〒162-8445　東京都新宿区新小川町1-7
電話(03)5206-8151 FAX(03)5206-8159
印　刷　共同印刷株式会社

ISBN978-4-415-32951-2
落丁·乱丁などの不良本はお取り替えします
定価はカバーに表示してあります